MÉDECINS DU CIEL

DU MÊME AUTEUR
CHEZ LE MÊME ÉDITEUR

Une lointaine étoile

Barbara Bickmore

MÉDECINS DU CIEL

Roman

PRESSES DE LA CITÉ

Titre original : *The Back of Beyond*
Traduit par Claude Mallerin

Edition originale, Kensington Books

ISBN 2-258-03909-6

Ce livre est dédié au Dr Jeffrey Beckwith

J'ai toujours eu la chance d'avoir de merveilleux amis, mais Jeff est vraiment un ami exceptionnel. Il m'a sauvée, m'a donné beaucoup de lui-même — et il me conseille et me procure une documentation médicale pour tous mes livres.

et au

Révérend Fred McKay

Une légende en son temps, l'homme le plus extraordinaire que j'aie jamais rencontré. Il a travaillé aux côtés de cette grande figure de l'histoire australienne qu'est John Flynn, le fondateur du Service des Médecins Volants, et a poursuivi après lui le travail de John pendant plus de vingt-deux ans. Il m'a offert sa chaleureuse amitié et ses encouragements, et m'a apporté une aide inestimable pour l'écriture de mon livre.

et à

Nan Young

Membre du conseil du Service des Médecins Volants pendant longtemps, hôtesse incomparable qui est devenue une amie très chère ainsi qu'une extraordinaire compagne de voyage.

« ... les Médecins Volants sont déjà légendaires et constituent peut-être le principal facteur de réussite pour le peuplement de l'Intérieur. »

Charles et Elsa CHAUVEL, *Walkabout*, 1959.

« Lorsque John Flynn rêvait d'un service de Médecins Volants, il ne l'imaginait pas comme une entreprise romantique et prestigieuse, mais comme une simple organisation de professionnels et de volontaires se consacrant à ceux qui ont besoin de leurs compétences... Il voyait le Service comme une manière effective d'utiliser le trait le plus noble de notre nature humaine ambivalente : le désir d'aider les autres parce qu'ils font aussi partie de l'humanité.

On a souvent dit du Service qu'il était miraculeux, mais les responsables de ce miracle ne sont pas la radio, l'aviation ni la médecine. Il ne s'agit là que de techniques développées et utilisées par les êtres humains. Les responsables de ce miracle sont des gens travaillant ensemble pour une cause commune. Ce sont pour la plupart des gens tout à fait ordinaires, capables, comme tout le monde, d'erreur, de fatigue, de mauvaise humeur, d'orgueil, mais la noblesse de leur objectif leur permet d'échapper, du moins momentanément, à l'esclavage de ces défauts pour accéder à la liberté de l'effort altruiste. »

Michael PAGE, *The Flying Doctor Story*, 1977.

Préface

Un paysage lunaire s'étendant sur plus de trois millions de kilomètres carrés. Une terre rouge, sèche et craquelée. De la poussière. Pas une goutte d'eau. L'horizon à perte de vue.

C'est le domaine des reptiles et de millions d'oiseaux étincelants, des marsupiaux et des dingos. De temps à autre, des traces dans le sable témoignent de la présence d'une race, pareille à aucune autre sur terre. A même le roc, des peintures datant de vingt-cinq mille ans. La région la plus aride et la plus reculée que nous connaissions. La plus inhospitalière. Inhabitée et inhabitable depuis des millions d'années.

Puis, progressivement, vers le milieu du XIXe siècle, quelques individus arrivèrent, qui s'avancèrent par-delà les plaines fuyantes, par-delà les vastes déserts, par-delà l'horizon reculant sans cesse. Avec eux vinrent les moutons, puis le bétail. Avec pour cortège la mort, la désolation et les affres d'un isolement total.

C'était un pays d'hommes, car peu avaient la témérité de demander à une femme de partager une vie aussi retirée du monde. Et pourtant, ici et là, à des centaines, parfois à des milliers de kilomètres de distance, une femme arrivait avec un homme, lui donnait un foyer et portait ses enfants, condamnés, comme elle, à vivre loin de la société civilisée... loin de toute société, civilisée ou non. Certains y devenaient fous. On nommait ce pays « la Grande Solitude » , « la Grande Solitude australienne ».

Le soleil darde ses rayons sur cette terre brûlée, jugée pendant des millénaires impropre à l'habitation humaine. Un territoire immense, le plus retiré, le plus désert — le plus vieux également — de la planète. Le dernier à être colonisé par l'Homme blanc.

C'est une contrée d'une infinie beauté, terrifiante, vide... abritant une ineffable population d'oiseaux et de nombreux reptiles ; une contrée empreinte d'un profond mysticisme, mêlant les Noirs natifs de la région — différents de toutes les autres races — et les Blancs d'origine européenne, venus défier ce continent hostile.

C'est une contrée où les sécheresses bibliques d'une durée de sept ans sont chose courante, et où la terre est jonchée des os blanchis des moutons, du bétail, des chevaux... et porte les cicatrices de maints cœurs brisés. Une contrée où de brusques inondations détruisent les fermes et noient les enfants, où les incendies provoqués par le vent font rage, incontrôlables.

C'est le seul endroit du globe où les gens vivent dans des grottes souterraines pour échapper à la fournaise de l'été, dont les températures, pendant des mois, avoisinent 49 °C, et où il est possible de mourir de soif en quelques heures. Cette étendue de plus de trois millions de kilomètres carrés, comparable à rien, est un défi à l'imagination.

Qu'elle ait pu un jour être peuplée, que des femmes aient accepté d'y vivre, dans des fermes distantes l'une de l'autre d'au moins cent à huit cents kilomètres, est un véritable miracle. Et le fait que des villes soient nées là, que l'élevage de moutons et de bétail ait pu faire la fortune des uns, et provoquer la faillite et la mort des autres, est en grande partie dû aux efforts d'un seul homme, le révérend John Flynn, ainsi qu'à l'essor de la radio et de l'aviation. Ces deux inventions, conjuguées au travail du révérend, ouvrirent la voie au Service des Médecins Volants, une des plus nobles organisations humanitaires, et jouèrent un rôle capital dans le développement de l'intérieur de l'Australie.

Cette contrée est appelée l'Intérieur, le Pays de Légende, *le Pays du Bout du Monde*.

PREMIÈRE PARTIE

Juin 1938 — Août 1939

1

Elle n'avait jamais vraiment cru que l'amour pouvait être ainsi. Tout son être chavirait.

Lors de ses années passées à Georgetown — à Washington où son père était ambassadeur — elle avait compris qu'une affaire de cœur l'écarterait de sa voie et s'était interdit de tomber amoureuse. Pendant toute la durée de ses études de médecine, elle avait dû travailler si dur qu'elle n'avait jamais eu de temps pour les hommes.

Puis elle était revenue en Australie, à Melbourne, pour entrer au Service des Urgences du plus grand hôpital de la ville, qui en l'employant avait fait une exception au sexisme pratiqué dans le secteur médical. On n'avait cessé de la prévenir qu'elle aurait du mal à ouvrir un cabinet, que pas même les femmes ne voudraient d'une des leurs pour médecin. Pour sa part, elle voyait dans cet emploi l'occasion d'acquérir une expérience, ainsi qu'une alternative à la difficulté de s'établir dans un pays dont elle s'était exilée pendant vingt ans.

Elle soupçonnait le Dr Norman Castor, chef du service chirurgical, d'être intervenu en sa faveur. Le Dr Castor leur avait rendu visite, lorsque son père, avec lequel il s'était lié d'amitié sur les bancs de l'université, avait été nommé consul à San Francisco, puis ambassadeur à Londres et à Washington. Il était pour elle, depuis son plus jeune âge, « l'oncle Norm ».

Elle savait qu'il était fier d'elle. Elle avait traité avec succès des cas de traumatologie, avait été promue aux Urgences, n'hésitant pas à appeler un chirurgien en cas de nécessité ou un spécialiste quand elle avait le moindre doute. Elle avait fait venir au monde des bébés dans des ambulances, recousu des blessures provoquées par des coups de couteau, et même retiré une balle du ventre d'une femme, à même le linoléum d'un appartement crasseux, situé au troisième étage. Un soir par semaine, prenant sur son temps de loisirs, elle animait des séances de préparation à l'accouchement et donnait des informations relatives au contrôle des naissances dans un dispensaire.

Une nuit, dans la salle des Urgences, elle fit la connaissance du Dr Raymond Graham. Ayant besoin d'un neurochirurgien, pour un patient souffrant de trauma, elle l'avait appelé chez lui et réveillé à quatre heures trente du matin. Il était arrivé une demi-heure plus tard, avait examiné le blessé en hochant la tête, puis il s'était tourné vers elle :

— Vous allez devoir m'assister. Venez.

Elle fut impressionnée par son adresse, et quand ils eurent fini de recoudre le malade, il adressa pour la première fois un sourire à la jeune femme.

— La moindre des choses, après m'avoir réveillé en plein milieu de la nuit, est de m'offrir un petit déjeuner.

Encore vêtus de leur blouse verte tachée de sang, ils se rendirent au restaurant de l'hôpital, où ils burent un nombre considérable de cafés. Elle fut charmée par ses histoires amusantes et ses manières agréables. Il lui posa des questions sur sa vie, et montra de l'intérêt en apprenant qu'elle avait passé la majeure partie de sa jeunesse en Angleterre et en Amérique.

Il lui téléphona le lendemain après-midi.

— Quelles sont les nuits où vous ne travaillez pas cette semaine ?

— Mardi et mercredi.

— Je ne pourrai pas attendre jusque-là. Accepteriez-vous de dîner avec moi demain soir ?

C'était la première fois depuis qu'elle avait commencé à travailler à l'hôpital — presque un an — qu'elle dînait en ville. Les rares femmes qu'elle avait rencontrées en dehors de son travail ne comprenaient pas pourquoi elle avait choisi d'exercer la médecine plutôt que de fonder un foyer et les infirmières qu'elle côtoyait tous les jours n'avaient pas coutume de se lier d'amitié avec les médecins.

Cassie réalisa soudain à quel point elle avait été seule. Le Service des Urgences désemplissait rarement, et à la fin d'une nuit passée là, elle se traînait chez elle, trop épuisée pour songer à se faire des amis. Mais à moins de se faire des amis parmi les collègues, où en trouver alors ?

Elle dîna avec le Dr Graham dans un petit restaurant italien qu'elle n'avait encore jamais remarqué, bien qu'étant passée plusieurs fois devant. Il lui rappela le *Mama Leone*, à Georgetown. Bien au chaud, à l'abri de la neige fondue, elle trouva l'endroit agréable.

Entre l'entrée et le plat principal, il lui dit qu'il était marié et avait deux enfants, mais qu'après huit ans de vie commune il s'était séparé de sa femme, retournée chez ses parents, à Toowoomba, où elle s'apprêtait à entamer une procédure de divorce.

Les beaux soirs d'automne, ils se mirent à faire des promenades sur la plage, contemplant les manchots, spectacle féerique. Ils allèrent au cinéma et firent le tour de tous les restaurants étrangers de Melbourne. Une nuit, alors qu'ils étaient attablés dans l'un d'eux, il posa sa main sur la sienne et lui dit :

— Je suis tombé amoureux de vous.

Pour la première fois depuis près de dix ans, depuis son entrée à l'université, elle se sentait en sécurité avec un homme, prenait du plaisir à ses baisers, à ses caresses. Tous les sentiments qu'elle avait enfouis resurgissaient, aussi, la nuit où il commença à déboutonner son corsage, ne fit-elle rien pour l'en empêcher. Elle voulait sentir ses baisers sur son cou, sur ses seins, voulait sentir son corps nu contre le sien.

— Tu n'as rien à craindre, murmura-t-il. Je prendrai des précautions.

Il lui donna une clef de son appartement, et prit l'habitude de l'attendre quand, faisant partie de la dernière équipe de nuit, elle rentrait à l'aube. Il la couvrait de baisers et lui chuchotait des mots d'amour, et elle s'ouvrait à lui, l'étreignant, l'attirant en elle. Elle ne pouvait penser à rien d'autre. Son travail, désormais, ne faisait que remplir le temps entre les heures qu'elle passait avec Ray. Ils n'allèrent plus que très rarement au restaurant et cessèrent de fréquenter les salles de cinéma. Ils étaient toujours au lit. Il lui apprit des choses de l'amour qu'elle ignorait. Tout en étant patient, mais exigeant, il refusait de la voir passive, et lui montrait ce qu'il aimait.

— Embrasse-moi, là. N'aie pas peur. Oh oui, comme ça !

Il la retournait sur le ventre. Ils faisaient l'amour debout, en levrette, dans toutes les positions.

Il lui dit qu'elle avait des seins magnifiques, un corps des plus électriques. Elle commença à être fière d'elle, se redressa, se mit à se regarder à la dérobée dans les miroirs, s'acheta des robes moulantes. Elle s'enduisit le corps d'huile et se parfuma derrière les oreilles et les genoux.

Jamais elle ne s'était sentie aussi vivante.

Elle était amoureuse. Follement, éperdument amoureuse. Ils se marieraient dès qu'il aurait obtenu le divorce... lui dit-il.

Elle attendait.

Un matin, le troisième mardi du mois de juin, il appela Cassie dans son bureau pour lui annoncer :

— Cassie, Martha est revenue. Elle veut que nous fassions une nouvelle tentative. Je suis désolé, mais c'est fini entre toi et moi.

Elle le regarda fixement dans les yeux, des yeux qui étaient comme de la glace, des yeux où brillait une expression qu'elle n'y avait encore jamais vue.

— Ray ?

Les lèvres du médecin se serrèrent.

— Je t'en prie, Cassie, ne me rends pas les choses encore plus difficiles.

— *Plus difficiles ?* Mais, Ray, je t'aime.

C'était un cauchemar dont elle n'allait pas tarder, elle en était sûre, à se réveiller.

Il tambourinait des doigts sur le bureau. Il consulta sa montre.

— J'ai une opération dans quinze minutes.

— C'est comme ça que tu me fais tes adieux ?

Il la dévisagea.

Cassie fondit en larmes. Ray fit glisser vers elle une boîte de Kleenex.

— Arrête de pleurer, ça t'enlaidit, dit-il avec un mouvement d'impatience.

Cassie releva la tête et, d'un ton gémissant, demanda :

— C'est bien vrai ? C'est fini entre nous ?

— Puisque je te le dis. Et je crois qu'il serait préférable que tu trouves du travail ailleurs. Bien entendu, je t'écrirai une lettre de recommandation. Tu es un excellent médecin. J'ai des amis dans les hôpitaux de Perth et de Charleville que je peux contacter, si tu le désires. (Deux villes on ne peut plus éloignées de Melbourne, réalisait Cassie.) Je crains que tu ne te sentes désormais mal à l'aise ici.

— Mal à l'aise ?

Il y avait dans sa voix comme un cri et elle se demanda s'il l'avait entendue.

— Tu risques de te retrouver dans une situation difficile... Cassie, je ne veux pas te renvoyer. Ce ne serait pas juste. Pourquoi ne pas prendre tes propres dispositions ?

Elle n'arrivait plus à dormir. Elle ne mangeait plus. Elle avait des vertiges. Elle marchait dans les rues, les yeux embués de larmes. Elle essaya une fois d'aller au cinéma, mais ses pleurs étaient si bruyants qu'elle dut quitter la salle. Elle relisait indéfiniment la même page, sans en comprendre un mot. Elle s'asseyait à la fenêtre et regardait dans le vide, secouée de sanglots.

Elle allait travailler, les yeux rouges et sans le moindre

entrain. Elle ne pouvait penser à rien d'autre qu'au Dr Raymond Graham et, comme il le lui avait suggéré, elle finit par donner sa démission.

Deux semaines plus tard, considérablement amaigrie, elle fut convoquée par le Dr Castor. Derrière son énorme bureau en teck, il la regarda s'installer sur la chaise en face de lui et poussa un gros soupir.

— Je refuse votre démission.

— J'ai fait mon temps aux Urgences, murmura-t-elle, en gardant les yeux baissés.

Il se renfonça dans son fauteuil et l'observa.

— Et quelles sont vos intentions ?

Que lui dire ? Qu'elle essayait de mettre un pied devant l'autre ? Qu'elle allait hiberner, retourner chez papa à Washington, escalader l'Himalaya, entrer au couvent ?

Comme elle restait silencieuse, le Dr Castor déclara :

— C'est une fuite.

Elle le regarda. Était-il au courant ?

— Tout le monde est au courant, dit-il, répondant à sa question non formulée.

Des larmes apparurent au coin de ses yeux. Castor se leva et fit le tour du bureau pour venir s'asseoir sur le bord face à Cassie. Il prit ses mains dans les siennes.

— Il m'est impossible de rester, chuchota-t-elle, les larmes coulant sur ses joues.

Quand Cassie eut cessé de renifler, le médecin lui demanda :

— Vous avez déjà entendu parler des Médecins Volants ?

— Ces médecins qui vont soigner les malades en avion à l'intérieur du pays ?

Castor acquiesça.

— Cette organisation a été fondée il y a une dizaine d'années par le révérend John Flynn, un homme admirable. Il avait pour théorie que le cœur du continent ne pourrait être peuplé que si les femmes acceptaient d'y vivre. Il avait constaté que cette immense région ne comptait que très peu de fermes. Et qu'on n'y trouvait aucune femme, aucun enfant, aucune chaleur humaine. L'amour en était absent.

« Il était persuadé que la seule manière d'amener les femmes à vivre à des centaines, voire à des milliers de kilomètres, de l'habitation la plus proche était de leur assurer la possibilité de soins médicaux et de trouver un moyen pour rompre leur isolement. En 1928, son rêve devint réalité : le premier centre des Médecins Volants était créé à Cloncurry.

« Ils cherchent une nouvelle recrue. J'ai vu leur petite

annonce dans le dernier numéro du *Journal des Médecins*. Ils viennent d'ouvrir un cinquième centre, je ne sais pas où exactement. Ils paient très bien et John Flynn n'embauche que les meilleurs, ceux qui sont prêts à partager son rêve et à contribuer au développement de l'intérieur de notre continent.

Il marqua une pause.

— Cela vous intéresse ?

Plus rien n'intéressait Cassie.

— Où que ce soit, c'est à mille lieues d'ici, n'est-ce pas ?

Il acquiesça, et sans plus attendre prit le téléphone et demanda Sydney.

— John, je suis ravi de vous trouver. C'est Norm. Non, je ne suis pas à Sydney. Je voulais savoir si vous aviez pourvu ce poste.

Il écouta son interlocuteur.

— Eh bien, avant que vous n'ayez pris une décision, permettez-moi de vous envoyer un candidat qui, je parie, sera imbattable. Elle a... Oui, *elle*. Elle a travaillé toute cette année comme chirurgien au Service des Urgences.

Apparemment interrompu, il se tut à nouveau.

— Attendez, John. Vous avez des idées avancées. Pourquoi ne pas donner sa chance à une femme ? Accordez-lui au moins un entretien. Elle est formidable. C'est un médecin de première classe.

Il adressa à Cassie un clin d'œil. Après avoir écouté les arguments de son collègue, il rétorqua :

— Et que croyez-vous qu'une femme ressente, les jambes en l'air, examinée par un homme ?

Après un nouveau silence, il déclara :

— Eh bien, pensez-y. Écoutez, John, je peux la mettre dans le train de nuit, et elle sera à Sydney demain matin. Vous serait-il possible de la recevoir à dix heures ? Je suis sûr que vous me remercierez un jour. Son nom est Clark. Le Dr Cassandra Clarke.

Il raccrocha et sourit à Cassie.

— Alors ?

Elle le regarda d'un air absent. Les choses se déroulaient beaucoup trop vite pour elle. Où tout cela allait-il la mener ? En tout cas, loin de Ray Graham.

— Vous n'êtes pas obligée de dire oui. Et puis il ne voudra peut-être pas de vous. Il n'est pas très chaud à l'idée d'avoir une femme dans son équipe. Il avait d'office exclu cette possibilité. Jouez-lui le grand jeu, Cassie. Vous les emballerez tous, là-bas.

Là-bas où ?

2

Augusta Springs était une petite ville poussiéreuse face à un vaste horizon. Comme le train de Cassie — il ne roulait qu'une fois par mois — entrait lentement en gare, elle sentit palpiter dans sa poitrine la première émotion depuis deux mois.

La peur.

Que faisait-elle là, à près d'un millier de kilomètres de toute civilisation ? Que savait-elle de cette localité ? Qu'elle avait un petit hôpital et deux médecins. Qu'elle était la tête de ligne pour l'expédition du bétail à partir du Nord jusqu'aux grands marchés. Qu'elle comptait une école primaire et quelque mille deux cents habitants.

Elle ne ressemblait à aucune ville qu'elle connaissait, pas même à celles de l'Ouest américain. Elle était si plate que, à l'exception des gommiers qui proliféraient dans la terre sableuse, rien ne limitait la vue.

Le révérend Flynn l'avait prévenue qu'elle pourrait avoir des difficultés à se faire accepter. « Mais n'ayant pas le choix, ils seront bien forcés de se faire soigner par une “doctoresse”. » Paroles qui n'étaient guère pour la réconforter. Il lui avait aussi dit que les maladies vénériennes constituaient le problème majeur des aborigènes. Il avait ajouté : « Et ils refuseront certainement de se laisser examiner par une femme. »

Alors, pourquoi l'avait-il embauchée ?

Pourquoi avait-elle accepté ce travail ? Parce qu'elle voulait s'éloigner de Ray Graham. Parce qu'elle n'avait ni l'énergie ni la motivation pour trouver une autre solution.

Elle se sentait seule comme jamais elle n'avait imaginé qu'on pût l'être. Elle allait passer l'année à venir dans cet endroit perdu, et traverser le ciel. Elle n'avait jamais pris l'avion. Serait-elle malade ? Je n'ai pas peur de mourir, se disait-elle, mais d'être malade ?...

Elle fit taire ses appréhensions et s'arma de courage. « Je n'ai plus rien à perdre », déclara-t-elle à haute voix, en même temps convaincue qu'elle n'avait plus grand-chose à attendre de la vie.

Le pilote des Médecins Volants, Sam Vernon, l'attendait sur le quai, un brin d'herbe dans la bouche, une casquette de baseball tirée en arrière de la tête, parcourant la gare des yeux derrière ses lunettes noires. L'air suffisant. Grand et maigre comme un clou, basané. Elle remarqua qu'il suivait du regard toutes les jeunes femmes. Elle était sûre que derrière ses verres fumés il déshabillait mentalement chacune, du moins les rares voyageuses à descendre du train. Augusta Springs n'attirait pas les foules.

Cassie prit son sac de voyage et se dirigea vers lui, passant la main dans ses cheveux châtains, courts et épais.

— Monsieur Vernon ?

Il tourna brusquement la tête vers elle et murmura :

— Madame ?

— Je suis Cassandra Clarke, dit-elle en posant son sac.

Elle lui tendit la main. Il la regarda un moment fixement avant de la lui serrer.

— Mes valises sont là-bas, dit-elle en montrant le chariot à bagages.

— Oui, madame.

Il s'en fut chercher les valises, puis d'un signe du menton indiqua la camionnette bleue couverte de poussière garée à proximité.

— Par ici.

Ils marchèrent jusqu'au véhicule en silence. Il jeta les bagages à l'arrière et lui ouvrit la portière. Elle l'observa, tandis qu'il contournait la camionnette, se glissait sur le siège du conducteur et démarrait.

Le moteur se mit à tousser.

— Il y a plus d'arbres que je ne pensais, dit-elle en regardant par la vitre. Je m'attendais à me trouver en plein désert.

— Le désert est plus au sud. C'est le domaine des gardiens de bestiaux et des abos que vous devrez soigner.

— Des abos ?

Elle le considéra.

— Aborigènes. Abos n'a rien d'irrévérencieux, s'empressa-t-il d'expliquer. C'est simplement plus rapide. Quoi qu'il en soit, sachez que jamais aucun d'eux ne laissera une femme examiner ses parties génitales.

Elle essaya de distinguer ses yeux derrière les lunettes noires.

— Ils ne vont pas vous accepter facilement, poursuivit-il, tout en fixant la route devant lui.
— Ils s'habitueront à moi.
Merci pour vos encouragements, avait-elle envie de lui dire, comme ils dépassaient des maisons, qui étaient soit entourées de jardins bien entretenus et d'arbres, soit de détritus au milieu desquels broutaient des chèvres se fondant parfaitement dans le décor.
— Qu'est-ce qui amène les gens ici ? demanda Cassie, question qui s'adressait plus à elle-même qu'à son voisin.
— L'esprit d'aventure.
Jugeant apparemment cette réponse insuffisante, il ajouta :
— Le goût de la liberté. L'individualisme. L'envie de devenir riche, d'être son propre patron. Le désir de fuir les foules et de se soustraire aux règles sociales.
Il lui adressa un sourire.
— Certains préfèrent ne pas avoir à soigner leur tenue.
— Pour une femme, vous voulez dire ?
Leurs yeux se rencontrèrent.
— Personnellement, j'estime que les femmes sont l'un des plus grands dons faits par Dieu à l'humanité.
Il n'avait toutefois pas l'air de savoir à quoi s'en tenir en ce qui la concernait.
— Pourquoi êtes-vous venue ici ? s'enquit-il.
— Je ne sais pas exactement.
Elle serait volontiers repartie avec le train.
Sam balança ses jambes hors de la camionnette et enleva ses lunettes noires.
— La plupart des femmes viennent ici pour rencontrer l'amour.
Il remonta la rue et s'arrêta devant chez *Addie's*. L'établissement donnait dans deux rues, aussi pouvait-on entrer par l'un ou l'autre côté. Un balcon courait tout le long du premier étage.
— Vous allez habiter chez l'une des institutrices de la ville, dit-il, une fois à l'intérieur. Je lui ai donné rendez-vous ici.
La pièce était enfumée et sentait la bière éventée. Des hommes étaient debout au bar, d'autres jouaient aux fléchettes au bout de la longue pièce. Tournant à droite, Sam conduisit la jeune femme à la salle à manger, dont les tables étaient couvertes de nappes à carreaux rouges et blancs. Il s'avança vers la seule table libre et tira une chaise pour Cassie.
— Je ne connais pas encore grand monde. Je ne suis ici que depuis une semaine. Je ne vous présente pas, car je ne me souviens du nom de personne.

— De toute manière, nous n'allons pas travailler avec les gens de la ville, n'est-ce pas ?

— Certes, mais c'est ici que nous allons vivre.

Une serveuse aux hanches minces et à la poitrine énorme adressa à Sam un sourire aguichant.

— Une bière, comme d'habitude ? s'enquit-elle.

Il acquiesça et lui fit un clin d'œil, puis coulant un regard à Cassie :

— Pour vous aussi ?

— Pourquoi pas ?

— Vous voulez votre steak comment ? lui demanda-t-il.

— A point.

— Très bien, dit la serveuse.

Elle se tourna vers Sam :

— Je sais que vous voulez le vôtre presque cru.

Elle leur apporta leurs bières, et quand elle se pencha vers Sam, Cassie craignit que ses seins ne débordent de son corsage. Sam eut un sourire appréciateur.

Un juke-box diffusait de la musique américaine. Cassie versa la bière dans son verre, tandis que Sam buvait à même la bouteille.

— Votre âge ne va pas vous faciliter la tâche non plus.

— Non plus ?

Sam parcourait la pièce du regard.

— J'aime bien cet endroit. J'aime Augusta Springs.

La serveuse à la poitrine généreuse leur servit leurs steaks, nappés d'une sauce et accompagnés de frites, de haricots verts en boîte, et de tomates sur un lit de laitue défraîchie.

Cassie regarda son assiette, puis leva les yeux vers Sam.

— C'est le meilleur restaurant de la ville ?

Mâchant un épais morceau de viande, il acquiesça, l'air satisfait.

— Mangez. C'est du velours. Ça descend tout seul.

A cet instant, une rouquine dans leurs âges se fraya en riant un chemin dans la salle bondée. Elle s'arrêta pour dire bonjour à la plupart des clients, mais son but était manifestement leur table. Sam lui fit un signe de la main et se leva à son approche.

— Alors, c'est vous le docteur ! s'exclama-t-elle d'une voix rauque, en tendant la main à Cassie. Je suis Fiona Sullivan. Sam vous a-t-il dit que vous alliez habiter chez moi ?

Sam se rassit et retourna à son steak, pendant que les deux femmes s'observaient.

Fiona prit une chaise à la table voisine et s'assit avec eux.

— Bien, bien. (Une lueur d'amusement brillait dans ses

yeux.) Je suis juste venue vous dire que la porte de devant est ouverte et que j'ai disposé, un peu partout, des mots pour vous indiquer le chemin de votre chambre. Installez-vous. Nous parlerons demain matin. Je vais de ce pas à une fête. Je n'ai pas eu une minute à moi cette semaine, vous savez.

— Fiona est la reine de l'hospitalité, déclara Sam.

Il commanda une autre bière et renversa sa chaise en arrière. Cassie se mit à couper son steak. Contre toute attente, il était merveilleusement tendre.

— Il m'a semblé que vous aviez un accent irlandais. Est-ce exact ? demanda-t-elle à l'institutrice.

Fiona but une gorgée du café que la serveuse avait posé devant elle.

— Je ne peux tromper personne. Cela fait pourtant cinq ans que je suis ici.

— Fiona a la réputation d'être la meilleure institutrice de la région, dit Sam. Et peut-être même de tout le pays.

— C'est sans doute exagéré, mais toujours agréable à entendre.

Deux jeunes bouviers firent une entrée bruyante dans la salle à manger et, apercevant Fiona, se dirigèrent vers leur table.

— Allez, viens, Fi, supplia l'un d'eux. On nous a envoyés te chercher. La fête ne peut commencer sans toi.

Ils la prirent chacun par un bras et la soulevèrent de sa chaise.

— J'arrive. Lâchez-moi.

Elle se tourna vers Cassie.

— Soyez la bienvenue. Je suis ravie d'avoir fait votre connaissance.

Sa chaleur gagna Cassie, qui, pour la première fois depuis que Ray Graham lui avait annoncé le retour de sa femme, se mit à sourire.

Fiona partit avec les deux hommes. Sam la suivit du regard, puis reporta son attention sur Cassie.

— Demain, dit-il en repoussant sa chaise, je vous conduirai au Centre pour que vous rencontriez Horrie, et nous discuterons de ce que nous allons faire et de la façon dont nous allons nous organiser.

Il prit une cigarette, la roula entre ses doigts, répandant le tabac sur le reste de son steak. Ses yeux rencontrèrent ceux de Cassie et elle y vit du ressentiment.

— Cela vous ennuie de travailler avec une femme ?

— Pas au point de démissionner. Je suis prêt à faire un essai, concéda-t-il, comme à regret. Mais je dois avouer que j'ai été fort surpris d'apprendre l'arrivée d'une femme médecin. Je n'ai jamais travaillé avec une femme.

— Est-ce une chose impensable ?

Il eut un timide sourire de gamin.

— A vrai dire, j'estime qu'il y a bien mieux à faire avec les femmes. Au fait, comment voulez-vous que je vous appelle ?

Comme elle le regardait sans comprendre, il lui répondit avec un sourire :

— Que dites-vous de « Doc » ? Quelqu'un vous a déjà appelée comme ça ?

Elle secoua la tête.

— Non. Jamais.

— Venez. Je vous conduis chez Fiona afin que vous puissiez vous installer. C'est à deux pas. L'addition est pour moi. Vous êtes mon invitée ce soir, Doc.

Le *Doc* la fit grincer des dents.

3

La maison de Fiona était l'une des plus jolies de la ville. Un parterre coloré de gueules-de-loup bordait la clôture de piquets qui fermait la cour de devant. Dans le style caractéristique de la région, une véranda faisait le tour de la bâtisse. Fiona y avait disposé, ici et là, des pots de marguerites lumineuses, de zinnias et de pétunias. Les meubles en osier de la véranda avaient été peints en jaune brillant, et les confortables coussins étaient recouverts de mousseline blanche. C'est là que Fiona, selon ses propres dires, vivait essentiellement.

— Je vous préviens, dit-elle en appuyant ses coudes sur la table : je fais très mal la cuisine. Je n'ai aucun goût pour cela, et pourtant, Dieu sait combien j'aime manger.

Cassie lui sourit.

— La cuisine est la seule tâche ménagère qui soit mon fort.

Fiona poussa un cri de joie.

— Eh bien, nous sommes faites pour nous entendre.

Fiona avait un effet bénéfique sur Cassie.

Le salon était blanc, éclaboussé d'un vert cru et des taches bleues des coussins éparpillés dans la pièce. Très différent des canapés en crin que Cassie avait l'habitude de voir dans les villes, le sofa était recouvert d'un velours rêche et foncé, avec des pièces protégeant les bras.

Le lit à baldaquin qui trônait dans sa chambre était revêtu d'un couvre-pied fait au crochet.

— C'est magnifique ! murmura Cassie en y passant la main. Cela vous vient d'un héritage ?

— Je l'ai réalisé moi-même, il y a quelques années, à un moment où je me remettais d'une peine de cœur et avais besoin d'une activité pour occuper mon temps et mon esprit.

Avec autant de blanc, la pièce aurait pu paraître austère, mais les tons vifs des coussins et les joyeuses couleurs des peintures impressionnistes accrochées au-dessus du lit lui donnaient une gaieté et une luminosité encore accrues par les portes vitrées qui ouvraient sur un côté de la véranda.

Fiona portait une robe-chemisier bleu pâle et des sandales. Ses cheveux roux étaient aussi flamboyants que son jardin.

— Ma chambre est de l'autre côté de la maison. Nous ne risquons pas de nous marcher dessus.

— Mes obligations professionnelles ne me permettront peut-être pas de rentrer tous les soirs pour faire la cuisine. J'ignore ce qui a été prévu.

— Ne vous inquiétez pas. Je peux toujours manger chez *Addie's*. Je trouve le travail que vous allez faire passionnant.

Fiona parcourut la pièce du regard.

— Il y a largement la place pour un bureau, si vous le souhaitez. Nous pourrions le mettre près de la fenêtre.

— Vous êtes très gentille.

Cassie se sentait s'ouvrir comme une fleur.

— Pas vraiment. J'agis par pur égoïsme. Je peux l'acheter avec l'argent du loyer que je vous fais payer et je souhaite avoir accès aux tonnes de livres qui, vous m'avez dit, doivent arriver. A mon retour de l'école, cet après-midi, je vous présenterai le Dr Adams, le directeur de l'hôpital, et j'espère qu'il vous laissera entreposer vos médicaments dans son réfrigérateur. C'est le seul du coin. La plupart des gens, ici, se contentent de glacières. Malheureusement, c'est un ours, et il risque de vous faire des difficultés.

C'était peu dire.

Le Dr Christopher Adams se tenait aussi droit qu'un officier de l'armée. Il avait juste dépassé la quarantaine, et pourtant ses tempes grisonnaient déjà. Ses yeux d'un bleu glacial n'exprimaient ni humour ni chaleur.

Il fit un signe de tête à Fiona et, d'un geste, invita les deux femmes à s'asseoir sur une chaise face à son bureau bien rangé.

— C'est donc vous la femme qu'ils ont embauchée.

Dans sa bouche, le mot *ils* était empreint d'hostilité, comme s'il s'agissait de l'ennemi, et le mot *femme* entaché de mépris.

— Je me demandais si vous me laisseriez garder quelques médicaments dans votre réfrigérateur ? s'enquit Cassie.

Sans répondre à sa question, Adams pianota des doigts sur son bureau.

— J'ai parlé avec le révérend Flynn ainsi qu'avec Steven Thompson, le chef des éleveurs de bétail, dit-il. Vous devez comprendre que cet hôpital n'est pas votre territoire. Que vous n'avez ici aucun privilège médical. Les malades que vous y ferez entrer seront soignés soit par moi soit par le Dr Edwards. Vous pouvez appeler une ambulance jusqu'à l'avion, mais une fois à l'hôpital, votre patient devient notre patient.

— Oui, je sais que c'est la procédure réglementaire imposée aux Médecins Volants, dit Cassie, s'efforçant de garder son calme.

— Je voulais simplement mettre les choses au point.

— Si je comprends bien, les Médecins Volants ne traiteront que les patients auxquels vous n'avez pas accès. C'est cela ?

Après une légère hésitation, Adams acquiesça.

— C'est ainsi que les choses doivent se passer.

Cassie posa ses mains sur le bureau du médecin.

— Laissez-moi vous rassurer, docteur Adams, je n'ai aucune intention de vous voler vos clients, si c'est ce qui vous inquiète.

Il resta un moment silencieux, la regardant sans ciller, puis finit par dire :

— Je veux bien demander à l'une de nos infirmières de vous faire de la place pour vos vaccins, mais cela n'est valable que tant que nous nous comprendrons.

— J'imagine qu'il va nous falloir du temps pour nous comprendre, docteur Adams.

Cassie se leva et lui tendit la main.

— En tout cas, merci de votre aide.

Adams ne lui serra pas la main, mais retira ses lunettes à verres non cerclés qu'il essuya sur sa cravate.

— Vous auriez dû être infirmière, dit-il, gardant les yeux baissés.

Fiona se leva à son tour.

— Merci, Chris. Je savais que l'on pouvait compter sur votre aide. Cassie va habiter chez moi.

Le docteur ne se donna pas la peine de dire au revoir.

— Quel homme charmant ! ironisa Cassie, tandis qu'elles regagnaient la voiture de Fiona.

— C'est un rustre, admit l'institutrice. Il n'empêche que c'est un très bon médecin, bien meilleur que le Dr Edwards. Il aboie plus qu'il ne mord.

Elle s'installa au volant, tandis que Cassie montait à ses côtés.

— Nous nous arrêterons en chemin pour faire des courses. Je meurs de faim.

— Tout est prêt. Je nous ai mijoté un petit ragoût. Il n'y a plus qu'à le faire réchauffer.

Fiona démarra.

— Arriver pour se mettre les pieds sous la table. Quelle joie !

— Pourquoi le Dr Adams est-il aussi peu aimable ?

— Qui sait ? Il a toujours été ainsi, mais les événements actuels ne sont certainement pas pour arranger les choses.

— Les événements actuels ?

— La maladie de sa femme.

Fiona s'arrêta devant la maison.

— Isabel est en train de mourir. Elle était infirmière dans son service.

Tout en ouvrant la porte d'entrée, elle poursuivit :

— Ils travaillaient et vivaient ensemble depuis près de vingt ans.

Fiona retira de la glacière une bière, qu'elle tendit à Cassie, qui allumait le four. Elle secoua la tête.

Fiona s'essuya la bouche du dos de la main.

— C'est aussi le médecin de l'école. Avec les enfants, il arrive à se défaire de sa carapace et devient le plus gentil — je dirais presque « adorable » — des hommes.

— Pourquoi prenez-vous ainsi son parti ?

— Sans doute parce que j'ai toujours tendance à défendre les perdants, répondit l'institutrice après avoir bu une gorgée de bière.

— Et depuis combien de temps est-elle malade ?

— Isabel est clouée au lit depuis quelques mois. Comme ça sent bon !

Pendant que Cassie hachait des herbes pour la salade, Fiona courut dans le jardin couper quelques fleurs, qu'elle disposa avec art dans un vase au milieu de la table.

— J'ai fait installer une moustiquaire sur cette partie de la véranda le mois dernier, dit-elle. En été, les mouches sont insupportables.

Cassie apporta la salade sous la véranda.

— Si vous êtes prête à cuisiner pour plus de deux personnes, déclara Fiona, nous pourrions, un de ces soirs, inviter à dîner votre beau pilote ainsi qu'un de mes amis ingénieur.

Cassie estimait qu'elle allait passer déjà suffisamment de temps en avion avec Sam, aussi la proposition de Fiona ne fut-elle guère pour l'enthousiasmer.

— Mme Adams est seule toute la journée ? demanda-t-elle.

— Mon Dieu non ! Deux femmes viennent tous les jours pour la nourrir et faire sa toilette.

— Quand j'aurai un moment de libre, j'irai peut-être la voir pour lui proposer de lui faire la lecture.

Fiona sourit à Cassie.

— Ce ragoût m'a l'air divin. Alors, vous avez l'intention de vous montrer diplomate avec Chris pour arriver à vos fins ?

— Je suis tout sauf diplomate. On m'accuse en général d'être trop directe.

— Est-ce là un euphémisme pour dire que vous manquez de tact ? demanda Fiona en riant.

— Exactement.

— Cela fait-il fuir les hommes ?

Une ombre passa dans les yeux de Cassie.

— Les hommes ne m'intéressent pas.

Il y eut un silence et Fiona se radossa contre sa chaise.

— Vous allez avoir du mal, ici, à tenir les hommes à distance. La région compte une majorité de célibataires. La plupart d'entre eux ne cherchent qu'à passer un bon moment, ce qui ne m'empêche pas de recevoir tous les deux mois une demande en mariage, mais...

— Mais quoi ?

— Le seul homme qui me plaisait vraiment n'a pas voulu de moi.

Cassie ne savait que dire. Elle n'imaginait pas qu'on pût résister au charme de Fiona.

— Je m'en suis remise, poursuivit la jeune femme au bout d'un moment. Je souhaite avoir des enfants, mais j'ai le temps : je n'ai que vingt-six ans. Dans l'état actuel des choses, ma vie, telle qu'elle est, me satisfait pleinement.

— En cet instant précis, la mienne me satisfait également. Malgré Sam et le Dr Adams, j'ai le sentiment qu'une grande aventure m'attend.

L'aventure allait commencer plus tôt qu'elle ne l'escomptait : le lendemain matin, de bonne heure, Horrie arrivait en trombe dans son camion pour lui annoncer :

— Un bouvier a été piétiné par un cheval à quelque trois cents kilomètres au nord.

4

— Vous avez peur ? demanda Sam en se glissant dans le cockpit aux côtés de Cassie.

Sans attendre sa réponse, il mit les moteurs en marche et fit des signes à une personne sur la piste.

Cassie s'agrippa aux bras de son siège, comme elle avait l'habitude de le faire avant le passage de la roulette chez le dentiste, et poussa son sac de médecin en dessous.

Elle sentit de légers picotements sur la poitrine et pria pour ne pas être malade. L'avion se mit à rouler sur l'aire d'envol avec un bruit assourdissant. Elle regarda le paysage défiler de plus en plus vite et ne se rendit compte qu'ils avaient décollé qu'une fois à une bonne distance du sol. Elle avait peine à croire qu'elle volait !

Vu d'avion, Augusta Springs, malgré déjà un demi-siècle d'existence en 1938, ne payait pas de mine. Les arbres, nombreux mais de petite taille, bordaient la plupart des rues qui se coupaient à angles droits. Une oasis dans le désert. Cassie distinguait nettement la gare, avec ses voies ferrées filant vers l'est après une courbe au sud-est, le champ de courses, un groupe de bâtiments au centre de la ville, dont les deux plus grands devaient être l'école et l'hôpital. Ils n'en imposaient guère à cette hauteur. Comme ils s'élevaient dans les airs, elle n'aperçut plus que les bouquets d'arbres parsemant, ici et là, l'immense étendue de terre rouge.

Bientôt, l'appareil cessa de monter pour se maintenir à une altitude constante. Tournant la tête vers la jeune femme, Sam lui cria par-dessus le bruit des moteurs :

— Voilà à quoi ressemble la majeure partie de la région. Des kilomètres de néant. Des milliers de kilomètres pareils à cela, bien que, plus au sud, les arbres disparaissent. Plus on va vers le nord, plus ils deviennent nombreux.

A force de s'agripper à son siège, Cassie avait les articulations des doigts toutes blanches.

— Nous allons probablement nous perdre un jour ou l'autre, lui expliqua Sam avec un sourire. Il n'existe aucune carte pour nous guider. Il va nous falloir établir nos propres points de repère : fermes, rivières, une élévation de terrain, un bouquet d'arbres, un cours d'eau asséché. Ce n'est qu'une question d'habitude.

Les lits des rivières semblaient à Cassie tous identiques.

— Et qu'adviendra-t-il si nous nous perdons ? demanda-t-elle.

Il la regarda, les yeux pétillants.

— Nous aviserons, le moment venu. Rassurez-vous : cela ne risque pas de nous arriver aujourd'hui.

Il montra de la tête le brancard attaché à la paroi.

— Vous trouverez dans la boîte à côté un thermos contenant du café. Voulez-vous m'en servir une tasse ? Allez-y doucement, pour ne pas tout renverser. Servez-vous également. Il y a du lait et du sucre, si vous en prenez.

Elle réussit à remplir deux tasses sans en renverser une seule goutte, malgré les brusques secousses de l'avion, provoquées, lui expliqua Sam, par des courants d'air.

— Rien de bien méchant en cette période de l'année. Les Britanniques et les Américains n'arrivent pas à croire que nous n'avons jamais de glace sur les ailes. La plupart du temps, les conditions de vol sont presque parfaites, exception faite des trois mois de la saison des pluies, mais elle ne commence pas avant décembre ou janvier. Il peut arriver qu'au lieu de la pluie nous ayons une sécheresse, et dans ce cas il nous faudra affronter les tempêtes de sable. Nous volons actuellement à une altitude de sept cent soixante mètres.

Elle nota dans sa voix une certaine rudesse qui n'était pas pour lui déplaire, râpeuse comme du papier de verre. Tout en sirotant son café, elle se mit à l'étudier. Il était, certes, trop maigre, mais il avait un beau visage basané — basané, comme le serait bientôt le sien —, un menton ferme, des cheveux, d'un blond qu'elle aurait qualifié de terne, coiffés de l'éternelle casquette de base-ball, un nez droit et pointu.

Se penchant pour regarder par la vitre, elle comprit pourquoi il lui avait recommandé de toujours porter des lunettes noires en avion. Le soleil, éblouissant, saignait sur la terre rouge en dessous d'eux, pénétrant dans les grandes crevasses qui s'ouvraient jusqu'aux boyaux de la terre.

Ils suivaient une piste à peine visible. Ici et là, des fermes apparaissaient, souvent distantes l'une de l'autre d'au moins une vingtaine de kilomètres.

Une violente secousse ébranla l'avion et elle eut peur de vomir.

— A la saison des pluies, lui cria Sam, là où le sol est parsemé de gommiers et de coolibahs, l'eau ruisselle, coulant dans ces crevasses, que vous voyez en dessous, et sous le sable lisse qui ressemble à un lit asséché de rivière, tout à côté des bouquets d'arbres. Lorsqu'une inondation se produit, l'eau peut couvrir des kilomètres.

Cassie avait du mal à imaginer cette terre inondée.

— Dans quelques mois, poursuivit Sam, avant le début de la saison des pluies, le sol sera craquelé, ouvert de toutes parts.

Les yeux rivés à la vitre, Cassie observait le paysage monotone qui s'étendait à perte de vue, tandis que Sam écrivait quelque chose dans un petit carnet attaché à sa jambe droite.

— Le journal du pilote, expliqua-t-il. Je prends des notes, afin de pouvoir parfaitement me repérer la prochaine fois où nous volerons par ici. Hé, regardez, un troupeau de kangourous !

A travers la vitre, Cassie aperçut des centaines de kangourous bondissant. Comment arrivaient-ils à trouver de la nourriture dans cette contrée désolée ?

Deux heures plus tard, comme ils tournoyaient au-dessus d'un ranch, Cassie se sentit bien plus détendue, même si elle continuait à agripper les bras de son siège. Wilkins, le nom du propriétaire, était écrit en énormes lettres sur le toit en tôle ondulée.

— Je cherche une surface plane pour atterrir, dit Sam.

Cassie vit un homme sortir de la maison et courir en agitant les bras en l'air.

— Attention ! C'est pour maintenant, annonça Sam. Accrochez-vous bien.

Ils heurtèrent des pierres et l'avion trembla de toute sa carlingue, tandis qu'il se posait sur le terrain accidenté. Quand Sam se fut extirpé de son siège et eut ouvert la porte, il trouva l'homme qui les attendait au pied de l'appareil.

Le pilote tendit la main à la jeune femme pour l'aider à descendre. Elle avait les jambes en coton.

— Vous pouvez faire une quinzaine de kilomètres avec ma Land Rover, dit l'homme, sans le moindre préambule, mais après ça il vous faudra continuer à cheval. Une voiture ne peut pas passer.

— Ça fait combien de kilomètres en tout ? demanda Cassie.

L'homme ignora sa question et continua à s'adresser à Sam.

— Il vaut mieux laisser votre infirmière avec mon épouse. C'est un voyage difficile, où une femme n'a pas sa place.

— C'est elle, le docteur, expliqua Sam. Je suis le pilote.

L'homme se tourna vers Cassie et la regarda bouche bée. Il se gratta l'oreille.

— Eh bien, en route, bredouilla-t-il. Le blessé est peut-être déjà mort, à l'heure qu'il est. Vingt-quatre heures se sont écoulées depuis l'accident, à en croire le messager. Mais les indigènes n'ont pas le sens du temps, aussi est-il difficile de savoir ce qu'il en est exactement. La région est rocailleuse et pleine de ravins.

— Pourquoi attire-t-elle les gens, alors ? demanda Sam, tout en plantant des pieux en métal dans le sol pour y attacher l'avion.

— De l'autre côté de ces canyons, on trouve les plus belles prairies du monde.

Ils mirent plus de trois quarts d'heure pour parcourir, roulant sur une terre craquelée et sableuse, les seize kilomètres qui les séparaient de la prochaine installation, qui n'était guère plus qu'un baraquement. Et pourtant, c'était probablement le centre d'un élevage de milliers de têtes de bétail. Un conducteur de troupeau, maigre et sale, sortit sans se presser de la cabane et désigna du doigt un homme de couleur allongé sous un arbre.

— Il va vous guider.

Il s'en fut donner un coup de pied à l'aborigène endormi, qui se réveilla en marmonnant des paroles inintelligibles.

— J'ai fait seller quelques chevaux qui sont prêts à partir, déclara le conducteur de bestiaux.

— Vous savez monter ? demanda Sam à Cassie.

Elle fit un signe de tête affirmatif. Depuis que John Flynn lui avait expliqué en quoi consistait son travail, elle avait pris des leçons d'équitation, à raison de trois séances par semaine, mais elle n'était jamais sortie d'une salle de manège ou d'une carrière.

— C'est, à l'en croire, à trente-deux kilomètres, dit le bouvier.

Il montra l'aborigène qui les attendait.

— Il n'a pas de cheval ? s'enquit Cassie.

— C'est un traqueur. Il est bien meilleur à pied.

— Mais trente-deux kilomètres, c'est quand même beaucoup, non ?

— Il en a parcouru autant la nuit dernière, répondit l'homme sans daigner lui accorder un regard.

Les cinq premiers kilomètres, effectués dans la brousse et le sable, ne présentèrent aucune difficulté. Heureusement, il n'y avait pas d'herbes épineuses, dont les buissons faisaient le désespoir des vachers et estropiaient les animaux. Puis ils atteignirent les canyons, qui déchiraient de leurs rochers déchiquetés le ciel de l'après-midi. Sam tendit un sandwich à Cassie.

— Et notre guide ?

Le pilote plongea la main dans la sacoche de selle, en retira un paquet enveloppé d'un papier sulfurisé et appela l'homme qui courait à un rythme régulier devant eux. Se voyant offrir de la nourriture, celui-ci revint en arrière et prit le paquet avec un sourire en guise de remerciement. Plusieurs minutes plus tard, il s'arrêta à nouveau et leur fit signe de descendre de cheval. Il s'écarta de quelques mètres de la piste et s'agenouilla pour boire à un mince filet d'eau qui coulait dans le sol.

— Nous ne l'aurions jamais trouvé sans lui, dit Sam, suivant l'aborigène.

L'eau était rafraîchissante. Cassie imita Sam, éclaboussant son visage, ses cheveux, son cou.

— Comment vous sentez-vous ? lui demanda-t-il.

— Très bien. C'est encore loin ?

— Je n'en sais rien. Je n'arrive pas à me représenter les distances au sol. Nous en avons encore pour quelques heures, je suppose.

Leur guide reprit sa course d'une allure égale et cadencée. Ils remontèrent à cheval, Sam faisant la courte échelle à Cassie avant de sauter sur sa monture. Elle était reconnaissante au révérend Flynn de lui avoir suggéré de se procurer des pantalons d'homme, même s'ils choquaient les gens. Elle était allée chez R. M. Williams, qui fabriquait des chemises, des culottes de cheval et des bottes pour bergers et vachers. Cassie avait choisi des bottes de vachers, élastiques et pointues, pourvues de talons plus hauts que celles des bergers. Et aux pantalons d'un blanc crème portés par ces derniers, elle avait préféré deux paires dans les couleurs qu'affectionnaient les conducteurs de bestiaux ; elle portait ce jour-là un pantalon gris foncé, ayant laissé le bleu chez elle. N'ayant en revanche trouvé chez Williams aucune chemise à sa taille, elle avait revêtu un corsage en soie vert pâle moulant, qui accentuait ce qu'elle essayait de cacher : sa féminité. Elle était coiffée d'un Stetson gris clair à large bord et abritait ses yeux derrière des lunettes de soleil.

Elle frissonna. Un monde entièrement nouveau s'ouvrait à elle. Lorsqu'elle faisait ses études à Georgetown, jamais elle n'aurait imaginé qu'un jour elle parcourrait trois cents kilomètres en avion et chevaucherait à travers des canyons de roche rouge sous un ciel en technicolor pour se rendre auprès d'un patient.

Quand ils arrivèrent à destination, la journée tirait à sa fin, et Cassie estima qu'il restait deux heures avant la nuit.

A l'ombre d'un bouquet de grands eucalyptus gisait l'homme qu'elle devait soigner et pour lequel ils étaient venus de si loin. Il était entouré de trois de ses compagnons, dont les chevaux étaient entravés non loin de là.

Sam sauta à terre, puis vint aider Cassie à descendre. Le blessé ouvrit les yeux, et la jeune femme y lut sa souffrance. S'agenouillant auprès de lui, elle demanda d'une voix douce :

— Où avez-vous mal ?

L'homme passa la langue sur ses lèvres sèches et bredouilla des mots incompréhensibles.

— Au ventre ?

Il fit un faible signe de tête.

— Je suis désolée, mais je vais vous faire souffrir davantage. Je dois vous palper pour voir si vous avez quelque chose de cassé.

Elle lui défit sa ceinture et appuya sur son ventre.

— Nom de Dieu ! hurla-t-il, serrant les dents.

Cassie se tourna vers Sam, consciente que tous les hommes la regardaient.

— Enlevez-lui son pantalon et baissez-lui son slip.

Sam se mit à genoux et, soulevant de la main gauche les fesses de l'homme, commença à faire glisser son pantalon.

— Je pense qu'il a un os du pubis fracturé, dit Cassie. Essayez de le soulever un peu plus, pendant que je lui ôte son pantalon.

Elle s'adressa de nouveau à son patient.

— Vous avez pu uriner ?

Elle entendit un de ses collègues jurer.

— Ça fait affreusement mal ! murmura l'homme, la voix cassée.

— Vous voyez, dit-elle à Sam. Il y a du sang sur son slip.

Elle demanda au blessé :

— Est-ce que la douleur vient par vagues ? Est-ce qu'elle augmente, puis semble disparaître, mais jamais complètement ?

Pour toute réponse, l'homme gémit. Il pouvait à peine bouger, et lorsqu'elle posa à nouveau ses mains sur lui, il poussa un cri.

Sortant son stéthoscope de son sac, elle entreprit de l'ausculter.

— Le pouls est très rapide. Mais la pression sanguine est normale. Pouvez-vous me dire exactement où vous souffrez le plus ?

Le patient grinça des dents et leva le bras gauche, montrant son bas-ventre, qui était enflé et mou. Cassie ne le toucha plus.

— Les organes génitaux ne semblent pas atteints.

Sam n'aurait pu dire si elle s'adressait à lui ou à elle-même.

Les autres hommes les regardaient en silence.

— Il semble bien s'agir d'une fracture du pelvis, car le ventre est dilaté. Et le fait qu'il y ait du sang dans l'urine laisse supposer une hernie de la vessie.

Que diable pouvait-elle faire, dans un cas semblable, en un pareil endroit ? Et pourtant il fallait agir au plus vite, pour éviter l'infection et un empoisonnement du sang qui pouvait être fatal. Jamais encore elle n'avait dû procéder à une telle intervention en dehors d'une salle d'opération stérilisée.

Elle se tourna vers Sam :

— Je vais tout d'abord essayer d'introduire ce cathéter.

— Nom d'un chien ! s'écria un des hommes.

— ... pour atténuer la dilatation de la vessie.

Elle inséra la tige dans le pénis mou de l'homme, ne faisant apparaître qu'une faible quantité d'urine et de sang.

Elle jeta un regard à Sam, toujours agenouillé de l'autre côté du patient, qui l'observait.

— La fracture du pelvis ne demande aucun traitement particulier, l'os se remettra de lui-même, mais la hernie de la vessie nécessite une intervention chirurgicale.

Elle s'assit sur ses talons.

— Vous allez l'opérer ? Ici même ? demanda Sam.

— Je n'ai pas le choix, et dans peu de temps il fera nuit.

On pouvait entendre les mouches voler. La peur lui nouait l'estomac.

Cassie se leva et s'adressa aux trois hommes.

— Messieurs, j'aimerais que vous fassiez un feu. Il me faudra de l'eau stérilisée.

Elle se tourna vers Sam.

— Je vais avoir besoin de votre aide.

— Je suis pilote, pas infirmier.

— Eh bien, désormais, vous êtes pilote et anesthésiste. Vous voyez cela ?

Elle sortit de son sac un masque de gaze.

— C'est pas dans mes cordes, dit Sam d'une voix rauque.

— Bien sûr que ça l'est. Je vais lui faire une piqûre intramusculaire de dix milligrammes de morphine. Quand il commencera à s'endormir, il vous faudra tenir d'une main le masque de gaze et de l'autre cette bouteille d'éther, dont vous verserez toutes les trois ou cinq minutes une goutte sur la gaze. Ne versez pas plus d'une goutte à la fois, ou vous risquez de le tuer.

Prenant un flacon de morphine, Cassie y plongea une seringue hypodermique et aspira dix milligrammes du produit qu'elle injecta sans tarder dans l'avant-bras du blessé, après avoir nettoyé la peau avec un bout de coton imbibé d'alcool. Tandis que le malheureux se détendait et tombait dans une douce somnolence, elle chercha un endroit où poser sa trousse chirurgicale.

— C'est ça ou il mourra dans le transport.

— C'est quoi ? demanda l'un des hommes.

— C'est une trousse contenant des instruments stérilisés, répondit-elle en enfilant des gants en caoutchouc.

La trousse contenait de la novocaïne, un scalpel, de la gaze, du fil pour faire les points de suture et une aiguille. Elle posa tout autour des serviettes également stérilisées.

— A vous de jouer, dit-elle à Sam. Une goutte toutes les trois à cinq minutes. Toutes les trois minutes s'il est agité, sinon toutes les cinq minutes. Souvenez-vous : rien qu'une goutte.

Elle désinfecta à l'alcool une partie du bas-ventre, puis la badigeonna de teinture d'iode. Elle respira profondément, et, à l'aide d'un scalpel effilé, pratiqua une incision verticale de cinq centimètres juste au-dessus de l'os du pubis, qu'elle ouvrit avec le pouce et l'index de la main gauche. Comme à chaque opération, elle eut une décharge d'adrénaline.

— Je dois traverser plusieurs couches, dit-elle à Sam, sans se demander si ses explications pouvaient l'intéresser, sachant que parler atténuerait sa tension nerveuse. Cette seconde couche graisseuse, où suintent ces vaisseaux sanguins, puis cette couche d'épais tendons.

On entendit un bruit de déchirure. Il semblait y avoir du sang partout.

Sam sursauta.

— C'est tout à fait normal, le rassura-t-elle. A présent, j'entaille la couche compacte de muscles, là, tout droit à travers ceux du rectum.

Un des hommes qui se tenaient derrière elle émit un bruit étouffé et courut vomir dans le sable.

— Le but de l'opération est de drainer l'urine hors de la vessie et de contribuer à l'élimination du sang et de l'urine accumulés, à l'extérieur de la vessie, dans la cavité abdominale. Pour cela, il faut vider la vessie elle-même. Et en pénétrant dans la couche de muscles, ah...

Un flot de sang et d'urine jaillit, accompagné d'une odeur abominable.

Poussant un cathéter en caoutchouc dans la vessie, Cassie poursuivit :

— C'est pour faciliter l'écoulement du liquide.

Elle inséra avec dextérité deux drains autour de la vessie, destinés à siphonner le sang et l'urine qui s'en étaient déjà échappés. D'une main, elle fit un point de suture pour maintenir le cathéter de caoutchouc en place, puis, pénétrant dans la vessie, en fit deux autres pour refermer la couche de muscles, et deux autres encore pour refermer la peau. Tous les tubes sortaient par la partie inférieure de l'incision de cinq centimètres.

L'opération s'était déroulée sans le moindre incident.

— A présent, il ne me reste plus qu'à le recoudre.

La tension dans son estomac s'était relâchée.

Les yeux de Sam n'avaient pas quitté ses mains.

— Vous pouvez arrêter l'éther, lui dit-elle.

Sentant tout son corps se détendre, elle poussa un long soupir de soulagement.

Elle sourit à son assistant :

— Vous avez fait du bon travail.

Il jeta le masque de gaze sur les serviettes stérilisées et posa la bouteille d'éther sur le sable. Il la regarda un instant, puis se leva et s'éloigna vers les chevaux entravés.

Se retournant pour s'adresser aux camarades de l'opéré, elle s'aperçut qu'il n'en restait plus qu'un, les deux autres ayant préféré quitter les lieux.

— Pouvez-vous fabriquer un brancard pour que nous puissions le transporter à l'avion et le conduire à l'hôpital ? lui demanda-t-elle.

Elle aurait volontiers bu un Coca ou un peu du café de Sam. Elle se redressa et s'étira, regardant avec satisfaction le ciel, de plus en plus sombre, rougeoyer, traversé par les lambeaux sanguinolents du soleil couchant.

5

Après un repas constitué de haricots et de galettes de pain que partagèrent Sam et Cassie avec les bouviers, la tranquillité environnante fut soudain troublée par les cris rauques de milliers de cacatoès rosalbins au poitrail rose, obscurcissant le ciel.

— Ils se dirigent vers quelque point d'eau dans les environs, dit Sam.

Jamais Cassie n'avait vu une telle volée. Les cacatoès s'installaient dans les gommiers, leur conférant l'apparence d'arbres fantômes. Les passereaux et les perruches s'appropriaient les plus hautes branches, ajoutant leurs piaillements à ceux des cacatoès rosalbins. Plus loin se trouvait un abreuvoir, où se désaltérait, surgi mystérieusement, un troupeau de bovins ; les oiseaux venaient se poser sur le dos des bêtes et buvaient avec elles.

Les cris de ces milliers de volatiles rendirent toute parole impossible jusqu'au crépuscule, où le ciel vira du bleu lavande au violet, puis prit la couleur du sang séché avant de se revêtir d'un somptueux manteau de pourpre chatoyante.

Cassie était assise près de son patient, tandis que Sam et les trois bouviers conversaient debout, fumant des cigarettes.

Brusquement, le silence revint, aussi profond que la mort. Elle vit Sam écraser son mégot et se diriger vers elle. La nuit venait de tomber et l'on ne distinguait plus que les bouts incandescents des trois cigarettes.

Au moment où Sam rejoignait Cassie, commença un concert de mugissements paraissant provenir de milliers de têtes de bétail. Sam posa sa main sur l'épaule de la jeune femme, puis l'aida à se lever.

— Vous voulez voir un spectacle inoubliable ?

La tenant par la main pour lui éviter de trébucher dans le noir, il l'entraîna loin des arbres, dans la douceur du soir. Comme ses yeux s'accoutumaient à l'obscurité, Cassie distingua des silhouettes qui se déplaçaient dans la nuit, des hommes à cheval, faisant mettre les bêtes en cercle, les encourageant à se coucher.

— Ce sont des gardiens de bestiaux abos, dit-il à voix basse, lâchant sa main.

Des chapeaux de cowboy se profilaient sur le ciel tropical parsemé d'étoiles. Elle pouvait voir les bêtes bouger la tête et tourner en rond à l'intérieur du cercle formé par une douzaine de cavaliers. Sam s'arrêta et ils observèrent la scène qui se déroulait dans la pénombre.

Tout doucement, les aborigènes se mirent à chanter.

— On appelle ça « chant au bétail », expliqua Sam. Cela fait prendre conscience aux bêtes qu'elles sont entourées d'hommes et elles savent ainsi qu'elles n'ont rien à craindre. Vous comprenez, il suffit qu'une seule d'entre elles panique pour que ce soit, en quelques minutes, la débandade générale. Ces « chants » ont pour fonction de les rassurer.

Les voix des gardiens étaient hautes, et leur chant semblable à nul autre, accompagné par les mugissements des bovins. Puis ces incantations se répétèrent, un ton plus bas, suivies par un profond et mystérieux vibrato qui se répercuta sur des kilomètres de désert. Cassie en eut la chair de poule.

Comme la lune se levait, les chanteurs passèrent devant eux, regroupant le bétail, emplissant la nuit de leurs rythmes primitifs et sauvages. Ils observaient cet étrange spectacle depuis déjà une heure quand Sam dit :

— Il vaut mieux rentrer maintenant, si nous voulons être en forme demain.

Cassie voulut dormir près de son patient. Sam s'étendit sur le dos, à proximité, les bras sous la tête, sa casquette de base-ball en travers du visage, et s'assoupit aussitôt. La jeune femme resta allongée à regarder le firmament, songeant qu'elle venait de vivre une véritable aventure. Elle avait vécu intensément chaque minute, chaque seconde, alors qu'elle se croyait désormais indifférente à tout. Pour la première fois, il lui apparut que l'année à venir pouvait être passionnante. Quitter Melbourne avait sans doute été une excellente chose. L'oncle Norm savait ce qu'il faisait quand il l'avait envoyée ici. Peut-être allait-elle pouvoir oublier Ray. Peut-être, effectivement, le temps guérissait-il toutes les blessures. Elle sommeilla par intervalles, ne voulant pas rater un instant de cet opéra sous les étoiles. Au matin, elle dormait d'un sommeil de plomb.

Lorsqu'elle se réveilla, ils étaient tous partis : les troupeaux, les hommes aux chapeaux de cowboy, les oiseaux. Ils s'étaient évanouis sans laisser de trace. Il n'y avait plus que la morne plaine herbeuse, brûlant déjà sous le soleil, aride et silencieuse.

Elle reconnut la voix du blessé, plus forte que la veille, qui disait :

— Elle m'a sauvé la vie, n'est-ce pas ?

Elle se retourna vers l'homme et aperçut Sam, debout au-dessus d'eux. Elle ne pouvait voir ses yeux, dissimulés derrière ses lunettes de soleil.

— Je crois que oui. Sans aucun doute.

— Vous y avez contribué, dit-elle à Sam en se levant, pleine de courbatures après une nuit passée à même le sol.

Un sourire se dessina sur les lèvres du pilote.

— Bon, d'accord. *Nous* vous avons sauvé la vie, rectifia-t-il.

Sam était un drôle de type. Elle avait vu son irritation à son égard se transformer en respect, accordé à contrecœur, au cours de l'opération. Le révérend John Flynn lui avait dit : « L'Intérieur compte principalement deux sortes de gens : ceux qui cherchent l'aventure et ceux qui fuient quelque chose. » A quelle catégorie Sam appartenait-il ? Et elle, où se situait-elle à présent ?

Quand ils arrivèrent à Augusta Springs, l'ambulance les attendait. Le Dr Adams se tenait, bien droit, près du véhicule, en chaussures de ville, vêtu d'une longue veste blanche, d'un pantalon parfaitement repassé. Il avait une coupe de cheveux impeccable et ses lunettes sans monture lui donnaient un air très professionnel. Il paraissait plus compétent qu'amical.

Il ouvrit la portière arrière de l'ambulance, tandis que l'avion roulait vers le hangar. Coupant les moteurs, Sam attendit une minute avant de s'extraire du cockpit. Il poussa la porte et mit le marchepied en place. Le Dr Adams s'encadra dans l'embrasure.

— C'est une urgence ? demanda-t-il d'une voix froide et tranchante.

— Plus maintenant, répondit Cassie, s'approchant de la porte. J'ai dû opérer d'urgence hier soir, mais une hospitalisation est nécessaire.

— Et de quoi s'agit-il ?

— D'une hernie de la vessie. J'ai besoin d'aide pour sortir ce brancard.

Le pilote et le docteur la regardèrent.

— Tout de suite, dit Sam, la poussant doucement du coude pour s'emparer du brancard.

Puis s'adressant au Dr Adams :

— Vous êtes prêt, Doc ?

Adams prit le brancard par l'autre bout, et les deux hommes transportèrent le malade jusqu'à l'ambulance.

Son sac de médecin à la main, Cassie entreprit de se glisser à l'arrière du véhicule. Posant la main sur son bras, Adams l'arrêta.

— Que faites-vous ?

— Eh bien, je monte auprès de mon patient, rétorqua la jeune femme, levant les yeux vers lui.

— Souvenez-vous de ce que je vous ai dit : ce n'est plus votre patient.

— Mais je l'ai opéré la nuit dernière !

— J'ai des infirmières tout à fait compétentes. Et cela peut vous surprendre, mais j'ai déjà eu affaire à un ou deux cas de hernie de la vessie, et suis parfaitement capable de mener à bien la suite du traitement. Une fois à Augusta Springs, un malade ne dépend plus des Médecins Volants. Vous connaissez les règles. Ou du moins c'est ce que vous avez prétendu.

Il claqua la porte et, contournant l'ambulance, vint s'installer auprès du chauffeur.

— Bon, allons-y, Ed, lui dit-il.

Cassie regarda l'ambulance s'éloigner. L'entendant soupirer, Sam déclara :

— Le Dr Adams vous avait pourtant prévenue.

— Le Dr Adams est un con.

Sam observa la jeune femme. Elle n'était pas seulement habillée comme un homme, elle parlait aussi comme un homme.

— Allez, venez, je vous offre une bière.

Comme ils regagnaient la camionnette, il lui adressa un grand sourire.

— Eh bien, quelle aventure, n'est-ce pas ? Un véritable baptême du feu, en ce qui vous concerne.

Cassie monta à côté de lui et enleva son Stetson, posant son sac de médecin sur le siège entre eux.

— Vous avez été formidable, je dois le reconnaître, ajouta-t-il.

Elle fut insensible à ce compliment, tant elle était irritée contre Adams.

Pendant le trajet jusque chez *Addie's*, elle chercha à se justifier :

— Certes, j'étais prévenue. Je savais bien qu'il n'était pas question d'avoir un patient à moins de cent kilomètres, mais je pensais néanmoins...

Sam posa la main sur son bras.

— Vous vous y habituerez. Adams est probablement inquiet. Nous sommes une menace pour lui. Nous soignons les malades gratuitement. Nous volons à leur secours, où qu'ils soient. Nous allons devenir une légende, Doc, je le sens, et il craint sans doute pour son image de marque.

Cassie dévisagea le pilote. Peut-être, après tout, allait-il se départir de son hostilité.

— Vous m'avez invitée à dîner, hier soir. Laissez-moi vous offrir une bière, aujourd'hui.

Il se mit à rire.

— Eh bien, je crois qu'il y a des choses auxquelles il va falloir que je m'habitue, moi aussi. Jamais je n'ai accepté jusqu'à présent qu'une femme m'offre un verre.

— Vous voyez, nous avons tous les deux des choses à apprendre.

A sa grande surprise, Cassie trouva cette idée plutôt plaisante.

6

Le lendemain matin, Sam se rendait chez *Addie's* pour y prendre son petit déjeuner quand il aperçut devant lui une vieille camionnette toute cabossée qui fonçait en direction de la gare. Il ne reconnut ni la camionnette ni son jeune conducteur. Le jeune homme s'arrêta dans un crissement de pneus, se propulsa hors du véhicule et se mit à courir vers le train qui s'apprêtait à partir. Il bondit sur le marchepied d'un des wagons en acier, et, l'instant d'après, deux valises étaient lancées sur le quai et le jeune homme sautait du train en tenant par le col de sa chemise un autre jeune homme.

Sam sourit, se livrant à des conjectures. Une bagarre pour une fille ? Une dispute entre deux frères ? Comme il dépassait la gare, il vit les deux jeunes gens se pencher pour ramasser les valises, l'un d'eux s'époussetant. Puis, tandis que le train se mettait en marche, il les vit dans son rétroviseur remonter le quai pour se diriger vers la camionnette.

Trois quarts d'heure plus tard, il avait presque oublié cet incident et terminait son petit déjeuner au comptoir chez *Addie's*, sirotant son troisième café. Tout d'un coup, une main se posa sur son épaule.

— Vous appartenez aux Médecins Volants ?

Se retournant, Sam reconnut le jeune conducteur de la camionnette.

— Je m'appelle Conway Sellars, dit le jeune homme. Nous avons besoin d'un docteur chez mon père, à Kimundra.

— Que se passe-t-il ?

— Ma sœur est sur le point d'accoucher. Il nous faut à tout prix un docteur.

Ainsi, le garçon qu'il avait jeté à bas du train devait être le père de l'enfant, cherchant à fuir ses responsabilités.

— Mon père m'a demandé d'aller chercher un médecin et

de passer prendre le Père McLeod, à Dexheimer, un ranch sur la route de Kimundra.

Sam tira une carte de sa poche. Le jeune homme poursuivit :

— Papa m'a chargé de vous dire qu'il possédait, tout près de la maison, un bout de terrain plat où il était possible d'atterrir.

Du menton, il désigna le jeune homme qu'il avait traîné hors du train.

— Nous devons également l'emmener.

Sam se mit à réfléchir. Lui, Cassie, le prêtre et ces deux jeunes gens. Ils devaient tous pouvoir tenir dans l'avion, à condition qu'ils n'aient aucun bagage et qu'ils n'aient pas besoin de masque à oxygène.

— Quand doit-elle accoucher ? demanda Sam, glissant du haut tabouret du bar.

— D'une minute à l'autre.

— Bon, allons chercher le docteur.

Il jeta un billet sur le comptoir et fit signe à la serveuse.

Comme il roulait en direction de la maison de Cassie, suivi par les deux jeunes gens en camionnette, Sam riait en lui-même. Ils n'avaient pas même commencé officiellement à travailler que déjà ils étaient débordés.

Cassie l'accueillit à la grille, en robe de chambre, les cheveux ébouriffés, encore tout endormie.

— Oh ! Sam, murmura-t-elle, en serrant sa robe de chambre autour d'elle. Quelle heure est-il ? J'ai dû dormir d'un sommeil...

— Dépêchez-vous. Un bébé va venir au monde et l'on a besoin de vous. C'est à quelques heures de vol.

Elle fut prête en cinq minutes, pendant lesquelles Sam prit la liberté de faire du café dans la cuisine de Fiona. Il le versa — noir et fort — dans le thermos qu'il gardait toujours dans la camionnette. Il était déjà au volant quand elle arriva en courant avec son sac de médecin et ses lunettes noires.

Il leva les sourcils.

— Pas de chapeau ?

Elle jeta son sac sur le siège et repartit chercher, toujours en courant, son Stetson. Elle revint un instant plus tard.

— Qui sont ces jeunes gens dans la camionnette derrière ? demanda-t-elle.

— L'un d'entre eux arrive tout droit du sud, après une longue route. A peine débarqué en ville, il s'est précipité à la gare pour arracher le second du train, à quelques secondes du départ. Ils m'ont retrouvé au bar et le conducteur m'a dit que sa sœur s'apprêtait à accoucher. Je soupçonne l'autre d'avoir voulu échapper à un mariage forcé. Ou peut-être tout simplement à un coup de fusil. Le père de la fille veut que nous passions prendre le Père McLeod.

— Le révérend Flynn m'a parlé du Père McLeod. Il marie les couples...

— ... et parfois baptise, le même jour, leur enfant, poursuivit Sam. Il lui faut un an et demi ou deux ans pour faire le tour de toutes les fermes. C'est un grand territoire, vous savez. Il est parfois le seul être humain que les gens d'un ranch voient en une année. Il s'occupe également des enterrements, parfois un an ou plus après le décès. On l'a vu faire un service sur une véranda, puis remonter ses manches et réparer un camion ou aider à remettre en état un moulin. Je ne connais pas un endroit où il ne soit pas le bienvenu. Ses actes montrent qu'il ne fait pas passer Dieu avant les hommes. D'après ce que j'ai entendu, c'est une personnalité comme on en trouve peu, un être admirable. Je suppose que le père de cette fille souhaite voir son petit-fils baptisé et la mère mariée tambour battant.

Avant de se rendre à l'aéroport, Sam s'arrêta au Centre. Il sauta de la camionnette.

— Restez là. Je vais seulement prévenir Horrie de notre nouvelle mission.

Il revint sans tarder.

— Horrie a accueilli la nouvelle par un éclat de rire. Il m'a dit que nous ne perdions pas de temps.

Les deux jeunes gens furent fascinés par l'avion. Ils en firent le tour, le contemplant avec une admiration mêlée de crainte. Cassie vint vers eux, pendant que Sam parlait avec Pete.

— Je voudrais en savoir plus sur cette femme qui va avoir un bébé.

— C'est ma sœur, dit Conway, ses yeux bleus toujours fixés sur l'avion.

D'un signe de tête, il désigna son compagnon, que l'appareil semblait plus intéresser que sa prochaine paternité.

— C'est mon futur beau-frère.

— Est-ce que les contractions ont commencé ?

— Elles n'avaient pas encore commencé au moment de mon départ, il y a deux nuits.

Sam et Pete sortirent l'avion du hangar.

— Montez, dit-il aux jeunes gens, mettant en place le marchepied. J'ai besoin de votre aide. Cet appareil est prévu pour quatre passagers, mais il nous faut installer deux sièges supplémentaires. Allez, les gars, donnez-moi un coup de main.

C'était une matinée digne du pinceau d'un peintre. L'avion

s'éleva dans le ciel cobalt, au-dessus d'une terre rouge mouchetée du vert foncé des arbres, largement espacés. Comme il est bon d'être vivant, songeait Sam en poussant un soupir d'aise. Il se tourna vers Cassie.

— Vous allez découvrir un paysage différent de celui d'hier. Nous nous dirigeons vers le sud, le pays des moutons. Les arbres vont se raréfier. Les moutons ont besoin de moins de végétation que les bovins, expliqua-t-il, convaincu que la bonne citadine qu'elle était ignorait ce genre de détails.

Il sourit en la voyant regarder par la vitre et prendre des notes dans un petit carnet, cherchant à établir des points de repère. Eh bien, bonne chance, Doc.

Se tortillant sur son siège, il jeta un coup d'œil sur ses passagers. Conway et son futur beau-frère regardaient également par la vitre. Sam éprouvait de la sympathie pour le jeune homme. C'était tout de même injuste qu'il soit obligé d'épouser une fille avec laquelle il se serait sans doute contenté d'une nuit de plaisir. Injuste que quelqu'un doive passer le restant de ses jours avec une personne qu'il connaissait à peine parce qu'un de ses spermatozoïdes avait rencontré son ovule. Ce gamin aurait dû, toutefois, prendre des précautions. Mais, à mille lieues de toute civilisation, il était probablement impossible de se procurer des préservatifs. Sam s'estimait heureux de ne pas s'être laissé ainsi piéger. Toutefois cela donnait à réfléchir. Il devait à tout prix éviter qu'une telle chose lui arrive. Il devait être un bon boy-scout.

Mais pour l'instant, il ne lui fallait pas perdre de vue cette mince ligne qui ne cessait de disparaître. C'était la route qui conduisait à Dexheimer. Elle traversait un bosquet d'acacias rabougris, décrivait un virage en épingle à cheveux, puis cinq kilomètres plus loin...

Il aurait pu atterrir n'importe où, tellement c'était plat. Un chemin dans la brousse. Comme il coupait l'allumage, un homme et une femme sortirent en courant d'une maison entourée d'une palissade destinée à la protéger des tempêtes de sable. La femme essuyait ses mains sur un tablier parsemé de fleurs, passé sur une robe fanée. L'homme, de taille moyenne et de large carrure, portait une chemise blanche aux manches remontées, ainsi que des chaussures de ville, et non des bottes comme tout un chacun dans cette partie du pays. Sam supposa que c'était le pasteur.

Il ne se trompait pas. Oui, il pouvait aller à Kimundra avec eux, à condition toutefois qu'ils le ramènent à son camion. Il leur demanda d'attendre un instant, le temps de prendre son chapeau et quelques autres choses, dont sa soutane, s'il devait célébrer un mariage et un baptême.

Ses yeux marron étincelèrent tandis qu'il montait dans l'avion.

— Je ne m'attendais pas à ce qu'un jour un oiseau descende du ciel pour venir me chercher.

Il s'assit à côté de Cassie.

— Une femme médecin ? Sans blague ?

Mais son ton n'avait rien d'insultant.

Sam n'entendit que des bribes de conversation, tandis qu'il décollait à nouveau pour aller contre le vent.

— Appelez-moi Don, disait le prêtre, comme tout le monde. On ne fait pas de formalités par ici. C'est une des choses que j'apprécie. Tout est réduit à sa plus simple expression.

C'est un fait, pensait Sam, tout en examinant le sol. La seule route qu'il pouvait apercevoir était formée par les traces, incrustées dans le sable, des roues en fer des camions à bétail. Des kilomètres de dunes, balayées par le vent. Ici et là un ranch, entouré par ce qui semblait être un million de moutons.

Il regarda devant lui, dans l'atmosphère ; on aurait dit qu'ils volaient droit vers le cœur du soleil. Rien n'avait une pureté comparable, pensait-il. Quand, enfant, il levait les yeux vers un avion qui zébrait le ciel d'un éclair d'argent, il y voyait un symbole de liberté. La possibilité de rompre tous liens terrestres et d'être seul au-dessus du monde civilisé, loin des faux-semblants, des contraintes et des responsabilités. Mais la réalité était bien différente. En cet instant précis, il était responsable de la vie de quatre passagers. Et peut-être même de celle d'une mère et d'un nouveau-né. Il jeta un regard à la boussole topographique à prismes et hocha la tête. Le vol ne devrait pas durer plus d'une demi-heure. Il se réinstalla confortablement sur son siège, essayant, en vain, d'entendre la conversation qui se poursuivait dans la cabine derrière lui.

Ils arrivèrent avant midi, atterrissant sur le terrain plat jouxtant la ferme. Conway lui avait dit que son père essayait de construire un terrain d'atterrissage pour que, le cas échéant, les Médecins Volants puissent s'y poser. Ils n'avaient pas encore d'émetteur-récepteur radio, mais espéraient s'en procurer un lorsqu'ils iraient en ville, à moins que le Père McLeod ne leur en apporte un à sa prochaine visite. Trois jeunes enfants, âgés approximativement de huit à douze ou treize ans, se précipitèrent vers le portail, écarquillant les yeux à la vue de l'avion posé à proximité. Ils furent rejoints par un homme de haute taille, qui se dirigea vers l'appareil, tandis que Sam en ouvrait la porte.

Regardant à l'intérieur, l'homme qui n'était autre que M. Sellars, le père de la jeune fille sur le point d'accoucher, salua le pasteur.

— Heureux de vous voir, mon Père.

Puis son regard se posa sur le jeune homme dont Sam ne connaissait pas encore le nom, qu'il fixa un long moment.

— Je suis le docteur, dit Cassie, prenant son sac. Nous n'arrivons pas trop tard ?

M. Sellars parut vouloir dire quelque chose, puis se ravisa.

— Ma femme est avec elle. Elle souffre beaucoup.

Sans plus attendre, Cassie bondit du marchepied escamotable de l'avion et courut vers la maison.

Conway et le pasteur descendirent à leur tour de l'appareil, suivis par Sam.

— Allez, viens, dit M. Sellars au jeune homme qui s'agrippait aux bras de son siège. C'est ton enfant qui est en train de naître.

Sam craignit de voir le garçon fondre en larmes. McLeod et Conway le précédèrent vers la maison. Soudain, ils entendirent un cri perçant, puis, comme ils pénétraient sous la véranda, le faible vagissement d'un nouveau-né fit sourire le pasteur.

— Le troupeau du Seigneur s'est agrandi d'une nouvelle brebis, dit-il.

Cassie n'avait pas même eu le temps de se laver les mains ni d'ouvrir son sac de médecin.

Après avoir échangé quelques propos avec McLeod, M. Sellars se tourna vers Conway.

— Demande-leur s'ils veulent du café ou du thé.

— Je prendrais volontiers du café, dit Sam, tout comme le docteur, je pense.

Il se tourna vers le père du nouveau-né.

— Je parie que tu en veux aussi, hein ?

Le jeune homme, qui n'avait pas encore dit un mot, fit un signe de tête affirmatif. Sam se retint de lui passer le bras autour de l'épaule.

Une femme d'une quarantaine d'années apparut à la porte de la chambre. Ses yeux cernés brillaient.

— C'est un garçon, dit-elle, regardant en silence le jeune homme. Tu as un fils. Tu pourras entrer dans une minute, si tu veux.

Il secoua la tête et fixa le plancher.

— Bonjour, Maude, dit McLeod. Puis-je entrer ?

— Bien sûr, mais attendez que le docteur soit sorti et que nous ayons changé les draps du lit. Millie sera heureuse de vous voir.

— Comment va-t-elle ? demanda M. Sellars.

— Elle est fatiguée, mais elle va vite se remettre. Le docteur s'occupe d'elle et examine le bébé.

La femme se dirigea vers la cuisine.

— Don, je veux un mariage dans dix minutes, dit son mari. Millie pourra rester au lit. Vous baptiserez le bébé après. Tu as entendu, mon gars ?

Le jeune homme acquiesça, l'air misérable.

— Oui, m'sieur.

— Tu ferais mieux d'aller te laver. Je veux que tu sois présentable pour épouser ma fille.

Le jeune homme attrapa Sam par la manche.

— Vous voulez bien être mon témoin ?

— Comment t'appelles-tu ? demanda Sam.

— Tyler. Tyler Edison.

— Eh bien, Tyler, ta demande m'honore. J'accepte d'être ton témoin. C'est une grande première pour moi.

Il serra la main du jeune homme.

Levant les yeux, il aperçut, sur le seuil de la porte, Cassie, tenant dans ses bras un bébé, qui ressemblait plus à un écureuil qu'à un être humain. Il émanait d'elle une grande douceur, une douceur typiquement féminine. L'espace d'une seconde, son cœur fit un bond dans sa poitrine, mais il se ressaisit aussitôt. Il vaut mieux que j'aille me laver, moi aussi, se dit-il, si je dois être le témoin.

7

A vingt-six ans, Fiona se considérait presque comme une vieille fille, tout en étant consciente de vivre un moment exceptionnel de son existence.

Cinq ans auparavant, peu de temps après son arrivée à Augusta Springs, elle avait été près de fonder un foyer. Elle était alors si follement amoureuse qu'elle en avait perdu l'esprit, aveuglée par une passion telle qu'elle n'en avait jamais connu et n'en connaîtrait jamais plus.

Elle n'avait pas pour autant renoncé à se marier. Elle voulait des enfants, une famille, mais n'envisageait désormais plus qu'une relation d'amitié et de partage, où n' auraient pas de place les sentiments violents qui avaient bouleversé tout son être.

La première fois où ils avaient fait l'amour, il lui avait déchiré ses vêtements. Elle avait frémi au contact de sa peau contre la sienne, frissonné quand elle avait senti sa main entre ses jambes et sa langue sur ses mamelons. Son désir avait excité le sien et elle avait écarté les cuisses, dont il s'était mis à mordre la chair tendre à l'intérieur. La pointe de ses seins s'était dressée quand il avait léché son ventre, ses doigts jouant avec son sexe et l'ouvrant.

— Comme tu es belle ! lui avait-il dit dans un murmure.

Au bout de deux mois, il n'y avait pas une partie de son corps ni de son esprit qu'il ne connût, qu'il ne sût manipuler pour lui donner un plaisir intense.

Puis il avait brusquement cessé de l'appeler. Quand elle le rencontrait, il la saluait d'un signe de tête amical et impersonnel. La souffrance et un terrible sentiment de vide l'avaient envahie.

Elle s'était jetée à corps perdu dans toutes les activités qu'offrait la ville, décidant désormais de ne plus s'investir que dans ses élèves. Avec le temps, la douleur s'était atténuée, et pourtant elle continuait à espérer, s'attendant à tout instant à le voir apparaître. Elle sursautait dès qu'elle entendait des pas sur la véranda, son cœur battait chaque fois que le téléphone sonnait. Il lui fallut environ un an pour n'être plus tendue dans l'attente de ses caresses, de sa voix, de son regard. Elle se jura que plus jamais un homme ne la posséderait.

Aussi, au lieu d'ouvrir son cœur à un seul homme, l'ouvrait-elle à tous ceux qui entraient dans sa vie, et ils étaient si nombreux qu'il ne pouvait y avoir de place pour une personne privilégiée. En quatre ans, elle n'avait jamais dîné seule.

Puis, un beau jour, Steven Thompson lui avait téléphoné, à une distance de cinq cents kilomètres, pour lui annoncer qu'il avait, avec d'autres éleveurs, demandé à John Flynn, des Médecins Volants, de lui envoyer un docteur pour couvrir cette vaste région. Le médecin en question résiderait à Augusta Springs, et, chose incroyable, il s'agissait d'une femme ! Le révérend avait embauché une doctoresse ! Représentant des propriétaires de ranch de la région, Steven avait accepté de laisser à cette dame une chance, et il fallait à présent lui trouver un logement. Bien que n'ayant lui-même jamais rencontré Fiona, il avait pensé, sur la suggestion de plusieurs de ses collègues, que, puisqu'elle vivait seule, elle pourrait accueillir le nouveau médecin chez elle. Cela l'aiderait sûrement à prendre un bon départ.

Fiona n'avait pas hésité un seul instant.

— Si cela ne marche pas, avait dit Steven, nous nous débrouillerons, de la manière la plus diplomatique qui soit, pour lui trouver un autre toit.

Sa voix avait plu à Fiona.

— Une fois les choses en place, ma femme et moi viendrons à Augusta Springs pour la réunion mensuelle des Médecins Volants, et je me ferai un plaisir de vous rencontrer. J'ai entendu dire beaucoup de bien de vous.

— J'ai rencontré votre fils quelquefois, à l'occasion de bals et de fêtes.

Steven se mit à rire.

— Il n'y a pas une jolie femme à cent lieues à la ronde qui ne connaisse mon fils.

Celui-ci avait en effet une réputation de coureur de jupons.

A présent, Fiona se félicitait d'avoir accepté cet arrangement.

Depuis son enfance en Irlande, elle n'avait pas eu de véritable amie, quelqu'un à qui elle pût se confier, quelqu'un avec qui s'amuser à des futilités, sur la même longueur d'ondes qu'elle.

Elles avaient préparé pour leur dîner un pique-nique et, profitant de la fraîcheur du soir, elles marchèrent jusqu'à la berge sableuse d'un petit ruisseau, et s'installèrent sous un eucalyptus géant, dont le tronc filandreux et flexible ondulait doucement sous la brise.

— A la saison des pluies, ce ruisseau se transforme parfois en torrent furieux.

— J'ai du mal à le croire.

— Eh bien, tu verras.

Elles déballèrent une salade de pommes de terre, des œufs à la diable, des morceaux de poulet froid, un bocal d'olives et un de pickles, ainsi que des bouteilles de Coca, qu'elles dégustèrent tout en se racontant leur vie.

Elles partageaient un bon nombre d'idées et de croyances, et étaient elles-mêmes surprises d'avoir autant d'affinités.

— Quand je suis arrivée ici, ce dont je souffrais le plus était le manque de verdure, dit Fiona. Mais j'ai vite réalisé que je préférais du soleil tous les jours. On ne peut pas tout avoir.

Fiona ramassa un brin d'herbe et s'en caressa la joue avec un sourire.

— Il faut choisir entre du vert en dessous et du gris au-dessus ou bien du bleu au-dessus et du doré en dessous.

Cassie se mit à rire.

— Doré ? Ce ne serait pas plutôt du brun ?

— Ça dépend si l'on aime cette couleur ou pas, je suppose. Je ne me vois habiter nulle part ailleurs. Ma famille m'écrit des lettres dans lesquelles elle me demande ce que je peux bien faire dans ce coin perdu et tout ce que je trouve à répondre, c'est que je suis très occupée et que je ne m'ennuie jamais. Ils ne comprennent pas pourquoi j'ai voulu aller si loin.

— Et pourquoi ?

— Par défi. Parce que j'avais envie de voir du pays. Je n'aime pas les villes, et l'Irlande m'était trop familière. Les gens y sont aussi amicaux qu'ici, mais c'est une île ; renfermée sur elle-même, elle ne paraît pas avoir d'avenir. Je me sentais écrasée par ses ciels gris et ses murs de pierre. Ici (elle fit un grand geste du bras), je ne me sens liée par aucune tradition, et tout est nouveau et excitant. Je suis la bienvenue dans chaque maison de la ville. Je voudrais pouvoir un jour aller à la campagne, bien que je doute que ce soit le terme employé par les habitants de la région.

— Tu pourrais peut-être nous accompagner, un week-end où nous aurons une urgence ?

Les yeux de Fiona se mirent à briller.

— Ça me plairait bien. Je n'ai jamais pris l'avion, or c'est quelque chose qui m'a toujours tentée. J'aime probablement tout ce qui est nouveau et différent...

— Et un peu dangereux, l'interrompit Cassie.

— C'est exact.

Elle s'assit sur ses talons, serrant ses genoux entre ses bras et regardant Cassie.

— Et toi ?

— Pendant vingt ans, commença Cassie, tout ce que j'ai connu de ma terre natale, c'est à l'occasion des trois semaines d'été que nous passions, ma mère et moi, chez mes grands-parents.

Membre du corps diplomatique, son père avait fait son chemin dans la carrière. Pour son premier poste, il avait été nommé consul à San Francisco ; Cassie avait alors six ans et entrait à l'école primaire. Les autres enfants se moquaient d'elle, prétendant que les Australiens ne savaient pas parler anglais. Elle avait travaillé son accent, de façon à pouvoir passer pour une Américaine. Ses parents se plaisaient bien à San Francisco, mais elle avait gardé la nostalgie de Sydney et de la grande maison victorienne de ses grands-parents avec son toit rouge, sa vue sur le port et les enfants dont elle partageait la façon de parler et les jeux. Six ans plus tard, juste quand elle commençait à s'américaniser — elle avait réussi à retenir le nom des quarante-huit États, qu'elle connaissait mieux que ses camarades de classe —, quand elle réussissait enfin à manier les expressions argotiques américaines avec plus d'aisance que leur équivalent australien, son père avait été transféré à Londres.

L'anglais qu'on y parlait était encore différent. La grisaille, le froid, les hivers humides déprimèrent Cassie. Même sa mère se plaignait du climat et de l'absence de chauffage central qui lui donnaient des engelures. Elle trouvait les Britanniques terriblement rigides et compassés, comparés aux Australiens et aux Américains. Contrairement à ces derniers qui s'étaient rebellés contre l'autorité, les Anglais restaient très attachés aux traditions. Cassie ne s'était jamais sentie chez elle à Londres, et avait de plus souffert d'être envoyée en pension et de ne plus voir ses parents que pendant les week-ends.

Lorsqu'elle avait exprimé sa souffrance, sa mère lui avait répondu : « Mais, ma chérie, l'éducation ici est différente. Les seules bonnes écoles en Angleterre sont des pensionnats. Ton père, vivant dans l'Australie profonde, a bien été obligé d'en passer par là ; c'était le seul moyen d'être scolarisé. Et estime-toi encore heureuse, la plupart des enfants ne rentrent pas chez eux le week-end. »

Cassie le savait. Elle savait également que lorsqu'elle rentrait chez elle, ses parents sortaient. Pour les gens du corps diplomatique, le samedi soir était invariablement consacré aux mondanités. Telle ambassade organisait une réception, ses parents étaient invités à dîner par des gens importants. Mais, à moins que son père n'eût un grave problème à résoudre, le dimanche était réservé à la famille. L'après-midi, ils partaient tous les trois en voiture, explorant la campagne aux environs de Londres. Et, sur le chemin du retour, ils s'arrêtaient toujours dans un pub de village. « Cela permet de connaître les gens du peuple », disait à chaque fois son père.

Elle détestait les tourtes à la viande et aux rognons qui faisaient les délices de son père, mais elle aimait sa compagnie. Il était drôle, spirituel et charmant. Sa mère était belle et généralement très douce. Jamais Cassie n'avait vu ses parents se disputer, jamais elle n'avait vu sa mère faire des reproches à son père, sauf pour lui dire qu'il travaillait trop. Souvent Cassie se demandait comment sa mère pouvait être aussi docile. N'avait-elle pas d'opinions personnelles ? Elle riait aux plaisanteries de son mari, même si elle les avait déjà entendues une centaine de fois.

C'est sur le bateau et dans la maison de ses grands-parents que Cassie avait connu les meilleurs moments de son existence. Elle adorait ces étés passés avec sa mère, leurs croisières, d'abord de San Francisco à Sydney, puis de Londres à Sydney, via le canal de Suez et l'océan Indien. A plusieurs reprises, elles avaient fait escale pour la nuit à Bombay et à Calcutta, et en avaient profité pour flâner dans les rues, bien qu'on les eût averties que c'était dangereux. Elles dînaient dans les restaurants des grands hôtels et sa mère avait un jour acheté un sari, qu'elle avait ensuite porté dans certaines soirées mondaines à Londres.

Sa mère était une tout autre personne, l'été — elle riait davantage et semblait rajeunir. C'est au cours d'un de leurs voyages qu'elle dit à Cassie qu'elle devait commencer à envisager une carrière.

— Ne limite pas tes horizons à cause d'un homme, lui conseilla-t-elle.

— N'es-tu pas heureuse ainsi ?

— Bien sûr que si. Mais tu es d'une autre génération. Tu peux trouver mieux à faire que de vivre par procuration à travers un mari et des enfants.

A quatorze ans, Cassie n'était pas certaine d'avoir compris le sens de ses paroles.

Cassie venait d'avoir seize ans lorsque sa mère eut un cancer, et, déchirée, elle la vit dépérir au fil des jours, témoin de sa souffrance. Il n'y avait rien à faire, rien ne pouvait calmer ses douleurs, à part la morphine.

Un jour, sa mère lui prit la main et, d'une voix faible, lui dit :

— Ce que je regrette le plus, c'est de t'abandonner. Je ne serai pas là pour voir ta réussite, je ne serai pas là pour t'encourager. Je ne serai pas là pour... oh, Cassie, je ne serai pas là pour t'entourer de mon affection.

Et elle avait fondu en larmes.

— Sais-tu, maman ? Je vais devenir médecin. Je vais œuvrer pour que les gens ne souffrent pas comme tu souffres, pour les aider à se sentir mieux.

Le visage de la malade s'était éclairé.

— Un docteur ? Ma fille, docteur ? Oh, il n'y a aucune raison que tu n'y arrives pas. Je te vois réussir dans n'importe quelle carrière, mais docteur, c'est merveilleux ! C'est une très bonne idée. Oh, oui, une excellente idée !

A partir de ce moment-là, Cassie n'avait plus douté que c'était la bonne voie. Elle n'était pas revenue sur sa résolution après la mort de sa mère, pas même quand son père avait essayé de la dissuader d'embrasser une telle carrière.

A cette époque, il venait d'être nommé ambassadeur aux États-Unis et ils s'étaient installés à Georgetown dans une maison qui était bien trop grande pour eux deux.

— Nous n'allons pas discuter de ça maintenant ! Une femme ne peut être médecin, Cassie. Mets-toi ça dans la tête. Mais je souhaite que tu ailles à l'université, comme il en a toujours été question. Nous allons voir si tu peux entrer à celle de Georgetown, ce qui te permettra de vivre ici avec moi. Tu ne voudrais tout de même pas me laisser seul, n'est-ce pas ?

Elle ne le voulait aucunement. Et elle fit de rapides et brillantes études à Georgetown, au grand étonnement de son père, mais qui n'auraient nullement surpris sa mère.

L'été, elle se rendait désormais seule chez ses grands-parents. Elle prenait le train qui traversait le pays en cinq jours jusqu'à San Francisco, puis le bateau jusqu'à Sydney, appréciant chaque instant de cette croisière de dix jours. Chaque été, elle avait une brève aventure — c'était la seule période de l'année où elle s'autorisait quelque idylle. Elle s'était depuis longtemps juré qu'aucun homme ne la détournerait de son chemin.

Ses amours de traversée ne représentaient aucun danger puisqu'elles prenaient fin avec l'entrée du bateau dans le port de Sydney.

La vaste maison victorienne de ses grands-parents, avec ses quatre étages et ses avant-toits en forme de pain d'épice, était le seul endroit où Cassie se sentît chez elle. C'était la seule constante de sa vie. Elle avait trouvé là un amour inconditionnel, mais pas toujours l'approbation. La seule chose que ses grands-parents avaient jamais désapprouvée était sa décision de devenir médecin.

— Il n'est pas convenable qu'une femme touche un homme, avait murmuré sa grand-mère avec un air de dégoût.

— Mais le contraire est admis, n'est-ce pas ?

— C'est différent.

Cependant, ils n'étaient pas parvenus à ébranler sa résolution. Un après-midi, son grand-père l'avait invitée à le rejoindre dans sa serre.

— Ce dont tu as besoin est de rentrer au pays et de rencontrer des hommes charmants. Tu as passé trop de temps à l'étranger.

Armé de pinces, il tentait une pollinisation croisée sur une orchidée. Depuis qu'il était à la retraite, les orchidées étaient sa passion.

— Je rentrerai, grand-père, mais ce ne sera pas pour me marier.

L'image de sa mère, en proie pendant des mois à la souffrance, était encore trop vivace pour qu'elle renonce à ses projets. Après l'université, elle avait entrepris des études de médecine.

A vingt-cinq ans, elle était sortie diplômée de l'École de Médecine Johns Hopkins. Cela avait été quatre années difficiles. Elle avait été obligée de faire mieux que les hommes pour montrer que les femmes étaient tout aussi capables. Elle avait subi d'ignobles brimades, avait été tournée en ridicule au cours d'anatomie. Même les professeurs, pour la plupart, la traitaient comme si elle n'était pas à sa place. Mais ils ne pouvaient pas la chasser de l'école. Elle avait obtenu son diplôme, se classant parmi les meilleurs de la promotion. Les hommes qui l'entouraient étaient cruels et affamés de pouvoir ; ils lui faisaient bien sentir qu'elle était de trop dans ce qu'ils estimaient un univers exclusivement masculin.

Il y avait une autre femme dans sa classe, avec laquelle elle s'était liée d'amitié, parce qu'elles partageaient les mêmes ambitions et les mêmes problèmes, mais à part cela elles n'avaient guère de points communs. Le jour où Cassie obtint son diplôme, elle dit à son père :

— Je retourne en Australie : je rentre au pays.

Ses grands-parents n'étaient plus de ce monde.

Son père avait appelé Norm Castor. Se portant garant d'elle, il l'avait fait entrer à la maternité de Victoria, où elle avait passé six mois à accoucher des femmes, à faire des césariennes, ainsi que des curetages. Puis le Dr Castor avait réussi à obtenir son transfert au Service des Urgences de l'hôpital de Melbourne.

Cassie se faisait l'effet d'une étrangère dans son propre pays. Après vingt ans passés à l'étranger, sa façon de parler était différente de celle des Australiens, elle conduisait du mauvais côté de la route, et elle ne pensait même pas comme les gens du pays. Elle était plus américaine qu'australienne, et pourtant elle ne s'était jamais vraiment sentie américaine parce qu'elle était née en Australie. Elle se demandait si elle pourrait un jour trouver sa place quelque part.

Cassie termina son récit par sa liaison avec Ray Graham.

— Tu n'es pas la première à qui une telle chose arrive, ma chérie. Les déceptions amoureuses sont le lot de tout le monde. Tu t'en remettras.

Fiona parlait en connaissance de cause.

8

Horrie avait tout de suite plu à Cassie. Râblé, les cheveux châtains, cet homme d'une trentaine d'années avait installé son bureau dans un minuscule bungalow de trois pièces au toit en tôle ondulée, sur lequel, disait-il, « on pourra faire bouillir de l'eau, l'été venu. Vous avez ici, ajouta-t-il avec fierté, le centre nerveux des Médecins Volants à Augusta Springs ».

Ils étaient assis devant son équipement radio.

— Actuellement, il n'y a que trente-six fermes en mesure d'accueillir un avion. Quelques autres ont la radio et sont en train de se pourvoir de pistes d'atterrissage. Et il y a je ne sais combien de personnes qui n'ont jamais entendu parler de nous, pour la bonne raison qu'elles ne possèdent aucun moyen de communication ; et ce n'est qu'en venant faire un tour en ville ou par le bouche à oreille, lors de la rencontre d'un voisin, habitant parfois à plus d'une centaine de kilomètres de chez eux, qu'ils apprendront notre existence. Il faudra du temps pour les convaincre. Certains ne peuvent pas se permettre de faire construire une piste d'atterrissage.

Tous les appels, sur un rayon de sept cent vingt kilomètres, une superficie plus grande que celle de la France, passaient par Horrie, convergeant dans ce petit bungalow où le soleil faisait régner une chaleur suffocante. Exempt de la traditionnelle véranda, il ne comportait qu'un balcon sur le devant. Il était situé à deux kilomètres et demi au nord-ouest de la ville, à un endroit où les interférences des ondes courtes étaient faibles.

— Comment les gens nous contactent-ils ? demanda Cassie.

— Autrefois, c'était par le morse, répondit Horrie, une cigarette collée au coin de la bouche, mais peu arrivaient à l'apprendre. D'où la réalisation par Ralf Traeger — le génial inventeur de la radio à pédales — d'une machine à écrire capable de convertir en morse une lettre dactylographiée, brillante innovation ! Et maintenant nous avons le téléphone. Il est prévu que nous appelions les ranches trois fois par jour, à heure fixe — à huit heures, à onze heures, et à seize heures quarante-cinq — pour savoir si quelqu'un a besoin de soins urgents ou de conseils. Si vous n'êtes pas là, je me charge des appels. Ce seront probablement des questions auxquelles vous n'aurez aucun mal à répondre, du genre « que faire en cas de rhume ou de mal de gorge, ou éventuellement en cas de blessure par coup de couteau ». (Il rit.) Et je parie qu'il y en aura un paquet dans le style !

— Et s'il y a une urgence au milieu de la nuit ?

Cassie contemplait l'équipement radio en se demandant si elle pourrait jamais comprendre son fonctionnement.

— Elle devra attendre. Vous n'êtes pas censée voler la nuit. Si nous estimons qu'une intervention est néanmoins nécessaire, nous pouvons convenir d'une heure pour nous joindre. Je peux vous dire « rappelez-moi à sept heures », et j'attendrai ici votre appel.

— Et si pour une raison ou pour une autre je ne suis pas là ?

— L'avion est équipé de façon que nous puissions nous parler et que je puisse vous retransmettre des messages. Vous pouvez entrer en contact avec l'une des infirmières en chef d'un hôpital de la Mission australienne de l'Intérieur ou avec un ranch, et donner des directives, en cas d'urgence. Si vous êtes déjà en communication, j'ai la possibilité de vous interrompre.

Sam était appuyé contre le mur, les pieds avant de sa chaise dans les airs, sa casquette de base-ball tournée vers l'arrière.

— Je suggère que, pour l'instant, en dehors des urgences, nous ne prévoyions pas plus de deux vols par semaine, le temps de savoir à quoi nous en tenir.

Cassie acquiesça. Elle portait un coquet pantalon en gabardine marron, une chemise en coton rose, et ses bottes à hauts talons. Elle avait jeté son Stetson sur une chaise.

— Comment tous ces gens vont-ils savoir que nous sommes prêts à exercer un service régulier ? demanda Cassie à Horrie.

A sa question succéda celle de Sam :

— Quand aurons-nous le temps d'exercer un service régulier si nous sommes déjà débordés avant même d'avoir officiellement commencé à travailler ?

Horrie se mit à rire.

— Betty doit arriver dans dix jours, approximativement au moment de nos débuts officiels. Nous nous marierons aussitôt. Je ne connais encore personne ici, aussi serais-je heureux que vous soyez mon garçon et ma demoiselle d'honneur.

Cette perspective enchanta Cassie.

— Devant rester en permanence près de la radio, je serai peut-être obligé de m'installer ici un certain temps.

Cassie plaignit Betty d'avoir à vivre dans un tel endroit.

— Betty m'a dit qu'elle apprendrait à se servir de la radio, de façon à pouvoir me relayer.

Les pieds avant de la chaise de Sam retombèrent sur le plancher.

— Je vais me renseigner, continua Horrie, pour savoir si les plus gros ranches nous laisseront mettre en place un système de soins suivis. Nous allons nous faire connaître par le bouche à oreille et nous apprendrons sur le tas. Notre projet va susciter l'enthousiasme. Bien entendu, nous nous rendrons régulièrement dans les hôpitaux de la Mission australienne de l'Intérieur.

Cassie jubilait. Malgré le lugubre décor, une vive excitation l'envahit devant cette nouvelle gageure.

Horrie parut l'accepter sans difficulté, contrairement à Sam. Sam avait l'art et la manière avec les douces jeunes filles qui plongeaient leur regard dans ses beaux yeux sombres et lui souriaient d'un air aguichant, mais il ignorait comment s'y prendre avec elle, estimait Cassie. Il ne semblait pas considérer une femme comme un être pensant. Non qu'il eût fait aucune remarque de la sorte, ou qu'il eût refusé de se montrer coopératif, mais il existait entre eux une tension manifeste. Elle savait qu'il désapprouvait le choix d'une femme pour des professions comme celles de médecin, avocat, ingénieur ou pilote, réservées en principe aux hommes. Il n'en restait pas moins poli. Mais pourquoi ne pouvait-il être ouvert, amical, accueillant comme Horrie ?

Sam et le Dr Adams. Deux épines dans sa chair.

— Eh bien, quelle nouba ! dit Cassie, tout en essuyant les assiettes lavées par Fiona. L'alcool a coulé à flots.

Elles avaient invité à dîner les membres du conseil d'administration des Médecins Volants qui s'était tenu à Augusta Springs pour rencontrer Sam et Cassie et discuter des procédures à suivre.

— Au moins j'ai eu droit à un titre ronflant, observa Fiona, passant le bras sur son front moite, ses mains étant pleines de mousse de savon. Me voilà membre honoraire du conseil !

— Certes, dit Cassie. Mais comment se fait-il qu'il n'y ait aucune femme ?

Fiona se tourna vers elle, levant un sourcil.

— Tu ne sembles pas avoir bien compris.
— Tu veux dire que c'est un monde d'hommes ?
Cassie rangea quelques tasses dans le placard.
— Puisque nous parlons des hommes, eh bien...
— Eh bien quoi ?
— Eh bien, ce Steven Thompson m'a fait une forte impression. C'est vraiment quelqu'un ! Il a peut-être la cinquantaine, mais sapristi !
Cassie sourit.
— Je partage ton sentiment, et sa femme m'a bien plu également. Elle a beaucoup de classe.
— Leur fils aussi. C'est un bourreau des cœurs. Il séduit les filles, puis les laisse tomber, et pourtant je n'en connais pas une qui ne serait prête à risquer le chagrin d'amour pour une seule danse avec lui.
— Personne ne peut avoir un tel succès !
Cassie vida l'eau sale de l'évier.
— Eh bien, tu verras. Pour en revenir aux parents, les Thompson sont de grands propriétaires terriens, une source d'énergie et de dynamisme dans la région. J'ai entendu dire que leur propriété, Tookaringa, était fantastique, avec ses quatre ou cinq millions d'hectares !
Cassie savait que Fiona exagérait, mais n'en avait pas moins une idée des dimensions du ranch.
— Au moins, ils ont paru m'accepter, même s'ils ont tenu à me prévenir que je me heurterais aux hommes dans mon métier.
— Je n'ai jamais vu de relations intéressantes entre les hommes et les femmes qui ne soient compliquées, remarqua Fiona, en prenant un torchon pour aider Cassie. Et crois-moi, tu as de la chance de travailler avec des hommes comme Horrie et Sam.
— Horrie et Sam ne sont que des collègues de travail. Je ne les vois pas du même œil que toi.
— J'ai vingt-six ans et mes hormones dansent la java, dit Fiona en pouffant. Pour moi tout homme séduisant est un mâle. Or je trouve Sam et Horrie très séduisants — Horrie n'est certes pas aussi sexy que Sam, mais il a un charme fou.
— Sam, sexy ?
Cassie accrocha le torchon au mur.
— Allons, ne me dis pas que tu ne t'en es pas rendu compte ! Cela n'échapperait à aucune femme. Regarde comment il marche, ou plutôt comment il bondit. Il vous donne l'impression de vouloir vous renverser sur le lit, et, quand il vous parle,

il vous regarde droit dans les yeux, mais vous avez le sentiment d'être déshabillée. Il flirte outrageusement avec les femmes, mais il est plus à l'aise avec les hommes.

— Il est loin de flirter avec moi, en tout cas.

— Tu dois sans doute l'intimider parce que tu es médecin. J'ai dans l'idée qu'il gardera ses distances avec toi. Mais dis-lui qu'il n'est pas obligé de les garder avec moi. Je pourrais avoir du bon temps avec lui.

— Oh, Fiona ! Je pense que tu as trop bu.

— Ne crois pas que je te pousse à sauter sur tous les hommes que tu rencontres et à coucher avec eux, mais n'y en a-t-il pas un avec qui tu pourrais envisager d'avoir du bon temps, enfin tu vois ce que je veux dire ?

Cassie sourit.

— Don McLeod. Ça, c'est un homme. Dommage qu'il doive bientôt se marier. Il doit retourner à Adélaïde l'année prochaine pour épouser une jeune fille avec qui il est fiancé depuis trois ans. Cela fait un an et demi qu'ils ne se sont pas vus.

— Alors, tente ta chance !

— Non, répondit Cassie en allant s'écrouler sur une chaise du salon. Ce n'est pas ce genre d'homme. Et je n'ai pas de tels besoins. Mais j'ai rarement rencontré un homme aussi bien. Il irradie l'amour.

— Mais il n'a pas de sex-appeal, c'est ça ?

Fiona s'étendit de tout son long sur le canapé.

Elles avaient décidé d'attendre le lendemain pour nettoyer les cendriers et jeter les bouteilles de bière. Quelle soirée ! pensait Fiona. Personne ne savait faire la fête comme les Australiens.

— Don a peut-être du sex-appeal. Mais il est fidèle à sa fiancée, je pense. Je crois surtout qu'il est plein d'amour. Pour l'humanité, j'entends. Tu lui ressembles, tu sais.

— Parce que c'est sans doute pour t'enrichir que tu as voulu devenir médecin ?

Cassie avait du mal à garder les yeux ouverts.

— Je suis dans le même camp que Don et toi. Mon but était également humanitaire.

— Tu parles au passé ?

— Bon, bon, mon but n'a pas changé. Je pense toujours que je vais sauver les gens de cette région, mais ce n'est pas si simple. Il m'a aussi fallu prouver que je pouvais faire comme les hommes.

— Pourquoi ? Je trouve agréable d'être une femme. Du moins tant que je ne suis pas amoureuse. L'amour est un véritable enfer.

Cassie se leva.

— Fiona, ma chérie, je ne te contredirai pas sur ce point. L'amour est en effet un véritable enfer. Sur ce, je vais me coucher.

Elles furent réveillées le lendemain matin par la sonnerie insistante du téléphone. Fiona bondit du lit la première, et trouva péniblement son chemin jusqu'à l'appareil.

— C'est pour toi, cria-t-elle à Cassie, se recouchant aussitôt, avant même de savoir si elle avait été entendue.

C'était Steven Thompson.

— Jenny et moi nous apprêtons à regagner Tookaringa, mais pas sans avoir pris au préalable notre petit déjeuner. Et nous serions heureux de pouvoir le partager avec vous. Pouvez-vous être prête dans une demi-heure ?

Les yeux brouillés de sommeil, Cassie consulta sa montre. Il n'était que sept heures trente.

Elle prit une douche rapide, se donna un coup de brosse, revêtit une robe bleu pâle qui était au nombre de ses préférées, appliqua soigneusement du rouge sur ses lèvres et attrapa ses lunette noire. Elle opta pour des chaussures à hauts talons, envoyant valser sa paire habituelle, et choisit un chapeau écru à large bord. Elle s'était mise à porter des chapeaux pour se protéger du soleil, et celui-ci faisait beaucoup plus habillé que son Stetson.

Les Thompson vinrent la chercher dans un camion d'une demi-tonne. Elle s'attendait à davantage de standing. Mais, évidemment, s'ils devaient faire plus de six cents kilomètres à travers le désert, il leur fallait un véhicule adéquat.

— Vous n'allez tout de même pas faire un tel trajet en une journée ? demanda-t-elle.

— Non, répondit Jennifer, de sa voix de grande bourgeoise britannique. Nous nous arrêterons pour la nuit chez des amis. Nous connaissons tout le monde sur la route. A l'Intérieur, vous êtes toujours bien accueillis. Nous voyons tous si peu de gens que toute visite nous est un plaisir. Enfin presque toutes, ajouta-t-elle en riant.

Steven s'arrêta devant *Addie's,* sauta du camion, et vint lui ouvrir la porte.

Cassie suivit Jennifer dans le pub. Bien qu'approchant de la cinquantaine, elle était mince et belle, ses cheveux poivre et sel élégamment coiffés. Où donc allait-elle pour être aussi bien coiffée ? se demanda Cassie. Avec son tailleur en soie blanche, son corsage émeraude, ses chaussures à talons aiguilles marron et blanc, Jennifer avait l'air de quelqu'un s'en allant passer un week-end dans un manoir anglais. Elle ne paraissait pas à sa place chez *Addie's*, mais ne montrait pourtant nul embarras.

Steven présenta une chaise à Jennifer, puis à Cassie. Tandis que le couple consultait le menu, Cassie étudiait Steven. Fiona avait raison. C'était quelqu'un. Il avait de larges épaules, une taille fine ; plus grand que les hommes de la région, il devait mesurer entre un mètre quatre-vingt-quinze et un mètre quatre-vingt-dix-huit. Son visage tanné et rude reflétait une vie passée au grand air. C'était un homme imposant, avec de grandes mains, un grand sourire et des yeux bleu clair. Il donnait une impression de puissance. Imposant et puissant, tels étaient les premiers mots qui venaient à l'esprit pour le décrire.

Il avait été élu, vendredi soir, président du conseil. Personne ne lui arrivait à la cheville, du moins dans les parages.

Leurs commandes passées, Steven, qui avait demandé tout de suite un café, appuya ses coudes sur la table et dit à Cassie :

— Nous aimerions que vous fassiez vos premières visites médicales à Tookaringa. C'est le plus gros ranch du Nord. De nombreux aborigènes travaillent pour nous, et beaucoup d'entre eux ont des familles. Nous employons par ailleurs plus d'une centaine de personnes. Jennifer et moi serions heureux de vous accueillir vendredi, avec Sam, pour le week-end. Vous pourriez donner des soins chez nous vendredi après-midi et vous rendre samedi à la mission aborigène de Winnamurra. Elle n'a pas le téléphone, mais je peux envoyer un homme pour prévenir la religieuse de votre arrivée et lui demander de réunir les malades et les infirmes. Vous établirez avec Sam votre emploi du temps pour les mois à venir. Je suppose que vous devrez parfois passer la nuit sur place. La radio vous maintiendra en contact avec Horrie, en cas d'urgence ou même pour vos trois séances de questions quotidiennes. Cela dit, un barbecue est prévu samedi soir, à l'occasion duquel nous avons invité un certain nombre de personnes que nous voulons vous présenter. Vous pourrez partir de bonne heure lundi matin pour l'hôpital de la Mission australienne de l'Intérieur de Yancanna, afin d'établir un premier contact avec les infirmières là-bas.

— Voilà un programme qui me paraît satisfaisant.

Cassie se demanda si le café ferait passer son mal de tête. Avait-elle bu à ce point la nuit dernière ?

— Nous pensons qu'il faudra à ces gens un certain temps pour accepter une femme médecin, poursuivit Steven. Nous ferons tout ce qui est en notre pouvoir pour vous aider. Nous avons besoin d'un médecin là-bas.

La serveuse leur apporta leur café. Cassie le but noir.

— Vous découvrirez que les gens d'ici sont les plus gentils du monde, dit Jennifer. Je croyais rêver en arrivant ici.

— D'où veniez-vous ? demanda Cassie en se tournant vers cette belle femme.

— De Cambridge, répondit-elle d'une voix claire et mélodieuse. Cambridge, en Angleterre. C'est là où j'ai rencontré Steven.

Elle le regarda, les yeux brillants, et Cassie sentit qu'ils étaient toujours amoureux l'un de l'autre.

— Comment vous êtes-vous rencontrés ?

Steven vida sa tasse de café, et, faisant signe à la serveuse de lui en apporter un autre, répondit :

— J'étais à l'université là-bas. Ma mère tenait absolument à ce que je fasse des études, mais cela a été pour moi un cauchemar. Je voulais revenir. J'aurais tout donné pour être ici, à rassembler les troupeaux à cheval, à regarder le soleil se lever, loin de l'univers carcéral des villes ceintes d'arbres et de palissades. Je ne suis resté en Angleterre que deux ans, le temps de convaincre Jenny de rentrer avec moi.

Leurs hamburgers arrivèrent, accompagnés d'un œuf à cheval et d'une montagne de toasts.

— Vous n'êtes donc pas anglais ? dit Cassie.

Steven secoua la tête. Tout en mangeant, il poursuivit :

— Je suis né ici. Mais ma mère est d'origine anglaise. Elle a émigré en Australie vers le milieu des années 1880, ayant trouvé un emploi de gouvernante dans une famille à quelque trois cents kilomètres au sud. Un jeune conducteur de bestiaux est tombé amoureux d'elle et en a eu sa vie bouleversée. Son amour pour ma mère l'a décidé à abandonner son premier métier pour avoir son propre ranch. Ils ont acheté quelques arpents de terre au nord, bâti une baraque en tôle ondulée et démarré avec une poignée de bestiaux. J'ai encore des photos. Cela fait plus d'un demi-siècle que ça dure, alors qu'on ne leur donnait pas plus d'un an.

Cassie sourit. Son mal de tête se dissipait et elle commençait à se sentir beaucoup mieux.

Jennifer se pencha vers elle.

— Nous avons grand besoin d'un médecin. Si seulement nous en avions eu un, il y a vingt-cinq et trente ans... (Des larmes apparurent dans ses yeux, qu'elle refoula.) Nous n'avons qu'un seul enfant. Blake a aujourd'hui vingt-neuf ans.

Steven posa la main sur l'épaule de sa femme et expliqua :

— Nous avons perdu cinq enfants, dont deux lors de fausses

couches. Quand Jenny s'est retrouvée enceinte pour la troisième fois, je l'ai envoyée en ville, où elle pouvait être suivie par un médecin. Et nous avons fait la même chose les deux fois suivantes.

— La présence d'un médecin au ranch épargnerait à beaucoup de femmes les souffrances que nous avons connues, poursuivit Jennifer, en regardant Cassie. Nous avons également eu un enfant, qui est mort de la rougeole, et un autre... bref, je n'entrerai pas dans les détails, mais tout cela a été bien douloureux. Et je ne voudrais pas que...

Cassie observait le couple. Jamais elle n'aurait soupçonné une telle tragédie dans leur existence, tant leurs visages semblaient refléter le bonheur.

— Comment avez-vous pu tenir ? demanda-t-elle.

Steven sourit.

— Nous nous aimions. Et nous avons eu également nos victoires et nos joies. Mais ce n'est pas pour vous raconter notre vie que nous vous avons invitée à partager notre petit déjeuner, mais pour vous assurer de notre collaboration. Nous voulons faire tout notre possible pour aider les Médecins Volants à prendre leur essor, si vous me pardonnez ce jeu de mots. Je dis bien tout notre possible. Nous ferons marcher la radio en permanence, comme, je suppose, la plupart de ceux qui en possèdent une, et capterons tous les messages. Les autres membres du conseil sont tout aussi disposés à vous apporter leur aide. Nous savons tous à quel point la présence d'un docteur est précieuse, et nous nous en sommes beaucoup trop longtemps passés.

A ce moment, Horrie Wallace passa la tête par la porte, et, les apercevant, se dirigea vers leur table en hurlant à l'adresse de Cassie :

— Nous avons une urgence dans la brousse ! Sam a dit qu'il serait prêt dans dix minutes. Je vous reconduis chez vous pour que vous preniez votre trousse.

La jeune femme se leva.

— Et que vous changiez de tenue, ajouta Horrie avec un sourire. Vous n'irez pas loin avec ces chaussures.

Cassie se tourna vers les Thompson.

— Merci. Pour le petit déjeuner et pour votre invitation ce week-end. Pour la soirée d'hier. Merci pour tout. Et attendez-vous à nous voir, Sam et moi, à Tookaringa ce vendredi, à moins que nous n'ayons un empêchement. Auquel cas, je vous préviendrai. Préparez le nécessaire pour les soins et prévenez la mission de Winnamurra de notre arrivée, samedi.

— Nous tuerons un veau pour ce barbecue, dit Steven, serrant la main de Cassie.

Horrie lui saisit l'autre main.

— Allons-y ! lui cria-t-il, bien que se trouvant tout à côté d'elle.

Ils se mirent à courir.

9

Lors de son troisième vol, le paysage n'exerçant plus sur elle la même fascination, Cassie s'intéressa davantage à l'avion lui-même. Le bruit du moteur était considérable. Il fallait crier pour être entendu, ce qui limitait la conversation à un strict minimum.

Elle se pencha vers Sam.

— Avez-vous toujours piloté ce genre d'appareil ?

— Cet avion est un vieux coucou, Doc. Écoutez ces vibrations. Il a l'épaisseur du papier et laisse passer l'air par tous les angles, ce qui interdit de voler à grande altitude.

— A quelle altitude avons-nous volé jusqu'à présent ?

— Entre 700 et 2 000 mètres. Il est conçu pour les vols lents. Mais je dois reconnaître qu'il présente quelques avantages. Je crois que c'est le premier avion à pouvoir porter son poids, et il décolle rapidement et s'immobilise assez vite à l'atterrissage, ce qui est parfait pour le genre de travail que nous faisons. Mais il tient en l'air par je ne sais quel miracle. Je n'ai qu'une très faible confiance en cet appareil.

— Voilà qui est fait pour me rassurer, dit Cassie.

— Mais j'ai une totale confiance en moi, répondit Sam avec un sourire. Nous nous procurerons un meilleur appareil quand nous en aurons les moyens. Malheureusement, étant une organisation caritative dépendant de donations, les Médecins Volants n'ont pas les fonds pour s'offrir des avions modernes. Cela vous ennuierait de me servir un café ? Nous arrivons dans vingt minutes, si je ne me suis pas trompé de direction.

Un grand gaillard attendait l'avion pour le guider avec de grands gestes sur la piste d'atterrissage.

Sitôt la porte ouverte, Sam demanda :

— Où est le malade ?

L'homme sourit.

— C'est moi-même. Je vais très bien maintenant.

Cassie et Sam échangèrent un regard. Elle prit sa trousse et descendit les marches.

— Je vais quand même vous examiner.

— C'était probablement des brûlures d'estomac, dit l'homme, tendant une large main et se présentant. Je suis Leonard Neville. Ma femme est allée au ranch voisin en voiture, à une centaine de kilomètres, pour vous téléphoner, et elle n'est pas encore rentrée. Je suis en parfaite forme.

Le diagnostic de Leonard Neville se révéla juste.

— Il va falloir mettre les choses au point avec Horrie, dit Sam pendant le trajet de retour. Ce n'est pas un service d'ambulance aérien. Le moindre vol coûte très cher.

— Désormais, je lui demanderai de me laisser parler au préalable à tout patient éventuel.

Un voyage effectué pour rien. Du temps et de l'argent perdus. Cela n'était pas sans importance à leurs yeux.

— Notre première visite médicale est prévue pour vendredi, dit-elle. Chez les Thompson. Steven nous a invités à passer le week-end là-bas. Ils organisent un barbecue samedi soir et nous présenteront à des gens.

Sam hocha la tête, regardant droit devant lui.

— Tookaringa est connue pour son hospitalité. Cela fait des années que j'entends parler de cet endroit.

Cassie se renversa sur son siège et ferma les yeux. Elle se sentait infiniment mieux. Elle était venue dans cette région pour se retirer du monde, et découvrait une vitalité toute nouvelle. Ces deux dernières semaines avaient été les plus remplies de toute son existence, sans comparaison avec la vie sédentaire et studieuse qu'elle avait menée en Angleterre et en Amérique.

Ici, les inconnus vous adressaient la parole. Dès que les gens de la brousse apprenaient que vous étiez le nouveau médecin, ils vous ouvraient leurs portes et leurs bras. Elle devait toutefois admettre qu'elle avait parfois du mal à comprendre ceux qui parlaient vite et employaient de curieuses expressions. Mais personne ne se moquait de son accent américain. Après avoir passé tant d'années à l'acquérir, elle voulait à présent le perdre.

Le temps n'était pas gris comme à Londres et à San Francisco, et n'était pas humide comme à Washington. Son citadin de père serait certainement perdu ici, pensa-t-elle, puis elle se souvint qu'il avait grandi dans une petite ville en pleine brousse dans l'ouest de la Nouvelle-Galles du Sud.

Certes, elle qui s'était toujours sentie étrangère partout où elle avait vécu, elle ne pouvait, au bout de seulement deux semaines, se trouver à sa place dans cette région isolée. Et pourtant, elle était ravie d'être là.

Sa rêverie fut interrompue par Sam.

— Vous jouez au tennis ? lui demanda-t-il.

— Non, répondit-elle, gardant les yeux fermés.

— Cela vous dit d'apprendre ?

Elle ouvrit un œil.

— Pas vraiment. Désolée.

Elle ne s'était jamais considérée comme une sportive. Apprendre à monter à cheval avait été pour elle un véritable exploit. Mais elle était sensible à la proposition de Sam. Cela signifiait qu'il avait décidé de se montrer amical, et elle ne voulait pas qu'il prît son refus pour un rejet.

— Voulez-vous venir dîner à la maison, avec Horrie, ce soir ? Je vous préviens, vous mangerez les restes d'hier soir.

Sam leva un sourcil et se tourna vers elle.

— Je suis partant.

Elle savait que Fiona serait ravie.

Et il s'avéra que Fiona savait jouer au tennis. Bientôt, Sam et elle prirent l'habitude de se rendre en fin d'après-midi au seul court de tennis de la ville. Cassie choisit ce moment pour aller faire la lecture à Isabel Adams.

A quarante-deux ans, Isabel Adams n'avait plus que la peau sur les os. Elle était allongée sur un sofa, couverte d'un édredon, ses cheveux châtains répandus sur l'oreiller. Elle accueillit Cassie avec un faible sourire.

— Comme c'est gentil à vous de venir me voir, dit-elle avec chaleur. Je ne pensais pas que vous viendriez. Chris m'a parlé de vous. Mais les nouveaux arrivants me rendent rarement visite.

Isabel se tourna vers la femme corpulente qui avait répondu à la porte.

— Grace, pourrais-tu nous faire du thé ? Docteur Clarke, je vous présente Grace Newcomb.

Elle posa la main sur le bras de Grace.

— Je ne sais pas ce que je ferais sans elle.

Grace sourit à Cassie.

— Vous voulez un sandwich aux concombres ?

Cassie avait les sandwiches aux concombres en horreur.

— Un thé me suffira, répondit-elle. Je n'ai pas vraiment faim.

— Je n'ai jamais faim, dit Isabel, dont les bras n'étaient guère plus gros que des allumettes. Autrefois, je suivais un régime draconien pour garder la ligne. Je n'ai plus à me préoccuper de cela maintenant. Mais assez parlé de moi. Quel bonheur de voir un nouveau visage ! D'être en contact avec le monde extérieur.

— Je suis venue voir si je pouvais faire quelque chose pour vous aider. Je viens de recevoir deux grands cartons de livres, et je possède aussi des disques.

— Vous êtes très aimable. Mais je ne me sens pas l'énergie de lire. Il m'est difficile de tenir longtemps un livre.

— Voulez-vous que je vous fasse la lecture ? J'ai des ouvrages tout récents.

Le visage d'Isabel s'éclaira.

— Vous parlez sérieusement ? Voilà qui me ferait le plus grand plaisir. A tout hasard, auriez-vous *Autant en emporte le vent* ?

Cassie acquiesça.

— C'est un livre merveilleux.

— Vous l'avez lu ? Le relire risque d'être ennuyeux pour vous...

— Au contraire.

— Et vous avez *Rebecca* ? Il paraît que c'est un roman fabuleux également.

— J'ai les deux, répondit Cassie avec un sourire.

Elle ne put promettre à Isabel de venir lui faire la lecture tous les jours car elle ignorait son emploi du temps, mais elles décidèrent qu'elle passerait en fin d'après-midi, après le contact radio de seize heures quarante-cinq avec ses patients, si l'on n'avait pas besoin d'elle ailleurs.

Cette semaine-là, Cassie fit la lecture à Isabel trois jours d'affilée. Ses motivations pour agir de la sorte lui échappaient. Le jeudi, Isabel fut manifestement déçue lorsque Cassie lui annonça : « Nous rendons nos premières visites ce week-end, aussi ne pourrai-je venir. »

Elles parlaient peu, car à peine Cassie était-elle arrivée que Grace apportait le thé et s'installait dans un fauteuil. Isabel avait du mal à refréner son impatience, attendant la suite des aventures des habitants de Tara et des Douze Chênes.

Cassie ne croisa pas Chris Adams. Il n'était jamais là quand elle partait, à presque six heures.

Dans sa vie professionnelle, la jeune femme éprouvait quelque difficulté à établir des diagnostics par radio, bien que cela fût plus facile que par téléphone, où son interlocuteur pouvait l'interrompre. Elle ne pouvait faire des prescriptions en se basant uniquement sur les symptômes qu'on lui décrivait, car il lui fallait connaître l'histoire médicale du patient, ce qui souvent irritait la personne à l'autre bout de la ligne. Elle avait besoin de localiser précisément la douleur et d'avoir une description exacte des symptômes, or la personne qui appelait était généralement incapable de dire ce que le patient ressentait. Elle recevait parfois des appels, notamment de femmes, qu'elle soupçonnait motivés par la solitude. Elles lui donnaient une description très vague de leurs symptômes et s'inquiétaient inutilement pour leurs enfants. Elles avaient désespérément besoin de parler à quelqu'un. Cassie s'entendit adopter un ton plus cérémonieux qu'à l'habitude, quelque peu théâtral.

Un appel, provenant d'un ranch tout au nord, la tracassa pendant plusieurs jours. Le propriétaire du ranch, Ian James, lui décrivit les symptômes manifestés par l'un de ses traqueurs aborigènes de la manière suivante :

— Ce vieux Noir décline rapidement. Il n'est pas venu prendre son petit déjeuner, alors qu'il n'a jamais, en trente ans, manqué un seul repas. Ma femme, qui surveille son état, dit qu'il semble bien mal en point. Il respire difficilement et je crains qu'il ne meure. Est-ce que vous pouvez venir le chercher ?

— Tout d'abord, trouvez un thermomètre. Je veux que vous preniez sa température et son pouls. Comptez le nombre de battements au poignet pendant quinze secondes, puis multipliez par quatre. Vous avez compris ?

Il y eut un silence à l'autre bout de la ligne, puis l'homme reprit d'un ton irrité :

— Docteur ? Écoutez, je connais cet homme depuis toujours. Je n'ai pas besoin de prendre sa température ni de tâter son pouls pour savoir qu'il est gravement malade.

— Faites-le quand même. Je ne peux rien prescrire sans avoir ces informations.

— Une prescription est inutile. Je vous demande simplement de venir le chercher pour le conduire à l'hôpital.

— Vous avez peut-être raison, répondit vivement Cassie, mais il ne vous faudra que quelques minutes pour me fournir les renseignements dont j'ai besoin.

— Écoutez ! s'écria M. James avec colère. Je veux qu'un docteur vienne examiner ce pauvre gars tout de suite.

— Je comprends votre inquiétude, mais j'ai besoin d'en savoir davantage avant d'entreprendre un vol de plusieurs heures jusque chez vous. Nous ne sommes pas un service d'ambulance. Cela ne prendra que quelques minutes...

Il avait raccroché. Elle savait que, sans avoir d'urgence ou de malade, plusieurs autres ranches écoutaient. Ces heures de radio étaient le grand moment de la journée pour certains, qui, à l'écoute des problèmes de leurs voisins et d'autres voix, se sentaient moins seuls.

Les deux nuits qui suivirent, lorsqu'elle ferma les yeux, Cassie eut la vision obsédante de cet aborigène mourant, tandis qu'elle exigeait des détails sur ses symptômes. Puis elle oublia cet incident quand elle s'envola avec Sam, le vendredi matin, pour Tookaringa. De toute la semaine, ils n'avaient effectué qu'un vol court, et cela afin de conduire un patient à l'hôpital pour une appendicectomie, qui avait été faite par Chris Adams. Cette fois, il avait eu la courtoisie de lui faire savoir, par l'intermédiaire d'Isabel, que le patient se remettait bien.

Sam et elle avaient décidé de partir pour Tookaringa après les appels de onze heures, ce qui leur permettrait d'arriver à temps pour les soins de l'après-midi.

— D'après ce que j'ai entendu dire, déclara Sam, nous pouvons nous estimer privilégiés d'être invités à un barbecue chez les Thompson.

Cassie avait étudié tous les cas qui lui avaient été soumis lors des appels de huit et onze heures, et avait promis qu'ils s'arrêteraient, en allant à Tookaringa, dans un ranch où une femme souffrait d'une vilaine blessure à la jambe, causée par un fil barbelé.

— Je pourrai toujours lui faire une piqûre antitétanique, de façon à éviter la gangrène, avait-elle dit à Horrie.

A présent, ils volaient vers le nord, le soleil brillant au-dessus d'eux.

— Je n'ai pas l'intention de prendre de l'altitude. Nous ne sommes pas pressés. Il ne nous faudra guère plus d'une heure pour arriver chez les ... comment s'appellent-ils ?

Cassie jeta un coup d'œil au carnet sur ses genoux.

— Les Martin. Mme Martin m'a dit que leur piste d'atterrissage n'était pas encore achevée, mais que le terrain était assez plat.

— Je me demande toujours ce que les gens entendent par là. Généralement, leur conception du plat diffère de la mienne.

Le ranch des Martin était le seul à une distance de cent soixante kilomètres, aussi fut-il facile à repérer. Autour d'un terrain rectangulaire, des dizaines de rubans rouges flottaient dans la brise. Sam éclata de rire.

— Je n'ai jamais vu autant de rubans de ma vie ! s'exclama-t-il.

Six femmes aux longues jambes les attendaient, vêtues de

pantalons et de chemises d'homme, et chaussées des mêmes bottes que Cassie. Elle ne put s'empêcher de les montrer du doigt, tandis que l'avion roulait lentement sur la piste d'atterrissage, beaucoup plus douce que la plupart de celles qu'ils avaient déjà pratiquées.

— Je vois, je vois, marmonna Sam, sans pouvoir retenir un sourire.

Lorsqu'il ouvrit la porte et installa le marchepied, il trouva les six femmes alignées, formant comme une haie d'honneur. Elles étaient toutes sensationnelles. La plus vieille, qui était apparemment la mère, avait dans les quarante-cinq ans. Elle s'avança vers l'avion, tandis que les hélices s'arrêtaient lentement.

— Je suis Estelle Martin, dit-elle. Voici mes filles. Je ferai les présentations plus tard. Miranda est dans la maison. Sa jambe n'est pas belle à voir.

Toutes les filles sourirent à Sam tandis que Cassie marchait à leurs côtés, suivant la mère. Elles devaient avoir entre seize et vingt-deux ou vingt-trois ans.

Miranda était allongée sur le sofa. Elle ressemblait à ses sœurs, avec ses cheveux blonds tombant en cascade sur ses épaules. Sa peau hâlée mettait en valeur des yeux d'un bleu brillant, qu'entouraient des rides dues à des années passées au soleil. Un corsage moulant révélait une poitrine généreuse, et ses mains étaient écorchées et calleuses. Elle sourit, découvrant des dents nacrées et régulières. Miranda était en short et Cassie se dit que Sam aurait du mal à retenir un sifflement. Une vilaine plaie rouge entaillait sa jambe ; sa purulence et le regard de Miranda, malgré son sourire, laissèrent penser à Cassie que la jeune fille devait souffrir.

— C'est pas de chance, dit Miranda.

Cassie s'agenouilla auprès d'elle, puis se tourna vers Estelle.

— Faites-moi bouillir un peu d'eau. Je voudrais nettoyer la plaie avant de l'ouvrir pour atteindre les bactéries. C'est une bonne chose que vous m'ayez appelée, car il y avait un risque de gangrène.

Sam pénétra dans la pièce, entouré des beautés qui s'étaient rassemblées autour de lui. Il ne savait que sourire.

La pièce, grande et bien ventilée, était à peine remplie par les neuf personnes présentes. Des tapis couvraient le plancher et les meubles avaient manifestement été choisis avec soin. Il n'y avait pas un grain de poussière, chose étonnante dans un pays où le sable volait partout. Les hommes devaient vaquer aux tâches typiquement masculines du ranch, se dit Cassie, se souvenant d'avoir vu de l'avion un vaste troupeau de bovins.

Elle sortit ses instruments et le flacon d'alcool, sous le regard attentif des Martin, dont l'attention se portait également sur Sam, qu'elles dévisageaient ouvertement. Fiona n'avait peut-être pas tort de dire que le pilote avait du sex-appeal.

— Vous avez besoin d'aide ? demanda-t-il.

Cassie secoua la tête.

— Non merci. Ce ne sera pas difficile.

L'une des jeunes filles s'avança et s'agenouilla à côté de Cassie, suivant chacun de ses gestes.

— Je vais vous faire une piqûre, dit Cassie à Miranda, de façon que vous ne sentiez rien quand j'ouvrirai la plaie.

— Non, répliqua Miranda. Je ne veux pas de drogue. J'essaierai de supporter la douleur.

— Mais c'est juste pour l'atténuer.

— Non, répéta la jeune fille, dont Cassie estima l'âge à dix-neuf ou vingt ans. Je préfère m'en passer. Laissez-moi regarder. Je vous dis que je peux supporter la douleur.

Cassie entendit la voix de la mère derrière elle.

— Elle dit vrai, déclara-t-elle. Nous sommes résistants dans la famille.

Se retournant vers Estelle, Cassie vit ses autres filles, installées sur des chaises ou appuyées contre le mur — l'une était assise sur le tapis — qui ne la quittaient pas des yeux. Sam était devenu invisible.

Lorsqu'on lui eut apporté de l'eau bouillante, Cassie ouvrit la plaie, regardant le pus s'écouler sur la jambe de Miranda. Elle la sentit tressaillir, mais quand elle leva les yeux vers elle, la jeune fille, les dents serrées, lui fit signe de continuer. Elle manifestait un courage que Cassie s'attendait davantage à trouver chez un homme.

Dix minutes plus tard, elle avait terminé.

— Elle ne doit pas se lever avant dix ou quinze jours. Ensuite, il lui faudra y aller progressivement.

La mère acquiesça, mais l'une des filles lança sur un ton de plaisanterie :

— Avoue-le, Andy, tu l'as fait exprès pour pouvoir te reposer. Juste au moment où nous clôturons le pâturage tout au bout de la propriété.

— Ne dis pas des choses pareilles, rétorqua Estelle en riant. Si quelqu'un aime travailler aussi loin de la maison, c'est bien Andy.

— Je ne fais que plaisanter, maman.

— Attendez un peu que j'aie une crise de claustrophobie, et vous verrez si je l'ai fait exprès, dit Miranda.

— Ça suffit, les filles. Allez donc faire chauffer de l'eau. Ces gens boiront bien une tasse de thé avant de partir.

Ils prirent le thé, accompagné d'un cake aux fruits, de toasts et de confiture, dans l'immense cuisine, autour d'une table qui pouvait contenir facilement une douzaine de personnes.

— Mon mari est mort il y a six ans, expliqua Estelle, et depuis, mes filles n'ont vu que très peu d'hommes.

Elle ajouta sur un ton d'excuse à l'adresse de Sam :

— C'est pourquoi elles vous regardent de cette manière.

— Dois-je comprendre, madame, que vous n'êtes que des femmes à tenir ce ranch ?

— Vous avez tout intérêt à le croire, rétorqua l'une des filles.

— C'est Alberta, dit la mère. J'en profite pour faire les présentations, non pas que je m'attende à ce que vous reteniez tous les noms. Je commencerai par l'aînée, tout au bout de la table, qui se nomme Heather.

Heather regarda Sam sans ciller, d'un air admiratif.

— La suivante s'appelle Wilhelmina, dite Billy. Ensuite vient Andy, que vous voyez allongée sur le sofa, puis Alberta, dite Bertie. Là-bas, vous avez Louisa, surnommée Lou, et voici Paulie, la petite dernière. (Cassie constata qu'à part Heather elles avaient toutes des surnoms de garçon.) Nous tenons effectivement le ranch, qui compte cent vingt-cinq mille hectares de terre et plus de six cents têtes de bétail.

— Et vous n'avez pas besoin d'hommes pour les travaux les plus rudes ? demanda Sam.

Estelle secoua la tête.

— Pas le moins du monde. Même lorsque Earl était encore en vie, les filles et moi faisions tout. Elles ont été habituées à accomplir ce que vous appelez des travaux d'hommes. Elles trouvent ennuyeux les travaux d'intérieur.

— Nous sommes approvisionnées deux fois par an par Teakle et Robbins, poursuivit Heather. Je suis la seule à être allée en ville. Personne d'autre, excepté maman, n'a jamais quitté le ranch.

— Et comment faites-vous pour les habits, les chaussures et... commença Sam.

— Oh, M. Teakle nous garde les habits à notre taille et nous en envoie à notre demande. Nous n'avons pas besoin de robes, et les vêtements d'hommes durent longtemps.

Cassie s'adossa à sa chaise et rit.

— Eh bien, vous remportez la palme. Six femmes tenant un

ranch et n'allant jamais en ville, ça ne s'est jamais vu, du moins pas à ma connaissance.

— J'ai appris à mes filles à lire et à compter, dit Estelle. J'ai grandi à Sydney et y ai fait toute ma scolarité. C'est là que j'ai rencontré Earl. J'étais secrétaire dans la boutique d'outillage où il travaillait tout en n'aspirant qu'à une chose : avoir son propre ranch. Nous avons économisé suffisamment d'argent pour acheter à crédit un vieux camion, et après nous être mariés, nous sommes venus ici et n'en sommes jamais repartis. Nous n'avons jamais eu le moindre regret.

— Nous si, maman. Nous regrettons que tu ne saches pas faire la cuisine.

— Vous, les filles, n'êtes pas non plus des cordons-bleus. Nous préférons toutes la vie au grand air.

Elles n'étaient peut-être pas des femmes d'intérieur, mais la maison était propre et nette, et comportait de nombreuses touches féminines.

— Mais vous n'avez pas envie d'aller en ville ? demanda Sam à la cantonade, le regard railleur. Vous n'avez pas envie d'aller au cinéma ? De vous acheter de jolies robes ?

— Des robes pour quoi faire ? s'esclaffa l'une des filles.

— Ne souhaitez-vous pas savoir comment vivent les autres gens, leur parler...

— Elles savent comment vivent les autres, répliqua Estelle. Nous commandons chaque année chez Penguin à Londres cinquante-deux livres. Un pour chaque semaine de l'année. Je parie que nous sommes la famille la plus cultivée d'Australie.

Les jeunes filles gardèrent le silence. Puis Billy déclara :

— Nous ne sommes nullement prisonnières. Si l'une de nous désire partir, elle est libre de le faire. Mais il n'y a rien ailleurs que nous n'ayons déjà.

— Un homme peut-être ? questionna Sam.

— Eh bien, maintenant que nous avons abordé la question, si jamais vous trouviez un cuisinier, un bon cuisinier j'entends, envoyez-le-nous. Il nous sera agréable d'avoir une présence masculine, ça nous changera. Mais nous risquons d'être difficiles. Il doit vraiment bien savoir cuisiner et aimer de surcroît la lecture. Il n'y a rien d'autre à faire ici.

Comme ils s'envolaient pour Tookaringa, Sam observa :

— Avec toutes ces belles femmes, n'importe quel homme trouverait, j'en suis sûr, à occuper ses soirées autrement que par la lecture.

10

Même vu d'avion, Tookaringa ne ressemblait à aucun autre endroit. Des centaines, des milliers d'arbres, trop espacés toutefois pour former une forêt. Des kilomètres d'eucalyptus, entre lesquels errait le bétail, d'autres troupeaux broutant dans les prairies.

L'étroit ruban bleu dessiné par la rivière s'élargissait plus au nord, bordé par les épais bouquets des hauts gommiers.

— Regardez, dit Sam. Ce doit être la ferme, là-bas.

Une douzaine de bâtiments au moins étaient éparpillés au milieu des arbres, sur le côté ouest du bras mort de la rivière. Comme les eucalyptus s'éclaircissaient, apparut un rectangle nettement marqué, entouré de drapeaux blancs battant au vent, qui constituait le terrain d'atterrissage.

L'avion frémit, seule indication qu'ils avaient touché le sol. Il s'arrêta en face d'un immense bâtiment qui ressemblait à une grange et était en fait un garage. Contrairement aux autres fermes qu'ils avaient vues, Tookaringa était d'une grande netteté. Des outils pendaient à l'un des murs du vaste garage. Si, dans la plupart des ranches de l'Intérieur, les tracteurs étaient couverts de poussière, là ils étincelaient.

Une douzaine d'hommes, dont deux vêtus de noir, approchèrent dans le nuage de poussière soulevé, tel un cyclone, par l'avion à l'atterrissage. Sam coupa le moteur. Cassie le vit agiter la main en direction du groupe d'hommes, qui firent de même.

Sam glissa de son siège et traversa la cabine, puis ouvrit la porte et se pencha pour installer le marchepied. Se tournant vers Cassie, il lui tendit la main.

— Je peux me débrouiller toute seule, dit-elle, prenant son sac de médecin.

Sam haussa les épaules et, la précédant, descendit de l'avion. Les hommes, à présent, faisaient le tour de l'avion, le montrant du doigt, leur visage reflétant un intérêt mêlé de crainte.

De derrière le garage, arriva en courant Jennifer, ses cheveux poivre et sel remontés en chignon. Vêtue d'un jodhpur et d'un corsage turquoise, elle avait la taille et la démarche d'une jeune fille de dix-huit ans.

— Bienvenue à Tookaringa, dit-elle en ouvrant les bras.

Tout en adressant un sourire éclatant à Sam, elle passa un bras sous celui de Cassie et entraîna la jeune femme.

— Nous vous avons préparé sur la véranda tout ce que nous pensions nécessaire pour vos premiers soins.

Elles remontèrent une allée, dépassant des bungalows. Jennifer conduisit Cassie vers le troisième.

— C'est le dortoir des hommes. Un de nos gardiens de bestiaux est tombé hier de cheval et il se pourrait qu'il ait la jambe cassée. Examinez-le d'abord, car il souffre.

Franchissant la porte ouverte, elle pénétra dans une grande salle commune, meublée d'un sofa et de vieux fauteuils confortables, mal assortis. On pouvait voir une radio et des magazines éparpillés dans la pièce. Une bibliothèque était remplie de livres, dont beaucoup, à en juger par leurs couvertures, étaient passés dans de nombreuses mains.

— Nous trouverons Walter par là, dit Jennifer, conduisant Cassie dans une autre grande pièce, comportant une douzaine de lits superposés.

Un homme assoupi était allongé sur l'un d'eux.

— Ses compagnons lui ont sûrement donné quelque chose pour dormir, déclara Jennifer avec un sourire, tout en secouant l'homme.

Il gémit sans se réveiller. Cassie se pencha vers lui pour examiner son pied, qui était gonflé. Il ne s'éveilla pas davantage quand elle lui pressa la cheville.

— Ce n'est qu'une simple entorse, mais je crains que l'un des orteils ne soit cassé. Il est enflé et l'ongle est violet. Il n'y a malheureusement rien à faire. Seul le temps pourra le guérir. Je reviendrai le voir plus tard, lorsqu'il sera réveillé. Il sera sur pied dans une semaine ou deux.

— Dieu merci, ce n'est pas plus grave, dit Jennifer.

Elles retraversèrent le dortoir et la salle commune. Une fois sur la véranda, Jennifer prit à nouveau Cassie par le bras pour la conduire à la ferme elle-même. Tout en cheminant, elle lui montra les divers bâtiments.

— C'est là que nous entreposons nos provisions, expliqua-t-elle. Nous sommes livrés seulement deux fois par an. Nous passons commande à Teakle et Robbins, qui nous expédient ce que nous voulons. Je dois faire la liste de ce dont nous avons besoin pour une période de six mois. Et voici le dortoir des femmes, plus confortable que celui des hommes. Le bâtiment là-bas, juste avant la partie principale, abrite le bureau de Steven, derrière lequel se trouvent ceux du comptable et du contremaître. Et pour finir, voilà Tookaringa, ma chère.

Elles s'arrêtèrent en face du dernier bâtiment, situé en haut d'un talus. Dominant une vaste étendue de gazon fraîchement tondu et une douzaine de magnifiques palmiers plantés à égale distance, se dressait une maison victorienne blanche à trois étages, tarabiscotée à souhait et agrémentée d'une vaste véranda.

Majestueuse, elle semblait déplacée dans une contrée où les maisons étaient rares et toujours basses. A quelque six cents mètres en bas de la pelouse qui montait en pente douce, poussaient de grands eucalyptus, non loin d'un étang où nageaient des cygnes et des canards noirs.

— Au bout de trente ans, je n'en suis pas encore lassée, dit Jennifer, serrant le bras de Cassie.

— Rien de plus normal. C'est ravissant.

Un oiseau noir et blanc au long bec jaillit des arbres au bord de l'eau et prit son essor dans le ciel cobalt.

— Un jabiru, dit Jennifer, suivant le regard de Cassie. Autrefois, nous allions souvent pique-niquer sur le bras mort de la rivière et Steven nous faisait faire un tour en barque.

Jennifer avait manifestement la nostalgie de ces jours-là.

— Mais venez voir le matériel que je vous ai préparé sur la véranda, et vous me direz ce qu'il vous manque. Mais tout d'abord, je vous laisserai vous laver, et que diriez-vous d'une boisson bien fraîche ?

Cassie remarqua une douzaine de femmes et d'enfants de couleur assis sur la pelouse en bas des marches.

— Ce sont les familles de nos gardiens de bestiaux, expliqua Jennifer. Elles vivent dans des appentis, là-bas, au-delà des arbres. On ne peut pas les voir d'ici. Nous les nourrissons et, maintenant que nous vous avons, nous voulons également leur donner des soins. Quand Blake a eu une gouvernante, j'ai souhaité que tous les enfants en profitent. Malheureusement, très peu ont saisi mon offre. Nos cultures sont différentes, et malgré notre désir de les voir adopter la nôtre, ils se montrent assez réticents à le faire. Ils ne comprennent sans doute pas pourquoi nous n'adoptons pas la leur, pourquoi nous tenons à habiter des maisons et à travailler aussi dur.

Les deux femmes arrivaient en haut du large escalier. Une longue table couverte d'une nappe blanche avait été dressée sur le côté droit de la véranda. Sur le côté gauche, qui se trouvait abrité, se trouvaient de confortables meubles de jardin, dont une balançoire en bois, qui pendait du plafond. Cassie n'avait jamais vu une maison aussi grande.

— Vérifiez s'il y a tout ce dont vous avez besoin.

Cassie ne pouvait pas lui répondre avant de savoir ce dont souffraient ses patients.

— Il me faudrait de l'eau stérilisée. A part cela, il me semble pour l'instant qu'il y a tout ce qu'il faut. Sam doit m'apporter la boîte à pharmacie.

Elle posa sa trousse de médecin sur la table.

— Vous voulez du thé glacé ?

— Volontiers. Vous devez avoir votre propre groupe électrogène ?

Jennifer sourit.

— Steven m'avait promis que si je le suivais en Australie, j'aurais tout ce que l'on peut trouver en Angleterre. Il a tenu parole. Tout dernièrement, il a construit une piscine à l'arrière de la maison. Une piscine vitrée avec des cages de perroquets, de perruches et de cacatoès. La prochaine fois, apportez votre maillot de bain.

— Je croyais que la région était aride.

— Le printemps ici n'est jamais torride, mais à trois reprises en trente ans, la sécheresse a été telle que nous avons perdu quatre-vingt-dix pour cent de notre bétail. (Cassie la regarda avec compassion.) Oh ! cela n'a pas été facile. Mais la facilité aurait été ennuyeuse. Nous avons une vie palpitante. Si vous voulez, vous pouvez vous laver là, à l'intérieur. Je m'occupe du thé.

Une demi-heure plus tard, lorsque Cassie s'installa sur la véranda pour donner ses premiers soins, la boîte à pharmacie était sur la table, mais elle ne vit Sam nulle part.

Ce soir-là, comme ils dînaient avec Jennifer et Steven, Sam déclara :

— Je n'ai jamais fait un aussi bon repas.

— Ruby est notre cuisinière depuis plus de vingt ans, dit Jennifer. Ceux qui disent que les aborigènes ne sont pas travailleurs et sont toujours en train de courir le pays ne connaissent pas notre personnel.

— Nos employés ne sont peut-être pas ainsi, rétorqua Steven, mais beaucoup d'aborigènes méritent la réputation qu'on leur a faite.

Jennifer sourit.

— Je ne prétends pas le contraire, je ne fais que reconnaître les qualités de nos domestiques.

— Qu'entendez-vous par « courir le pays » ? demanda Cassie.

Ce fut Sam qui répondit à sa question.

— Le sens varie selon les gens. La plupart des propriétaires de ranch, ainsi que la plupart des personnes que je connais vous expliqueront qu'un aborigène s'en va quand il ne se sent pas d'humeur à travailler. Ils ne vous préviennent jamais de leur intention de partir, et un beau jour vous découvrez qu'ils ne sont plus là. On finira par vous dire qu'ils « courent le pays ». Je pense personnellement que cette façon d'agir a pour eux une dimension spirituelle. Qu'il s'agit d'un voyage initiatique, d'une quête, peut-être d'un contact avec l'esprit de leurs ancêtres.

— Je suis de votre avis, l'interrompit Jennifer. Nous sommes bouleversés quand ils rejettent notre culture. Nous...

— Elle veut dire nous, les Blancs, expliqua Steven.

— Ceux qui sont venus occuper le pays de l'homme noir, poursuivit Jennifer.

— N'allons pas trop loin, argumenta Steven.

— Mais nous voulons qu'ils portent nos vêtements, qu'ils croient en notre Dieu.

— C'est tout à fait exact, la coupa de nouveau Sam. Le Dieu des chrétiens et des Blancs.

Jennifer acquiesça.

— Nous voudrions également qu'ils habitent des maisons comme nous.

— Ils s'y refuseront toujours, répliqua Steven.

— Ils deviennent claustrophobes dans nos maisons, expliqua Jennifer. Ils préfèrent de beaucoup se construire des abris avec des branches d'arbres, des habitations temporaires, où ils restent en communication avec la nature, qu'ils peuvent abandonner quand elles deviennent sales ou quand ils partent ensemble « courir le pays ».

— Lorsqu'ils vivent dans des maisons, elles les écrasent. Ils n'ont pas les mêmes valeurs que nous...

— Et nos valeurs sont différentes des leurs, lança Sam. Ils sont plus... je dirais spirituels que nous. Ils sont davantage en harmonie avec la nature, ils respectent leurs ancêtres.

Ravie de trouver chez Sam des idées similaires aux siennes, Jennifer fit chorus :

— Ce sont des gens doux et pacifiques.

— Jenny a un faible pour les aborigènes, déclara Steven. Ils représentent pour elle l'image du bon sauvage. Elle ne les voit pas comme des gens sales et paresseux. Ils constituent, avec leur terre, le thème de toutes ses peintures.

— Ses peintures ? questionna Cassie.

Elle avait l'impression de se trouver en pays étranger. L'Australie qu'elle découvrait était bien différente de ses souvenirs d'enfance. Elle avait vu plusieurs aborigènes à Melbourne, mais elle n'avait jamais compris leur culture.

— Oui, ma femme peint, expliqua Steven. Ses tableaux sont remarquables.

— Steven ne peut qu'être partial, dit Jennifer en souriant.

— Est-ce que je peux voir vos peintures ? demanda Cassie.

— Bien sûr, mais je n'en ai pas beaucoup actuellement. Je trouve toujours des gens à qui les donner. En cadeaux de mariage, d'anniversaire, ou je les offre à des gens de passage qui les aiment. J'ai découvert le plaisir de peindre il y a bien des années, à une époque où Steven restait absent de longues périodes pour rassembler les troupeaux, ne rentrant à la maison qu'une fois toutes les six semaines peut-être. Dieu merci, il ne part plus aussi loin aujourd'hui. La peinture m'a aidée à tenir le coup quand je suis arrivée ici, confondant isolement et solitude.

Une femme aborigène à la peau sombre apporta le dessert, un gros gâteau rond feuilleté, recouvert de crème fouettée et de fruits rouges et verts. Sa robe, d'une propreté impeccable, enveloppait ses rondeurs et Cassie fut amusée de voir qu'elle ne portait pas de chaussures, ses pieds nus claquant sur le plancher en bois dur.

Sam alluma une cigarette, regarda Cassie et remit le paquet dans sa poche gauche.

L'aborigène apporta le café.

— Nous avons plusieurs femmes enceintes sur nos terres, dit Jennifer. La prochaine fois, nous verrons si vous pouvez les convaincre de se laisser examiner. Cela risque de prendre du temps. Steven a quelques idées pour y parvenir.

— Comment se fait-il que vous ayez autant d'aborigènes ?

— Ce sont d'excellents traqueurs, répondit Steven, et de remarquables conducteurs de bestiaux. Personne ne sait mieux y faire avec le bétail. Ils montent merveilleusement bien à cheval, ce dont ils sont très fiers. On n'a jamais vu un conducteur fainéant. C'est une question d'instinct, je pense. Et lorsque vous en employez un, il amène automatiquement sa famille sur vos terres. Nous ne les payons pas beaucoup, sinon nous ne pourrions jamais avoir autant de domestiques, mais nous nourrissons leurs familles, et leur offrons la possibilité de recevoir une instruction, s'ils le veulent...

— Ce qui n'est en général pas le cas, ajouta Jennifer.

— Exact. C'est triste, mais c'est comme ça.

— Pourquoi triste ? demanda Jennifer. Que pouvons-nous leur apprendre qui corresponde à leur mode de vie ?

— Nous pouvons leur apprendre à s'adapter à un autre mode de vie, répondit Steven.

Cassie avait le sentiment qu'ils avaient débattu de la question bien des fois. Steven se tourna vers elle.

— Votre visite à la mission aborigène demain sera pour vous une nouvelle expérience, n'est-ce pas ?

— Vous parlez de Yancanna ?

— Non, à Yancanna, c'est de la visite d'un hôpital de la Mission australienne de l'Intérieur qu'il s'agit. Demain vous allez à Narrabinga. La mission là-bas est dirigée par une religieuse catholique.

La missionnaire était en short. Cassie aurait aimé être ainsi vêtue, sous ces tropiques où il faisait trop chaud pour être en pantalon. Les hommes qu'elle avait vus portaient tous des shorts, avec des chaussettes jusqu'aux genoux, ce qu'elle trouvait ridicule. Si cette femme avait adopté le short, Cassie aurait peut-être l'audace de s'y mettre également. Mais les gens s'étant habitués à la voir en pantalon, elle ne voulait pas précipiter les choses.

Le short de la missionnaire était long et ample. Il ne mettait certes pas en valeur sa féminité. Elle n'avait aucun charme. Ses cheveux gris souris paraissaient taillés au bol et elle portait des lunettes à monture en écaille de tortue.

— Dieu merci, vous voilà ! Je suis sœur Ina, dit-elle en serrant vigoureusement la main de Cassie. Nous espérons avoir prochainement une radio à pédale, mais pour l'instant nous devons nous en passer, or nous avons une urgence.

Sans plus de préliminaires, elle tourna les talons et trotta vers un bâtiment bas en tôle ondulée, ombragé par de hauts palmiers.

Son sac de médecin à la main, Cassie la suivit. Sur le sol en terre battue, un aborigène était allongé sur le ventre, le visage tourné dans la direction opposée à la porte, les bras le long du corps, comme s'il était tombé là. Plantée entre les omoplates, au beau milieu du dos, une lance dépassait, longue de près d'un mètre cinquante.

— Juste ciel ! s'écria Cassie.

— Il est arrivé il y a moins d'une heure, et nous ne savons pas comment retirer cet engin.

Cassie s'agenouilla auprès de l'homme.

— Depuis combien de temps est-il inconscient ? demanda-t-elle.

— Il n'est pas inconscient, répondit avec brusquerie la missionnaire.

Elle dit quelque chose que Cassie ne comprit pas, et l'homme ouvrit un œil pour le refermer aussitôt après un grognement. Cassie jugea que la lance avait manqué de peu la moelle épinière. Elle n'avait manifestement pas brisé de vertèbre, car la mort aurait été immédiate. A juger d'après l'inclinaison de l'arme, Cassie pouvait dire qu'elle était proche du cœur, mais qu'elle n'avait pas percé l'aorte, sinon il ne serait plus de ce monde. Rien dans ses études de médecine n'avait préparé la jeune femme à cela.

Sam apparut sur le seuil.

— Mon Dieu ! s'exclama-t-il.

— C'est le mien aussi, dit sœur Ina. Nous nous demandions comment ôter ça. C'est plutôt délicat.

— C'est le moins qu'on puisse dire. Nous avons besoin d'autres instruments que ceux dont je dispose, dit Cassie en se relevant. Avez-vous des tenailles ou une clef à écrou ?

— Oui, bien sûr, dans l'atelier, répondit la missionnaire. Suivez-moi.

Cassie jeta un regard à Sam.

— Je crois que je vais avoir besoin de vous. Visiblement, vous avez une plus grande force musculaire que moi.

— Encore heureux, dit-il avec un sourire.

Elle ne lui rendit pas son sourire.

Dans l'atelier ils trouvèrent une clef Stillson et des tenailles.

— Espérons que cela fera l'affaire.

Lorsque tout fut prêt, Cassie s'adressa à la sœur.

— Vous devrez lui administrer l'anesthésique.

Elle sortit de son sac le masque de gaze et le flacon d'éther.

— Ce n'est pas à moi que revient cette tâche, cette fois ? demanda Sam.

— Non, j'ai besoin de vous pour retirer cette fichue chose. Et il faut que vous fassiez très attention à ne pas casser la vertèbre.

Il la regardait d'un air interdit.

— La vertèbre... l'un des segments osseux qui composent la colonne vertébrale. Pour ne pas courir de risque, vous devrez tirer droit. N'utilisez que la force de traction.

Elle se tourna vers Ina.

— Pendant que vous lui administrerez l'anesthésique et que Sam tirera, il nous faudra d'autres personnes pour tenir le patient. Pourriez-vous appeler à la rescousse quelques hommes forts ?

Ina disparut.

— Qu'adviendra-t-il si je casse la vertèbre ?

Cassie avait envisagé cette éventualité.

— Ne la cassez pas, c'est tout.

Ina revint avec deux aborigènes corpulents et leur expliqua qu'il leur fallait maintenir le patient au sol pour que Sam puisse retirer la lance.

— Ne le laissez pas bouger, ordonna Cassie.

Elle fit un signe de tête à Ina.

— Allez-y pour l'éther. Une goutte à la fois, dit-elle.

S'agenouillant auprès du blessé, les mains appuyées sur la peau près de la lance, elle suggéra à Sam :

— Posez un pied sur ses fesses pour avoir davantage de force. Il ne le sentira pas. Tirez maintenant, doucement mais fermement.

La lance ne bougea pas.

Sam se mit à suer. Il faisait chaud dans le baraquement.

— Continuez. Procédez par à-coups, essayez de tourner avec la clef.

Il tourna légèrement la lance.

— Maintenant, tirez doucement, dit-elle. Tournez, puis tirez à nouveau.

Ce faisant, il apparut que la peau collait à la lance.

— Attendez, s'écria-t-elle. Regardez. Quand vous tournez, la peau adhère à la lance. Il faut que vous tiriez un tout petit peu, ensuite relâchez votre effort et repoussez la peau pour la libérer de la lance.

— Oh, le pauvre homme ! gémit Ina, versant une goutte d'éther sur la gaze.

— Suivez mes indications, ordonna Cassie, appuyant sur le dos, de façon que la peau ne s'enroule pas autour de la lance. Poussez vers le bas après quelques tours. Il ne faut pas que la peau se déchire.

Elle transpirait abondamment, mais ce n'était pas dû à l'humidité de l'endroit.

La sueur perlait sur le visage de Sam également. Il s'arrêta pour se reposer une minute et Cassie lui lança un regard. Puis il tourna la lance avec la clef et tira prestement.

— Attendez. La peau vient avec la lance. Tournez lentement et cessez de tirer. Oui, comme ça. Allez-y. Continuez à tourner.

Au bout de quinze minutes Sam réussit à trouver le rythme adéquat. Faisant légèrement pivoter la clef, il se mit à tourner, puis à tirer, tandis que Cassie veillait à ce que la peau ne colle pas à la lance. Celle-ci commença à se dégager.

Il fallut plus d'une heure pour que la lance sorte avec un bruit de succion, dans un jet de sang semblable à un geyser. Cassie pressa la plaie avec deux doigts, plaçant immédiatement un tampon de collodion sur l'ouverture. Puis elle prit une seringue hypodermique et fit à son patient une piqûre d'adrénaline.

— Comment cela est-il arrivé ? demanda Cassie en se relevant.

Ina lui tendit le flacon d'éther et le masque.

— Il a dû enfreindre quelque loi tribale. Nous ne saurons jamais exactement. En tout cas, celui qui était chargé d'exécuter la sentence de mort a échoué. Est-ce qu'il va s'en sortir ?

— Je n'en ai aucune idée. Je n'ai jamais eu affaire à un cas pareil auparavant. Il serait mort si nous n'étions pas arrivés.

Ina sourit.

— Les desseins de Dieu sont bien mystérieux...

— En tout cas, Sam a fait un excellent travail, dit Cassie, remarquant que le pilote s'était éclipsé.

— Voulez-vous une tasse de thé ?

— Je préférerais une boisson fraîche.

Ina secoua la tête.

— Désolée. Nous n'en avons pas ici.

Cassie aperçut Sam, fumant une cigarette sous l'un des palmiers.

Les patients examinés par Cassie présentaient des plaies et des cicatrices laissées par la lèpre, éradiquée à présent, ainsi que de vieilles blessures négligées. C'étaient tous des femmes ou des enfants.

Une fillette qui n'avait pas même douze ans montrait un ventre parcouru de raies.

— Ce ne sont tout de même pas des vergetures ? demanda Cassie.

— Si, répondit Ina, qui ne l'avait pas quittée de toute la matinée. Elles enfantent quand elles sont encore elles-mêmes des enfants. Il faut que vous compreniez que les hommes ici ne s'embarrassent pas de scrupules. Quand l'un d'entre eux croise sur son chemin une femme ou une fillette qui lui plaît, il la prend sur-le-champ. C'est un acte sans conséquence pour lui.

— Et pour la femme ?

Ina haussa les épaules.

— Qui sait ? Ce genre de choses les affecte beaucoup moins que nous. Si je me laissais démonter par de tels comportements, je suppose que je ne serais pas ici. Je me contente de veiller à ce que les femmes et les enfants ne soient pas battus. En fait, les aborigènes sont des gens doux. Seulement, leur manière de penser diffère de la nôtre. Ils vivent l'instant présent, sans se soucier du futur. Ce qu'ils veulent sur le moment, ils le prennent. Les lois tribales ne s'appliquent pas aux femmes, ou, si c'est le cas, les femmes l'ignorent. Elles n'ont pas le droit d'assister aux cérémonies tribales ni même de connaître les lois.

Cassie regarda Ina, stupéfaite.

— Comment supportez-vous de vivre parmi eux ? Cela ne vous rend pas folle ?

Ina eut un sourire, qui n'était pas dénué de tristesse.

— Je me suis dit que c'était Dieu qui m'avait envoyée dans un pareil endroit. Et à présent, je m'y sens bien. Je ne pourrais pas rentrer en Angleterre. Ici au moins, je peux mettre les problèmes qui se posent sur le compte de l'ignorance, à moins que le terme innocence ne soit plus exact. A quoi puis-je imputer les problèmes de la civilisation moderne ? Dans notre monde, l'homme a une connaissance des choses qui devrait l'empêcher d'agir comme il le fait, et pourtant il continue.

En fait, le problème majeur que rencontra Cassie fut le mal de dents. Elle en arracha onze.

— Vous remarquerez, dit sœur Ina, que les femmes sont plus stoïques que les hommes.

Les patients, fous de douleur, d'abord effrayés par la vue du docteur et de ses instruments, montraient, une fois la dent arrachée, un soulagement évident qui les métamorphosait. Ils étaient généralement ébahis de constater que la douleur avait disparu.

Cassie ne termina pas avant trois heures de l'après-midi. Ruisselant sur son visage, la sueur lui brûlait les yeux. Le mouchoir avec lequel elle ne cessait de s'essuyer fut vite trempé.

— Vous n'avez eu affaire qu'aux cas les plus urgents aujourd'hui, lui dit Ina. Mais la nouvelle que vous avez soulagé plusieurs personnes de maux de dents et sauvé la vie d'un homme ne va pas tarder à se répandre, et j'espère que, lors de votre prochaine visite, j'aurai convaincu quelques femmes enceintes de se laisser examiner. Mais je ne peux rien vous promettre. Peut-être les mères accepteront-elles de faire vacciner leurs enfants. Mais il faudra du temps. C'est la première fois qu'on leur offre une aide médicale.

— Vous êtes ici depuis combien de temps ? questionna Cassie.

Elle se sentait si faible qu'elle se demandait si elle aurait la force de marcher jusqu'à l'avion. Elle savait qu'il y ferait une chaleur épouvantable, ce qui ne serait guère réconfortant après six heures passées dans la fournaise.

— Sept ans, répondit Ina, tout en s'essuyant les tempes.

Sam s'était mis à l'ombre d'un palmier, non loin de l'avion. Apercevant Cassie, il écrasa sa cigarette et voulut lui porter son sac, mais elle refusa.

— Eh bien, au mois prochain, dit-il à la religieuse, précédant Cassie dans l'avion.

Il attendit qu'elle soit montée pour enlever le marchepied, et claqua la porte.

— Merci infiniment, cria Ina.

Cassie s'enfonça sur son siège et ferma les yeux. Bon sang, quelle chaleur !

11

Jennifer, jetant un regard à Cassie, insista pour qu'elle aille faire un somme avant le barbecue. Cassie aurait dormi encore des heures si son hôtesse, à sept heures, n'était venue frapper légèrement à sa porte.

Il n'y avait aucun ranch à moins de cent soixante kilomètres, mais les Thompson avaient invité tous ceux qui étaient à quelques heures de chez eux. Ils avaient invité le contremaître et sa femme, le comptable, les employés de la maison, les conducteurs de bestiaux et le personnel du ranch qui n'était pas parti trop loin dans la brousse, les deux mécaniciens, le vétérinaire — tous ceux qui travaillaient pour eux étaient conviés à rencontrer le nouveau docteur. On comptait également de nombreux enfants.

— J'aime l'Australie, dit Jennifer, assise sur le bord du lit de Cassie. C'est le pays le plus égalitaire du monde. En Angleterre, vous n'inviteriez jamais les domestiques à une fête. Je regrette que Blake ne soit pas là. Vous lui auriez plu.

— Je ne sais pas si j'ai des vêtements adéquats, remarqua Cassie, contemplant Jennifer dans sa robe en soie de couleur pêche, qui moulait sa magnifique silhouette.

— Oh ! la moitié des femmes invitées ce soir n'ont pas même une tenue de soirée. Mais ne me dites pas que vous allez mettre un jodhpur.

— Non, j'ai apporté une robe.

Jennifer lui dit que celle-ci était ravissante. Comme elles descendaient l'escalier, tous les regards se tournèrent dans leur direction. Cassie avait la tête auréolée de ses courts cheveux châtain clair. Sa robe à pois rouges et blancs en fine batiste suscita l'intérêt des femmes, qui n'avaient jamais rien vu de pareil. Habituées à l'élégance de Jennifer, elles ne s'attendaient pas toutefois à trouver la fameuse doctoresse dans une aussi jolie robe : ainsi vêtue, elle avait un air moins professionnel et leur paraissait moins impressionnante.

— Tous les hommes voudront danser avec vous, lui chuchota Jennifer.

— Je préférerais autant m'entretenir avec les femmes, répondit Cassie dans un murmure. Après tout, ce sont elles qui auront le plus besoin de moi.

— Pas nécessairement, répliqua Jennifer, lâchant son bras. Et puis vous pouvez parler avec les femmes à n'importe quel moment. Les soirées dansantes sont faites pour passer du temps avec le sexe opposé.

Cassie regarda autour d'elle. Elle ne vit aucun Ray Graham virtuel. Elle ne vit personne qui lui semblât dangereux. Peut-être pourrait-elle, ce soir, s'accorder un peu de plaisir et danser avec les employés du ranch, les conducteurs de bestiaux, les mécaniciens, les manœuvres et les colons récemment débarqués. Peut-être pourrait-elle se laisser un peu aller.

Une odeur de bœuf grillé imprégnait l'air. La viande avait rôti toute la journée sur des braises. De grands récipients contenant de la salade et des haricots avaient été disposés sur les longues tables à tréteaux dressées sur la pelouse de devant qui descendait en pente douce vers le bras mort de la rivière. Sur chacune d'entre elles se trouvaient également des biscuits, du pain de potiron, d'énormes tomates rouges, des tranches de fromage et des pots de lait.

Steven vint à leur rencontre.

— Bonsoir, mesdames. Vous êtes ravissantes toutes les deux. Suivez-moi. Je vous ai préparé deux Tom Collins, qui vous attendent.

— Je boirai n'importe quoi, pourvu que cela soit frais, observa Cassie.

— Votre homme là-bas, dit Steven en indiquant du menton Sam, en conversation avec plusieurs employés du ranch, semble aimer la bière. Saviez-vous que nous autres Australiens, nous en étions les plus grands consommateurs du monde ?

Cassie se demanda si c'était quelque chose dont il fallait être fier.

— Les employés du ranch vont vous regarder de la tête aux pieds, ce soir, remarqua Steven avec un sourire. Ils sont pratiquement aussi timides avec les femmes que tous les autres hommes, mais ils vont tous vouloir danser avec vous, bien que vous soyez docteur. Ne vous sentez pas gênée si vous les voyez vous dévisager. Nous n'avons pas beaucoup de femmes comme vous ici.

— En fait, nous avons très peu de femmes, dit Jennifer. Il n'y a pratiquement que des hommes qui travaillent à Tookaringa. Et ils n'étaient pas mécontents de me voir embaucher cette gouvernante quand Blake était jeune. Mais cela fait déjà bien longtemps.

— Il n'y a aucune école à proximité ?

— Non, et c'est très regrettable. Nous avons toujours pu employer des gouvernantes, mais, avec autant d'hommes autour d'elles, elles ne tardaient généralement pas à se marier. Mais il y a des centaines de familles dans la brousse qui ne peuvent pas même s'offrir une gouvernante et qui n'ont pas suffisamment d'instruction pour apprendre quoi que ce soit à leurs enfants. Certains ont parfois la chance d'apprendre à lire et à compter. C'est un gros désavantage de fonder une famille ici. Lorsqu'un enfant arrive à l'âge de douze ans, il faut l'envoyer en pension dans les villes. Les frais sont énormes, et beaucoup de gens ne peuvent se le permettre. Ceux d'entre nous qui ont les moyens se voient lésés d'une autre manière. Ils perdent leurs enfants très tôt. Voilà qui est cher payer une existence de pionnier.

— Nous sommes favorisés, dit Steven. Nous avons pu offrir à notre fils une gouvernante et de bonnes écoles. Blake est diplômé d'une école de commerce, mais cela lui fait une belle jambe, car il n'a d'autre ambition que de s'occuper du ranch. Il a acquis toutefois une certaine culture.

— Eh bien, Doc ! s'exclama Sam, surgissant derrière Cassie. Je ne vous aurais pas reconnue.

Elle se retourna pour surprendre un regard plein d'admiration. Levant son verre, elle pivota sur elle-même.

— Ai-je toujours l'air d'un médecin ?

— Vous avez l'air d'une femme, dit-il.

Puis s'adressant à Steven :

— Puis-je me servir une autre bière ?

— Alors c'est vous qui avez tué mon aborigène ?

Celui qui venait de parler était un homme trapu aux cheveux gris. Steven lui mit la main sur l'épaule.

— Ian, savez-vous que vous vous adressez au nouveau médecin ?

— Elle a refusé de venir voir un de mes hommes quand je le lui ai demandé, et il est mort.

Cassie eut un frisson dans la nuque. Sam s'avança à ses côtés.

— Je vous ai demandé de prendre sa température et...

— Il est mort.

— Probablement, personne n'aurait pu le sauver, intervint Sam.

Ian James regarda Cassie, puis il tourna les talons et s'éloigna. Cassie aurait voulu disparaître.

— Ne vous faites pas de mauvais sang, lui dit Steven. Nous faisons tous des erreurs.

— Elle va se faire du mauvais sang, dit Sam. Et ce n'était pas une erreur. J'ai entendu la communication. Il n'a pas voulu coopérer. Les Médecins Volants ne sont pas un service d'ambulance, vous comprenez. Cassie doit s'assurer qu'il s'agit d'une urgence avant que je sorte l'avion du hangar. Ça revient très cher et nous ne pouvons nous permettre de nous déplacer pour rien.

Oh, merci, Sam ! avait envie de dire Cassie.

— Pour faire le moindre diagnostic, j'ai besoin de connaître l'histoire médicale du patient, ainsi que ses symptômes exacts. M. James a refusé de me communiquer ces renseignements.

Steven tapota l'épaule de Cassie.

— Ne vous laissez pas abattre, lui conseilla-t-il.

En l'espace d'une minute, plusieurs hommes les rejoignirent, que Steven présenta à Cassie. Sam traversa lentement la pièce pour aller bavarder avec un groupe de jeunes femmes. Cassie le perdit bientôt de vue.

Après s'être remise de l'attaque de Ian James, elle trouva du plaisir à être entourée d'hommes qui lui étaient indifférents, de sentir sur elle leurs regards admiratifs, d'entendre leurs propos scabreux. En revêtant une jolie robe, elle avait abandonné ses manières un peu impératives — son masque de médecin.

Comme le soleil déclinait dans un ciel vermillon, la température fraîchit et la soirée prit un ton plus convivial. Jennifer et Steven veillèrent à la présenter à tout le monde. Cassie estima que c'étaient les gens les plus aimables qu'elle eût jamais rencontrés.

Lors du dîner, elle se trouva assise entre deux conducteurs de bestiaux et en face de trois autres. A l'exception de l'un d'eux, ils n'étaient pas très causants et Cassie dut faire des efforts pour trouver des sujets de conversation, ce qui ne l'empêcha pas de passer néanmoins un excellent moment.

Après le repas, lorsque les étoiles s'allumèrent dans le ciel, le son d'un violon qu'on accordait lui parvint de sous la véranda. Tout de suite après, la plainte d'une trompette flotta dans l'air nocturne. Puis plusieurs autres instruments se joignirent à eux et les gens commencèrent à danser. Les portes-fenêtres du séjour avaient été ouvertes de façon à réunir la spacieuse véranda et l'immense living en une salle de bal. Les tapis avaient été repoussés, le plancher, fraîchement ciré, brillait et des lanternes chinoises pendaient un peu partout sous la véranda. L'orchestre se mit à jouer une musique américaine pleine d'entrain en alternance avec de lents fox-trot.

Pendant toute la soirée, Cassie alla d'un homme à l'autre, sans trouver un instant de répit. Elle mourait de soif quand Sam vint l'inviter.

— Vous dansez très bien, lui dit-elle au bout de quelques minutes.

Ils glissaient lentement sur le plancher.

— Et je trouve également que vous êtes un excellent assistant, ajouta-t-elle.

Il se mit à rire.

— J'étais impressionnant, hier, avec cette lance, n'est-ce pas ?

— Dois-je dire à toutes ces jeunes filles là-bas quel homme remarquable vous êtes ? demanda-t-elle, les yeux pétillant de malice.

— Ce n'est pas nécessaire. Elles s'en rendront compte par elles-mêmes.

L'orchestre entama un jitterbug endiablé et la plupart des couples quittèrent la piste.

Sam leva les sourcils.

— Vous voulez essayer ça ?

— Vous m'en croyez incapable ? le brava-t-elle.

— O.K., Doc, épatons-les.

Il la fit virevolter et la rattrapa par la main.

— Ça, par exemple !

Et ils se mirent à danser.

La piste s'était dégagée et tout le monde les regardait, claquant des mains en rythme. La robe de Cassie tournoyait, tandis qu'elle évoluait autour de Sam. Il tenait sa main avec légèreté et fermeté tout à la fois, et son visage rayonnait de plaisir. Il était facile de se laisser guider par lui. Il ajoutait manifestement des pas, la défiant de le suivre.

Lorsque la musique s'arrêta, des applaudissements retentirent. Les deux danseurs se sourirent, et Sam s'inclina. Il aimait apparemment se donner en spectacle. Cassie fit la révérence, consciente de laisser émerger une partie d'elle-même qu'elle avait jusqu'à présent tenue enfermée. Cette libération, elle ne la devait pas tant à Sam qu'à cette contrée et à la vie elle-même. Tout était nouveau pour elle et cela lui plaisait beaucoup.

Lorsque Cassie et Sam s'envolèrent pour Yancanna, mardi matin, ils convinrent qu'ils avaient passé un week-end extraordinaire. Ils avaient tous deux été impressionnés par la qualité des tableaux de Jennifer, portraits d'aborigènes et vastes paysages de terre rouge, avec des arbres et des à-pics.

Ils avaient considérablement appris, ils s'étaient détendus, et avaient la nuit précédente joué au bridge et beaucoup ri. Cassie pensait avoir trouvé chez les Thompson deux nouveaux amis.

Sam et elle avaient partagé bien des choses, travail et loisirs, ils avaient même dansé ensemble, et pourtant elle n'avait pas l'impression de mieux le connaître.

Peut-être était-ce aussi bien.

Yancanna était juste au-dessous d'eux, mais on l'apercevait à peine de l'avion. Les bâtiments y paraissaient moins nombreux qu'à Tookaringa. Il y avait une poste, l'hôpital, une épicerie, et seulement cinq maisons, six en incluant le poste de police, qui servait d'habitation au policier local. Cassie s'étonna de trouver là une poste, mais elle apprit qu'elle desservait une aire de onze mille deux cents kilomètres carrés.

Les deux infirmières, Marianne et Brigid, qui n'avaient guère plus de vingt ans, travaillaient à Yancanna depuis neuf mois. Brigid était partie dans la brousse pour accoucher une femme, mais Marianne, accompagnée de Walt Davis, le policier de l'endroit, qui mesurait un mètre quatre-vingt-dix-huit et que tout le monde appelait « chef », était venue à la rencontre de l'avion lors de son atterrissage sur un champ dégagé derrière l'hôpital.

Marianne portait la traditionnelle blouse blanche des infirmières. C'était une jolie jeune femme, dont les sourcils sombres faisaient ressortir les yeux presque noirs, assortis à des cheveux bruns rebelles, qu'elle ne cessait de repousser en arrière.

— Vous ne pouvez savoir combien nous sommes heureux de voir un médecin, dit-elle, tendant la main à Cassie.

Le policier soulagea Cassie de son sac. Elle n'avait jamais vu homme aussi imposant. Large d'épaules, hâlé par le soleil, il présentait un visage buriné, alors qu'il n'avait pas même dépassé la trentaine. Il serra la main de Sam.

Expliquant que Brigid était désolée de manquer la première visite du médecin, Marianne les conduisit à l'hôpital. Comme tout hôpital de la région, il comptait un seul étage et était construit en béton, par mesure de protection contre les termites. Un large escalier menait à la véranda, dont la grande double-porte ouvrait sur un hall de bonne taille. Le plancher était en bois de jarrah, et la vaste salle et le dispensaire étincelaient. Le dispensaire, utilisé également pour les opérations mineures et les consultations externes, était remarquablement bien équipé. A gauche de l'entrée, une salle contenait trois lits inoccupés.

A droite, se trouvait un grand salon avec une cuisine derrière. Ces deux pièces constituaient le seul centre social existant sur des milliers de kilomètres carrés.

— Tout le monde vient ici, de plusieurs kilomètres à la ronde, pour Noël, dit Marianne.

Souriant au policier, dont Cassie la jugea éprise, elle ajouta :

— Cette année, il nous a fait la lecture des *Contes de Noël* de Dickens, et nous avons passé un excellent moment.

Marianne continua à leur faire visiter l'hôpital, qui s'enorgueillissait de deux salles de bains équipées de baignoires et de lavabos en porcelaine. A l'étage, les chambres spacieuses des infirmières donnaient sur une véranda. De là, la vue s'étendait sur des kilomètres ; on arrivait à distinguer les coolibahs bordant la rivière, probablement visible aussi lorsqu'elle n'était pas asséchée, on pouvait voir la poussière s'élever en nuages abricot et des troupeaux de chevaux sauvages galoper dans le désert. On pouvait également voir de la véranda les étrangers approcher de très loin.

— Nous avons fait savoir aux gens que vous seriez là vers onze heures, dit Marianne. Nous n'avons aucune urgence pour l'instant. En fait, la moitié du temps nous faisons office de médecins. Nous arrachons les dents...

Cela semblait être dans la région la demande principale en matière de soins, songeait Cassie.

—... et Brigid et moi accouchons les femmes qui n'ont pas les moyens de se rendre à Brisbane, à Adélaïde ou même à Augusta Springs. Nous craignons toujours d'avoir à faire une césarienne, car nous ne sommes pas qualifiées pour cela. Nous avons eu des accouchements par le siège, mais aussi des naissances sans problèmes. Nous essayons de faire venir ces femmes à l'hôpital, mais en fin de compte, c'est généralement nous qui allons chez elles.

— Je suis impressionnée, dit Cassie, découvrant que Augusta Springs était loin d'être un trou perdu, comparé à Yancanna.

Le policier conversait avec Sam.

— Nous avons connu, dernièrement, une tragédie. Il y a trois semaines, la brousse là-bas, dit-il en pointant le doigt en direction de la vaste étendue d'acacias rabougris, a fait deux autres victimes. Deux petits garçons, de trois et quatre ans. Mme Benhow les avait laissés sur la véranda pendant qu'elle allait à l'épicerie, et à son retour, ils avaient disparu sans laisser la moindre trace. Tous les habitants de la région sur une périphérie de cinquante kilomètres ont participé aux recherches, battant les broussailles même la nuit. Malgré l'aide des meilleurs traqueurs aborigènes, on n'est pas arrivés à les retrouver. La mère est folle de désespoir.

— Je le serais aussi dans la même situation, dit Cassie, frissonnant à cette pensée.

Marianne acquiesça d'un signe de tête.

— Il paraît qu'elle sort la nuit et les appelle, ajouta-t-elle. Elle leur prépare à dîner chaque soir et lorsqu'elle se met à table, elle demande à son mari d'attendre qu'ils rentrent de leurs jeux. Mais laissez-moi vous faire du thé. Je ne pense pas qu'il y ait beaucoup de monde aujourd'hui. Nous avons surtout besoin de vous pour nous conseiller lorsque nous n'arrivons pas à résoudre un problème et lorsqu'il y a une urgence. Je suis sûre que nous aurions pu sauver au moins une dizaine de vies si nous avions eu un docteur. Vous ne pouvez savoir comme nous sommes émues de vous savoir ici. Excusez-moi une seconde.

Cassie regarda par la fenêtre. Elle entendit le policier dire à Sam :

— Oui, j'administre une région qui est la plus vaste d'Australie. J'ignorais dans quoi je m'engageais lorsque je suis arrivé d'Angleterre il y a cinq ans. Je suis le seul policier sur un territoire d'une superficie plus importante que la plupart des pays européens.

Il rit et ajouta avec fierté :

— Je coiffe plusieurs casquettes. Je protège les aborigènes, pour qui j'éprouve une grande affection. Ils m'invitent à leurs festivités et à leurs cérémonies d'initiation. Je suis le seul homme blanc à bénéficier d'une telle faveur. Je me sens privilégié d'avoir leur confiance. Les aborigènes sont intègres et ont de multiples talents. Ils sont bien meilleurs traqueurs que ne l'a jamais été l'homme blanc. Ils ont des lois tribales et des traditions que je respecte. Ils savent ce qu'ils doivent faire et ne pas faire. Dans le cadre de leur société élémentaire, ils sont parfaitement capables de distinguer le bien du mal, mais nous les perturbons en les poussant à agir selon nos lois et nos traditions.

Sam dit quelque chose que Cassie ne put entendre, puis le policier poursuivit :

— Je suis également greffier. Lorsqu'un problème local nécessite une résolution juridique, je demande une session de tribunal et fais à la fois office de juge et de juré. Les gens préfèrent une telle procédure plutôt que d'attendre un temps indéterminé avant que la justice rende son arrêt.

Cassie s'avança sur la véranda et regarda le paysage, saisie.

— Un tel environnement ne vous tourne-t-il pas la tête ? demanda-t-elle au policier.

— Non, répondit-il, ses larges épaules paraissant pouvoir porter le poids du monde. J'aime être le chef, et je me plais ici. Plus il fait chaud, mieux je travaille. Il n'y a pas une seule personne dans le coin que je ne connaisse, pas une ferme où je ne sois bien accueilli. Et maintenant que les infirmières ont la radio, nous pouvons passer nos soirées à écouter les nouvelles du monde. Lorsque je vous entends parler d'Augusta Springs avec une personne de mon district et que j'estime que je peux faire quelque chose pour l'aider, je saute sur mon cheval.

— Vous circulez toujours à cheval ?

Il secoua la tête, ses cheveux blonds lui tombant sur le front. D'un air absent, il plongea la main dans la poche de sa chemise, en tira une brosse à dents et commença à se brosser les dents.

— Là où il y a des routes praticables, je roule en camion, mais il est rare qu'elles le soient. Elles sont généralement en réparation. A la saison des pluies, il arrive qu'elles soient inondées. Pendant la période de sécheresse, elles sont souvent recouvertes de sable, bien qu'avec tous les arbres que nous avons par ici, ce soit un moindre problème que plus au sud.

— Vous ne souffrez jamais de solitude ? demanda Cassie pour refréner l'envie de rire qu'avait éveillée en elle son numéro de brosse à dents.

Le policier remit la brosse dans sa poche.

— Tous les gens de ma famille en Angleterre ne cessent de me poser cette question. Depuis cinq ans que je suis ici, je n'ai pas souffert de la solitude une seule minute. Les journées sont trop courtes ; je n'arrive jamais au bout de tout ce que j'ai prévu de faire.

— Nous non plus, dit Marianne, revenant avec un plateau sur lequel étaient posées quatre tasses.

Ils entendirent des pas dans l'escalier. Au travers les portes ouvertes, apparut une femme d'un âge indéterminé, le visage ridé et tanné par des années de plein air.

— Je vous présente Hermione, dit Marianne. C'est la postière, son mari tient l'épicerie et le pub.

Cassie n'imaginait ni l'un ni l'autre débordés de travail.

Hermione portait une robe informe, des chaussettes, l'une blanche et l'autre jaune, une paire d'espadrilles sales, dont l'une trouée au niveau des orteils, et était coiffée d'un vieux chapeau en paille bosselé à large bord. Elle leur tendit un paquet de lettres.

— J'ai pensé que vous pourriez les emporter. Cela nous ferait gagner du temps. M. Miner, qui les ramasse habituellement, ne doit pas passer avant dix jours.

Sam prit les lettres.

Marianne s'en fut chercher une autre tasse.

Cassie demanda d'où provenait ce courrier et d'où venaient les patients et les gens qui passaient à Yancanna. Le hameau ne comptait probablement pas plus d'une douzaine d'habitants.

— Un certain nombre de lettres sont destinées au ministère de l'Éducation et en proviennent, répondit Hermione d'une voix enrouée, qui laissait penser qu'elle était une grosse fumeuse. L'enseignement des enfants se fait ici par correspondance.

— Les gens habitent sur la route du bétail, ajouta le policier. L'hôpital est un lieu de rassemblement. Tout homme à une distance de cent soixante kilomètres viendra à Yancanna, sous n'importe quel prétexte, simplement pour voir Brigid et Marianne. (Il se mit à rire de l'embarras de Marianne.) Elles offrent un repas à quiconque débarque à l'improviste.

— Nous faisons aussi office de bibliothèque, dit la jeune infirmière. Nous avons une belle collection d'ouvrages. Les gens nous en donnent beaucoup, mais il suffit qu'un groupe de conducteurs de bestiaux arrive et que chacun prenne un livre, pour que nous en manquions. Si vous en avez en trop, pensez à nous. Nous en avons toujours besoin. Je suis prête à parier que les habitants de l'Intérieur sont les gens les plus cultivés du monde.

— Si vous ne lisez pas, vous devenez fou, dit Hermione.

Comme il n'y avait aucun patient, ils ne restèrent pas longtemps à Yancanna. Avant de partir, ils se branchèrent sur la station des Médecins Volants d'Augusta Springs, au moment des appels de onze heures. Cassie s'assura auprès de Horrie qu'il n'y avait pas d'urgence et donna, dans deux ranches, des conseils pour des problèmes mineurs.

— Voulez-vous me faire plaisir ? demanda Horrie. Rentrez le plus vite possible. Betty est ici et nous voulons nous marier ce soir. Je vous laisse faire les appels de quatre heures quarante-cinq, puis nous allons à l'église et nous dînons tous ensemble.

Comme elle se détendait dans l'avion, les yeux fermés, Cassie pensait à Betty. Elle s'estimait heureuse de ne pas être à sa place, malgré toute l'amitié qu'elle avait pour Horrie. Elle se voyait difficilement vivre dans cette masure et aimer un homme assez fort pour supporter un tel inconfort. Malgré toute l'amitié qu'elle avait pour Horrie, elle ne pouvait non plus se l'imaginer comme le centre de son existence et la limite de ses horizons.

Elle se demandait ce qu'aurait été sa vie si Ray n'avait pas décidé de renouer avec sa femme.

Non, il n'y avait pas de limites à sa vie. Les limites — intérieures et extérieures — n'existaient-elles que lorsqu'on avait un homme dans sa vie ? Elle soupira, incapable de répondre à cette question. Peut-être en était-elle arrivée à un stade où elle était heureuse du choix fait par Ray Graham. C'était peut-être ici, dans cette région éloignée de tout, que l'aventure commençait. Dans quel autre endroit aurait-elle pu retirer une lance plantée dans le dos d'un aborigène ? Dans quel autre endroit aurait-elle pu rencontrer des gens comme Steven et Jennifer ? Des gens comme Fiona ou Don McLeod ? Des gens comme ceux de Yancanna ou comme la sœur Ina à Narrabinga ?

Elle savait que cela n'aurait été possible nulle part ailleurs. Elle s'endormit sur son siège, à côté de Sam, un sourire flottant sur son visage.

Horrie et Betty les attendaient à l'aéroport. Betty était une jeune femme vive aux cheveux blonds bouclés et au visage de poupée qui arrivait à peine à l'épaule de Horrie. Elle portait un tailleur en shantung blanc et un petit chapeau de paille agrémenté d'un voile et de fleurs se répandant sur ses tempes et ses oreilles.

Elle s'était agrippée au bras de Horrie durant tout le trajet jusqu'à l'église, durant toute la cérémonie nuptiale, et tandis qu'ils descendaient l'allée centrale.

— Elle est mignonne, dit Sam à Cassie, comme ils suivaient les mariés dans l'allée.

Horrie ne leur avait pas même laissé le temps de se changer.

— Betty Wallace, disait Betty. N'est-ce pas un joli nom ? Je me demande si j'arriverai à m'y habituer.

Ils se rendirent chez *Addie's* où Sam commanda une bouteille de champagne pour porter un toast aux nouveaux mariés.

Betty gloussa :

— N'est-ce pas fabuleux ? Si j'avais épousé quelqu'un là-bas à Kerrybree, je serais condamnée à n'être qu'une simple ménagère. Ici, je vais être la collaboratrice de mon mari.

— Et comment ! dit Horrie, lui souriant et serrant fort sa main. Mais crois bien que je vais tout de même attendre demain pour t'apprendre le morse.

— C'est pour moi, dit Sam, lorsque la serveuse apporta la bouteille de champagne. Et les steaks aussi.

Il leva son verre.
— A toute une vie de bonheur !
Horrie lança à Sam un regard d'approbation.
Au même moment, Cassie sentit une main sur son épaule. Elle se retourna et reconnut Chris Adams.
— Désolé de vous interrompre, déclara-t-il. Ça fait plus d'une heure que je vous cherche.
Cassie le regarda, levant la coupe de champagne à ses lèvres.
— Non, dit-il. Non, pas de champagne. J'ai besoin de vous.
Il avait besoin d'elle ! Cassie n'en revenait pas.
— Je dois amputer une main. Un cinglé a voulu utiliser de la dynamite : il ne s'est pas sauvé assez vite et l'explosion lui a arraché la main. Toute la main, sauf les os. Il faut l'amputer rapidement.
Cassie posa son verre sur la table.
— Pourquoi moi ? Il y a le Dr Edwards.
— Le Dr Edwards n'est pas en état de m'aider.
Personne ne soufflait mot.
— Il est ivre mort et j'ai besoin d'un anesthésiste immédiatement.
Cassie se leva.
— Je vous suis.
Elle se tourna vers Horrie et Betty.
— Je suis désolée. Peut-être serez-vous encore ici lorsque j'aurai fini. Je passerai voir. Sinon, à demain...
Chris tourna les talons et la précéda, n'ayant pas même la courtoisie de lui tenir la porte ou de lui ouvrir la portière de sa voiture. Il s'installa au volant, mit le contact, attendant qu'elle monte à côté de lui.
Il ne dit pas un mot de tout le trajet jusqu'à l'hôpital.

12

— Quel est le problème, madame Anderson ? demanda Cassie, qui n'était pas encore habituée à établir des diagnostics à distance sans voir le patient.

— Il a une sorte de poids sur la poitrine. Il dit que ça lui fait comme si quelqu'un lui marchait dessus.

Cassie appuya sur un bouton, trouvant un gros avantage à ce système qui ne permettait à aucun des interlocuteurs d'interrompre l'autre.

— Est-ce que la douleur se déplace ?

— Attendez une minute.

Cassie pouvait entendre la femme crier. Au bout d'un moment une voix d'homme lui répondit :

— Oui, elle se déplace. Je la sens monter dans mon cou, dans mes épaules, puis descendre le long de mon bras.

Cela pouvait être une angine de poitrine.

L'homme poursuivit :

— Je la sens dans mon coude, alors que je n'ai absolument rien à cet endroit. Je suis sûr de ne pas m'être cogné.

— Et quand vous prend-elle ?

— Eh bien, dit l'homme, sa voix grésillant dans l'appareil, j'ai surtout mal tôt le matin quand je fais les corvées de la ferme. La douleur est parfois si forte que je dois m'arrêter et attendre qu'elle passe.

— Ce sont les symptômes typiques d'un problème cardiaque ou d'une angine de poitrine. Il vaut mieux que vous vous ménagiez jusqu'à ce que nous ayons une idée plus précise de ce dont vous souffrez.

— Que je me ménage ? Et comment ?

— Trouvez quelqu'un pour faire les gros travaux. Nous viendrons vous faire demain un électrocardiogramme et nous vous donnerons des comprimés de nitroglycérine.

— Mais je ne vois personne qui pourrait faire ces travaux à ma place.

— Ce serait préférable. Est-ce que votre femme écoute ?

— Je suis là, répondit une voix féminine.

— Bon, vous avez entendu tout ce que j'ai dit. Dans l'immédiat, empêchez-le de faire trop d'efforts. Rassurez-vous : ses symptômes ne sont pas graves. Si son état empirait ou si de nouveaux symptômes apparaissaient, prévenez-moi. Nous serons là demain de toute manière.

— Je ferai ce que je peux. Est-ce qu'il doit se coucher ?

— Ce n'est pas nécessaire. Empêchez-le simplement de trop en faire et obligez-le à se reposer quand il a mal.

C'était le dernier appel radio de la journée. Il était cinq heures trente. Cassie se tourna vers Horrie :

— Vous m'avez entendue dire à la mère de cette petite fille que vous appelleriez à sept heures pour savoir si la fièvre avait disparu, n'est-ce pas ? En principe je serai chez moi toute la soirée. Si jamais je bougeais, je vous le ferais savoir.

— Je pensais que vous alliez chez Adams.

Cassie sourit.

— C'est bien une petite ville. Comment savez-vous cela ? demanda-t-elle sans vraiment attendre de réponse.

Elle avait effectivement l'intention de passer faire la lecture à Isabel. Fiona et elle avaient prévu d'accommoder en salade les restes de leur dîner de la veille — un poulet à la cocotte. Rien n'obligeait donc Cassie à rentrer tout de suite.

Depuis son week-end à Tookaringa, elle n'était allée que quelques rares fois chez Isabel et elle n'avait pas vu Chris depuis l'amputation, deux jours auparavant. Il l'avait à peine remerciée.

Elle regarda autour d'elle. En l'espace de deux jours, la baraque en tôle ondulée avait changé d'aspect, surtout la pièce à côté de celle de la radio, qui constituait la cuisine et le salon de Horrie et Betty.

— Horrie m'a promis de faire construire une véranda autour de la maison, dit Betty, notamment à l'arrière, où nous pourrons passer nos soirées.

Elle ne semblait pas du tout effrayée par les aménagements à faire.

— Elle connaît déjà cinq lettres en morse dit Horrie. Elle apprend vite.

— Ou vous êtes un bon professeur ou vous êtes de parti pris, répliqua Sam.

Il devait conduire Cassie au Centre pour les appels de huit

heures, de onze heures et de seize heures quarante-cinq jusqu'à ce que Flynn lui fournisse une voiture.

— Laissez-moi chez le Dr Adams, lui dit-elle en montant dans sa camionnette.

— Vous allez peut-être finir par devenir copains.

— J'en doute fort. L'autre soir, pendant tout le temps où je l'assistais, il n'a cessé de paraître irrité de ma présence.

— Vous a-t-il quand même remerciée ? demanda Sam, tournant la visière de sa casquette vers l'arrière.

— A peine. Mais je dois lui reconnaître une chose : c'est un remarquable chirurgien. Il m'a impressionnée.

Comme Sam se taisait, Cassie regarda par la fenêtre.

— Comment est l'hiver ici ?

Sam tourna la tête vers elle.

— Est-ce une tentative pour changer de sujet de conversation ?

— Pas vraiment, dit-elle, regardant toujours dehors. En ce qui concerne le Dr Adams, je crois avoir épuisé le sujet.

— L'hiver est froid, finit-il par lui répondre. Il peut geler la nuit. Quant au reste de l'année, comme vous avez pu le constater, la poussière est omniprésente.

Toute la région était irradiée d'une lueur rose permanente, due à de constants tourbillons de poussière.

— Lorsque souffle une tempête de poussière, vous avez beau fermer toutes les persiennes, elle recouvre tout de plusieurs centimètres. Je ne vous dis pas ce que c'est de voler dans une tempête de poussière ! Ce n'est pas non plus une partie de plaisir quand il fait vraiment chaud et qu'il y a de fréquentes turbulences, vous vous en rendrez compte dans quelques mois. Vous voyez le filet d'eau de la rivière Orilla, là, eh bien, en mars il est possible d'y nager. Regardez comme ce sable voltige, pénétrant dans la ville à sa lisière orientale. Nous pourrons venir pique-niquer dans le coin en mars et avril. Peut-être même avant.

— Pourquoi tous ces aborigènes campent-ils là ?

Sam haussa les épaules.

— Pourquoi pas ? Ils n'aiment pas vivre en ville, dans les maisons. Nous voilà exactement à l'endroit où se déroule le plus grand événement de l'année, les courses sur la rivière.

— Quelle rivière ? Tout de même pas l'Orilla ?

Sam rit.

— Vous verrez par vous-même dans un an. Les bateaux participant à la course sont à fond plat, et j'ai cru comprendre que leurs décorations étaient abominables.

Comme ils s'engageaient dans le centre-ville, Cassie regarda défiler les magasins. Un long bâtiment en bois abritait l'épicerie générale Teakle et Robbins Ltd, jouxtant la boutique du barbier, située à côté d'une boucherie, l'une des deux de l'agglomération, puis venaient un coiffeur et un marchand de chaussures. Réuni à la pharmacie, le *milk bar* était réputé pour ses excellents sodas. Devant, se dressait l'unique pompe à essence d'Augusta Springs. Sur l'autre trottoir il y avait l'électricien, le marchand de primeurs, une agence de voyages, une salle de billard, une pension — où séjournaient principalement des fonctionnaires de l'État qui espéraient ne pas s'éterniser à Augusta Springs. Enfin, à l'angle d'une rue transversale, *Addie's* voisinait avec le cinéma ainsi qu'avec les locaux et le laboratoire du vétérinaire. Plus loin se trouvait le cabinet des docteurs Adams et Edwards, et encore plus loin la sellerie où l'on vendait également des vêtements et des bottes pour les gardiens de bestiaux. Dans le dernier bâtiment logeaient une entreprise de construction, l'autre boucherie, le seul magasin de confection de la ville et un restaurant chinois. Dans la rue suivante, l'école primaire comportait, tout comme les hôpitaux de la Mission australienne de l'Intérieur, un étage, où avait été construit le gymnase. Le bâtiment attenant était le palais de justice, qui ne contenait qu'une seule cellule, occupée essentiellement par quelques aborigènes en état d'ivresse incarcérés pour une nuit. Contigu au palais de justice, l'hôtel, pimpant à l'extérieur, ne payait pas de mine à l'intérieur, avec son papier qui se décollait des murs. Les clients de passage qui ne pouvaient obtenir de chambre chez *Addie's* s'y rendaient en dernier ressort. Le seul agrément dont il pût se targuer était un imposant bouquet d'arbres qui lui avait valu son nom : *Les Palmiers Royaux.*

— Royaux, mon œil ! marmonna Sam comme ils dépassaient l'hôtel.

— Plutôt prétentieux en effet, acquiesça Cassie.

— Vous avez besoin d'un défenseur ? demanda-t-il, en s'arrêtant devant chez Adams.

Cassie secoua la tête, sensible à l'offre de Sam.

— Non, il n'est jamais là. Je resterai une heure à faire la lecture à Isabel, et elle m'apprendra sans doute que son mari a apprécié mon aide samedi. Il ne me parle jamais directement.

— Je vais voir si Fiona veut bien m'offrir une bière. Voulez-vous que je lui dise que vous rentrerez plus tard ?

— Dites-lui seulement où je me trouve. Le dîner est dans le frigidaire ; qu'elle ne m'attende pas si elle a trop faim. Je serai probablement à la maison vers six heures trente.

Ainsi Sam rendait visite à Fiona ?

Isabel et Grace attendaient la jeune femme. Grace avait préparé des sandwiches au cresson et un gâteau. A peine Cassie était-elle arrivée qu'elle courut faire du thé. Les yeux d'Isabel trahissaient une souffrance qu'aurait dû calmer la morphine. N'en prenait-elle plus ?

— Nous sommes si heureuses de vous voir de retour, dit la malade, lui tendant ses bras amaigris. Nous étions terriblement impatientes de connaître la suite. Nous avons résisté à la tentation de parcourir le livre pour savoir si Ashley renonçait à Mélanie après avoir appris que Scarlett l'aimait.

Une demi-heure plus tard, le petit réveil sur la table sonna. Absorbée par le récit de Cassie, Isabel n'avait pas vu le temps passer.

— C'est l'heure de mes médicaments, dit-elle.

Grace se leva et se rendit à la cuisine pour revenir presque aussitôt avec une seringue hypodermique. Isabel ne tarderait pas à dormir. Grace se réinstalla.

Cassie avait repris sa lecture depuis cinq minutes quand la porte de devant s'ouvrit sur le Dr Adams, son sac noir de médecin à la main. D'une tenue impeccable, il semblait s'être habillé de frais. L'un des paquets qu'il portait venait apparemment de chez le boucher. Il disparut dans la cuisine, puis revenant se poster sur le seuil de la porte cintrée qui séparait le salon de l'entrée, il l'observa, un grand verre à la main, l'écoutant lire.

Voyant les yeux d'Isabel devenir vitreux sous l'effet de la morphine, Cassie ferma le livre.

— A demain, dit-elle, sauf si j'ai une urgence.

— C'est le grand moment de notre journée, dit Grace, le regard brillant.

Elle se leva et salua Chris de la tête.

— Bonsoir, docteur Adams. Je crois que le moment est venu pour moi de rentrer.

Elle se pencha et tapota la main d'Isabel. Puis elle prit son sac et quitta la pièce.

Isabel soupira.

— Je vais faire un somme avant le dîner, dit-elle, ayant peine à garder les yeux ouverts.

Chris posa son verre pour la soulever du sofa et la porter dans la chambre à coucher, où il la déposa sur le lit, étendant sur elle une légère couverture.

— Ne ferme pas la porte, dit-elle.

— Tu sais bien que je ne la ferme jamais.

Rejoignant Cassie, Chris lui demanda :

— Vous prendrez bien un verre avec moi ?

Elle secoua la tête.

— Non, il faut vraiment que j'y aille. Je dois préparer à dîner pour Fiona.

— Je prépare les Tom Collins mieux que personne. Vous n'êtes pas de service le soir, n'est-ce pas ?

Cassie sourit. Il essayait d'être aimable. C'était sa façon de lui montrer qu'il l'appréciait.

— Eh bien, pourquoi pas ? Mais dans ce cas...

— J'ai acheté deux steaks. Isabel n'a jamais faim. J'espérais que vous accepteriez de dîner avec moi. Non pas que je sois un très bon cuisinier, mais je sais faire griller un steak et mes frites sont excellentes.

Comment pouvait-elle refuser une telle offre ? Elle aurait préféré rentrer et retrouver Fiona, mais elle était touchée par ses efforts héroïques.

— Puis-je téléphoner à Fiona ?

Prévenue que Cassie ne dînerait pas avec elle, Fiona lui dit :

— Ton pilote est là. Je lui donnerai ta part.

— Si Horrie m'appelle, tu sais où je suis. Je ne rentrerai pas très tard.

— Alors Chris essaie de se racheter ? Ça alors ! Il sait sans doute qu'il peut davantage compter sur toi que sur cet ivrogne d'Edwards. Ne lui cède rien. Laisse ce salopard mériter le moindre de tes sourires.

Cassie se mit à rire.

Elle rejoignit dans la cuisine le Dr Adams, occupé à faire griller la viande. Une laitue, des tomates et des oignons étaient posés sur la table revêtue de carreaux de faïence au milieu de la pièce.

— Vous voulez que je fasse la salade ? proposa Cassie.

Courbé sur le gril, il acquiesça.

— Volontiers.

Cassie estima que ce n'était pas un homme bavard. Elle aurait aimé avoir des poivrons verts. Peut-être allait-elle cultiver un potager, et faire également pousser des fines herbes, apparemment rares à l'épicerie locale. Elle commanderait des graines : épinards, radis, poivrons, oignons, et les sèmerait juste sous la fenêtre de la cuisine, endroit ombragé en fin d'après-midi.

Chris retourna les steaks.

— Comment voulez-vous le vôtre ? J'espère que vous n'allez pas me dire bien cuit.

— Non, à point, mais pas saignant.

Il sortit d'un tiroir des couverts qu'il disposa sur la table.

— Pour vous remercier correctement de votre aide, l'autre

soir, il faudrait sans doute que je vous emmène en avion dans le meilleur restaurant de Sydney.

— J'ai été heureuse de pouvoir vous aider. C'était une sinistre opération. Je n'avais jamais assisté à une amputation auparavant.

— Dieu sait si j'ai horreur de cela. Rares sont les patients qui s'en remettent, psychologiquement parlant. Ils croient ressentir une douleur dans la jambe qui leur manque, refusent de regarder à l'emplacement de la main amputée. Ils ne se sentent plus jamais entiers. Mais ce type est stupéfiant. Il plaisante déjà de son état. Il dit que c'est entièrement de sa faute et que la prochaine fois, il fera plus attention.

Cassie mit le sel sur la table, tandis que Chris disposait les steaks sur un plat. Elle remarqua qu'il avait coupé la partie la plus tendre du sien, la réservant pour Isabel.

Elle chercha quelque chose à dire. Il ne lui facilitait pas la tâche.

— Vous êtes à Augusta Springs depuis combien de temps ? demanda-t-elle en s'asseyant.

Il haussa les épaules.

— Dix-huit ou vingt ans environ. Nous sommes venus ici dès que j'ai eu mon diplôme de médecin.

— Et quelles pouvaient bien être vos motivations ?

Il lui jeta un regard.

— Qu'est-ce qui amène chacun de nous à venir dans un pareil endroit ? Tout au bout du monde ? Ça semble surréel, n'est-ce pas ? Je crois que chacun ici, ainsi que dans chaque ville et ranch de l'Intérieur, est plus ou moins désaxé. Certains sont des originaux. Vous verrez. Vous en rencontrerez beaucoup qui n'ont pas même un vernis de civilisation. Izzie et moi ne pensions pas rester plus de trois ans.

Il eut un rire sans gaieté.

— Nous avons cru que ce serait une aventure.

— Cela a-t-il été le cas ?

— Je ne sais si aventure est le terme approprié. Au bout de dix ans, ayant besoin d'un associé, j'ai passé une annonce, et John Edwards s'est présenté. Ensemble, nous avons trouvé assez d'argent pour faire construire l'hôpital et embaucher des infirmières. Nous avons pris notre essor avec la ville. Elle ne comptait guère plus de deux cents habitants à notre arrivée.

— Les frites sont délicieuses. Votre Tom Collins aussi.

Il hocha la tête sans la regarder.

— Pourquoi êtes-vous restés ?

Il finit par lever les yeux vers elle.

— Par inertie.

Elle sourit.
— J'en doute. Vous ne semblez pas paresseux.
Il secoua la tête.
— Je suis connu ici. J'ai mis toute mon énergie dans cette ville et je n'aurais pas la force de recommencer ailleurs.
Cassie l'observa. Il n'avait guère plus de quarante ans. Où était donc passée sa vitalité ?
— Alors vous êtes désaxé, vous aussi, je suppose ?
Il enleva ses lunettes, les essuya avec sa cravate et les remit.
— Je me verrais plutôt comme une cheville carrée dans un trou rond.
Le téléphone sonna. C'était Horrie.
— Sam vient vous chercher. Il vaut mieux que ce soit vous qui parliez à cette Mme Dennis. Sa fille a une forte fièvre.
Cassie se tourna vers Chris.
— Je dois partir. Mais merci, merci beaucoup.
Ils entendirent des pas dans l'escalier conduisant à la véranda. Sam s'encadra dans la porte, sa casquette de base-ball poussée en arrière de la tête.
— Prête ? demanda-t-il à Cassie, jetant à peine un regard à Adams.
— Chris ! appela à cet instant Isabel.
Le Dr Adams les laissa pour se précipiter vers la chambre. Sam redescendit rapidement les marches.
— Horrie est inquiet, dit Cassie.
— Oui, mais souvenez-vous de la fois où il craignait pour un patient une crise cardiaque qui ne s'est jamais produite.
Sam fit démarrer la camionnette.
Horrie les attendait.
— J'ai dit à Mme Dennis que nous rappellerions à sept heures trente. Attendez encore trois minutes.
La femme paraissait proche de la crise de nerfs.
— Rosie est incapable de se lever, dit-elle, des sanglots dans la voix. Elle est brûlante de fièvre.
— Vous avez de la glace ?
— Non.
— Mouillez des gants de toilette et des serviettes, et posez-les sur elle.
Elle se tourna vers Sam.
— Pouvons-nous effectuer un vol de nuit ?
Il pencha la tête d'un côté.
— C'est peu probable. Mais laissez-moi d'abord me renseigner sur les possibilités d'atterrissage, car je n'ai pas la moindre idée de la situation de ce ranch.

Non, ils n'avaient pas d'aire d'atterrissage et ils étaient entourés d'arbres. Il y avait bien un terrain plat à un kilomètre, mais ils disposaient d'une seule voiture, dont les phares n'auraient pas suffi à l'éclairer.

Sam rendit le micro à Cassie.

— Impossible, déclara-t-il. Nous pouvons éventuellement partir avant l'aube, mais il faut qu'il fasse jour à notre arrivée. Je pense que c'est à une heure de vol.

Cassie transmit les paroles de Sam à Mme Dennis et lui dit qu'ils la recontacteraient à cinq heures du matin pour savoir si leur venue était indispensable.

A cinq heures, alors qu'il faisait encore nuit noire, M. Dennis leur dit qu'ils étaient toujours terriblement inquiets. La température de leur fille était montée à plus de 41 °C et elle avait perdu connaissance.

— Partons, dit Sam.

Soucieuse, Cassie avait très peu dormi. Elle aurait voulu décoller dès quatre heures trente, heure à laquelle Sam était venu la chercher, mais il avait tenu à se livrer à une vérification complète du moteur de l'avion, suivie d'un examen du cockpit et des instruments gyroscopiques, et il avait d'autre part voulu attendre un peu, de façon à avoir suffisamment de lumière pour atterrir.

— Nous disposons au moins d'une piste éclairée pour décoller, dit-il.

Il ajouta, paraissant se parler à lui-même :

— La vitesse relative et la vitesse ascensionnelle seront automatiques si la position de l'avion lors de la montée est correcte.

Cassie éprouva une impression d'infinie solitude à voler dans l'obscurité. Ils montèrent jusqu'à deux mille quatre cents mètres d'altitude puis se dirigèrent vers le nord-est, l'aile droite de l'appareil penchant d'abord vers le haut, puis vers le bas. La jeune femme se sentait comme en apesanteur et désorientée, son seul point de repère étant la mince ligne d'horizon qui s'éclaircissait à l'est.

Ils arrivèrent à six heures sonnantes pour apprendre que la fillette était morte quinze minutes auparavant.

— Si nous étions partis une demi-heure plus tôt, auriez-vous pu la sauver ? s'enquit Sam.

— Qui sait ? répondit Cassie, se demandant s'il était possible de s'habituer à la mort.

13

— Mais tout le monde va au bal du samedi soir.

— Pas tout le monde, dit Cassie.

Hors de son travail, elle voulait rester à l'écart des hommes.

— Je suis fatiguée. J'ai eu une dure semaine. Je veux me faire un shampooing, ne pas avoir à parler, et lire un livre.

Fiona, debout sur le seuil, jeta un coup d'œil sur Cassie, affalée sur ses oreillers.

— Tu as des problèmes ?

— Qu'est-ce que tu vas chercher ? Ne puis-je faire ce qu'il me plaît ?

— Bien sûr que si. Mais les gens vont être déçus. Il y a dans ce pays une majorité d'hommes. Ils font des kilomètres à cheval simplement pour voir une femme. Et il faut à certains tout leur courage pour en inviter une à danser.

— Je suis sûre qu'ils peuvent se passer de ma présence. J'ai besoin de temps pour moi-même.

Fiona haussa les épaules.

— J'ai le sentiment qu'il y a autre chose. Mais soit.

— Écoute, j'ai une proposition qui devrait te faire plaisir. J'ai demandé à Sam si nous pouvions voler jusqu'à Burnham Hill le week-end prochain. Nous devions nous y rendre mercredi, mais j'ai pensé que si cela se faisait samedi, tu pourrais venir. Il a accepté. Qu'en dis-tu ?

— Oh, Cassie !

Fiona entra dans la pièce et bondit sur le lit.

— C'est super ! Je serais ravie de vous accompagner !

— Bon, alors ne me harcèle plus à propos du bal de ce soir. Ou de n'importe quel samedi. D'accord ?

— Tu danses pourtant, je le sais. Sam m'a dit que tu étais formidable.

— Sans doute voulait-il fanfaronner.

— Cela ne va-t-il pas entre vous deux ? Je veux dire...

— Autant que je sache, cela va bien entre nous. C'est quelqu'un avec qui il est facile de faire équipe, malgré ses réticences à travailler avec une femme.

— Je pense qu'il a dépassé cela. Il te respecte.

— Et c'est à cette forme de rapports que je veux m'en tenir. Je le respecte également.

Fiona se leva.

— Très bien, je vais aller m'amuser et te laisser te morfondre ici.

— Tu te rends compte de ce que j'ai fait cette semaine ? Privée de loisirs le week-end dernier à cause de mes visites à Tookaringa et Narrabinga, j'ai passé le lundi à Yancanna, marié Horrie et Betty, assisté Chris lors d'une amputation, et mercredi j'ai effectué un vol en urgence pour apprendre la mort de la malade à mon arrivée. Ensuite, jeudi, j'ai donné un certain nombre de soins, et je pense avoir arraché au moins deux douzaines de dents dans la semaine.

— Bon, bon.

Mais après le départ de Fiona, Cassie tourna en rond dans la maison sans trouver le repos. Elle se lava les cheveux, mais ne parvint pas à rester assise assez longtemps pour lire. A onze heures, vêtue de son vieux peignoir en éponge, elle alla sur la véranda, où elle s'assit, scrutant l'obscurité jusqu'à ce qu'elle puisse voir les feuilles sur les arbres dans la rue. De la musique, venant de chez *Addie's*, trois pâtés de maisons plus loin, se mêlait à l'air de la nuit. La plainte d'un saxophone la pénétra d'un sentiment de terrible solitude. Elle aurait peut-être dû accompagner Fiona.

Pourtant elle savait que la simple présence des autres n'allégerait pas le poids d'isolement qu'elle portait en elle. Elle avait cru — pendant un moment bien trop court — trouver l'âme sœur en la personne de Ray Graham, elle avait cru qu'elle était pour lui l'être le plus important au monde, mais le chirurgien lui avait montré qu'elle s'était trompée. En fin de compte, elle était seule.

Malgré la sympathie que chacun lui témoignait ici, Cassie savait que ce séjour n'était qu'une étape sur sa route. Elle s'en irait dans un an ou deux et très vite personne ne se rappellerait son nom. « Ah oui ! cette femme médecin. » Personne n'aurait le moindre regret à la voir sortir de sa vie...

On marchait dans la rue, d'un pas assuré et rapide. C'était Chris Adams. Il faisait de grandes enjambées, sans regarder ni à gauche ni à droite. Quand il passa devant la maison, elle l'interpella :

— Bonsoir, Chris !

Il s'arrêta brusquement et regarda dans sa direction.

— Fi ? Est-ce vous, Fiona ?

— Non. (Elle ne se leva pas de sa chaise.) C'est moi, Cassie.

— Oh, bonsoir !

Elle était sûre que s'il avait eu un chapeau, il l'aurait ôté, tant ses manières étaient cérémonieuses.

— Vous faites votre promenade du soir ?

— Je pense que vous pouvez appeler cela ainsi.

Il se tint un instant immobile, mais dans le noir, elle ne pouvait voir son visage.

— Eh bien, bonsoir !

Il repartit à pas pressés, descendant la rue qui menait vers le bout de la ville.

Bizarre individu, maladroit dans la conversation, ne cédant jamais le moindre pouce de terrain ; il était même abrupt avec ses patients, un peu condescendant. Docteur en médecine imbu de son pouvoir. Elle se demandait s'il coulait dans ses veines de l'eau glacée.

Elle s'endormit en tenant le livre qu'elle avait tenté toute la soirée de lire. Quand elle s'éveilla au matin, elle le trouva sur le plancher. Ses couvertures étaient entassées comme si une armée avait traversé son lit. Son oreiller était humide de larmes, et elle se souvint pourquoi. Elle avait rêvé de Ray Graham, senti ses lèvres sur les siennes, retrouvé la sensation de ses bras autour d'elle. Plus jamais, se dit-elle. Jamais, jamais plus.

Ils n'effectuèrent qu'un seul vol cette semaine-là, et ce fut pour donner des soins dans un ranch, où la femme du propriétaire était enceinte de sept mois. Leurs trois autres enfants, qui avaient tous moins de cinq ans, n'avaient jamais été vaccinés et n'avaient même jamais vu de médecin, vivant à plus de trois cents kilomètres d'une ville. Cassie examina aussi l'ongle incarné du cuisinier et la cheville foulée de l'apprenti. De là, ils se rendirent dans un ranch voisin, où Cassie se mit à soigner la patte cassée d'un chien et à vacciner les enfants, y compris trois aborigènes. La nounou avait la diarrhée depuis trois jours, aussi Cassie insista-t-elle pour la ramener à Augusta Springs avec eux. La pauvre jeune femme pouvait à peine tenir debout. Sam l'aida à gagner la civière dans l'avion. La plupart du temps, quand ils étaient au sol, il se contentait d'aller de l'un à l'autre, adressant à chacun la parole. Partout où il passait, Cassie entendait fuser des rires.

Le samedi, quand Fiona se fut acquittée de ses tâches d'enseignante, ils prirent tous les trois le petit déjeuner chez *Addie's* avant de s'envoler vers le sud, pour Burnham Hill, un centre d'élevage de moutons de plus d'un million d'hectares. Assises à une table voisine, se tenaient Heather Martin et une de ses sœurs.

Se penchant, Sam dit à voix basse :

— Il m'est arrivé la pire des tuiles la nuit dernière. Les filles Martin ont frappé à ma porte. Elles étaient en ville et, ne sachant où descendre, elles m'ont demandé si elles pouvaient rester chez moi.

Cassie leva vers lui un regard amusé.

— Pas question ! poursuivit Sam avec un large sourire. Je leur ai pris une chambre ici, chez *Addie's*. Elles ont fait toute la route dans leur vieille camionnette pour me voir. Je leur ai dit que nous avions un vol aujourd'hui.

Cassie se mit à rire.

— Vous ne pouvez pas les empêcher de vous trouver irrésistible.

— Eh bien, elles sont jolies, mais je suis le seul homme qu'elles aient jamais vu, en dehors de leur père et des livreurs.

— Elles sont magnifiques, déclara Fiona, après avoir examiné les jeunes filles.

— Je leur ai dit d'aller trouver Cully. C'est un grand cuisinier, et elles en cherchent un.

— Je ne le vois guère aller vivre à la campagne, avança Fiona.

— Peut-être, mais il y en a quatre autres comme ça là-bas.

Cassie fit un signe de la main à Heather et à sa sœur, et les deux jeunes filles se précipitèrent vers leur table.

Après les présentations, Fiona suggéra :

— Vous devriez aller cette nuit au bal du samedi soir. Il y aura une foule de jeunes hommes.

Heather n'avait pas cessé de regarder Sam.

— Est-ce que vous y serez ?

Il acquiesça de la tête :

— Très probablement.

— Eh bien, vous nous y verrez, dit Bertie, à moins que ce ne fût Billy.

Pendant le vol, Cassie observa Fiona qui s'était accroupie sur le plancher de l'avion pour se rapprocher au maximum de Sam qu'elle écoutait avec recueillement.

— Il faudra vous agenouiller pour regarder par la fenêtre.

Tenez, voici des cumulus. Chaque fois que vous voyez des nuages blancs, ceux qui ressemblent à des châteaux, qui sont groupés en grosses houppettes évoquant la barbe à papa — ils sont toujours élevés —, ce sont des cumulus. Ils ne présentent aucun danger tant qu'ils restent en hauteur, loin au-dessus de la terre, et qu'ils continuent à rouler et à se gonfler, mais ils deviennent une menace quand ils forment une masse arrondie, solitaire, énorme, écrasante, qui descend près du sol.

Cassie contemplait à travers la vitre un faucon qui volait près de l'avion, effectuant des piqués, des montées, des plongées. Sam commença la descente. Ce devait être un endroit beaucoup plus important que ce qu'elle avait imaginé. Il y avait des dizaines de camions et de voitures, en plus grand nombre que partout ailleurs, à l'exception d'Augusta Springs.

Sam tourna la tête et lui cria :

— Vous avez vu ce rassemblement ? Tout le monde à une centaine de kilomètres à la ronde doit être malade.

Fiona regagna en rampant le siège derrière Cassie et attacha sa ceinture de sécurité.

— Je ne pensais pas qu'il était si exaltant de voler.

— Ce ne l'est pas toujours.

Une voiture faisait fuir un troupeau de chevaux sur le terrain d'atterrissage. Ils tournaient et retournaient, élargissant le cercle de leur galop à mesure que le camion les chassait. Sam se dirigea néanmoins vers la piste, fonçant tout droit sur le troupeau qui venait vers lui. Les bêtes s'écartèrent de l'appareil sur les deux côtés dans un nuage de poussière. Il avait un sang-froid stupéfiant.

L'avion stoppa en douceur. On avait nettoyé le sol de ses rochers, se dit Cassie, en les voyant alignés de chaque côté de la piste. Je ne ferais pas un bon pilote, pensa-t-elle. Je serais trop prudente. Sam prenait des risques qu'elle n'oserait jamais prendre.

— Vous trouvez du plaisir dans le danger, je crois, lui dit-elle quand l'avion fut arrêté.

Avec un sourire, il bondit de son siège.

— Eh bien, mesdames, nous voici à Burnham Hill, le plus grand centre d'élevage de moutons qu'il vous sera probablement donné de voir.

— On dirait une ville.

— Ce n'en est pas une.

Il ouvrit la porte et mit le marchepied en place. Il sauta à terre et tendit la main à Fiona pour l'aider à descendre. Cassie se tint une minute à la porte, promenant ses regards sur la foule : une ruche en activité.

Un grand homme maigre portant la culotte de cheval couleur crème chère aux bergers serra la main de Sam. Cassie descendit les marches.

— Je vous présente Dan Mason, dit Sam. C'est le propriétaire de Burnham Hill.

— D'où viennent tous ces gens ? demanda Cassie.

Mason agita la main.

— Certains d'entre eux arrivent des mines d'opale, à presque cinq cents kilomètres, et ils ont campé ici la nuit dernière. D'autres viennent de tous les ranches des alentours dans un rayon de cent à cent vingt kilomètres. Il y a aussi les aborigènes qui habitent surtout les collines et les cheminots qui vivent le long des voies. Ils se sont rejoints et ont voyagé dans ce camion qui ressemble à un bus. Nous vous avons préparé une journée chargée, Doc.

Doc, toujours Doc.

Cassie dit à Sam :

— Nous n'avons jamais vu un tel rassemblement pendant tout notre premier mois.

— Besoin d'assistance ?

Elle haussa les épaules.

— Pourquoi ? Avez-vous l'intention de flirter avec les jolies filles ? Allez-y. Je vous appellerai si j'ai besoin de vous.

Sam lui lança un regard amusé et se pencha pour dire quelque chose à Fiona avant de partir.

Dan Mason reprit :

— Quand nous avons commencé à nous rendre compte de bonne heure ce matin de l'importance du nombre des arrivants, nous avons dressé cette tente que nous réservons d'habitude pour les fêtes. On savait que vous ne pourriez rester toute la journée au soleil. Ma femme, Nancy, ne va pas tarder. Elle est en train de prévoir un repas pour tous ces gens. Elle demande que vous lui fassiez savoir si vous avez besoin de quoi que ce soit : de l'eau, par exemple, ou n'importe quoi d'autre. Nous avons également monté cette table ici. Qu'est-ce qu'il vous faut d'autre ?

— C'est parfait, dit Cassie.

— Puis-je faire quelque chose ? s'enquit Fiona.

— Certainement. J'ai besoin d'établir un dossier médical sur chaque patient. Veux-tu t'en charger ?

— J'en serais ravie.

Ses yeux brillaient quand Cassie lui tendit le carnet.

Cassie fit des piqûres et un nombre plus grand encore d'extractions de dents. Elle n'avait pas imaginé que tant de gens puissent souffrir d'affections dentaires. Cela semblait le mal dominant des régions de l'Intérieur. Un jour, peut-être, envisagerait-elle d'emmener un dentiste dans ses tournées. Elle perça un furoncle et se demanda pourquoi les enfants aborigènes avaient les yeux malades et la morve au nez. Les mouches s'agglutinaient autour de leurs yeux, aggravant l'infection.

Elle eut affaire tour à tour à une angine, une cheville fracturée, des ligaments déchirés, des dérangements d'estomac, des contusions, des brûlures, un bras cassé qui n'avait pas été convenablement remis en place, et à trois femmes enceintes, qu'elle demanda à examiner dans une des chambres, si cela était possible.

A une heure, Nancy sortit de sa maison, essuyant ses mains enfarinées au tablier qui enveloppait sa corpulente personne.

— On mange ! cria-t-elle. Ce sera sous forme de buffet. Je n'ai pas assez de tables et de chaises pour vous tous.

Mais elle avait assez de nourriture.

Un énorme jambon trônait à un bout de la longue table qu'on avait apportée de la salle à manger dans la véranda.

— Mettez-vous en file là, leur enjoignit Nancy. Et ça va aller tout seul.

Elle se tourna vers Cassie :

— Fasse le ciel qu'il y en ait assez ! Qui se serait attendu à quarante personnes pour la consultation ?

Il y avait des beignets de pommes de terre et des gros pains maison. Il y avait des plateaux de condiments, une montagne de chou, carottes et pommes en salade. Il y avait un plat de panais et de carottes cuits au four, des tomates en tranches, des haricots verts avec des amandes effilées. Sur une table plus petite étaient posés cinq gâteaux.

Nancy répondit à la question non formulée de Cassie :

— Ces gâteaux ont été apportés. Je n'en ai fait aucun. En réalité, je ne me suis occupée que du jambon et des pommes de terre.

— Voilà des rapports de bon voisinage. Vous n'y êtes pas habituée, hein ? dit Sam à Cassie.

Elle n'avait vu cela ni à Washington ni à Londres, ni même à San Francisco. Cassie écoutait les femmes échanger des recettes, parler des semaines obligatoires à passer en ville — Adélaïde ou Brisbane, et parfois même Augusta Springs — pour attendre la naissance de leurs bébés. Les hommes, formant des groupes à l'autre bout de la véranda, parlaient moutons et courses de chevaux. Elle abaissa son regard sur l'étroite bande de gazon qui entourait la maison fraîchement peinte et vit Sam, sa sempiternelle casquette de base-ball enfoncée dans la poche de son pantalon, souriant à deux jeunes filles qu'il tenait par le cou et qui riaient les yeux levés vers lui.

A présent ils ne pouvaient être de retour à Augusta Springs qu'après la tombée de la nuit.

— C'est faisable, dit Sam. Le terrain d'aviation est éclairé. Ce n'est pas comme se poser dans un ranch où rien n'est prévu pour les atterrissages nocturnes. Il y a même des balises.

Mais Nancy et Dan Mason les convainquirent de passer la nuit chez eux. Sam fit le point avec Horrie : il n'y avait pas d'urgences, absolument aucun appel pressant.

— Nous pourrons partir tôt dans la matinée, si cela vous convient, dit-il à Fiona et à Cassie.

— Et les filles Martin ? Elles vont être déçues !

Le ton de plaisanterie qu'avait voulu adopter Cassie sonnait faux.

Sam la regarda de travers.

— Je ne veux pas qu'une femme me choisisse. Je préfère que le choix me revienne.

— Ainsi, c'est toujours à l'homme de prendre l'initiative ?

Son ton s'était durci.

Sam se pencha pour cueillir un brin d'herbe qu'il mit dans sa bouche.

— Certainement.

— N'est-ce pas excitant ? demanda Fiona, en les rejoignant. Merci infiniment de m'avoir invitée. C'est le plus beau jour de ma vie.

Elle ajouta, s'adressant à Cassie :

— Je ne pensais pas que ta vie était aussi pleine de... J'imagine que tu ne dois jamais te sentir seule, avec tous ces gens prêts à t'aimer pour l'aide que tu leur apportes. Tu fais partie de leur vie à la minute où ils te rencontrent. C'est un peu ce que j'éprouve en entrant dans une salle de classe. J'ai conscience de faire partie pour toujours de la vie de ces enfants, qu'ils se souviennent ou non de mon nom, de mon enseignement ou de mon visage.

Tu ne dois jamais te sentir seule... rumina Cassie.

A six heures du matin, une clochette retentit vigoureusement. Cassie, qui ne dormait plus depuis longtemps, s'était efforcée de rester immobile dans le lit pour ne pas réveiller Fiona. Elle lui tapa alors sur le bras.

— Allez, c'est l'heure de se lever !

— Mmm, grogna son amie.

Cassie balança les jambes hors du lit et regarda par la fenêtre. Toutes les aubes étaient-elles glorieuses dans cette partie de l'Australie ? Elle enfila ses vêtements et se passa la langue sur les dents. Elle supportait mal de ne pas avoir de brosse à dents. La prochaine fois, elle en glisserait une dans son sac, en cas de halte nocturne imprévue. En enfilant ses bottes, elle se regarda dans la glace qui surmontait la coiffeuse et prit un peigne qu'elle se passa rapidement dans les cheveux. Elle ne prit pas la peine de se mettre du rouge à lèvres avant de sortir saluer l'aurore.

Dan Mason était déjà dehors, parlant à son contremaître. Trois apprentis rassemblaient et sellaient les chevaux dont les sabots soulevaient la poussière. Cassie s'élança à travers les broussailles et marcha en direction d'une butte située à une distance de trois cents mètres à l'est. Elle aperçut Sam qui jetait un coup d'œil sur l'avion.

Bien qu'il fît assez clair pour qu'on pût voir distinctement, le soleil n'était pas encore apparu à l'horizon. Quand Cassie arriva en haut du monticule, elle eut la surprise de découvrir un ruisseau serpentant entre des rives bordées de grands gommiers. Et le soleil se leva derrière cette rangée d'arbres. Ce n'était pas aussi spectaculaire que s'il y avait eu des nuages, ou même une importante accumulation de poussière, mais c'était tout de même un spectacle saisissant. Elle pouvait embrasser tout l'horizon d'un seul regard. C'était plat, plat, plat. Quand l'énorme disque orange s'éleva, lançant sur tout le pays, comme des tentacules, ses rayons aveuglants, le paysage entier fut enveloppé d'une lumière dorée présageant d'une autre journée où l'on n'échapperait pas à la chaleur.

Cassie se demanda comment devait être l'été dans cette région si, trois minutes après le lever du soleil, elle avait aussi chaud en ce début d'octobre.

— Divin, n'est-ce pas ?

Elle reconnut la voix de Sam derrière elle.

La clochette retentit de nouveau.

— Je pense que le petit déjeuner est prêt. J'aimerais décoller tout de suite après. C'est notre jour de congé et j'ai des choses à faire.

Il la regarda descendre la butte, puis la suivit, hochant la tête.

14

— Sam va m'apprendre à piloter, dit Fiona, tout excitée. N'est-ce pas merveilleux ?

Cassie, qui épluchait les légumes, leva les yeux.

— D'où vient cette décision ?

Fiona se versa une tasse de thé. Elle revenait d'une partie de tennis avec Sam et offrait l'image de la santé dans tout son éclat.

— Je lui ai dit que voler me semblait quelque chose de magique et que le coup de foudre s'était produit lors de notre voyage à Burnham Hill. Tu sais, la nuit, dans mon lit, je ferme les yeux et je me vois là-haut, flottant dans l'air comme un aigle. Il m'a proposé : « S'il en est ainsi, je vous apprendrai à piloter. » J'ai ma première leçon samedi. Il me tarde d'y être.

Cassie mit les carottes dans une casserole et, sans regarder Fiona, lui demanda :

— Y a-t-il quelque chose entre Sam et toi ?

— Oui, répondit-elle, les yeux brillants. Et c'est tout nouveau pour moi, une amitié masculine. Je ne crois pas m'être jamais liée d'amitié avec un homme auparavant. J'entends une véritable amitié. Nous avons de la sympathie l'un pour l'autre, mais sans attirance physique, si c'est ce que tu veux savoir. Je passe des moments extraordinaires avec lui. Nous discutons de tout.

Cassie se tourna pour lui faire face.

— Penses-tu vraiment qu'une amitié soit possible avec un homme ? Personnellement, j'en doute.

— Oh, Cassie ! Arrête de tout ramener à toi et de te méfier de tous les hommes parce que l'un d'eux t'a rejetée. J'ai eu, moi aussi, une malheureuse histoire d'amour. Qui n'en a pas ? Il m'a fallu des années pour m'en remettre. Mais je pense qu'une telle épreuve nous enrichit tous. Quels êtres abominables serions-nous si nous ne faisions pas cette expérience ?

Comment pourrions-nous ressentir ce que ressentent les autres ? Je souhaiterais à chacun d'avoir un peu de malheur et d'être plaqué au moins une fois. Ça nous rend plus humbles, aussi.

— Ne dis pas cela ! Je serais meilleure si Ray ne m'avait pas traitée comme il l'a fait.

— Tu serais peut-être plus heureuse en ce moment, mais je suis sûre que tu tireras profit de cette expérience malheureuse. Ta tristesse actuelle n'est pas la faute de Ray. Oui, c'est un salaud. Mais d'être plaquée ne met pas fin à une vie. C'est ta propre réaction qui t'a rendue amère. Aujourd'hui, tu n'accordes ta confiance à aucun homme. Tu t'y refuses pour ne pas recevoir un nouveau coup. Cassie, tu es charmante, belle. Tu sais t'amuser avec moi et tu es à l'aise avec les autres femmes. Tu es merveilleuse avec les enfants. D'après tout ce que j'entends dire, tu es agréable avec tes patients, qui t'adorent. Mais tu fuis les hommes séduisants qui pourraient t'attirer.

Fiona, après cette argumentation, posa la main sur le bras de Cassie.

— Le mur que tu élèves autour de toi, entre les hommes et toi, est presque visible.

— Hé là ! Je suis heureuse de la vie que je mène actuellement.

Fiona s'assit sur la chaise à dossier droit, la seule de la cuisine.

— Tu es plus aimable avec Horrie qu'avec Sam. Et tu es aimable avec Steven Thompson parce qu'il est assez vieux pour être ton père. Mais attends de rencontrer son fils. Blake va être une menace pour toi, et tu seras encore plus distante avec lui qu'avec Sam. Réalises-tu que tu as un comportement masculin quand tu es avec des hommes qui pourraient te plaire ?

— Tu n'y es pas du tout. J'ai de bonnes raisons de conserver mes distances avec les hommes, et toutes ne sont pas en rapport avec Ray Graham. J'ai dû me battre pour faire mon chemin à l'École de Médecine. Sais-tu qu'il n'y a pas eu de cours d'anatomie où les étudiants n'aient décoché des sarcasmes contre les femmes, m'observant pour voir comment je les encaissais ?

Le souvenir de cette époque lui tendait les nerfs.

— Tu n'as pas idée du nombre d'hommes qui se sentent menacés si une femme s'aventure dans ce qu'ils considèrent comme leur domaine.

Fiona tapa sur la table.

— Tu sais quoi ? Je ne suis pas même sûre qu'il y ait de la sympathie entre les sexes. Je pense que chacun se sent en fait menacé par l'autre sexe. Les hommes nous font manquer de confiance en nous-mêmes, mais nous subissons leur attirance. C'est sans doute une réalité aussi élémentaire que la sexualité. C'est peut-être le désir de se sentir le centre du monde aux yeux de l'autre, et c'est probablement avec un homme que nous allons nous réunir pour l'éternité. C'est peut-être parce que nous sommes les deux parties d'un tout. Le yin et le yang. Il est possible que la sympathie entre les sexes n'existe pas, mais nous avons la faculté de nous aimer, nous éprouvons, nous les femmes, le besoin de nous voir belles dans le regard d'un homme. Nous nous livrons à des jeux avec l'autre sexe, mais jamais avec nos amis du même sexe. Depuis des milliers d'années, hommes et femmes ne se sentent pas complets s'ils n'ont pas quelqu'un de l'autre sexe à leur remorque.

Fiona avait raison. Tout en sachant qu'elle dressait un mur autour d'elle chaque fois qu'un homme attirant se présentait, ne serait-ce qu'à la périphérie de sa vie, Cassie en même temps n'était que trop consciente qu'à ces moments-là une partie d'elle-même la poussait à se demander quel air elle avait, si elle était bien coiffée, si elle avait encore du rouge à lèvres, si l'homme la regardait.

— Je ne comprends pas, Cassie. Je m'entends beaucoup mieux avec les femmes, avec qui il m'est plus facile de devenir intime. Mais rares sont les amies avec qui je peux avoir ce genre de conversation. Il n'y a qu'avec toi et Ally que j'aborde de tels sujets. (Ally était la sœur cadette de Fiona.) Il n'y a qu'à toi et à Ally que je peux dire : « J'ai couché avec un homme sans être mariée, et, Dieu me pardonne, j'ai pris mon pied. Et une part de moi aime encore ce type, bien que je n'aie plus guère de sympathie pour lui maintenant. »

Cassie soupira.

— Fiona, tu es la plus gentille personne que j'aie jamais connue. Même du vivant de ma mère, je ne pouvais lui parler avec cette liberté.

— Oh, Cassie. Nous ne disons jamais à notre mère ce que nous sommes réellement parce que nous nous soucions trop de son approbation. La mienne aurait une attaque si elle m'entendait dire merde. Mais avec une grande amie, nous nous ouvrons, et cela contribue à fortifier l'amitié. Nous pouvons être honnêtes et sincères et nous cherchons ensuite cela dans un homme, avec l'espoir qu'il sera notre meilleur ami aussi bien que notre amant, et c'est précisément une erreur. Nous devons le séduire. Nous n'avons pas à séduire nos amis. Ne t'imagine pas que je fais peu de cas de l'amitié, je pense au contraire qu'il faut l'entretenir, lui consacrer du temps, la chérir. Ce sont les seuls moments de notre vie où nous pouvons être vraiment nous-mêmes.

— Je crois que tu es la première véritable amie que j'aie jamais eue.

— J'ai toujours eu de bons amis, mais jamais comme toi. Je n'ai jamais raconté à personne ce que je t'ai dit.

Cassie alla vers Fiona, lui mit une main sur l'épaule et se pencha pour l'embrasser sur la joue.

— Je suis venue ici dans la précipitation, pour fuir. Et au lieu de cela, je suis en train de me trouver, grâce à toi.

A cet instant le téléphone sonna et Fiona sauta de sa chaise. Elle revint presque aussitôt.

— C'est pour toi. Une urgence à Tookaringa.

— C'est un appel du centre ?

— Non, un appel en direct. Horrie leur a dit où tu étais.

L'Intérieur n'était doté que de quelques lignes téléphoniques, simplement tendues le long des clôtures et des arbres, ce qui expliquait le mauvais fonctionnement, parfois, du système.

Le ton de Jennifer était pressant.

— Cassie, Dieu merci ! Nous avons un problème ici. Steven n'est pas là, mais parlez à mon fils, vite !

Une voix masculine inconnue se fit entendre.

— Nous faisions du tennis quand notre invitée, Eva Paul, a jeté sa raquette par terre et s'est mise à étreindre sa gorge, à trépigner et à cracher. Un frelon lui est entré dans la bouche et l'a piquée. C'est arrivé il n'y a pas un quart d'heure. Sa langue est enflée et elle a du mal à respirer. Elle est complètement paniquée. Nous lui donnons des boissons froides et de la glace pour la faire désenfler.

En arrière-fond, Cassie percevait la respiration rauque d'Eva.

— Elle devient bleue, son teint et ses lèvres sont terreux et elle transpire comme un porc qu'on égorge.

Oh, Dieu du ciel ! pensa Cassie.

— Dans combien de temps pouvez-vous être là ? demanda Blake Thompson.

— Le temps que j'arrive, elle sera morte. Il faut que vous fassiez une trachéotomie.

— Quoi ?

— Vous devez faire...

— Je dois faire quoi ?

— Maintenant, écoutez-moi bien. Le gonflement de l'épiglotte ferme l'entrée de la trachée et peut provoquer la mort par asphyxie ou suffocation. Vous allez devoir inciser la trachée juste au-dessous de la pomme d'Adam.

A l'autre bout de la ligne le silence régnait.

Cassie continua.

— Pendant que nous parlons, faites stériliser un petit couteau pointu, vite, et débrouillez-vous pour trouver un court tuyau de caoutchouc, peut-être dans la grange. Vous avez sans doute un jour siphonné de l'essence ? Dépêchez-vous ! A présent, suivez attentivement mes explications. A la base de la langue, il y a le pharynx au-dessous duquel la gorge se divise en deux conduits. L'un sert à avaler nourriture et liquide, l'autre au passage de l'air. C'est la trachée. Elle a une soupape à clapet qui se ferme quand la nourriture est avalée. Le gonflement obstruant l'arrivée d'air dans la trachée, votre amie va s'asphyxier ou mourir de suffocation si l'on n'agit pas vite. Si elle était à l'hôpital, on pourrait lui passer un tuyau dans la trachée, mais le plus proche n'est pas à moins de six cent quarante kilomètres de chez vous !

— La seule intervention que j'aie jamais pratiquée, c'est la castration de jeunes animaux.

— Ou bien vous agissez, ou bien elle va mourir, et c'est une question de minutes. Bientôt elle entrera dans le coma par manque d'oxygène. Passez le combiné à votre mère et pendant que je lui parle, tirez le canapé près de l'appareil. Faites venir immédiatement quelques jeunes gens. Vous avez besoin d'hommes vigoureux pour la maintenir immobile.

La voix de Jennifer se fit entendre sur la ligne.

— Bien, Cassie, il tire le canapé, mais je crois qu'Eva s'évanouit. Grâce à Dieu, voici qu'arrivent deux jeunes hommes vigoureux. Que puis-je faire ?

— Vous pouvez rester ici et tenir le combiné à l'oreille de Blake ou bien lui transmettre chacune de mes indications. A présent, si le canapé est près du téléphone, à un endroit où il peut opérer tout en m'écoutant, dégagez la tête et le cou d'Eva, et prenez l'homme le plus fort dans la pièce.

— C'est Blake.

— Alors, le plus fort après lui. *Pour l'amour du ciel, ne chicanez pas,* eut envie de lui crier Cassie. Que l'homme le plus vigoureux tienne de toutes ses forces sa tête entre ses mains, de façon que même si elle cherche à se débattre, elle ne puisse bouger. Dites à cet aide de ne pas regarder ce qui se passe, pour qu'il se concentre sur son effort pour tenir la tête, et rien d'autre. C'est absolument vital. Maintenant, que Blake coure, je dis bien « coure » se laver les mains et revienne au téléphone avec un couteau stérile.

— Il sera là dans une minute. Oh, ma chérie...
— Ne dites rien, Jenny.
Elle se tourna vers Fiona.
— Veux-tu m'apporter une chaise ? Je vais rester au téléphone un certain temps.
La voix de Blake se fit à nouveau entendre sur la ligne.
— Me voici.
— Passez l'appareil à votre mère, elle vous répétera chacun de mes mots. N'hésitez pas ou la jeune fille est perdue.
— D'accord, dit Jennifer.
— Que Blake repère la pomme d'Adam et fasse une incision verticale un centimètre et demi au-dessous. Elle doit avoir quatre centimètres de long. Il faut qu'il soit bien sûr d'être au centre du cou, exactement au milieu. Qu'il continue à inciser jusqu'à ce que l'air sorte. Ne vous inquiétez pas du sang. Dès que vous ferez entrer ou sortir l'air, le saignement ralentira.
En arrière-fond, Cassie entendait toujours la jeune fille respirer avec difficulté.
— Elle est devenue bleue et ses yeux ont chaviré comme si elle était morte. Elle a perdu conscience.
La voix de Jennifer était pleine d'effroi.
— Je crois qu'elle est morte, dit Blake à sa mère.
— Dites-lui de continuer. Assurez-vous qu'il soit exactement au milieu. Il devra inciser la trachée, qu'elle soit morte ou vivante.
— Elle respire de nouveau, dit Jennifer.
— Alors, il y a quelque chose qui ne va pas. (Cassie réalisa qu'elle criait.) Soit il est allé sur le côté, soit ce n'est pas assez profond. Il doit absolument rester au milieu.
— Il a ouvert la trachée et l'air entre et sort. Oh, mon Dieu ! Il y a du sang partout !
— Bien. Placez le tuyau dans l'ouverture. Couvrez la région avec des étoffes propres, mouchoirs ou serviettes. Mettez une grande épingle de sûreté à quatre-vingt-dix degrés en travers du tuyau pour qu'il ne puisse pas descendre dans la trachée. Est-elle consciente ?
— Oui, et cette insertion est très douloureuse.
— Dites-lui qu'il mette les doigts de chaque côté de l'incision pour arrêter le saignement. Peu importe où va le sang et combien elle en perd pourvu qu'il n'en retombe pas une goutte dans cette ouverture !
Il y eut un moment de silence, puis Jennifer dit :
— Le sang ne fait que perler maintenant.
— C'est parfait. Il faudra la veiller à tour de rôle cette nuit

pour s'assurer que le tuyau reste bien en place. Il fait déjà trop sombre pour que nous puissions effectuer un vol maintenant. Mais nous partirons demain à l'aube et nous arriverons un peu après neuf heures. Elle ne risque plus rien. Repassez-moi le docteur, dit-elle un sourire aux lèvres.

— C'est moi, fit Blake.

— Bon travail.

— Ouais. Voilà.

A neuf heures vingt-deux le lendemain matin, ils atterrissaient à Tookaringa. Blake Thompson vint à leur rencontre dans une camionnette. Il s'y tint appuyé, le large bord de son Stetson projetant de l'ombre sur son visage, tandis que Sam ouvrait la porte de l'avion. Blake alla vers eux à pas lents, faisant de grandes enjambées dans ses bottes usées à talons hauts. Il avait la démarche d'un homme habitué à passer des journées en selle ; il émanait pourtant de sa personne une grâce presque léonine. Il s'avança pour serrer la main de Sam :

— Blake Thompson.

Sam fit un signe de tête et Cassie, ne pouvant entendre ses paroles, car il lui tournait le dos, pensa qu'il se présentait à son tour.

Elle tendit la main avant d'être complètement descendue.

— Docteur Thompson ?

Blake se mit à rire.

— Vous saviez sûrement ce que vous faisiez en m'embauchant.

Ils se dirigèrent vers le camion.

— Comment va la malade ?

— Bien apparemment. Elle a beaucoup dormi, et ne semble pas souffrir ce matin.

Dieu qu'il était beau, encore plus beau que son père. Cela n'était guère surprenant avec des parents comme les siens. Fortement charpenté, il la dominait. Il devait bien avoir dix centimètres de plus que Sam, peut-être quinze, et était large d'épaules.

— En se serrant, on peut tenir à trois à l'avant, dit-il.

Il tint la portière ouverte à Cassie, qui se glissa au milieu tandis que Sam plaçait à l'arrière son sac de médecin.

— Je suis heureuse d'avoir été là quand le téléphone a sonné. Quelques minutes plus tard, elle serait morte.

Blake freina devant la maison et tourna son regard vers elle. Il avait des yeux bleu cobalt.

Sam dit :

— Allez devant. Je vous apporterai votre sac.

En courant, Cassie monta l'escalier et entra dans le salon où Jennifer était assise auprès de la malade, qui se redressa :

Après l'avoir examinée, Cassie déclara :

— Je n'aurais pas pu faire mieux moi-même. L'enflure s'est déjà réduite et quand nous la ramènerons à l'hôpital, nous enlèverons le bout de tuyau. Demain, nous pourrons refermer cette ouverture. Vous n'en garderez pratiquement aucune trace, assura-t-elle à la jeune femme.

— Avez-vous pris votre petit déjeuner ? demanda Jennifer.

— Nous ne pouvons nous attarder. Nous avons une autre visite à faire et je veux emmener cette jeune fille à l'hôpital.

— Elle est venue de Brisbane, dit Jennifer. Je vais vous donner ses vêtements et son sac pour qu'elle puisse prendre le train ou l'avion d'Augusta Springs à sa sortie de l'hôpital. C'était son intention de toute manière.

— Il vaut mieux que je fasse le plein de carburant, dit Sam à Blake, tous deux debout sur le seuil.

— Suivez-moi, dit Blake. Pouvez-vous faire rouler l'avion jusqu'à la pompe ? Sinon, il est possible de remplir le réservoir avec des bidons.

— Je vais prendre les affaires d'Eva, intervint Jennifer, et je la conduirai avec Cassie au garage, ainsi nous ne vous retarderons pas.

Après un signe d'approbation de Sam, les deux hommes se mirent en route.

Quand Eva fut attachée sur son siège dans l'avion, Cassie s'installa à côté d'elle. Blake entra d'un bond et serra Eva dans ses bras.

Elle eut un faible sourire :

— Merci de m'avoir sauvé la vie.

Il jeta un regard à Cassie avant de descendre les marches. Sam claqua la porte et se glissa dans le cockpit.

Tandis qu'ils roulaient sur le terrain, Cassie observa Blake et sa mère, qui, debout, gardaient les yeux fixés sur l'avion, lui tenant son chapeau à la main, tous deux restant là jusqu'à ne plus apparaître que comme deux petits points.

Quand ils furent hors de vue, elle se dit : Ainsi, voilà Blake Thompson. Des yeux de ciel bleu.

15

Ils avaient pris des dispositions pour que leur dispensaire de Tookaringa fonctionne le 31 décembre. Cassie avait appris que beaucoup de gens venaient de villes aussi lointaines que Sydney et Melbourne pour les fameuses fêtes données à Tookaringa à l'occasion du réveillon du jour de l'an.

Elle avait demandé instamment à Fiona de l'accompagner, puisque les Thompson l'avaient invitée, elle aussi, mais son amie avait refusé, sans doute pour de très bonnes raisons, puisqu'elle était si friande de festivités.

— Cela va être le gala de l'année, avait dit Cassie.

Fiona agita la main, comme pour chasser cette idée.

— Une raison de plus pour rester ici et aider à l'illumination de *Addie's*.

— Mais tu n'as jamais vu Tookaringa !

Fiona secoua la tête.

— Tookaringa n'est pas en tête de mes priorités. Je peux voir Jennifer et Steven chaque fois qu'ils viennent en ville. Je ne manquerai à personne. Ne m'agace pas avec ça, Cassie, je ne veux pas y aller.

— Mais pourquoi ?

Fiona se leva et se dirigea vers la cuisine.

— J'ai mes raisons.

Elle avait aidé Cassie, dans l'impossibilité de trouver quelque chose d'assez chic à Augusta Springs, à se faire une robe pour la fête. Mais maintenant elle se demandait si son élégance ne risquait pas d'être excessive.

— Si tu exclus les hommes de ton existence, pourquoi porter une robe comme celle-là ? demanda Fiona. Tu t'interdis de jouir de la vie. Après en être, moi aussi, passée par là, j'ai compris que je ne pouvais pas continuer à me couper du monde. Les seuls êtres que je laissais entrer dans ma vie, dans mon cœur, étaient mes élèves. Mais ce n'était pas assez. J'ai finalement décidé de laisser entrer tous les autres. Mon cœur est assez grand pour les contenir. Et une fois que j'ai commencé à me comporter ainsi, tout est devenu beaucoup plus facile pour moi.

— Tu veux vraiment t'ouvrir à tous ? Tu vas encore souffrir.

Fiona haussa les épaules.

— Peut-être, mais pas autant. Pas autant que lorsqu'un seul homme possédait mon cœur, mes pensées, mon souffle vital. Aujourd'hui, il y a une telle foule dans mon cœur qu'une seule personne ne peut en être le maître. Et, Cassie, je t'assure que c'est bien plus sain que ta méthode à toi, qui est de te fermer à tous les hommes. Tu dois être la seule et unique femme sur un millier de kilomètres à la ronde à qui les hommes ne réclament pas de rendez-vous. Et pourtant, regarde-toi dans le miroir : il est évident que les hommes qui ne jugent que d'après l'apparence physique devraient faire la queue à ta porte. Mais tu dis qu'aucun homme ne t'a jamais fait d'avances. Tu les intimides, Cassie, voilà la raison.

— Peu m'importe.

Elle fit glisser la nouvelle robe de mousseline rose par-dessus sa tête et pirouetta devant la glace en pied fixée au dos de la porte de l'armoire.

— Regarde-toi ! (La voix de Fiona était pleine d'admiration.) Tu n'as nul besoin de t'engager. Traite les hommes simplement comme des êtres humains. Ne leur donne pas de complexe d'infériorité. Sois un peu plus gentille avec eux, Cassie. Pour ma part, je ne veux pas, du moins pour le moment, me lier, mais je reconnais que c'est amusant de flirter.

— Je n'ai jamais su le faire.

— Tu es toujours si sérieuse. Ne te méprends pas. C'est aussi une de tes qualités. Un médecin, ça doit être sérieux, j'imagine, c'est ainsi qu'il inspire confiance. Mais tu ne dois pas toujours te comporter en médecin. Maintenant, va à Tookaringa et laisse-toi un peu aller pendant le réveillon.

Elle le ferait peut-être. Elle n'avait pas encore vu là-bas un homme dont elle eût à se protéger. Ils étaient pour la plupart comme Sam, préférant les petites sottes aux rires bêtes qui les contemplaient avec dévotion ; qui les embrassaient derrière les granges tandis qu'elle donnait des consultations. Sam était sérieux dans le travail. Non, il était mieux que cela. Il était devenu un remarquable collaborateur. Il pilotait l'avion sans trop lui parler, à moins de vouloir lui signaler quelque chose qu'il jugeait susceptible de l'intéresser. Il l'aidait sans se plaindre en cas de nécessité. Il était aimable avec les gens à qui il avait affaire, plus qu'aimable même. Il semblait très vite développer des rapports de familiarité. Il se rappelait qui avait des gosses et combien. Il savait d'où venait chacun et depuis combien de temps il vivait là. Si c'étaient des conducteurs de bestiaux, il se rappelait pour qui ils avaient travaillé. Il connaissait l'importance de chaque ranch. Il avait ses propres points de repère : « En bas, il y a la route Dick Highland, du nom du type qui l'a construite de ses propres mains. » Ou : « Vous voyez ce cairn ? Il est là depuis plus de soixante-dix ans. Une route pour le bétail le traverse ; il y a longtemps, quelques conducteurs de bestiaux amoncelèrent des pierres et constituèrent ce monticule pour signaler aux autres la présence d'eau. » Ou encore : « Matt Warden expédie par bateau six mille bêtes cette année. »

Mais il ne parlait pas beaucoup de lui-même et ne lui posait guère de questions sur ce qu'avait été son enfance hors de l'Australie, sur son passé. En dehors de ses parties de tennis avec Fiona et des leçons de vol qu'il lui donnait le week-end, Cassie n'avait aucune idée de ce qu'il faisait quand ils n'étaient pas ensemble, bien qu'elle entendît parler de lui. Les hommes l'aimaient bien. Il allait souvent le soir chez *Addie's*, où il jouait aux fléchettes, buvait de la bière, écoutait les histoires que lui racontaient les bouviers, participant à la vie de la cité. Elle savait aussi que les filles étaient folles de lui. Mais il ne marquait sa préférence pour aucune.

— Il est avec une fille différente tous les samedis soir, dit Fiona à Cassie à son retour d'un bal. Il n'en aguiche aucune. Et comme danseur, il est du tonnerre ! Je me sens aussi légère que l'air quand je danse avec lui.

— Si tu n'y prends pas garde, tu vas tomber amoureuse de lui, même si tu crois que c'est platonique. Cela arrive quand on s'y attend le moins.

Fiona réfléchit une minute.

— Il n'y a pas grand danger. Je tiens réellement à Sam comme à un ami, point. Et si je tombe amoureuse, ainsi soit-il. En refusant la possibilité de nouvelles souffrances, je m'interdis également celle des extases.

— Ton attitude manque de logique, tu sais.

— Je te citerai un de mes auteurs favoris, Ralph Waldo Emerson. Il dit : « La logique est le farfadet des petits esprits. » (Elle se mit à rire.) Qu'on ne me dise jamais que j'ai un petit esprit.

— Ou un petit cœur.

Cassie aurait souhaité ressembler davantage à Fiona.

Après les consultations, à quatre heures, Jennifer dit :

— La soirée va commencer tard ; vous avez peut-être envie de faire un somme après cette longue journée de travail. Vous me paraissez en avoir bien besoin.

Cassie accepta avec gratitude.

— Voulez-vous un casse-croûte pour vous remettre ? Nous ne mangerons pas de sitôt. Que diriez-vous d'un sandwich avec une tranche d'agneau froid ?

Dès qu'ils avaient atterri, Sam avait bondi de l'avion.

— Il est dans la cuisine là-bas, lui avait dit Jennifer, montrant la construction basse visible à travers le vitrage qui entourait la piscine. Je crois que c'est la nouvelle cuisinière. Elle est mignonne comme une poupée.

— Je croyais que vous aviez déjà une cuisinière ?

— Oui, ainsi qu'un cuisinier. Steven l'a renvoyé. « Si l'on n'arrive pas au bout d'un an à faire griller un bifteck, c'est sans espoir », a-t-il décrété. La fille qui l'a remplacé fait venir à la cuisine tous les garçons aussi souvent qu'ils peuvent. Elle n'est pas seulement une merveilleuse cuisinière, elle a un sourire à illuminer une prison.

Voilà qui expliquait la soudaine précipitation de Sam vers les cuisines.

— Voudriez-vous me dire si ma robe n'est pas trop osée pour cette fête ?

— Rien n'est déplacé dans l'une de nos fêtes. Mary Ellen Fonteyn va nous faire honte à tous. Et mes autres invités ignorent ce qu'est la haute couture. Vous pouvez porter n'importe quoi. Je vous aimerai quelle que soit votre allure, car vous ne pouvez être que sensationnelle.

Cassie ne se voyait pas de cette façon.

— Blake est là, il arrive de la brousse, pour un congé d'une quinzaine de jours. Je crois que vous vous entendrez bien tous les deux.

— Pas trop, j'espère, Jenny. Il n'y a pas de place dans ma vie pour un homme en ce moment.

— Vous n'êtes pas forcée de l'épouser.

Il y avait plus de cent personnes rassemblées. Une douzaine d'entre elles séjournaient dans la grande maison et Cassie en avait déjà rencontré plusieurs. On avait installé un orchestre dehors sur la pelouse de manière à laisser aux danseurs tout l'espace de la véranda et du salon. Des lanternes étaient suspendues et même les palmiers étaient entourés de guirlandes lumineuses. Tous les membres du conseil d'administration des

Médecins Volants d'Augusta Springs étaient présents avec leurs épouses. Même Don McLeod avait combiné son itinéraire pour pouvoir être là. Cassie fut ravie de le voir. Elle décida qu'il valait mieux ne pas se ranger à l'avis de Fiona et éviter toute défaillance. Elle avait une réputation à soutenir.

Les fêtes de Tookaringa, les deux auxquelles elle avait participé, étaient les premières où elle s'était vraiment divertie. Les Australiens étaient les gens les plus aimables, les plus accueillants, les plus ouverts qu'elle ait connus. Les Américains étaient renommés pour leur gentillesse, mais ils étaient pâles en comparaison de ces habitants de la brousse qui vous traitaient comme s'ils vous avaient toujours connus, vous faisant entrer immédiatement dans leur vie. Cela vous réchauffait le cœur.

— Vous dansez ? (La voix de Steven résonna derrière elle.) Il faut bien que quelqu'un commence.

Il lui prit la main, lui fit traverser la pelouse, monter les marches de la véranda et entrer dans la partie protégée par une moustiquaire qui donnait sur le salon.

— Air triste, mais dansable.

Cassie reconnut aussitôt *Je ne sourirai plus jamais*.

Il la tenait légèrement et se mouvait avec souplesse, tout en fredonnant l'air.

— Vous êtes un atout pour cette région, vous savez.

— Je l'espère, dit Cassie qui se laissait conduire avec aisance. J'aime bien ce pays.

— Vous avez triomphé même de ceux qui doutaient des aptitudes d'une femme en tant que médecin.

— Ah ? Vous n'étiez donc pas enthousiasmé par mon arrivée ?

Plusieurs couples à présent se déplaçaient sur la piste de danse.

— Avez-vous cru que quelqu'un le serait ? Il reste un grand nombre de gens — seulement ceux qui n'ont pas encore eu affaire à vous — qui sont sceptiques quant à la capacité d'une femme à diagnostiquer et à opérer correctement. Mais vous finirez par les convaincre tous.

— J'espère que vous avez raison. Ils n'ont d'ailleurs pas d'autre choix, n'est-ce pas ?

L'orchestre entama alors un air rapide.

— Comment dansez-vous cela ?

Cassie s'apprêtait à répondre quand Sam apparut :

— Désolé, Steven, c'est ma danse.

Il saisit la main de Cassie et l'entraîna dans un swing terrible. Lors de la dernière fête en ce lieu, ils avaient exécuté un vrai numéro. Cette fois, ils accaparèrent encore l'attention, mais plusieurs couples vinrent les rejoindre. Sam semblait ne pas faire d'effort et elle pouvait le suivre sans même y penser, là où la conduisaient ses pas.

Quand la musique se tut, Sam proposa :

— Venez. Allons boire quelque chose de frais.

Mais les yeux de Cassie étaient rivés sur Blake Thompson, debout contre le chambranle, droit comme un i, qui la fixait avec un air amusé.

Sam suivit son regard.

— Oh, oh ! fit-il.

Cassie, en y repensant plus tard, ne se rappela pas ce que Sam avait fait, s'il avait disparu, s'il s'était tourné vers quelqu'un d'autre. Il avait cessé d'exister, ainsi que tous les autres.

Non, pensa-t-elle. *Non et non.*

A la reprise de l'orchestre, Blake se fraya un chemin à travers les danseurs, lui prit la main et l'enlaça. Il ne dit rien, mais l'attira tout contre lui et commença à danser, ses yeux plongés dans les siens. Elle pouvait sentir le contact de son corps, sentir par avance quel pas il allait faire.

Elle fut prise d'une envie de courir, d'aller trouver Sam et de lui dire : *Allons-nous-en, décollons tout de suite.* Mais elle sentait la jambe de Blake contre la sienne et sa main ferme pressant le milieu de son dos.

— Vous dirai-je ce que je sais de vous ? demanda-t-il d'une voix suave. La froideur de votre façade professionnelle recouvre un cœur tendre. Vous êtes une idéaliste. Vous avez combattu pour chaque pouce de terrain dans un monde d'hommes et, maintenant, vous avez peur de montrer votre féminité. Mais vous ne pouvez la cacher. Vous avez un corps de femme, la grâce d'une femme, et vous avez souffert du fait d'un homme. Vous ne voulez pas laisser un homme vous dominer de nouveau.

Elle rata un pas et faillit trébucher.

— Et j'imagine que lorsque vous donnez un baiser, vous y mettez tout votre être.

Il la serra davantage, de manière que leurs corps ne fassent plus qu'un dans la danse.

Coupe court à cela, se dit-elle. *Ressaisis-toi. Ne le laisse tout de même pas te faire cela.*

— Et que sais-je de vous ? envoya-t-elle, jouant la désinvolture. Avec de telles manières, vous devez briser tous les cœurs de la région.

Quand la musique s'arrêta, il ôta son bras de sa taille, mais ne lâcha pas sa main. Il l'entraîna dehors.

— Vous allez me raconter pourquoi vous avez un accent américain et pourquoi une jolie dame comme vous est médecin au lieu d'être une femme mariée avec des enfants.

— Vous ne me dites rien de vous ?

— Tout ce que vous avez besoin de savoir de moi pour l'instant, c'est si je suis le prochain homme qui va vous embrasser.

Ils étaient arrivés à la longue table qui servait de bar.

— Que voulez-vous boire ? Une limonade ?

Elle rit.

— Je peux avoir une bière ?

Il prit deux bouteilles sur la table.

— Je pense que vous n'avez pas besoin d'un verre ?

— Qu'est-ce qui vous fait croire que je vais vous embrasser ?

Le visage de Blake était sérieux.

— Je doute que ni vous ni moi n'ayons choisi ce qui va se passer dans les prochaines vingt-quatre heures. Peut-être aurons-nous le choix après, quoique je n'en sois pas sûr. Je l'ai su à la minute où je vous ai vue. Vous aussi l'avez su. Je suis persuadé que lorsque vous m'avez aperçu ce soir, vous avez éprouvé le même sentiment.

Elle souhaitait que ce sentiment disparût. Mais ce n'était pas le cas. Son sang coulait plus rapidement dans ses veines et un vaisseau se mit à battre à son cou. Elle y porta la main pour calmer la pulsation.

Blake caressa l'endroit en disant :

— Plus tard, je l'embrasserai.

16

Partout où elle était, avec ses différents cavaliers, tandis qu'elle ne cessait de danser, il la contempla. A minuit, il revint vers elle et la prit dans ses bras comme si c'était là sa place naturelle, sans rien dire, la serrant si fort qu'elle pouvait sentir battre son cœur. Ils avançaient au même pas et elle regarda la main qui tenait la sienne, la gauche. Elle présentait une cicatrice.

Voyant son regard, il dit :

— Des brûlures. Il y a longtemps.

Il regarda sa bouche. Il allait l'embrasser, avait-il dit, avant la fin de la soirée. Un baiser ne pouvait tout de même pas être dangereux. Un seul baiser.

Il s'arrêta au milieu du morceau et lui prit la main.

— Venez. Allons faire un tour du côté du bras mort de la rivière.

La musique les suivit tandis qu'ils descendaient la pelouse et entraient dans la nuit. La main de Cassie dans la sienne, Blake avançait d'un pas sûr dans la nuit. Il devait être venu là souvent à cette heure, peut-être quand il était enfant pour un bain de minuit.

Un croissant de lune dessinait le contour des grands gommiers au bord de l'eau. Il s'arrêta près d'eux et se retourna pour la regarder. Elle voyait confusément ses traits. L'air de *Ma rêverie*, joué suavement par l'orchestre, se mêlait aux souffles de la nuit.

Il l'attira vers lui, l'entourant de ses bras. Les yeux baissés sur elle, il dit :

— Il se peut que je vous aie attendue toute ma vie.

Et ses lèvres furent sur les siennes, tendres, douces, puis sa langue parcourut sa bouche, l'ouvrant, la sollicitant. Cassie ne songeait même pas à résister. Son esprit ne fonctionnait plus, sauf pour réaliser qu'elle n'avait jamais été embrassée aussi parfaitement.

Il embrassa son oreille et la veine qui battait dans son cou, ses baisers papillonnèrent sur ses joues jusqu'au moment où ses lèvres trouvèrent de nouveau les siennes et elle s'entendit soupirer.

Il eut un rire inattendu et desserra son étreinte, lui reprit la main et l'entraîna au bord de l'eau.

— Bien, racontez-moi, dit-il.

— Vous raconter quoi ?

— Tout. Je veux tout savoir de vous.

Elle put encore goûter à sa bouche posée sur la sienne.

— Ce que je pourrais vous dire de moi ne présenterait aucun intérêt pour vous.

— Ne faites pas commencer nos relations de façon aussi ridicule. Je sais et vous savez qu'il y a mieux à dire. Je veux savoir pourquoi vous avez un accent américain, ce qui vous a fait venir dans cette région, pourquoi vous n'êtes pas mariée, qui vous êtes, ce que vous ressentez et pensez. Pourquoi vous êtes médecin. Je veux savoir quels hommes vous avez aimés, si vous avez des frères et des sœurs et ce que sont vos rapports avec ce pilote. Je veux savoir si vous savez monter à cheval, comment vous ressentez le fait de vivre à plus de mille kilomètres d'une ville. Quel est votre sentiment sur les aborigènes et la nouvelle lune. Si vous aimez les chiens. Voyons, ai-je fait le tour de toutes les questions importantes ? Je crois que oui.

— Et pourquoi pas si je crois ou non en Dieu ?

Il rit.

— Regardez ces étoiles.

Le ciel tropical était parsemé de pointes de diamant.

— Je dis toujours qu'une nuit j'irai dormir sous leur voûte.

— Une nuit, nous le ferons tous les deux. C'est à la belle étoile que je passe la plupart de mes nuits. Les étoiles sont Dieu. Et cette lune, n'est-elle pas aussi Dieu ?

Le corps de Cassie vibrait. Elle avait envie qu'il l'embrasse encore.

— J'ai grandi en Angleterre et à San Francisco. Mon père appartient au corps diplomatique. Il est maintenant ambassadeur à Washington. Ma mère venait de mourir et je ne voulais pas le laisser seul. Je suis donc allée à l'université de Georgetown et ensuite à l'École de Médecine Johns Hopkins. Je n'avais pas vécu en Australie depuis l'âge de six ans. J'y suis de retour depuis un peu plus d'un an et demi.

— Pourquoi ne vous êtes-vous pas mariée ?

— Et vous ?

— Bonne question, approuva-t-il d'un signe de tête, en lui

serrant davantage la main. Je n'ai pas de réponse. Jusqu'à cette nuit, je n'ai rencontré personne avec qui envisager de passer ma vie ou même de dormir à la belle étoile. A votre tour.

— Le seul homme que j'ai cru aimer est retourné auprès de sa femme.

Blake garda le silence.

— Quoi d'autre ? Je ne me souviens plus de toutes vos questions. Ah oui, je n'ai jamais rencontré un chien sans l'aimer, et je sais monter à cheval.

— Les aborigènes ?

— Je ne peux répondre. Demandez-moi si j'aime votre mère ou M. Highland, ou une personne précise et je vous le dirai. Mais tout un groupe de gens ? Toute une population ? Je ne peux la juger qu'à travers des individus.

Il resta tranquille un moment, les yeux fixés sur elle au moment où un nuage voilait la lune, assombrissant leurs visages.

— Eh bien, Cassandra, je crois que nous sommes en route pour un long voyage.

Il se pencha en avant, et sa bouche rencontra celle de la jeune femme. Elle sentait sa langue et souhaita la sentir sur sa poitrine. Elle voulait le sentir entourer de ses lèvres les pointes de ses seins, et la mordre doucement, sentir sa langue sur son corps.

Elle eut un mouvement de recul.

— Hé, doucement, dit-elle, consciente de trembler.

— D'accord. Nous avons toute la vie.

Il lui saisit la main.

— Comment se fait-il que vous sachiez tant de choses sur moi ? demanda-t-elle, alors qu'ils commençaient à remonter la pente douce en direction de la maison illuminée.

Il rit.

— Vous voulez dire sur votre souffrance ? C'est votre physionomie qui l'exprime. Celle d'une jeune femme en colère. En même temps, vous voilez votre regard, comme pour vous protéger du danger. Mais vous avez l'air vulnérable d'une biche blessée.

Sa main pressa celle de Cassie.

Les accents du groupe Frénésie les ramenèrent à la gaieté de la fête.

— C'est un bon orchestre, remarqua-t-elle.

— Nous le faisons venir tous les ans d'Adélaïde, dit Blake.

Il s'arrêta et la fit se tourner vers lui.

— J'ai vu juste, n'est-ce pas ?

— Je ne vous connais pas assez pour vous dire quoi que ce soit.

— Épargnez-moi ces sornettes. Nous nous connaissons déjà mieux que nous n'avons connu la plupart des gens au cours de nos vies. C'est seulement les détails que nous ignorons. Ce serait amusant de les découvrir, mais c'est vraiment sans importance.

De l'autre côté de la pelouse, Jennifer leur fit signe. Sam et la cuisinière étaient introuvables.

Fiona ne l'avait-elle pas avertie ? pensait Cassie. Ne lui avait-elle pas dit : « Ce soir, tu vas rencontrer le fils, l'héritier, Blake. Prends garde. Il a à son actif une kyrielle de cœurs brisés dans toute la région, et peut-être sur tout le continent » ?

En arrivant à la table, encore chargée de mets, elle prit une assiette et se servit des tranches de jambon. Elle jeta autour d'elle un regard désespéré, souhaitant s'éloigner de Blake Thompson. En même temps, elle n'avait pas d'autre envie que celle de se délecter de sa vue. Voir s'il était bien réel. Elle se tourna pour lui parler, mais il n'était plus à ses côtés. Elle le vit à la table, en conversation avec un homme qu'elle ne connaissait pas. Il gardait toutefois les yeux fixés sur elle.

— Vous voulez savoir ce que j'ai appris à son sujet ? dit une voix dans son dos.

Assiette en main, Don McLeod s'approcha lentement d'elle.

— Il n'y a personne qui ne l'aime.

— De quoi parlez-vous ?

Don lui adressa un sourire et prit le temps de mastiquer avant de poursuivre. Il ressemblait plus à un manœuvre qu'à un pasteur presbytérien.

— Même les hommes qui travaillent pour lui le croient presque capable de marcher sur l'eau. Il peut les vaincre tous au tir, apercevoir un buffle dans les hautes herbes et l'abattre d'un seul coup de fusil. Il peut surpasser à la danse tous ceux qui sont ici. Il ne demande à aucun de ses hommes d'accomplir des tâches qui leur déplaisent, et il les effectue avec plus de bravade et d'audace qu'aucun d'eux, et ils ne lui en veulent même pas. Rien ne semble lui faire peur. Il a aussi le sens de l'humour...

— Holà ! dit Cassie qui ne put s'empêcher de rire. Qu'est-ce qui vous fait croire que tout ceci m'intéresse ?

— Écoutez, répliqua Don, en posant son assiette vide. Je n'ai pas passé cette dernière demi-heure à jouer l'espion pour laisser gaspiller toutes les informations que j'ai pu obtenir. Allez-vous écouter, ou non ?

— D'accord, dit-elle avec un sourire. Je vous écoute mais je ne vois vraiment pas pourquoi.

— Il peut supplanter n'importe qui à la course ou au tir, raconter des histoires mieux que personne. Il travaille aussi dur que ses employés ; il a obtenu son diplôme avec mention à l'université de Sydney. Ce qui l'intéresse surtout, toutefois, est Tookaringa. Il aime sa maman et son papa, mais il n'est presque jamais ici. Il voit grand. Il aime la vie au grand air et conduit les troupeaux six mois d'affilée pour le pur plaisir. Il est aussi célèbre pour son comportement avec les femmes qu'avec les hommes et les bêtes. On peut lui faire confiance pour tout ce qu'il touche, excepté les femmes. Et d'après ce que j'entends, il en touche une quantité.

Cassie plissa les yeux.

— Est-ce un avertissement ?

L'air sérieux, Don mit la main sur son bras.

— Ce que je cherche à vous dire, ma chère, c'est que ce type a une grande valeur, tout comme ses parents. Mais je tiens également à vous mettre en garde.

— Don, commença Cassie, j'apprécie votre avertissement ; je suis même touchée que vous vous donniez tout ce souci, mais je suis tout à fait capable de m'occuper de ma propre vie.

Il acquiesça.

— Je sais bien que cela ne me regarde pas, n'empêche qu'il n'y a qu'à lire dans votre regard pour savoir que j'ai raison.

— Don, je viens tout juste de le rencontrer.

— Votre regard me dit aussi que c'est une rencontre importante, et vous allez... oh ! oubliez cela, Cassie. Vous dansez ? Je suis peut-être le seul homme qui n'ait pas eu ce plaisir, ce soir. Vous savez, si ce n'était pour Margaret...

Cassie se pencha pour déposer un baiser sur sa joue.

— Oui, Don, je sais bien. Si ce n'était pour Margaret...

Elle se laissa enlacer pour danser. Elle avait bien trop vite laissé tomber ses défenses.

— Je suis sensible à votre sollicitude.

Il y avait des années qu'elle n'avait pas dormi jusqu'à huit heures et demie. Quand elle descendit, elle trouva Blake qui l'attendait, debout sur la véranda. Son chapeau solidement planté sur la tête, ses jambes aux muscles puissants serrées dans son pantalon et protégées par des jambières, il s'avança vers elle. Puis il enleva son chapeau et le jeta sur la table.

— Tout le monde a pris son petit déjeuner ? demanda-t-elle.

— Je vous ai attendue, répondit-il, les yeux rivés sur elle.

— Je meurs de faim. Je mangerais bien quelques-uns de ces fameux rouleaux à la cannelle qui sont la spécialité de Tookaringa.

Elle se dirigea vers la salle à manger en essayant de calmer les battements de son cœur. Les rouleaux étant épuisés, elle se décida pour des œufs brouillés au bacon, et un café fort au goût de chicorée.

Un chat vint sauter sur les genoux de Blake qui le caressa, l'esprit ailleurs.

— C'est le destin, vous savez.

Elle le regarda longuement.

— Blake Thompson, vous ne me connaissez pas. Mais laissez-moi vous dire quelque chose. Vous avez raison à mon sujet, j'ai souffert. J'ai connu un gros chagrin d'amour l'année dernière, et j'en suis peut-être encore au stade de la convalescence. Vous allez trop vite pour moi. Je ne suis pas prête ; ça me tombe dessus avec trop de force. Je n'ai pas confiance en cette soudaineté, elle m'empêche d'avoir confiance en vous.

Il mit la main sur la sienne.

— C'est le mal qu'on vous a fait qui vous inspire cette méfiance, n'est-ce pas ? D'accord, Cassie, nous jouerons la partie comme vous l'entendez, mais vous devez déjà savoir que ce n'est pas une chose ordinaire.

Elle se rappela ses baisers.

A ce moment, Sam survint en trombe.

— Je viens de parler avec Horrie. Il pense que nous avons une urgence à Bagley Waters.

— Que se passe-t-il ?

— Parlez-lui plutôt. Personne ne semble savoir ce que c'est.

Cassie, Blake et Sam coururent à l'avion, et Sam entra en contact avec Horrie.

— J'sais pas, dit Horrie. La fille, là-bas, à Bagley Waters, est très mal. Ils pensent que c'est la grippe ou l'appendicite. Je leur ai dit que vous les appelleriez dans quinze minutes exactement. D'accord ? Je vais vous mettre en communication. Ne bougez pas.

Cassie saisit le micro.

— Où est Bagley Waters ?

Sam fouilla dans un sac doublé de toile cirée et en sortit sa carte.

— C'est à environ neuf cents kilomètres au sud-est, dit Blake, debout à l'entrée de l'avion. C'est Bill Miller qui fait marcher l'affaire. C'est un type rudement bien, et c'est l'un des meilleurs ranches que je connaisse.

— Bon, dit Horrie d'une voix tendue. Je vous passe les Miller.

Un voix d'homme grésilla sur les ondes.

— Docteur Clarke ?

— Monsieur Miller ? Quel est le problème ?

— Nous ne savons pas. Depuis deux jours ma fille Sara a des nausées, de la diarrhée. Nous avons d'abord cru qu'elle avait attrapé la grippe, puis on a pensé à une appendicite. Attendez une minute, la patronne veut vous dire un mot.

— Docteur Clarke ? C'est peut-être des règles qui arrivent à une date incongrue. Elle a un peu saigné.

Elle se tut pour écouter Cassie. Celle-ci était perplexe. Elle se tourna vers Sam.

— Il faudra peut-être l'amener à l'hôpital.

Il acquiesça. Dommage. La cuisinière et lui avaient projeté de faire un pique-nique quand elle aurait fini de préparer le déjeuner pour les autres.

— Nous y allons, dit Cassie. Le pilote va vous demander où atterrir et il vous indiquera notre heure d'arrivée.

Elle tendit le micro à Sam et l'entendit préciser :

— On sera là à six heures, de toute façon.

— Cela arrive souvent ? interrogea Blake.

— Non, c'est la première fois.

— Vous n'allez pas revenir dans la journée ?

Sam avait raccroché et étudiait la carte.

— Impossible.

— Bagley Waters aura du carburant, affirma Blake. Avez-vous besoin d'en prendre ici ?

Sam secoua la tête.

— J'ai fait le plein avant de parler avec Horrie. L'autonomie de vol de l'avion n'est que de sept cent quarante kilomètres. Je vais emporter quelques bidons par mesure de sécurité.

Il se tourna vers Cassie :

— Prête ?

— Bien sûr que non. Il faut que je prenne mon sac et que je dise au revoir à Jennifer et à Steven.

— Ils font du cheval avec des invités, dit Blake. Je leur transmettrai vos adieux.

Il sortit pour aider Cassie à descendre.

— Je reviens tout de suite, dit-elle à Sam en partant au trot vers la maison, accompagnée des longues enjambées de Blake.

Une fois arrivés, il l'arrêta d'une main et tourna son visage vers lui. Il l'attira contre lui et la regarda dans les yeux :

— Je veux vous laisser un souvenir.

Il l'embrassa et Cassie se sentit chavirer, envahie par la passion qu'il allumait en elle.

— Souvenez-vous, murmura-t-il.

Puis il la précéda jusqu'à sa chambre et attendit le temps qu'elle jette ses vêtements dans une valise. Il s'en saisit, la prit par la main et se mit à marcher si vite en direction de l'avion que Cassie dut courir pour se maintenir à son niveau.

Quand Sam remonta le marchepied, Blake lui tendit la main.

— A bientôt.

Sam fit un signe de tête.

— Sûr.

Il claqua la porte et se glissa sur le siège du cockpit.

Regardant par la fenêtre, Cassie vit cet homme qui avait surgi dans sa vie se réduire à un minuscule point, puis finalement disparaître. Elle ferma les yeux ; le visage de Blake dansait devant elle, ses yeux bleu électrique lui souriant.

« Nous nous connaissons déjà mieux que nous n'avons connu la plupart des gens », avait-il dit. Elle soupira et se souvint de la pression de ses lèvres sur les siennes.

17

Bagley Waters, tout en n'étant pas aussi grand que Tookaringa, était assez important pour abriter cinq postes éloignés. Des troupeaux de bovins parcouraient le nord et l'ouest, et dix mille moutons paissaient au sud-est. A la différence de Tookaringa où dominaient les arbres et la broussaille, Bagley Waters offrait jusqu'à perte de vue un paysage ondoyant de collines couvertes d'herbe épaisse. De nombreux cours d'eau asséchés s'y entrecoupaient, bordés d'une brousse d'acacias rabougris, de gommiers et d'herbe de Mitchell. C'était une partie de la région appelée le *Channel country* dont les rivières, après avoir collecté l'eau loin au nord pendant les pluies de printemps, coulaient vers le sud et finissaient par se jeter dans le lac Frome, habituellement à sec. Bien arrosée par les puits artésiens, la contrée possédait des prairies parmi les plus belles du monde. Même quand la plupart des rivières étaient à sec, elle restait arrosée par l'une d'entre elles qui ne tarissait jamais. C'est seulement pendant les années de sécheresse extrême et prolongée que Bagley Waters souffrait. Le domaine produisait les plus belles laines mérinos d'Australie, et donc du monde. Une haie de bougainvilliers rouges et roses entourait un verger de pêchers et de citronniers. Cassie remarqua aussi de la vigne et des palmiers dattiers et, plus près de la maison, des jardins pleins de fleurs.

Un homme d'une cinquantaine d'années qui portait un cache-nez rouge et blanc et un chapeau de broussard les salua. Ses premiers mots, quand il vit Cassie à la porte de l'avion, furent pour dire : « Saleté de maladie de ma fille Sara. »

Il lui prit sa trousse de médecin et se mit à courir vers son camion, ouvrit la portière avant, et attendit que Cassie soit montée pour la refermer. Sam sauta à l'arrière. La maison était à quatre cents mètres de là.

— Elle souffre du ventre et a eu mal à l'estomac, elle a un

peu vomi, puis ça s'est calmé pendant deux heures. Nous n'arrivons pas à comprendre ce qu'elle a.

D'après les symptômes décrits au téléphone, Cassie n'y parvenait pas non plus.

— Quel âge a votre fille ?

— Elle aura dix-sept ans en mars. C'est notre cadette.

L'horizon au sud s'étendait à l'infini, unissant la terre et le ciel, tandis qu'à l'est et au nord s'élevaient des collines de sable rouge. La demeure, une énormité de deux étages, paraissait déplacée, dressée comme un pouce endolori, sentinelle solitaire sur ce terrain plat.

Bill Miller freina si brutalement que Cassie faillit heurter le pare-brise. Il s'excusa et reprit la trousse.

— Sara est là-haut.

— Vous avez besoin de moi ? demanda Sam en balançant les jambes hors du camion.

— Venez, répondit Cassie, suivant Bill sur le perron.

Ils franchirent rapidement le vestibule à haut plafond et montèrent à toute vitesse l'escalier en colimaçon. Dans une des chambres, Marian, la femme de Bill, était assise au chevet de sa fille qui avait perdu connaissance. Elle sursauta quand ils pénétrèrent dans la pièce.

Cassie alla immédiatement auprès de la malade.

— Elle s'est plainte d'un violent mal de ventre, dit Marian. Et elle s'est mise à perdre beaucoup de sang, il y a environ une heure.

Cassie regarda la jeune fille endormie, toute pâle et en sueur. Elle se tourna vers les parents et vers Sam et dit :

— Attendez dans le hall, s'il vous plaît, le temps que je l'examine.

En quelques minutes, elle put diagnostiquer une grossesse extra-utérine.

— C'est l'appendicite ? demanda la mère quand Cassie la rejoignit.

— Quelque chose de cet ordre, répondit-elle. Si je n'opère pas immédiatement, il y a un risque de péritonite.

— Opérer ? (Marian porta la main à sa bouche.) Ici ?

— On n'a pas le temps de l'emmener à l'hôpital. Sam, entrez. Madame Miller, faites-moi bouillir de l'eau. J'ai besoin de draps propres et d'un endroit où opérer. La cuisine a-t-elle une longue table, ou pouvez-vous en transporter une ici ? Je vous donne une demi-heure pour la rendre aussi propre que possible et pour m'apporter de l'eau bouillie.

Ces interventions d'urgence sans moyens de stérilisation la rendaient toujours nerveuse.

Marian restait immobile, les yeux fixés sur Cassie jusqu'au moment où celle-ci vint à elle et la prit par le bras.

— Vous avez entendu ?

Marian secoua la tête et sortit en courant.

— Sam, j'ai besoin de vous.

Elle le fit entrer dans la pièce et ferma la porte.

— La fille est enceinte, dit Cassie, et je suis sûre que ses parents ne le savent pas. Elle non plus, peut-être.

Il lança un coup d'œil sur la malade dans le lit.

— Elle l'est probablement depuis tout juste une quinzaine environ, mais c'est une grossesse extra-utérine.

— Hein ?

Sam se gratta la tête en regardant Cassie.

— C'est quand la gestation se fait ailleurs que dans l'utérus, dans une trompe de Fallope, peut-être, ou dans la cavité péritonéale.

— C'est quoi la cavité péritonéale ?

A chaque fois, il avait la curiosité de poser des questions.

— C'est la membrane lisse et transparente, mince et aqueuse, qui tapisse la cavité de l'abdomen et... Peu importe ! C'est une situation anormale qui exige une intervention immédiate. Elle est en ce moment en état de choc et elle va mourir si je n'agis pas rapidement. J'ai dit à ses parents que c'était l'appendicite. Je ne veux pas qu'ils punissent leur fille. La punition qu'elle subit en ce moment suffit bien.

— Et si elle a l'appendicite plus tard ?

— Je vais lui enlever l'appendice. J'aurai besoin de vous comme anesthésiste.

— J'attendais cela. Il vaut mieux que j'aille me laver les mains, je pense.

— Et que vous les aidiez à organiser la cuisine. Vite... Le temps presse.

Une heure plus tard, elle ouvrait le ventre de la fille, incisant la peau, puis les tissus musculaires. Quand elle atteignit le péritoine, le sang jaillit.

— J'aurais aimé aspiré tout ceci, mais je n'ai rien. Il va falloir que je nettoie. Passez-moi ces compresses de gaze.

Sam obéit et elle essuya tout le sang.

— Ah ! regardez ! Voici la lésion qui saigne... vous pouvez la voir là, sur une des trompes de l'ovaire.

Sam se pencha pour regarder.

— C'est celle qui ressemble à un voile rouge, celle dont la déchirure est bordée de sang coagulé.

Pendant ces explications, ses mains s'activaient habilement.

Elle plaça des clamps de part et d'autre de la trompe pour arrêter le saignement. Puis elle enleva la lésion, attachant l'extrémité de la trompe très près de l'utérus.

Sam se releva quand il l'entendit soupirer de soulagement.

— Sauvée ? demanda-t-il en laissant tomber une autre goutte d'éther sur le masque.

— D'autres compresses de gaze, dit-elle, épongeant le reste de sang.

Puis elle examina l'autre côté de l'utérus et les ovaires.

— Que faites-vous là ? questionna Sam, la voyant poursuivre ses investigations.

— Je remonte palper des intestins, le foie et la vésicule biliaire pour m'assurer qu'il n'y a pas d'autre lésion ni de problème dans le ventre. Mais j'ai tout de suite su en identifiant la grossesse extra-utérine que, après cette simple intervention, il n'y aurait plus de perte de sang. Elle est absolument hors de danger, sauf sur le plan du choc. Il faudra la réhydrater. Mais d'abord, il vaut mieux que j'enlève cet appendice.

Avec des écarteurs, elle sépara deux grandes bandes de muscles.

— Je déteste faire deux interventions en une seule fois.

Elle saisit le côlon au moyen de forceps, le tira en arrière et en avant jusqu'à ce qu'elle puisse voir l'appendice sain au bout du cæcum. Elle coupa le tissu adipeux et les vaisseaux sanguins qu'elle lia pour les empêcher de saigner, puis elle passa une lame entre les clamps pour extraire l'appendice. Elle prit du nitrate d'argent pour stériliser la région, puis fit une couture concentrique autour de la base du cæcum. Elle enfonça le reste d'appendice dans le cæcum tout en resserrant la boucle des sutures et ferma ainsi l'ouverture.

— Dès que j'aurai fini de la recoudre, allez chercher de l'eau et nous l'instillerons dans sa bouche avec un linge.

Sam observa tous les mouvements de Cassie qui recousait les tissus du péritoine, le fascia épais et ligneux, puis la peau.

Comme toujours après une opération, elle eut mal aux épaules quand sa tension se relâcha.

— Comment une grossesse peut-elle se situer ailleurs que...

Cassie haussa les épaules, sa réaction habituelle quand elle n'avait pas de réponse.

— Une des monstruosités de la nature.

Elle retira ses gants de caoutchouc ensanglantés.

— L'œuf est fertilisé dans la trompe et normalement descend dans l'utérus. Mais celui-ci n'est pas descendu.

Elle ferma les yeux.

Sam s'approcha et lui saisit le poignet.

— Vous avez des tas de défauts, Cassie Clarke, mais vous êtes une personne rudement sympathique.

Elle le regarda.

— Qu'est-ce qui vous fait dire cela ?

— Votre souci que ses parents ne sachent pas.

— Je l'espère, murmura-t-elle. Je vais maintenant leur annoncer qu'elle va bien et qu'ils doivent la faire boire. Il vaut mieux que nous restions cette nuit. Sinon, il nous faudra l'emmener avec nous à l'hôpital.

— Eh bien, dans ce cas, qu'ils nous offrent aussi le couvert.

Fiona attendait son amie quand ils revinrent à Augusta Springs dans le milieu de la matinée.

— Pourquoi n'es-tu pas à l'école ?

Cassie était très impatiente de lui parler de Blake Thompson. Elle n'avait guère pensé qu'à lui pendant son retour de Bagley Waters.

Mais Fiona avait d'autres nouvelles.

— J'ai reçu un télégramme de ma mère. Mon père n'a plus que quatre à six mois à vivre, selon les médecins.

— Oh, Fi !

Cassie lui prit la main.

— Je vais chez moi. Je peux prendre le train de midi demain, être à Sydney dans trois ou quatre jours, puis attraper le bateau.

— Mais ton travail ?

Fiona éclata en larmes.

— Je ne peux pas y penser, je ne peux pas. Ils trouveront un remplaçant.

Cassie prit Fiona par le cou.

— J'ai déjà commencé à faire mes bagages. Tu t'occuperas de la maison ? (Elle n'attendit pas la réponse.) Mon Dieu, comme ça va être affreux ; en Irlande, en ce moment, c'est l'hiver. J'avais juré de ne plus passer l'hiver dans les grisailles du Nord.

Elles s'assirent pour boire le café tandis que Fiona évoquait son père. Finalement, elle demanda :

— Et cette fête ? Tu as dû avoir un week-end du tonnerre. J'attendais ton retour la nuit dernière.

— Nous avons été obligés de nous rendre à Bagley Waters pour une opération.

— Tu veux dire que tu as passé la journée à travailler ? Moi qui te croyais en train de t'amuser ! Mais tu as enfin rencontré Blake Thompson, n'est-ce pas ? Tu as eu le coup de foudre ?

Cassie pensa que ce n'était pas le moment d'entrer dans les détails.

— Il a une présence qui en impose plutôt, ce n'est pas ton avis ?

Fiona se mit à rire.

— C'est une façon de parler. Raconte-moi. La fête était terrible ?

Cassie acquiesça.

— C'était merveilleux. Il y a bien longtemps que je n'avais vécu d'aussi bons moments. (Ou plus embarrassants, pensa-t-elle.)

— Les gens de là-bas sont sensationnels.

— Ce sont certainement les plus cordiaux que j'aie jamais rencontrés.

— Et Blake ? Je suis sûre qu'à la minute où il t'a vue il y est allé fort, non ?

— Tu veux dire qu'il a cette réputation ?

Le cœur de Cassie se serra.

— Oh, ma chérie, toute jeune femme arrivant dans la ville — surtout si elle est jolie — est considérée comme la propriété de Blake avant même qu'un autre ait sa chance.

— Et ensuite ?

Fiona haussa les épaules.

— Ensuite d'autres peuvent prendre la relève, mais il faut d'abord que Blake ait fini. D'habitude, ça ne prend pas trop longtemps.

Voilà ce qu'elle avait craint. De ne l'intéresser que parce qu'elle représentait une nouvelle conquête possible. Elle ne pouvait prétendre ne pas avoir été prévenue.

— Tu veux dire qu'on ne doit pas lui faire confiance ?

Fiona se leva et lava sa tasse.

— Je pense que c'est un des hommes les plus respectés et les plus populaires du pays, pas seulement avec les femmes. Il est ouvert avec les gens, tous les gens. J'aurais confiance en lui question argent, mais pas question cœur.

— Tu en parles à partir de ton expérience personnelle ?

Fiona était de dos.

— Je suis plus futée que cela.

Plus tard, dans son lit, Cassie songeait combien Fiona lui manquerait. Six mois, c'est long, pensa-t-elle.

Elle ferma les yeux et se souvint du contact des lèvres de Blake. Elle sentait ses bras autour d'elle. Elle s'en voulait de l'empressement avec lequel elle avait répondu à ses caresses ; même encore maintenant, vingt-quatre heures après, quand elle pensait à lui, son cœur battait plus vite. Si elle le revoyait, elle se montrerait plus prudente.

Elle se rappela que Sam lui avait dit qu'il la trouvait bien sympathique et se sentit flattée. Parfois il ne donnait pas l'impression d'avoir une telle opinion d'elle ; il semblait la considérer comme un bon médecin, mais qui ne savait guère être une femme. Elle sourit de nouveau jusqu'au moment où elle se souvint de ses autres paroles : « Vous avez des tas de défauts, Cassie Clarke... »

Elle s'assit dans son lit. Qu'avait-il voulu dire par *des tas de défauts* ?

18

Il régnait dans la pièce une odeur de mort.

Isabel tenait les poings serrés, appendices au bout de ses bras maigres comme des allumettes.

Cassie referma *Rebecca*. Ses visites à Isabel étaient devenues une habitude.

— Je suis si contente que Maxime l'ait aimée, dit Grace. Rebecca n'est-elle pas pourtant une femme terrible ?

— Isabel, laissez Grace vous injecter de la morphine, suggéra Cassie. Il n'y a aucune raison que vous souffriez ainsi.

Isabel ouvrit les yeux et secoua la tête.

— Non, dit Grace. Isabel m'a dit qu'elle veut mourir sans aucune aide.

Cassie ne savait s'il fallait l'admirer ou la trouver stupide. Elle regarda la femme qui creusait à peine l'oreiller sous sa tête. Sa peau semblait lui pendre sur les bras.

Cassie se leva.

— Demain je pars faire des visites, je ne viendrai pas vous voir, à moins de rentrer très tôt, ce qui est peu probable. En tout cas, je ne resterai pas la nuit. (En fait, elle aimait passer la nuit sur place, tant tout le monde était accueillant.) La prochaine fois, je vous lis un Agatha Christie ?

Grace approuva :

— J'adore les énigmes. Et Izzie aime tout. C'est une évasion pour elle, vous savez.

Isabel n'avait rien dit de l'après-midi. Allongée sur le canapé, elle avait les yeux fermés ou fixés au plafond.

Cassie mit le livre sous son bras et dévala les trois marches. La chaleur de la journée n'avait pas beaucoup diminué et elle transpirait sur le chemin du retour, en descendant la rue principale. Elle dépassa les boutiques et *Addie's* pour arriver de l'autre côté de la ville. Elle était en colère contre elle-même.

Il avait suffi d'une nuit, de deux baisers, de quelques mots doux pour qu'elle soit prise au piège. Elle se jugea sans caractère, sans fermeté. Fiona et Don lui avaient dit que Blake s'amusait avec les filles, puis les abandonnait à leur désespoir. Elle ne voulait pas de cette sorte d'homme. Et même, elle ne voulait pas d'homme du tout. D'où venait qu'il avait suscité en elle des réactions aussi vives ? Pourquoi ne pouvait-elle le chasser de son esprit ? Cela faisait dix jours qu'elle ne faisait que penser à Blake.

Elle était sûre de le revoir ; mais le désirait-elle ou non, elle ne le savait pas. Son visage flottait devant elle quand elle fermait les yeux la nuit, ou bien il se reflétait dans les vitres de l'avion quand elle survolait le cœur rouge du continent.

Fiona lui manquait. Elle n'avait plus personne avec qui partager le quotidien. Personne avec qui rire. Personne pour qui faire la cuisine. La maison était vide. Elle n'avait pas réalisé quelle importance avait prise l'amitié de Fiona. Cassie éprouva du ressentiment contre son amie pour l'avoir laissée seule. Ce n'était pas seulement la maison qui semblait inoccupée ; sa vie entière était plus vide.

L'exercice de sa profession avait pris sa vitesse de croisière. Le mardi et le jeudi, ils s'envolaient pour des tournées médicales. L'une ou l'autre d'entre elles exigeaient généralement un arrêt de nuit, de sorte que le mercredi ou le vendredi devinrent aussi des jours de visite. Les autres jours ils n'avaient pas de départ prévu, la plupart des cas pouvant être traités par radio. Une ou deux fois par semaine, ils étaient appelés pour une urgence, parfois le transport d'un patient à l'hôpital pour des opérations comme l'appendicite, et alors, bien sûr, c'était Chris qui s'en chargeait. Il était devenu plus aimable et, invariablement, il demandait à Cassie si elle souhaitait l'assister, pratiquer l'anesthésie dans le cas où il s'agissait d'un de ses malades. Il lui demandait aussi son aide quand le Dr Edwards se déclarait « en incapacité », ce qui était de plus en plus fréquent, surtout au milieu de la nuit, lorsqu'il y avait une opération à faire d'urgence.

Cassie ne pouvait dire qu'il était devenu cordial, car il y avait toujours entre eux une indéfinissable tension. Ils se disputaient constamment. Pas à propos de médecine. C'était le seul point sur lequel ils étaient d'accord, le seul qu'ils avaient en commun.

Même dans ce domaine, Cassie était souvent choquée par son attitude. Toujours attentif à ses patients, il était rarement gentil et n'invitait guère aux confidences. Il ne pouvait supporter qu'on ne soit pas comme lui, protestant, blanc, de culture anglaise. Il détestait les aborigènes. « Ils sont toujours le nez dans les nuages. Ils n'ont aucune éthique professionnelle, aucune moralité, aucun sens des responsabilités. Ce sont des païens. »

Il n'avait pas non plus une estime folle pour les Thompson. « Ils s'imaginent qu'ils possèdent le monde parce qu'ils ont quelques millions d'hectares, parce qu'ils peuvent acheter tout ce qu'ils veulent. »

Ce qui lui plaisait dans cette vie loin des villes, c'est qu'il n'y avait pas de Juifs. Cassie lui demanda ce qu'il avait contre eux. « Ils ont crucifié le Christ, non ? » Elle estima que cela n'avait pas beaucoup de sens. Il pensait que les Juifs étaient trop intelligents. Ils faisaient toujours de brillantes études de médecine. Ils étaient des Shylock qui embrassaient toujours des carrières très lucratives.

Il approuvait la politique australienne d'immigration limitée aux Blancs. Mais il ne croyait pas qu'on devait souffrir ou mourir si on ne pouvait se payer une assistance médicale. Il soignait ceux qui n'avaient pas d'argent, mais non sans maugréer.

Il se montrait toujours attentionné pour sa femme, bien que Cassie n'eût jamais remarqué la moindre chaleur dans leurs rapports. Elle cherchait à s'expliquer cette attitude : quand on voit au seuil de la mort un être qu'on a aimé si longtemps, peut-être essaie-t-on de se protéger soi-même. Il était tout le temps à son service, s'occupant d'elle lui-même le samedi et le dimanche, quand Grace s'occupait de sa propre famille.

Cassie ne pouvait pas dire qu'elle l'aimait vraiment, mais ils avaient conclu une trêve. Il ne pouvait prendre en défaut ses capacités de médecin, en dépit de son sexe. C'était une chose qu'il avait admise, mais pas absolument. Il n'était pas homme à reconnaître ses torts. Cependant il avait observé les résultats des interventions qu'elle avait pratiquées dans la brousse quand elle avait amené les patients à l'hôpital pour leur convalescence.

Elle se demandait où était Blake. Quelles que fussent ses pensées, tout la ramenait à lui. Elle avait songé à Chris, et voilà que l'image de Blake surgissait à nouveau. Marchant près de la sellerie, elle le voyait rassemblant les troupeaux, menant à cheval des milliers de bêtes sur deux mille kilomètres, au-delà des déserts, à travers les montagnes, chantant peut-être pour les endormir.

Elle s'assit sur la véranda après le dîner et, tout en buvant un thé glacé, se rappela le contact de ses lèvres. Plus tard, dans son lit, elle se posa la question : quelle sensation lui procurerait la caresse de ses mains sur son corps ? Elle ôta sa chemise de nuit et alla dans l'obscurité regarder par la fenêtre. Chris arpentait la rue d'une démarche décidée comme s'il était en colère, sans un regard ni à gauche ni à droite. Cassie, se sentant envahie par le désir, prit ses seins dans ses mains. Un train au loin fit entendre un gémissement.

Lors des appels radio de onze heures le vendredi matin, une voix de femme se fit entendre.

— Mon fils souffre.

Cassie se pencha vers le micro.

— Expliquez-moi quels sont ses symptômes.

— Il saigne du rectum.

Sa voix était égale, sans trace de panique.

— Quel âge a-t-il ?

— Six ans.

— Présente-t-il d'autres symptômes ?

— Il a très mal au ventre.

— Vomit-il ?

— Non.

— A-t-il de la diarrhée ?

— Non.

— A-t-il de la fièvre ?

— Nous n'avons pas de thermomètre, mais il ne se sent pas chaud.

— Depuis quand cela dure-t-il ?

— Depuis la nuit dernière.

Cassie secoua la tête. Elle ne voyait pas ce que cela pouvait être. Elle se tourna vers Sam.

— Prenez leurs coordonnées, cela vaut mieux. A mon avis, il faut voir le gosse.

Sam s'approcha du micro.

— Dites à cette femme de préparer une valise, au cas où l'on emmènerait le gamin à l'hôpital. Elle voudra peut-être l'accompagner.

Sam raccrocha.

— Il faudrait partir sans tarder si nous voulons faire un aller-retour avant la nuit. Vous êtes prête dans une demi-heure ?

— Dans trois minutes.

Une heure et demie plus tard, ils arrivaient à la petite baraque, demeure du malade. Un homme aux jambes courtes, vêtu d'un jean sale et d'une vieille chemise, vint à leur rencontre. La clôture, comme la maison, avait besoin de réparations. Il n'y avait que deux pièces, avec l'inévitable véranda couvant sur trois côtés. Cassie ne vit à proximité ni animaux ni jardin. Rien que le sol plat. Pas même un garage.

— Je ne pense pas que cela soit grave, dit l'homme d'une voix geignarde. Qu'est-ce qu'un petit saignement ? Mais ma femme croit qu'il est en train de mourir.

— Il l'est peut-être.

Cassie n'aimait pas cet individu. Était-ce à cause de son nez pointu, de ses petits yeux de fouine ? Elle se demandait comment une femme avait pu accepter de venir vivre aussi loin de tout pour partager la vie de cet homme

Dans la chambre le jeune garçon était étendu, dans un état d'apathie. Il fixait Cassie de ses yeux vides, mais dès que Sam entra, la terreur alluma son regard et il saisit le drap. La mère, qui avait le dos tourné, se leva, sans leur faire face, et porta la main sur sa joue droite. Cassie ne pouvait voir que le profil gauche en s'approchant du lit et en s'asseyant près de l'enfant. Puis elle leva la tête pour regarder la mère. Le côté droit de son visage était violet, la chair entourant l'œil était noire, l'œil lui-même était injecté de sang, et le nez était enflé.

Elle ne dit rien et demanda au garçon de se mettre sur le ventre. Il se mit à pleurer. Sans avoir encore rencontré ce cas, elle sut ce qu'il avait.

— Cela va aller très bien, lui dit-elle.

Puis elle se tourna vers la mère :

— Il a besoin d'être hospitalisé. Avez-vous un sac prêt ? Il vaut mieux que vous veniez avec lui. Sinon, il aura trop peur.

Elle voulait faire sortir cette femme de là.

L'homme au nez de fouine, du seuil, s'interposa.

— Ce n'est pas nécessaire qu'elle y aille. Vous pourrez ramener l'enfant quand il ira mieux.

— Non. (Cassie lui fit face.) Il peut avoir besoin d'une opération et il sera moins effrayé si sa mère est là.

— Une opération ? Quel genre d'opération ? Combien ça va coûter ?

— Je ne sais pas. Mais c'est très sérieux. Sam, venez prendre la valise de Mme Higgins, je porterai le garçon.

Elle se tourna vers l'enfant :

— Je ne vais pas te faire de mal. Tu vas être guéri. Mets seulement tes bras autour de mon cou. Sais-tu ce que tu vas faire ? Tu vas voler dans un avion. Haut dans le ciel. Je parie que tu n'as jamais pensé que tu volerais un jour, non ? Tu vas monter rejoindre les oiseaux.

Tout en lui parlant, elle se mit en route, passa rapidement

devant le père, franchit l'unique marche et s'avança dans la poussière, suivie de Sam et de la mère. L'enfant reposa sa tête sur l'épaule de Cassie.

— Ça te fait très mal ? demanda-t-elle.

— Pas trop. Pas comme la nuit dernière.

Une fois dans l'avion, elle s'assit, le prenant sur ses genoux.

— Est-ce qu'il te fait cela souvent ?

Le garçon se taisait, les yeux emplis de larmes. Puis il se mit à pleurer. Sam aida la femme à monter. Elle tenait sa main sur le côté droit de son visage.

— Tu reviens vite, Millie, tu entends ?

Elle ne regarda pas son mari.

— Il a failli m'empêcher d'appeler, dit-elle à Cassie.

Sam ferma la porte. L'enfant quitta Cassie pour ramper jusqu'aux genoux de sa mère. Sam les attacha sur le siège.

Tout en se glissant à son poste et relançant le moteur, il chuchota à l'adresse de Cassie :

— Bon Dieu, comment un homme peut-il faire ça à sa femme ? Vous avez vu son visage ?

— Il doit le faire depuis belle lurette. Je parie que son corps n'est que meurtrissures.

Sam se concentra sur le décollage. Quand l'avion s'éleva, il se tourna pour dire à voix basse :

— Le gosse a l'air bien. Ne s'en serait-elle pas servi, usant d'un stratagème, pour nous faire venir ici ?

Cassie hésita une minute.

— Je le soupçonne d'avoir sodomisé son fils et de se livrer à cette pratique depuis longtemps. Le gosse est terrifié par les hommes. Il a peur de se mettre sur le ventre. J'imagine que c'est ce que son père lui ordonne de faire.

Elle l'imaginait disant : *Tourne-toi, fiston.*

Quand Cassie remit ses patients à Chris, elle lui dit :

— Mme Higgins ne peut pas retourner auprès de son mari. Nous devons trouver une solution pour elle.

Chris leva les sourcils.

— N'est-ce pas à elle de décider ?

— Elle ne voudra pas rentrer. L'enfant a eu l'anus déchiré par son père. Et elle, regardez-la. Elle est battue depuis des lustres. Elle ne retournera pas là-bas.

— Le gamin restera traumatisé pendant des années. Il est probable qu'il ne pourra jamais avoir des rapports normaux. Le sexe va lui faire une peur terrible.

Chris prit ses lunettes qu'il essuya sur sa cravate. Cassie commençait à réaliser qu'il faisait très souvent ce geste, surtout quand il était désemparé.

— Est-ce le premier cas de mauvais traitements infligés à une femme ou à un enfant que vous rencontrez ? demanda-t-il.

— Que voulez-vous dire ? Bien sûr.

— Elles retournent toujours chez elles.

— Toujours ? Vous voulez dire que cette femme... Oh non !

— Quel choix ont-elles ? Comment subvenir à leurs besoins et à ceux de leurs enfants ? Vous allez voir. Il sera ici avant peu, en dépit de la dépense et de la distance. Il lui demandera pardon, lui dira qu'il l'aime et qu'il ne recommencera plus. Vous allez voir ce qui va se passer.

Cassie ne voulait rien voir du tout. Chris se trompait forcément.

— Pouvez-vous le faire arrêter ?

— Oui, si elle décide de porter plainte. Mais elle ne le fera pas.

— Qu'en savez-vous ?

Chris soupira.

— J'aimerais que vous ayez raison. Ces situations ne me rendent pas très fier d'être un homme. J'ai vu bien pis que je ne l'aurais voulu. Vous aussi, vous en verrez bien d'autres, docteur, dans une région aussi reculée. L'alcoolisme est presque toujours à l'origine. Dans les cas de femmes battues, en tout cas. Pas tant pour l'inceste. C'est du sadisme pur. Il faut qu'ils soient malades pour agir ainsi. Ce sont des aspects de la vie que l'on ne nous enseigne pas à l'École de Médecine. Pas plus que la comptabilité.

Cassie réalisa qu'il essayait de faire une plaisanterie.

— Vous verrez, répéta Cassie, elle ne rentrera pas chez elle. Elle nous a appelés parce qu'elle voulait partir. Vous verrez.

— Trouvez-lui du travail. Aidez-la. Quoi que vous fassiez, elle retournera auprès de son mari, à moins qu'elle ne trouve un autre homme pour la battre. Celui-là ne sodomisera peut-être pas son enfant, mais la battra. C'est un cercle infernal.

— Oh, Chris ! Vous êtes un abominable cynique ! N'avez-vous aucune confiance dans la nature humaine ?

Il esquissa un sourire — chose rare — mais teinté de mélancolie.

— Je voudrais être aussi jeune que vous et avoir conservé cet idéalisme qui est l'apanage de la jeunesse.

Cassie, à vingt-sept ans, ne se trouvait pas si jeune. Mais elle était heureuse de ne pas avoir la quarantaine comme Chris si l'âge devait vous rendre pessimiste.

Elle avait dit à Sam de ne pas l'attendre. Elle voulait rentrer à pied. Elle s'arrêta au *milk bar* pour boire un soda. A moins d'une urgence, elle se trouvait libre tout le week-end, Dieu merci !

Quand elle tourna au coin de la rue, elle vit en face de chez Fiona un camion rouge, sale et déglingué. Dépassant de la portière, sortait une paire de bottes également poussiéreuses. En approchant, elle distingua un homme affalé derrière le volant, le visage couvert d'un Stetson. Elle se pencha à l'intérieur et souleva le chapeau. Il ouvrit les yeux.

— Blake Thompson ! Je dois dire que je ne m'attendais pas à vous voir !

Il sourit, d'un sourire lent et paresseux.

— Je pensais que vous pourriez me demander combien de temps il m'a fallu... (Il tendit la main pour prendre la sienne.) J'ai roulé douze heures d'affilée, mais je tenais à arriver ici assez tôt pour m'assurer que vous n'iriez pas au bal du samedi soir avec quelqu'un d'autre.

— Je n'y suis encore jamais allée, dit-elle en riant.

Il se redressa, ouvrit la portière et déploya ses grandes jambes à l'extérieur pour sortir.

— J'ai l'impression que vous ne mentez pas, mais j'ai du mal à le croire.

— C'est pourtant vrai, affirma-t-elle en le regardant avec un extraordinaire sentiment de bonheur.

— Eh bien, vous êtes mon invitée ce soir. Allons dîner chez *Addie's*.

Cassie acquiesça.

— Laissez-moi me changer. J'ai été dehors toute la journée.

— Fiona est là ? demanda-t-il en la suivant.

— Elle est en Irlande ou du moins en route pour s'y rendre, expliqua Cassie en tournant la clef dans la serrure. Voulez-vous une bière ou un thé glacé ?

Blake pencha la tête sur le côté et, lui prenant la taille, l'attira vers lui.

— Je veux d'abord un baiser.

Il s'inclina vers elle pour effleurer ses lèvres.

— Maintenant, je veux bien une bière.

— M'accordez-vous le temps de prendre une douche ?

— Cassandra, tant que nous sommes ensemble, il n'y a rien qui presse dans le monde. Peu m'importe que nous allions chez *Addie's* ou ailleurs.

— Pourquoi m'appelez-vous ainsi ?

— Cassandra ? Quelqu'un d'autre vous appelle-t-il ainsi ?

— Non. On ne m'a jamais donné ce nom.

— Ce doit être la raison. Vous savez déjà que nous allons nous aimer comme ni vous ni moi n'avons jamais aimé personne. Vous le savez, non ?

Cassie se détourna et s'en fut à la cuisine lui chercher une bière.

A peine l'avait-elle tirée du réfrigérateur que Blake était là, derrière elle. Elle pouvait sentir la chaleur de son corps.

— Vous le savez, non ?

Elle lui tendit la bière par-dessus son épaule sans se retourner.

— Cassandra Clarke, retournez-vous et regardez-moi.

Elle soupira :

— Oui, je le sais.

— Cela vous fait peur ?

— Je suis pétrifiée.

Il sourit en prenant son irrésistible air penché.

— Dites-vous que vous commencez tout juste à vivre.

— J'ai vingt-huit ans le mois prochain et je commence tout juste à vivre ?

Malgré le ton amusé qu'elle essaya de prendre, sa phrase s'étrangla dans sa gorge.

— Nous allons vivre ensemble avec une telle intensité que vous croirez que vous étiez morte jusqu'à maintenant.

— Est-ce une promesse ?

Sa voix n'avait pas la désinvolture qu'elle voulait y mettre.

— Eh bien, ça dépend de vous en partie. Allez maintenant prendre votre douche ; je vous promets de ne pas venir vous regarder. Quand j'en serai à ce stade, nous nous doucherons ensemble. Vous est-il arrivé de vous doucher avec quelqu'un ?

Non, mais elle ne le dit pas.

— Nous allons lentement construire notre avenir, Cassandra. Prenez votre temps. Ne soyez pas anxieuse. Tout ce qui vaut la peine, tout projet aussi grand, comporte des risques et a de quoi effrayer. Tremblez, s'il le faut, mais je ne laisserai pas la peur vous arrêter.

19

— Je veux que vous montiez passer une semaine à Tookaringa. Nous conduirons le troupeau. Je vous mènerai voir ce qu'est la vie d'un cow-boy.

Cassie sourit. Il employait probablement le terme *cow-boy* parce que, ayant été élevée en Amérique, elle pouvait le comprendre.

Elle avait encore du mal à faire la différence entre un conducteur de bestiaux, un apprenti ou un manœuvre. Le mot *cow-boy* recouvrait tout cela.

— Voilà qui m'amuserait. Mais je ne peux m'absenter une semaine. Je n'ai pas de congé prévu avant un an d'exercice ici, c'est-à-dire avant septembre.

— Si vous ne pouvez prendre une semaine, tâchez de vous dégager au moins trois ou quatre jours, voulez-vous ?

— Je ne vois pas comment.

— Pensez-y. Il faut que nous passions du temps ensemble et je veux que vous vous rendiez compte de la vie que j'aime.

Il se leva et lui prit la main.

— Venez, allons danser. C'est la seule façon possible pour moi de vous tenir dans mes bras en public. Vous n'avez vraiment jamais mis le pied au bal du samedi soir ?

Ce fut amusant sauf qu'elle ne passa avec Blake que la moitié de la soirée, l'un et l'autre changeant par intervalle de partenaire. Les yeux de Sam s'arrondirent de surprise quand il la vit entrer avec Blake. Il l'entraîna sur la piste à la première danse au rythme rapide.

— Ainsi Mohammed est venu à la montagne ?

— Que dois-je comprendre par là ?

Il faisait tourbillonner Cassie autour de lui, la rattrapant, leurs pas en parfait accord.

— Si on mesure à la distance parcourue pour aller voir une

fille l'intérêt qu'on lui porte, il doit éprouver pour vous un très grand intérêt.

Ils se concentrèrent sur la danse, faisant sensation comme d'habitude en dansant le jitterbug. A la fin du morceau, Blake, qui attendait sur le côté, prit la main de Cassie et tendit son autre main à Sam.

— Heureux de vous revoir.

Sam sourit.

— Vous avez du courage.

Blake jeta un coup d'œil à Cassie et lui pressa la main. Un des hommes lança une bouteille qui se fracassa contre le mur. Personne ne parut en faire cas. Au contraire, d'autres se mirent à l'imiter. Cassie regarda Blake. Il lui tendit un verre.

— Tenez, entrez dans le jeu.

Il lança à son tour sa bouteille de bière.

Cassie hésita un moment.

— Vous voulez plaisanter ?

Il sourit.

— C'est amusant, essayez donc.

Elle le regarda une minute, éclata de rire et lança son verre aussi fort qu'elle put, en se disant qu'elle avait vraiment affaire à une société masculine.

— Sortons, dit Blake. Allons quelque part où je puisse vous embrasser.

Ils se mirent à rouler sous le noir velouté du ciel où étincelaient des milliers, des millions d'étoiles.

Il attira la jeune femme à lui et laissa son bras autour de son épaule en conduisant. Elle aimait sentir le contact de son corps.

— Voilà ce que je voulais faire depuis deux semaines, murmura-t-il en arrêtant brusquement le camion.

Elle accueillit ses lèvres sur les siennes, et chaque fibre de son être vibra. Elle passa ses bras autour de son cou et elle sentit la chaleur de son corps contre le sien, elle sentit sa force, et sa langue et sa respiration.

— Vous m'avez ensorcelé, chuchota-t-il à l'oreille de Cassie. Je ne pense plus qu'à vous. Vous n'êtes pas comme les autres femmes que j'ai connues.

— Vous ne savez pratiquement rien de moi.

Elle se dressa pour déposer un baiser sur son cou.

— Quel besoin aurais-je d'en savoir davantage ? Au dîner, nous avons passé en revue votre adolescence, vos parents, vos grands-parents, San Francisco, le pensionnat en Angleterre.

Ils gardèrent le silence, enlacés, puis il demanda :

— Combien de temps allez-vous continuer votre activité de médecin ?

— J'ai un contrat de deux ans ici.

Leurs lèvres se rencontrèrent encore. Sa main toucha son corsage au niveau de la poitrine.

— Savez-vous ce que je vais faire ? Je vais vous ramener chez vous.

— Il n'est que minuit.

— Peu importe. C'est l'heure de vous ramener. J'ai juré de ne rien précipiter et je tiens parole. Si nous restons à nous embrasser, eh bien... Je vais vous ramener.

Elle ne pouvait lui proposer de passer la nuit chez elle, ne fût-ce que dans la chambre de Fiona. Cela ferait jaser toute la ville. Elle espérait qu'il n'envisageait pas de rester, pas même sur le canapé. Une partie d'elle-même avait peur. Jusqu'où le laisserait-elle aller ? Certainement pas aussi loin qu'elle le désirait.

Comme il la ramenait chez Fiona, il dit :

— J'ai retenu une chambre pour la nuit chez *Addie's*. Mais je viendrai vous prendre à sept heures pour le petit déjeuner.

Il l'accompagna à la porte et l'embrassa en lui souhaitant bonne nuit. Elle le regarda redescendre l'allée, désirant le voir revenir.

A sept heures dix, Blake était en train de boire son café et Cassie de préparer les crêpes quand Horrie téléphona.

— Cassie, je crois que nous avons une urgence. Vous vous rappelez Ian James ? Celui qui était furieux contre vous parce que vous ne vouliez pas courir voir son aborigène et que le gars est mort ? Eh bien, sa femme a des ennuis. Je lui ai dit que vous l'appelleriez à sept heures et demie. Je vais appeler Sam pour lui dire de vous prendre.

— Non, dit Cassie. J'ai quelqu'un pour me conduire. Je serai là dans dix minutes.

Blake la regarda.

— Voilà bien ce que je redoutais.

Sans perdre de temps, il la conduisit à la station de radio. Horrie et lui se saluèrent et ils attendirent sept heures et demie. Alors Horrie lui passa la communication.

— Docteur Clarke, c'est Ian James. (Il marqua une pause.) Êtes-vous là ?

— Oui, monsieur James. C'est le Dr Clarke.

— Excusez-moi de vous déranger un dimanche, mais ma femme est assez malade, elle m'inquiète.

— Continuez.

— Elle est... eh bien ! c'est un sujet plutôt délicat.

Cassie se demanda ce qui était si délicat qu'il ne pouvait dire à un médecin.

— Oui, monsieur James ?

— Elle est enceinte de trois, quatre mois. Tard la nuit dernière, elle s'est mise à ressentir des douleurs, et cela continue et maintenant elle... ah ! elle commence à perdre du sang.

Espérons que cela ne se passera pas comme la dernière fois, pensa-t-elle.

— Prenez son pouls. Vous savez comment faire ?

— A son poignet, n'est-ce pas ?

— Oui, cherchez la pulsation. Votre autre main est-elle sur votre montre ?

— Oui.

— Comptez les battements pendant quinze secondes, multipliez par quatre. Je reste au bout du fil pendant ce temps.

Horrie sourit.

— Il ne discute pas cette fois.

— Cent, dit Ian James.

— Prenez sa température.

— Je l'ai déjà prise. Elle est tout à fait normale.

— Maintenant, essayez de me préciser la quantité de sang qu'elle a perdu.

— Elle a... elle a trempé plusieurs serviettes hygiéniques. (Il semblait souffrir de prononcer ces mots.) Il y a du sang sur le matelas et ça tache maintenant le plancher. Ça me semble grave.

— Monsieur James, c'est grave en effet. Nous nous envolons dès que possible.

Blake avait fait une longue route pour la voir et elle devait le quitter. Elle se tourna vers Horrie.

— Téléphonez à Sam et dites-lui de venir immédiatement.

Elle soulignait de la voix le dernier mot et, levant les yeux, vit Blake debout sur le seuil.

— Est-ce ce que je craignais ? demanda-t-il, le regard sombre.

— Nous devons décoller, confirma-t-elle.

Blake resta une minute sans rien dire.

— Combien de temps allez-vous être absente ?

Elle haussa les épaules.

— Je n'en ai aucune idée. Il se peut que nous ramenions Mme James directement à l'hôpital, mais il est aussi possible que je sois en mesure de la soigner sur place.

Elle avait envie de taper du pied, de pleurer, de faire n'importe quoi plutôt que d'aller chez Ian James.

— Un simple aller-retour ne me tiendra pas éloignée de vous trop longtemps. Cinq ou six heures. Mais ce sera plus long si je dois intervenir.

Blake sortit du bungalow et se dirigea vers le camion, ses pas soulevant derrière lui de petits nuages de poussière.

— Sam est en route, dit Horrie. Il dit que le temps se gâte au nord.

Cassie s'approcha de Blake et posa sa main sur son bras.

— Je suis désolée. Vous le savez, n'est-ce pas ?

— Je le sais bien. Cela ne va pas être facile de se retrouver ensemble.

Malgré la présence de Horrie, regardant dehors à la porte, Blake l'entoura de ses bras.

— Je pars mardi pour passer un mois ou six semaines dans la brousse. Je dois faire le tour des sept stations qui dépendent du ranch pour voir ce qui s'y passe.

Cinq ou six semaines ? Deux semaines lui avaient semblé une éternité.

— Sachez que chaque nuit, chaque fichue nuit, vous serez dans mon sac de couchage avec moi. Ça veut dire que vous n'avez aucun moyen de me jeter hors de votre lit. Je vais hanter vos rêves.

Elle leva les yeux vers lui. Dieu, qu'il était beau ! Elle adorait le regarder. Il l'avait prévenue qu'ils allaient vivre à un rythme fou. Elle n'avait jamais connu une telle précipitation des événements. Et elle ne tentait même pas de résister quand elle était avec lui.

— Je serai à Tookaringa dans deux semaines pour donner des soins. Dites à vos parents que j'y passerai probablement la nuit.

— Et moi, dit-il, je serai à deux semaines de chevauchée de la maison. Eh bien, voilà qui ne va pas rendre nos relations faciles, n'est-ce pas, Cassandra ? (Il se pencha pour l'embrasser.) J'ai su la nuit de la fête, quand je vous ai vue danser avec l'aviateur, que rien ne serait sans complications pour nous.

Comme un derviche tournant dans la poussière, la camionnette de Sam dévala la rue. Il bondit hors du véhicule et courut à la station de radio tout en faisant un signe à Blake et à Cassie.

— Vous vivez entourée d'hommes !

— Ne commencez pas, dit Cassie. Il me coûte de partir, vous savez. J'ai eu un week-end merveilleux. Je suis flattée que vous ayez fait tout ce trajet en voiture pour me voir.

Blake jeta un coup d'œil à sa montre.

— Prenez-en l'habitude. Ce n'est pas la dernière fois que je roulerai jusqu'à Augusta Springs pour être avec vous. Habituez-vous à me voir même si cela n'arrive pas aussi souvent que j'aimerais.

Sam sortit du bungalow en agitant une carte dans l'air immobile.

— La base des nuages est près de toucher les collines au nord de Magic Creek. Il nous faudra faire un détour en passant au sud de la voie ferrée jusqu'à Innawarra. Nous n'y sommes jamais allés. Mais si d'ici nous mettons le cap nord-est (il se parlait à lui-même), nous devons être capables de trouver la maison de James. Bon Dieu, ils ont eu plus de quinze centimètres de pluie ces deux dernières semaines. James dit qu'il ne peut plus rouler en position haute avec sa camionnette, qui s'est déjà embourbée une fois. Sapristi ! (Il la regarda.) Je ne crois pas que nous devions tenter quelque chose de ce genre à moins que ce ne soit une question de vie ou de mort.

— Il faut risquer le coup. Je ne suis pas sûre, avec tout le sang qu'elle perd, qu'elle passe la journée.

— Bien, qu'est-ce qu'un dimanche sans challenge ?

Blake la regarda.

— Florence Nightingale en mission de charité.

— Florence Nightingale était infirmière, dit Cassie. Et les missions de charité sont l'affaire des Médecins Volants.

— Voilà qui paraît noble, malheureusement ça me prive.

— Il me revient à l'instant que j'ai oublié quelque chose. Amenez-moi en ville, voulez-vous ?

Cassie se précipita dans le bungalow et apostropha Horrie.

— Appelez l'hôpital et dites-leur que j'arrive pour prendre cinq unités de plasma sec. Je serai de retour dans cinq minutes.

Elle revint en courant trouver Blake.

— Venez, roulez à toute vitesse !

La course menée à bien, ils revinrent au terrain d'aviation et Blake déclara :

— Je peux très bien vous attendre ici.

— Je ne sais absolument pas quand je vais revenir.

— Je vais tenter ma chance. Si vous n'êtes pas de retour à l'aube, je m'en irai.

Il se pencha pour lui donner un baiser.

Elle fonça vers l'avion dont la porte ouverte semblait l'appeler.

Ils ne volaient pas depuis une demi-heure que la voie ferrée, la « Boussole de fer », disparut sous les nuages.

— Il nous faut les contourner, dit Sam, mettant le cap sur

l'ouest au lieu du nord. Je dois voler bas pour pouvoir avoir le plus de points de repère.

Ils se rapprochèrent du sol et quand Cassie demanda à quelle altitude ils étaient descendus, Sam répondit :

— A quatre-vingt-douze mètres. C'est assez clair ici sous les nuages. Mais leur base brouille la visibilité. On ne peut donc gagner de la hauteur, on volerait à l'aveuglette.

Au bout d'une autre quarantaine de minutes, Sam s'écria :

— Voici Magic Creek. On peut se diriger vers cette crique jusqu'à ce que j'aperçoive un hameau et, avec de la chance, on tournera alors à l'est, et la ferme de James devrait se trouver quatre-vingts kilomètres plus loin.

La pluie commença à frapper les vitres.

— Dans une heure, ce fichu avion pissera l'eau comme une passoire, prédit-il.

Trois quarts d'heure plus tard, il annonça :

— On y est. Maintenant il s'agit de voir où l'on peut atterrir en sécurité. Il a un terrain bien balisé, mais bon sang, ce n'est plus, partout, qu'un marécage. Grâce à Dieu, le vent vient de l'ouest.

— Quelle différence cela fait-il ?

Cassie était rarement nerveuse avec Sam aux commandes. Il ne répondit pas. Il se concentrait. Il avait beau détester cet avion, il se montrait d'une sûreté sans égale dans les manœuvres d'approche. Il ne dépassait que de quelques nœuds le minimum indispensable de vitesse et ne les maintenait dans l'air qu'à force d'habileté. Il monta en chandelle au-dessus de la piste et continua trois kilomètres, tournant lentement dans le sens du vent, les yeux et l'esprit tendus. Il décéléra encore jusqu'à n'être plus qu'à quelques mètres du sol, le scrutant pour ne pas embourber l'appareil. Une seconde plus tard, ils roulaient sur une herbe touffue, puis Cassie sentit l'avion s'enfoncer au moment où Sam relevait la queue pour stopper. C'était l'enlisement.

— Bon, nous sommes sains et saufs. Mais il est probable que nous sommes ici pour un moment.

Et Blake qui l'attendait !

Ian James frappa à la porte de l'avion.

— Vous êtes bien enlisés. On s'en occupera plus tard. Grimpez !

Sam et Cassie passèrent dans la camionnette de James.

— Elle va mal, dit-il en fonçant vers la maison. Bien sûr, elle aurait mieux fait de ne pas tomber encore enceinte. Elle a failli mourir d'hémorragie avec nos deux autres enfants. Ils ont une dizaine d'années. Elle n'aurait pas dû remettre cela.

Et vous ? avait envie de lui dire Cassie. Un enfant se faisait à deux.

— Elle a quarante et un ans.

La maison était grande et coquette, peinte en blanc avec des moulures noires. La traditionnelle véranda courait le long de la bâtisse, entourée de fleurs et de buissons de toutes sortes. Les dépendances avaient l'air aussi bien tenues que la demeure elle-même et annonçaient des habitants soigneux et attachés à leur terre.

La femme, couchée, avait le teint cendreux. Cassie lui toucha le front : il était froid et pourtant moite de sueur. Son regard anxieux rencontra celui de Cassie. L'odeur âcre du sang imprégnait la chambre.

— J'ai l'impression que quelques résidus de tissu fœtal adhèrent à son utérus. Le saignement continuera si on ne les enlève pas. (Elle évita de dire tout haut : *auquel cas, elle ne passera pas la matinée.*) Ce que j'aimerais faire, c'est la ramener à l'hôpital d'Augusta Springs.

Elle regarda Sam.

— Combien de temps faudra-t-il pour sortir l'avion de ce bourbier ?

Sam se tourna vers James, qui répondit :

— La journée ne suffira sans doute pas. Vous ne pourrez être à Augusta Springs avant la nuit.

Cassie soupira :

— Bien, Sam, nous l'opérons.

— Je m'y attendais.

— Il va vous aider ? dit James en fronçant les sourcils.

— C'est mon anesthésiste. (Cassie ouvrit son sac.) J'ai besoin d'eau bouillie et...

— Il va voir ma femme toute nue ?

Sam regarda Cassie d'un air interrogateur.

— Monsieur James, soyez sûr que si nous étions en ville, votre femme serait soignée par un homme. Vous pouvez être parfaitement tranquille avec Sam. D'ailleurs elle n'aura pas besoin d'ôter tous ses vêtements. Maintenant, apportez-moi de l'eau bouillie et des serviettes propres.

Sam ajouta :

— Et faites du café.

Ian James acquiesça.

— Je vais me laver les mains, dit le pilote.

Au cours de son intervention, Cassie découvrit une masse de tissu fixé au col de l'utérus.

— C'est exactement ce que je pensais, dit-elle à Sam qui instillait l'éther.

— Quoi qu'il faille faire, je sais que vous vous en tirerez bien.

Elle leva les yeux sur lui :

— Personne ne m'a jamais accordé une telle confiance.

Il sourit.

— Personne ne travaille avec vous quotidiennement.

— Je vais extirper ces adhérences et faire un curetage.

— Cela veut dire qu'elle perdra le bébé ?

— Vous vous instruisez, je vois. Oui. Et c'est aussi bien ainsi, probablement. La vie de cette femme est en danger, surtout étant donné son âge.

Cassie élargit le col de l'utérus et racla l'intérieur avec une curette.

— Elle va saigner un peu pendant deux jours et elle aura un peu mal au bassin et au dos. Bien, vous pouvez arrêter l'anesthésie et aller dire à M. James que sa femme va très bien s'en sortir. Il peut venir la voir, s'il veut, bien qu'elle n'ait pas repris connaissance.

Elle nettoya le sang et rassembla ses instruments. Sam revint au bout de deux minutes :

— Il dit qu'il viendra quand elle se réveillera. Je vais tout de suite aller chercher avec lui quelques-uns de ses hommes et essayer de tirer l'avion sur un terrain élevé. Il a un tracteur et une Land Rover et nous allons faire le tour de tous ceux qui peuvent nous aider. Nous devrons sans doute passer la nuit ici.

— Je le savais, dit Cassie à haute voix.

Et merde, ajouta-t-elle en elle-même.

20

Pendant les cinq semaines qui suivirent, Cassie reçut un chiffon de papier hebdomadaire. Une fois, ce fut un cavalier qui le lui apporta. Une autre fois, ce fut le facteur, M. Broome. Un jour, un avion à moteur unique atterrit et, sans même arrêter le moteur, le pilote se précipita hors du cockpit pour lancer le papier froissé au chef du contrôle de la sécurité aérienne, qui l'apporta à la station de radio.

Une semaine, le message consistait en ces quelques mots : « *Bon Dieu, tout ce que je peux faire c'est penser à vous.* » C'était signé d'un B informe.

La semaine d'après, il lui disait qu'il était allongé sous les étoiles, et qu'il pensait à elle, que pour la première fois il ressentait comme une corvée — ce qui naguère était un plaisir — d'avoir à rassembler le bétail, tâche qui le tenait éloigné d'elle. Il ajoutait qu'il n'allait pas la laisser mener une vie tranquille, donc « *préparez-vous* ».

La troisième semaine, il lui écrivit : « *M'avez-vous senti près de vous, la nuit, dans votre lit ? Avez-vous senti mes baisers à votre réveil ? Vous avez été avec moi dans mon sac de couchage toute la semaine. Je veux respirer votre odeur, votre souffle, je veux vous tenir. Je veux coucher à la belle étoile avec vous. Je veux vous faire voir le pays que j'aime. Je veux le parcourir avec vous à cheval. Au nom de Dieu, trouvez un moyen de venir à Tookaringa pour passer au moins le dernier week-end du mois. Ne me dites pas que vous ne pouvez pas. Trouvez un moyen.* »

— Je veux passer un week-end à Tookaringa, déclara-t-elle à Sam.

Il leva brusquement la tête et sourit.

— Ah ah ! Oserai-je croire que la bonne doctoresse a rencontré l'amour ?

— Je n'irais pas jusque-là.

Mais si ce n'était pas de l'amour, elle pouvait difficilement y mettre un nom.

Parfois Cassie pensait que Sam et elle devenaient amis, mais alors, il avait un mot ou un comportement désagréable, qui lui faisait penser qu'il ne l'aimait guère. Une fois, il l'avait appelée « patronne ». Une autre fois, en parlant d'elle, elle l'avait entendu dire à un propriétaire de ranch : « Des femmes qui se prennent pour des hommes. » Elle refusait de se laisser affecter par ces réflexions.

Blake n'était pas encore de retour chez lui quand Cassie et Sam arrivèrent à Tookaringa. Elle donna des soins, puis elle prit le thé avec Jennifer sur la véranda. C'était un vendredi après-midi et les femmes aborigènes travaillant dans la grande maison faisaient la queue pour recevoir leur paye.

— Je leur donne un petit salaire, dit Jennifer à Cassie, et je leur fournis leurs vêtements. Je tiens à ce qu'elles viennent ici chaque matin lavées et avec des affaires propres. Je n'en laisse aucune manipuler la nourriture, en dehors de Ruby — très peu de femmes blanches les y autorisent, car elles n'ont pas notre sens de l'hygiène — ; par contre, elles font les lits, balaient et lavent le linge, tout cela avec un robuste sens de l'humour. Elles rient et bavardent beaucoup.

— C'est drôle, je ne pense jamais à vous comme à une femme qui travaille. Vous êtes toujours si élégante et montrez tellement d'aisance.

— Si je ne vous aimais pas autant, je me mettrais en colère. Je considère que j'ai autant de responsabilités que Steven et Blake. Je dois commander les fournitures nécessaires à la marche de la maison et aller chaque jour à la réserve pour prendre ce dont nous avons besoin et m'assurer de ce qui est disponible, y compris les médicaments. Ruby et moi faisons les menus. A onze heures, tous les matins, j'ouvre une sorte de dispensaire. Tous les aborigènes qui ont besoin d'un traitement y viennent, et tous les jours je distribue les comprimés d'aspirine par dizaines. Je dois décider si je peux soigner moi-même leurs maux d'estomac, s'il faut vous appeler ou si ça peut attendre le jour de votre visite. Ah, les plaies infectées que j'ai soignées, les bébés que j'ai aidé à mettre au monde, la patience que j'ai acquise ! J'ai appris à rire, à pleurer avec eux à propos de leurs enfants, j'ai appris pour quel genre de fracture il faut recourir à la radio, mais je ne les comprendrai jamais. Je ne suis pas près de partager leur sereine communion avec la nature. Leur spiritualité ou leur sentiment de ne faire qu'un avec l'autre et avec le pays ne concordent pas avec mes convictions. Ils vivent et pensent comme il y a vingt-cinq mille ans. Beaucoup de Blancs les trouvent paresseux et sales. Ils sont sales parce que l'eau est si rare qu'ils n'imaginent pas qu'on puisse l'utiliser pour se laver. Ils n'éprouvent pas le besoin d'avoir les mains propres pour toucher la nourriture, parce qu'ils peuvent vivre de larves de cossus et de tout ce qu'ils trouvent à terre. Nous leur demandons de penser comme nous mais ils ne le peuvent pas plus que nous ne pouvons penser comme eux.

— Est-ce pour cela que vous faites leurs portraits ?

— J'en doute, dit Jennifer, l'air mélancolique. Ils me fascinent. Je ne crois pas que je les aime. J'ai même cessé de tenter de les comprendre.

— Ne pouvez-vous pas les aimer sans les comprendre ?

— Certains peuvent peut-être aimer sans comprendre. Moi, je ne peux pas. Je pense que l'amour est un partage, un partage d'expériences, d'espoirs, de rêves... de baisers, de couchers de soleil. Pour moi, l'amour exige la réciprocité.

— Je suis de cet avis.

La voix de Blake précéda son apparition au coin de la maison, les vêtements poussiéreux, le Stetson repoussé en arrière sur sa tête. Quand il vit Cassie, un sourire s'épanouit sur son visage.

— Nom de Dieu, vous êtes venue !

Cassie se sentit soudain timide comme cela lui était arrivé aux bals du collège. Jennifer se leva et le rejoignit tandis qu'il montait l'escalier. Elle lui mit les mains sur les épaules et se dressa pour l'embrasser.

— Ne m'approche pas, dit-il. J'ai besoin d'un bain.

Il n'avait pas quitté Cassie des yeux.

— Pour combien de temps êtes-vous là ? Combien de jours ?

— Seulement jusqu'à dimanche après-midi.

Il disparut dans la maison et Jennifer se retourna vers Cassie.

— Je suis ravie du tour que prennent les événements. A la minute où je vous ai rencontrée, j'ai espéré cela.

Elle promena son regard sur l'horizon, et sur les arbres en contrebas. Puis elle dit :

— L'isolement ici peut devenir une maladie.

— Avez-vous à ce point souffert de solitude ?

— Quand je suis arrivée ici, j'ai pensé que je ne pourrais pas tenir. Steven s'absentait des semaines entières pour conduire les troupeaux. Je n'avais personne à qui parler. J'avais une terreur folle des aborigènes, sûre qu'ils allaient me violer ou me tuer dans mon lit ou faire quelque chose de terrible. Et je trouvais le silence insupportable. La solitude était si totale, si profonde que je pouvais entendre les battements de mon cœur. Puis je me suis mise à apprécier tous les bruits : le chant des merveilleux oiseaux, le vent dans les arbres, le meuglement du bétail, le bourdonnement des moustiques, le hurlement des dingos dans la nuit. Je sais bien que pour beaucoup de femmes, la vie dans cette région tourne au cauchemar. En plus du vide et de la solitude, on est à la merci d'un accident sans la moindre possibilité d'aller consulter un médecin, et, avant vous, d'en faire venir un. Il y a des femmes qui accouchent seules, et il y a des fièvres qui sont mortelles. Certains ne s'adaptent jamais. Ils ne supportent pas la monotonie des paysages.

— De toute évidence, ce n'est pas votre cas.

Elle jeta la tête en arrière et passa la main dans ses cheveux.

— Je suis devenue une véritable Australienne. Je pense et j'agis comme une indigène. J'ai passé près de trente ans ici, sur ce bout de terre. J'ai cinquante ans. Je serais pâle et m'ennuierais à mourir si j'étais restée en Angleterre. Je n'ai jamais désiré la voie de la facilité.

Cassie regarda son aînée avec admiration.

— Certaines personnes en arrivent-elles à craquer ? A mon avis, face à l'adversité, il n'y a que deux réponses : soit on abandonne, on se recroqueville, soit on devient plus fort.

— Naturellement. Tout le monde ne réagit pas positivement. Il y a ici des choses qui vous brisent le cœur. Sept années de sécheresse peuvent anéantir n'importe qui, et lui saper le moral. Tant de sueur versée, de dur travail, de rêves, de projets pour rien. Pour voir mourir ses enfants, et être en manque d'amour. Ici, c'est la solitude et la violence. Rien de ce que vous y verrez ne vous plaira.

— Vous avez choisi de fermer les yeux ?

— Non, cela fait partie de la vie. Ce sont les femmes, bien sûr, qui ont les moments les plus durs. Elles restent seules, pendant que leurs maris, six mois durant, conduisent le troupeau, elles ne voient personne, parfois pendant des années. (Elle se mit à rire.) C'est un pays de farouche individualisme, assurément.

Steven et Blake arrivèrent ensemble.

— Et c'est ainsi depuis longtemps. Que voulez-vous boire, Cassie ? demanda Steven.

Il se pencha pour embrasser Jennifer sur la joue et resta debout près d'elle, une main sur son épaule.

Du seuil, Blake annonça :

— Nous partons à l'aube.

— Rien que vous deux ?

— Rien que nous deux. Je l'emmène voir le campement des conducteurs de bétail, pour lui montrer ce qu'est la vie dans la brousse. Nous serons de retour pour dîner.

Ce fut une matinée magique, quoique chaude. Des bandes de kangourous bondissaient avec aisance par-dessus les clôtures. Blake montra du doigt, vers l'ouest, des dizaines d'émeus qui traversaient le terrain en courant.

— Ils courent plus vite que des chevaux, dit-il. Les émeus sont d'étranges oiseaux : les pères s'assoient sur les œufs pour les couver. Mais ils sont peureux. Un rien les effraie.

Cassie ne disait rien, trop occupée à regarder autour d'elle.

— Savez-vous que nous sommes non seulement la plus vieille population du globe, mais aussi le continent le plus plat ?

— Je le crois.

Au cours de leur promenade à cheval, comme Blake restait silencieux, elle put embrasser du regard tout ce qui l'entourait.

— Je n'ai jamais vu autant d'oiseaux.

— Vous n'êtes jamais allée plus loin au nord ? Jusqu'à Darwin et Kakadu ? C'est là qu'il y a des oiseaux ! Je vous y emmènerai un jour. Ça ne ressemble à aucun autre endroit. Nous chasserons aussi le crocodile.

Cassie eut un sourire.

— Vous êtes fier d'être australien, n'est-ce pas ?

— Je me suis longtemps senti embarrassé de l'être, comme si j'appartenais à un pays qui n'était pas grand-chose — quelques petites villes le long de la côte, et rien que le désert à l'intérieur. Et maintenant, je découvre que je me suis complètement trompé. C'est un des plus splendides pays que j'aie jamais vus. (Blake souriait en la regardant.) Et vous n'avez pas même commencé à le voir. J'aimerais être celui qui vous le fasse connaître. Jusqu'au nord, comme je l'ai dit, vraiment sous les tropiques. Êtes-vous allée à Alice ?

— Alice Springs ? Non, ce n'est pourtant pas très loin.

— Si vous n'y êtes pas encore allée, nous y passerons en nous rendant à Darwin. Darwin, c'est zéro, une ville de fonctionnaires. Il y fait un temps épouvantable, presque toute l'année. L'humidité y coulerait un bateau, mais on ne peut l'éviter pour aller à Arnhem Land et à Kakadu.

— Je n'ai jamais entendu parler de ces lieux.

— Ce sont des réserves aborigènes. Des peintures rupestres vieilles de vingt-cinq mille ans passent pour être les plus anciens vestiges de civilisation sur la planète. Il se peut que les aborigènes constituent la plus ancienne race pure de la terre.

— Vous avez hérité de l'affection qu'ils inspirent à votre mère.

Il secoua la tête.

— Je ne sais pas ce que j'éprouve. J'ai des amis parmi les bouviers aborigènes, mais nous ne nous comprenons pas, quel que soit le temps que nous passions ensemble. Je peux, lors de parcours de deux mille kilomètres avec le troupeau dans les montagnes, manger et cheminer en leur compagnie, mais ils m'échappent. Je ne sais même pas si je les aime en tant que groupe humain. J'en aime beaucoup pris individuellement. Je suppose qu'on peut en dire autant de mon espèce. Mais ce qui est sûr, c'est qu'ils me fascinent. Surtout ceux qui tiennent encore à leurs traditions, comme ceux de Kakadu, d'Arnhem Land. Mais la seule période pour y aller, c'est juillet et août. A un autre moment, vous supporteriez mal l'humidité.

Ils étaient entourés de centaines, de milliers d'oiseaux. Il les désigna du doigt.

— Ceux-ci d'un vert de limette, avec du rouge vif sur les ailes, ce sont des perroquets à ailes rouges. Ces petits, d'un vert éclatant, avec du jaune sur la tête et au bout des ailes, ce sont des perruches ondulées.

— C'est bien ce qu'il me semblait.

— Ces gros à tête et huppe jaunes, ce sont évidemment des perruches calopsittes. Mais vous les connaissez sans doute, puisqu'il y en a partout dans le pays.

Cassie acquiesça.

— Voyez celui-ci, bleu et vert comme un paon sur le dessus et jaune en dessous, c'est un martin-pêcheur sacré. On le voit, lui aussi, dans tout le pays, tout comme le martin-pêcheur à dos rouge.

— Qu'est-ce que ceux-là, d'un beau coloris gris et rose, qui font tant de bruit ?

— Des cacatoès rosalbins.

Un lézard de près de deux mètres glissa non loin d'eux.

— Qu'il est laid !

— C'est un goanna. Il se dirige probablement vers les arbres, là-bas, pour y bondir. Il n'est pas trop dangereux. Les seuls animaux qu'on doit redouter dans cette partie du monde, ce sont les serpents, les dingos et quelques variétés d'araignées.

— Vous arrive-t-il d'avoir peur de vous perdre ? demanda Cassie, regardant autour d'elle l'immensité du paysage où les arbres se faisaient rares.

Blake tira sur ses rênes et Cassie s'arrêta aussi. Il s'approcha, mit une main sur son bras et l'embrassa.

— Dehors, non. Je n'ai jamais pensé que je pourrais me perdre. Mais mon cœur, lui, est en train de se perdre.

Et il l'embrassa encore. Elle soupira, ce qui le fit rire.

— Vous êtes la plus belle, la plus ensorcelante des femmes. Je vous désire. Dieu tout-puissant, comme je vous désire, Cassandra Clarke !

Il se remit au trot et Cassie le rattrapa pour entrer dans une zone hérissée de centaines de monticules aigus comme des poignards.

— Attention aux termitières ! dit Blake.

— Des termitières ?

— Il y a des millions de termitières dans tout le pays. Chacune renferme environ deux millions de termites.

Cassie resta bouche bée.

— Des millions et des millions de termitières. Par ici elles ne font pas plus de soixante centimètres à un mètre vingt de hauteur, mais plus au nord, vers les tropiques, elles peuvent atteindre deux mètres et plus. (Il serra la bride de son cheval pour se mettre à l'allure de Cassie.) Chacun de ces monticules de terre est passé par le conduit intestinal de millions et de millions de termites qui les ont construits en combinant de la terre avec leurs propres sécrétions jusqu'à rendre ces grossiers édifices assez solides pour résister aux moussons et cyclones tropicaux. Ils sont aussi durs que du ciment. Évitez de les heurter.

Soudain, ils entendirent un martèlement de sabots. Blake leva une main, signal d'un arrêt. En face d'eux, à quinze mètres à peine peut-être, galopait une bande de chevaux, la crinière flottant au vent.

— Ce sont des chevaux sauvages, expliqua Blake. Ils ont été domestiqués autrefois, mais quelques-uns se sont enfuis, sont revenus à l'état sauvage et ont fait souche. Maintenant, ils dépassent à la course la plupart des chevaux montés, et ils ne sont pas faciles à capturer.

— Pourquoi les capturer ?

— Ils sont devenus une menace. Ils consomment plus de fourrage que les bovins, tête pour tête.

Ils reprirent leur chemin à travers les termitières pendant trois kilomètres, puis Cassie aperçut un grand réservoir.

— Qu'est-ce ? demanda-t-elle.

— C'est là que nous mettons en réserve l'eau du forage.

— Un forage ?

— Le bétail qui cherche sa nourriture ne peut s'éloigner d'un point d'eau que d'environ huit kilomètres. Aussi faisons-nous des forages, parfois jusqu'à des centaines de mètres de profondeur pour faire jaillir l'eau des puits artésiens et nous l'entreposons dans des bassins destinés au bétail. Tout autour de chaque bassin, l'herbe est labourée par les sabots quand les bêtes viennent y boire en bande. Quand elles ont brouté entièrement les environs du forage dans un rayon qui croît sans cesse autour des bassins, il faut les mener à d'autres pâturages afin que le sol puisse se régénérer. Toute cette partie de l'Australie flotte sur d'infinies ressources en eau, mais elle est à une telle profondeur qu'un forage coûte une fortune. Et souvent l'eau est si saline que si les bêtes la boivent, les humains ne le peuvent pas.

Il pressa un peu l'allure de son cheval.

— Venez. Nous y sommes presque.

Il la précéda pour l'amener au camp.

Cassie vit un nuage de fumée s'élever dans l'air. Quand ils s'en furent rapprochés, Blake s'arrêta et attendit qu'elle le rattrape.

— Avez-vous quelque idée de la manière dont on s'y prend pour marquer le bétail ?

— Pas la moindre, sinon au cinéma. J'ai vu des westerns où l'on prend la bête au lasso, on la jette à terre et on lui applique un tison sur le front. C'est affreux.

— C'est nécessaire. Sur ce vaste territoire sans clôture, si l'on ne marquait pas ses bêtes, elles pourraient disparaître. Cela arrive quand même, mais la marque nous aide à les retrouver. Et l'opération ne fait pas souffrir longtemps l'animal.

— Qu'en savez-vous ?

Ils étaient assez près pour entendre les cris des hommes et les meuglements des bestiaux parqués dans des enclos.

— Il faut cinq ou six semaines de travail dans chacune de nos stations pour marquer tout le cheptel.

Tout en parlant, ils s'avançaient vers le groupe actif des bouviers.

— Vous voyez cet homme aux prises avec ce veau ? C'est la première rencontre de l'animal avec un être humain. Il est affolé, il ne sait pas à quoi s'attendre.

Ils restèrent en selle à contempler la scène.

— D'abord les bêtes non marquées sont séparées de la bande. Prises au lasso, comme vous l'avez vu dans les films. Puis on les met dans les enclos. Un groupe d'hommes... Venez, nous allons suivre un veau au cours de ces opérations.

Il sauta à bas de son cheval et vint aider Cassie à descendre. Il la conduisit à l'endroit où les bêtes étaient marquées. Deux hommes avaient jeté le veau à terre, l'un lui tenant la patte, l'autre appuyant un genou sur son cou. Avec un instrument qui ressemblait à une grande agrafeuse, un autre homme appliqua une marque sur l'oreille. C'était à peine terminé qu'un quatrième homme commença de scier les cornes de l'animal qui se débattait et essayait de dégager la tête, maintenu en place par deux autres hommes. Un autre mit au feu le fer à marquer, dont le rouge brillait malgré le soleil éclatant. Il visa soigneusement l'arrière du flanc et Cassie sentit l'odeur de brûlé de la peau qui grésillait en même temps qu'elle entendit le veau hurler de douleur et de rage. Les hommes le lâchèrent et il se releva en s'ébrouant, gigotant et ruant.

Blake laissa Cassie pour aller parler à l'un des bouviers. L'air était rempli de bruits : tintement des éperons, cris des hommes qui s'appelaient, meuglement des bêtes. Cela sentait la sueur et le cuir brûlé. Tout ce tableau était dominé par le disque chauffé à blanc du soleil. Cassie comprenait ce que voulaient dire les gens quand ils déclaraient que l'Intérieur était un monde d'hommes. Il n'y avait pas de place ici pour une femme.

Ils passèrent plus d'une demi-heure à regarder, puis Blake dit :

— Allons déjeuner. Je vois que le repas est prêt.

Le cuisinier et le tondeur-chef étaient les seuls Blancs. Tous les autres étaient des aborigènes qui accomplissaient leur tâche avec adresse et sérieux.

Le déjeuner comportait du bœuf qui avait cuit lentement sur un feu de bois. Il y avait du pain chaud sortant du four, non pas des galettes sans levain mais de vraies miches. Et du thé. Il y avait aussi, couvrant le tout, des fourmis et de la poussière.

Cassie observa Blake quand il participa au marquage du bétail.

— Il n'y en a pas un qui le surpasse, lui dit le cuisinier.

A trois heures, Blake déclara :

— Il vaut mieux rentrer, sinon nous manquerons le dîner.

— Vous aimeriez autant rester avec les hommes, n'est-ce pas ?

Il l'aida à monter à cheval, puis enfourcha le sien.

— Pas du tout. Je viens de passer là presque six semaines à faire ce travail. Ça me plaît, je l'avoue, mais je suis prêt à quelques civilités.

Cassie, qui n'était pas accoutumée à tant d'exercice et de soleil, était harassée.

— Dès notre retour, nous nous baignerons. Cela vous requinquera, dit Blake.

— Vous ne ressentez aucune fatigue ?

— Mais je fais cela à longueur de journée pendant des semaines entières ! Je suis habitué à vivre dehors.

Jennifer et Steven sortaient tout juste de la piscine. Le premier mouvement de Cassie aurait été de se jeter sur son lit, mais elle décida d'aller se baigner. Blake avait raison. Nager la revigora. Elle plongea en profondeur, dans l'espoir de faire glisser la poussière de sa chevelure. Blake la rejoignit et la prit par la main. Ses cheveux mouillés bouclaient et le bleu de ses yeux avaient un éclat particulier.

— Savez-vous, Cassandra Clarke (il lui donna un baiser humide, l'attirant si près de lui qu'elle pouvait sentir la fermeté de son corps), que, lorsque nous ferons l'amour, cela ne ressemblera à rien de ce que nous avons connu l'un et l'autre ?

— Blake, ne...

— Et le moment venu, nous n'aurez plus peur. Ni de moi, ni du sexe, ni de l'amour.

DEUXIÈME PARTIE

Septembre 1939 — Février 1942

21

Cassie comprenait à présent ce qu'on entendait par « saison des pluies ». Quand il pleuvait, il pleuvait !

Cet après-midi-là, ils reçurent un appel du chef de la police de Marriott, une ville située à quatre cents kilomètres à l'est :

— Nous avons une urgence à une soixantaine de kilomètres d'ici. Un homme a reçu une balle dans la poitrine. Il saigne énormément et il a perdu connaissance, m'a-t-on dit. Il est intransportable. Aux dernières nouvelles, il était encore en vie.

Cassie tendit le micro à Sam.

— Demandez comment il faut faire pour se rendre là-bas et nous partons immédiatement

Le pilote consulta sa montre.

— Nous pouvons probablement arriver avant la nuit. Cela vous ennuie-t-il si nous ne rentrons pas ce soir ?

Elle secoua la tête, tandis qu'il s'enquérait de l'itinéraire.

— Il vous faudra vous poser sur le terrain d'atterrissage à l'extérieur de la ville, lui dit le policier. Nous vous conduirons à l'endroit. Il vous serait impossible d'atterrir dans cette brousse.

— Nous serons là dans deux ou trois heures.

Il se tourna vers Cassie.

— Prête ?

Elle acquiesça et se dirigea aussitôt vers l'avion. Elle savait que Sam en avait fait l'inspection en début d'après-midi après leur retour de visites.

Malgré l'amoncellement des nuages qui obscurcissaient le ciel comme un couvercle d'étain, le vol, effectué sous cette couche à une altitude suffisante, se déroula sans problème. Sam put suivre jusqu'au bout la route allant à Marriott. Cassie dormit. Une pluie torrentielle s'abattit sur l'avion à sa descente sur le petit terrain d'atterrissage.

— Ce terrain est en parfait état, dit Sam.

Ils étaient déjà allés deux fois à Marriott, et avaient alors rencontré Lewis, le chef de la police, un grand gaillard solidement charpenté qui souriait rarement mais parlait d'une voix douce. Celui-ci les attendait à leur arrivée.

— Je vous ai appelés environ une heure et demie après avoir été prévenu. Il fera nuit avant que nous ne soyons là-bas.

Ils montèrent dans sa voiture, Cassie à l'arrière, et il démarra aussitôt.

— J'ai préparé quelques sandwiches, dit le policier. Je craignais qu'il ne recommence à pleuvoir. Quel fichu temps ! Ici, vous pouvez, en été, faire frire des œufs sur les rochers et, au printemps, être emporté par les flots.

— Que s'est-il passé ? demanda Sam.

— Qui sait ? Nous avons toujours plus de meurtres, de viols, de cas de femmes battues en cette période de l'année. Surtout à la pleine lune, même si elle n'émerge pas des nuages.

La route était pleine de fondrières et la pluie la rendait glissante.

— Nous allons dans un de ces ranches dont le propriétaire est célibataire. Il n'y a sur cette propriété aucune femme, aucune famille. On nous appelle souvent de là. Des bouviers qui s'ennuient, s'agitent ou se tapent sur les nerfs.

Il leur fallut une heure trois quarts pour parcourir les soixante-sept kilomètres qui les séparaient du ranch, la pluie ne cessant de tambouriner sur le capot de la voiture. La nuit était déjà tombée quand ils arrivèrent. Une lumière solitaire brillait, indiquant l'emplacement de la maison.

Lewis les précéda, montant l'unique marche qui conduisait à la véranda, puis il franchit la porte ouverte pour pénétrer dans une pièce éclairée par une lampe à pétrole. Deux jeunes gens se tenaient debout près du patient, qui gisait sur le plancher dans une mare de sang.

Cassie s'agenouilla. La blessure était sérieuse, le jeune homme, pâle et en état de choc, respirait rapidement. Elle prit son pouls.

— Cent quarante, dit-elle tout haut.

— C'est si grave que ça ? demanda le policier.

— Et on dirait que ça ne fait qu'empirer, dit Cassie. Il est dans le coma.

Elle leva les yeux vers les deux jeunes gens auprès du blessé.

— Depuis combien de temps est-il sans connaissance ?

Ils se jetèrent un regard et l'un d'eux haussa les épaules.

— J'sais pas. Nous avons crié son nom, nous l'avons pincé, mais il n'a pas réagi.

Cassie appliqua son poing sur le sternum et pressa vigoureusement.

— Qu'est-ce que cela est censé faire ? demanda Lewis.

— Provoquer une douleur, au cas où il ressentirait quelque chose, mais il ne réagit aucunement. Il va mourir si nous ne faisons rien.

— C'est-à-dire ? demanda l'un des jeunes hommes.

— Il faut que je l'opère, répondit Cassie.

— Ici ? demanda le policier ?

— Ici.

— Allez, les gars, dit Sam, venez m'aider à nettoyer cette pièce.

— Nous n'avons pas même le temps de nettoyer, dit Cassie. Je dois intervenir tout de suite. Pouvez-vous me faire bouillir de l'eau ? Et y a-t-il une autre lampe ?

Elle se tourna vers Sam.

— Il va falloir que je l'opère à même le sol. Il vaut mieux éviter de le soulever.

Sam fit un signe d'approbation.

— De l'eau, répéta-t-il à l'adresse des jeunes gens qui n'avaient pas bougé.

— Je voudrais me laver les mains avant de commencer, dit-elle, bien que ses gants fussent stériles.

Elle était désespérée de devoir opérer dans de telles conditions, mais en même temps elle pouvait sentir monter en elle, en un afflux d'adrénaline, des ressources d'énergie.

— Je ne sais pas où trouver une autre lampe, dit le jeune homme qui était resté dans la pièce.

— J'ai une torche électrique dans la voiture, dit Lewis.

C'était mieux que rien.

S'agenouillant près d'elle, Sam murmura :

— Vous êtes nerveuse, n'est-ce pas ?

Elle acquiesça.

— Vous y arriverez, Doc. Je sais que vous le pouvez.

— Il a déjà perdu tellement de sang !

— Si quelqu'un peut le sauver, c'est bien vous.

Cassie ouvrit sa trousse de médecin et prépara ses instruments.

Quinze minutes plus tard, l'opération commençait. Les deux jeunes quittèrent la pièce, mais Cassie retint le policier.

— Je vais avoir besoin de vous. Allez vous laver les mains.

Tendant le flacon d'éther et le masque de gaze à Sam, elle lui dit :

— Une anesthésie est inutile sauf s'il reprend conscience. J'ai besoin de votre aide pour l'opération elle-même.

Elle fit une longue incision allant du sternum au milieu de l'aisselle.

— Maintenant, dit-elle aux deux hommes, il faut que vous écartiez les os, des deux côtés des côtes, de façon que je puisse voir ce qui se passe. Tirez très fort.

Les deux hommes se regardèrent tout en s'agenouillant à côté d'elle sur le plancher.

— Allez, tirez !

Ils tirèrent.

— Il faut que j'arrive à voir là-dedans, dit-elle tandis qu'ils distendaient la peau. Écartez-moi ces os !

Finalement elle vit que l'un des gros vaisseaux sanguins, l'aorte, avait été sectionné par la balle.

— Oh, mon Dieu ! Que de sang à enlever ! Continuez à bien écarter les os.

Elle pensait ne jamais avoir vu autant de sang.

Après en avoir épongé tout ce qu'elle put, elle recousit l'aorte.

— Bon, dit-elle à Sam et à Lewis. Vous pouvez arrêter. Je crains qu'il n'ait perdu trop de sang. Sam, prenez sa tension.

Sam saisit le stéthoscope et le tensiomètre, qu'il plaça au bras gauche du blessé, gonflant le brassard.

— Elle baisse rapidement.

— Oui, confirma Cassie. Son pouls bat si vite qu'il est devenu irrégulier.

Ils restèrent tous les trois agenouillés à fixer le patient. Au bout d'un moment le chef de la police se redressa.

— Je ne sens plus mes genoux, tant le sol est dur.

Comme Cassie lui jetait un regard, elle s'aperçut que le cœur de son patient s'était arrêté.

— Oh, nom de Dieu ! murmura-t-elle. Il faut que je lui fasse un massage cardiaque.

— Un massage cardiaque ? questionna le policier, sa voix donnant l'impression qu'il allait se sentir mal.

Cassie plaça sa main sur le cœur du blessé, le comprimant et le relâchant à un rythme égal.

— Il faut que j'arrive à quatre-vingts pressions à la minute.

Avec l'effort, son souffle se faisait plus court.

— Sam, il y a dans mon sac un autre gant en caoutchouc. Mettez-le et remplacez-moi. Je n'en peux plus.

Il prit le gant et le mit, observant un instant ses mouvements.

— Bon, dit-il, poussez-vous.
— Peut-être va-t-il réagir, dit-elle.
Ils se relayèrent pendant vingt minutes, puis Cassie dit :
— Sam, arrêtez.
Un lourd silence régnait dans la pièce.
— Vous voulez dire... (Lewis ne termina pas sa phrase.)
— Oui, dit Sam, il est mort.

Le chef de la police leur proposa de les héberger pour la nuit.
— Vous devrez dormir sur le sofa, dit-il à Sam.
— Ça ne sera pas la première fois.
Ils effectuèrent en silence, sous la bruine, le trajet de retour jusqu'à Marriott. Cassie ferma les yeux mais ne put dormir. Aucun d'entre eux ne mangea les sandwiches préparés par Lewis.
Le lendemain matin, avant le décollage, Sam contacta Horrie par radio.
— Oh, oh ! dit-il à Cassie. Il vaut mieux que vous écoutiez cela.
— J'ai reçu un appel désespéré, dit Horrie. Cela ne va pas vous plaire.
Sam et Cassie échangèrent un regard.
— Il vient de Milton Crossing, à environ quatre cents ou cinq cents kilomètres au nord-ouest de là où vous êtes. Il y a là-bas un enfant dans un état critique Voici les symptômes. (A sa façon de parler, Cassie présuma qu'il lisait ses notes.) Le bébé allait bien hier après-midi, puis bang, il a eu soudain la nausée, des vomissements, la diarrhée et la fièvre. A minuit il était manifestement malade, en état de faiblesse et d'humeur difficile. Il voulait qu'on le prenne et ne cessait de pleurer. A trois heures du matin, il n'avait plus aucune force et était sans réaction, que sa mère le tienne ou non. Ce matin sa bouche est jaunâtre et ridée. Ses yeux sont creusés et on dirait que la peau lui pend.
— Mon Dieu ! s'exclama Cassie. Deux jours dans cet état suffisent pour tuer un nourrisson si l'on ne peut l'hydrater. Heureusement, nous avons toujours avec nous le matériel de perfusion.
— On ne peut faire garder aucun liquide à l'enfant, poursuivit Horrie. Et j'ai encore de plus mauvaises nouvelles. La tempête a abattu les lignes électriques. Toute la région là-bas est inondée. Je ne sais même pas si vous pouvez atterrir quelque

part à proximité de la ferme. Sam, vous savez où se trouve Milton Crossing, n'est-ce pas ?

— Oui, dit Sam. Nous y sommes allés il y a quelques mois pour aller chercher une femme enceinte et la conduire à l'hôpital.

— Pouvez-vous trouver suffisamment de carburant à Marriott pour la durée du vol ?

— Certainement, dit Sam. (Il jeta un coup d'œil à Cassie, puis à sa montre.) Nous décollons immédiatement. Je vous recontacte dans quatre heures exactement. Dites aux gens de la ferme de se trouver sur la fréquence à ce moment-là.

— D'autres urgences ? demanda Cassie.

Horrie se mit à rire.

— Comment feriez-vous si c'était le cas ?

Sam reposa le récepteur et se tourna vers Cassie.

— Emportons ces sandwiches que nous n'avons pas mangés la nuit dernière et un thermos de café.

Il bruinait, ce qui les obligea à voler à basse altitude, mille huit cents mètres, durant les trois heures de trajet. Sam n'eut aucun problème pour se repérer. La pluie finit par s'arrêter, mais la région qu'ils survolaient était complètement inondée.

— Je me demande où nous allons bien pouvoir atterrir, dit-il.

Milton Crossing était situé sur les berges de la rivière, et même à cette altitude, ils pouvaient voir le bouillonnement de la rivière et l'étendue d'eau brune qui recouvrait les champs.

— Il n'y a aucun endroit pour atterrir, déclara Sam.

Il alluma la radio et se brancha sur la fréquence de la station, où Horrie attendait leur appel.

— Pas moyen d'atterrir par là, lui dit-il. Le plus proche terrain plat qui ne soit pas inondé doit se trouver à seize kilomètres au moins.

Horrie lui annonça qu'il allait le mettre en contact avec la ferme et qu'il déciderait avec ses habitants ce qu'il devait faire.

— Il y a une colline à une vingtaine de kilomètres au nord-ouest, dit Clive Young, le propriétaire de Milton Crossing. Son sommet est plat et vous devriez pouvoir y atterrir. J'y ai envoyé des traqueurs aborigènes vous attendre. Il vous faudra marcher, mais c'est le seul endroit qui ne soit pas inondé.

— Vingt kilomètres ! s'exclama Cassie.

Sam se tourna vers elle, levant les sourcils.

— Moi, je peux les faire. Quant à vous, je ne sais pas.

Cassie resta sans répondre.

— Voici la colline, dit Sam, pointant le doigt dans sa direction ; elle est malheureusement de l'autre côté de la rivière.

— Il va nous falloir porter le matériel de perfusion jusqu'à la maison.

— Pas question, dit Sam.

Cassie savait qu'il avait raison. Elle se voyait mal porter le matériel sans l'abîmer sur vingt kilomètres de boue et de broussailles.

La butte paraissait avoir été créée pour constituer un terrain d'atterrissage.

— Eh bien, elle est un peu plus courte que je ne l'aimerais. Accrochez-vous. Je vais devoir stopper sec.

Sam s'y posa comme s'il avait déjà atterri là une dizaine de fois.

Il n'avait pas encore ouvert la porte que l'avion fut entouré par une douzaine d'hommes à la peau sombre, tous nu-pieds et trempés.

— Nous ferions aussi bien de laisser nos chaussures ici, dit-il en se débarrassant des siennes et en se saisissant du sac de Cassie.

Elle se baissa et défit ses sandales, contente de ne pas porter de bas. Ils se mirent en marche, emboîtant le pas aux aborigènes, pataugeant dans la boue et se frayant un chemin parmi les broussailles. Bientôt Cassie fut non seulement trempée mais se retrouva les bras couverts d'égratignures. Plaqués contre sa tête, ses cheveux pendaient, informes. Les aborigènes marchaient d'un bon pas sans jamais faire de halte. Au bout d'une heure, Cassie était si fatiguée qu'elle se demanda si elle pourrait faire un pas de plus, mais elle ne les pria pas de s'arrêter ni de ralentir leur allure. Sam, qui fermait la marche, lui posa la question :

— Ça va ?

Elle acquiesça d'un signe de tête, trop épuisée pour parler. Ses pieds présentaient de nombreuses entailles, provoquées par les brindilles et les racines. Son corsage et sa jupe lui collaient au corps.

Au bout de la seconde heure, elle dit :

— Sam, il faut que je m'arrête. Juste une minute ou deux. Je ne peux pas faire un pas de plus.

— D'accord. Arrêtez-vous un instant ! s'écria-t-il, apostrophant les traqueurs.

Mais ils pouvaient à présent entendre la rivière, et Sam savait qu'ils étaient presque arrivés.

— Je vais jeter un coup d'œil. Attendez-moi un moment.

Il revint au bout de dix minutes.

— La rivière s'étale sur quatre-vingts mètres de large, alors que normalement sa largeur ne dépasse pas deux mètres. Vous savez nager ?

— A la piscine, je me débrouille plutôt bien.

Il rit.

— J'ai confié votre sac à l'un des hommes en lui disant qu'il avait intérêt à ne pas le laisser tomber dans l'eau. Allez, venez.

Il lui tendit la main et l'aida à descendre de la souche où elle s'était perchée.

— Des crocodiles ? demanda Cassie.

— J'ai posé la question à l'un des traqueurs, qui m'a répondu : « Oh, non ! patron, pas trop. » Doc, il faut que nous enlevions nos habits pour traverser. N'en faites pas une crise d'apoplexie. Ils peuvent constituer un handicap si nous sommes emportés par le courant. Votre jupe vous gênerait à coup sûr. Personne ne va vous regarder.

— Qu'en savez-vous ? Et si personne ne me regarde, comment va-t-on savoir si je suis saine et sauve ?

— Eh bien, personne ne vous regardera avec des pensées lubriques, ça vous va ? Nous serons tous bien trop occupés à essayer de traverser sans encombre pour penser à autre chose.

D'où venait qu'elle pouvait examiner ses patients, hommes et femmes, sans être gênée par leur nudité, et que lorsqu'il lui fallait se déshabiller devant des gens, la timidité la paralysait ?

— Vous pouvez garder vos sous-vêtements, dit Sam avec un sourire. Ils ne vous gêneront pas.

Cassie contempla l'eau ; le courant était si rapide qu'elle se demanda comment faire pour maintenir son équilibre. La moitié des aborigènes avaient déjà traversé. Il en restait six sur la berge, prêts à se tenir la main.

— Ils vont former une chaîne et nous traverserons en nous tenant les uns les autres. Écoutez, Doc, je serai derrière vous. Vous pouvez compter sur moi pour qu'il ne vous arrive rien.

— Qu'est-ce qui vous fait croire que j'ai peur ?

— Vous seriez cinglée de ne pas avoir peur.

— Vous avez peur, vous ?

Sam enleva sa chemise.

— Je ne suis pas cinglé. J'ai un respect légitime pour la nature. Ça s'annonce intéressant, n'est-ce pas ? N'aimez-vous pas les gageures ?

Elle commença à déboutonner son corsage.

— Peut-être que si.

Une certaine excitation s'emparait de ses sens, et un frisson la parcourut. Le danger avait peut-être aussi ses bons côtés.

Sam fit glisser son pantalon, et le plaça à l'intérieur de sa chemise, les attachant ensemble pour en faire un balluchon.

— Imaginez-vous en maillot de bain, lui dit-il. Donnez-moi votre corsage et votre jupe. Je peux les mettre avec mon balluchon. Je les porterai. Le courant est rapide. Tenez ma main et celle du type devant vous. Il ne la lâchera pas, et moi non plus.

Cassie savait que, malgré sa promesse, Sam l'observait. Elle n'allait pas en faire un drame — elle penserait au bébé qui risquait de mourir si elle n'arrivait pas au but. Elle penserait aux parents, fous d'inquiétude, qui l'attendaient. Quant à Sam, il était tel qu'elle l'imaginait : bien trop maigre.

Mais elle se sentit rassurée quand d'une main ferme il saisit la sienne et la tint bien serrée, et qu'elle tendit son autre main à l'aborigène devant elle, qui la serra avec une égale fermeté. Ils commencèrent à se déployer, avançant dans l'eau au débit rapide. Le fond de la rivière était lisse et sableux, et elle s'efforça de garder son équilibre, luttant contre le courant. Elle frissonna quand un morceau de bois mort la dépassa. On aurait dit un serpent ou un crocodile.

Attendant sur la rive, debout sous la pluie avec un parapluie et des serviettes, se tenait Clive Young. Dès que Cassie sortit de la rivière, il lui jeta une serviette sur les épaules, et en lança une autre à Sam.

— Désolé pour le temps, dit-il.

— Comment va votre enfant ? demanda Cassie, serrant autour d'elle la serviette qui la couvrait à peine.

— Il est vivant, se contenta-t-il de dire, prenant le sac de médecin à celui de ses hommes qui le portait.

Mme Young était assise dans un rocking-chair, son bébé contre sa poitrine. Elle jeta un regard à Sam et à Cassie et dit :

— Clive, trouve-leur des habits.

Le tricot et le pantalon qu'il apporta à Cassie étaient bien trop grands, mais elle les enfila rapidement, en espérant qu'elle allait cesser de frissonner.

Elle se tourna vers le petit malade. Ses yeux étaient caves et sa peau toute sèche.

— Il ne garde aucun liquide, expliqua Mme Young.

— C'est une gastro-entérite, déclara Cassie après avoir examiné l'enfant. Il faut que nous le forcions à boire. Il va falloir l'amener à l'avion où se trouve notre équipement de perfusion. En attendant, nous allons l'hydrater à la petite cuillère. S'il ne vomit pas la première cuillerée, nous passerons à deux. Mais il a absolument besoin d'une perfusion.

Elle porta son regard sur Sam et rencontra le sien. Ils savaient tous les deux ce que cela représentait de retraverser la rivière avec le bébé, de refaire en sens inverse dans la boue et les broussailles les vingt kilomètres jusqu'à l'avion.

— Il faut le conduire à l'hôpital.

Les Young se regardèrent.

— L'un d'entre vous devra l'accompagner, dit Cassie.

— Je lui ferai traverser la rivière, dit le père.

Mme Young passa la tête par la porte de la chambre.

— Vous allez avoir besoin de manger quelque chose.

Cassie se demandait si elle pourrait faire le trajet de retour sans s'être reposée.

Elle sentit la main de Sam sur son épaule.

— Vous pouvez le faire. Je sais que vous le pouvez, lui dit-il à voix basse.

Elle se tourna vers lui et, écartant ses cheveux mouillés de ses yeux, ne put s'empêcher de sourire à sa vue : il flottait dans la chemise en flanelle de Clive Young, trois fois trop grande pour lui, ses longues jambes à l'air.

— Ce n'est pas juste. Je ne me suis pas moqué de vous, moi.

— C'est parce que vous m'avez promis de ne pas me regarder.

— Eh bien, en vérité, je n'ai pas tenu ma promesse. Mais ne craignez rien. Je ne dirai à personne que vous êtes plus femme que vous ne le prétendez.

Elle se détourna, embarrassée.

Clive réapparut, vêtu d'un ciré.

— Cela ne vous aidera pas à traverser la rivière, remarqua Sam.

— Où avais-je l'esprit ? dit Clive, enlevant immédiatement le ciré.

Dix minutes plus tard, Mme Young annonçait :

— Les sandwiches sont prêts. Désolée de ne pouvoir vous offrir davantage.

— Tu n'en prends pas ? lui demanda son mari.

— Je suis trop fatiguée pour manger.

Sam dit à Cassie :

— Mieux vaut nous mettre en route. Il faudra peut-être du temps pour décoller de cette colline.

— Ne pensez-vous pas qu'il y a des moyens plus faciles de gagner sa vie ? lui demanda-t-elle.

— Ne me dites pas qu'en ce moment précis vous souhaiteriez exercer un autre métier. Que votre vie n'est pas plus intéressante que celle de la plupart des gens.

Comme elle s'abstenait de répondre, il demanda :

— Ce bébé va-t-il vivre ?

— Si nous pouvons l'hydrater assez vite, oui.

— Eh bien, dites-vous ceci : si nous n'étions pas ici, à demi nus et épuisés, si nous ne nous apprêtions pas à faire vingt kilomètres sous la pluie, dans la boue et les broussailles, si vous n'étiez pas en train de faire ce que vous faites à la minute présente, un bébé mourrait. Essayez donc de voir les choses de cette manière.

Elle posa sa main sur celle qui pressait son épaule.

— Je vais vous dire une chose, Sam. Je ne pourrais envisager de travailler avec personne d'autre que vous. Vous êtes un chic type.

— Ouais. Bon, dit-il après une minute de silence.

Clive Young attacha l'enfant sur son dos.

— Si je dois nager, au moins il ne risquera rien.

Ils se mirent en marche, les quatre adultes en sous-vêtements, tenant leurs chaussures au-dessus de leur tête. Sam continuait à porter les vêtements de Cassie dans le balluchon constitué avec sa chemise. Il pleuvait si fort qu'ils ne pouvaient pas même voir à un mètre devant eux et qu'ils devaient sans arrêt plisser les yeux pour éviter que l'eau n'y pénètre.

— Passez la première, dit Sam à Cassie, et accrochez-vous à la main de cet aborigène. Clive, puis Mme Young vous suivront, et je fermerai la marche. Il va vous falloir vous battre contre ce torrent, mais vous l'avez déjà fait.

Cassie ne voyait pratiquement plus rien. Clive Young lui tenait fermement la main et l'aborigène devant elle lui apparaissait comme un roc, tant il se déplaçait avec aplomb et lenteur dans sa lutte contre la rivière démontée. Ayant atteint l'autre rive, Cassie n'avait pas encore lâché la main de Clive que l'aborigène la saisissait et les hissait, lui et l'enfant, sur la berge.

Mme Young avait perdu l'équilibre et Cassie, se retournant, vit Sam qui la tirait par le bras, pour la remettre sur sa trajectoire, puis qui l'entraînait, la serrant contre lui, hors de l'eau.

La jeune femme se mit à pleurer.

— Oh, mon Dieu ! dit-elle, respirant avec difficulté. J'ai craint un instant...

— Vous êtes saine et sauve à présent, dit Sam. Continuons.

— J'ai très peur pour cet enfant, avec cette pluie qui le transperce, murmura Cassie à Sam.

— Encore trois heures à tenir.

Comment ils parvinrent à destination, aucun d'eux ne le sut vraiment. Cassie supposa que si le bébé n'avait pas attrapé de pneumonie, c'était parce que la pluie était chaude et qu'elle s'était calmée pour se transformer en crachin avant leur arrivée sur la butte rocheuse où se trouvait l'avion. Cassie sécha l'enfant avec des serviettes et le mit aussitôt sous perfusion.

Sam ouvrit son balluchon : les vêtements étaient aussi mouillés que s'ils avaient été trempés dans la rivière. Il trouva deux couvertures pour envelopper Cassie et Mme Young, mais lui était en simple caleçon quand il atterrit à Augusta Springs. Aucun des employés de l'aéroport ne comprit ce qui se passait en le voyant émerger de l'avion à moitié nu avec deux femmes enveloppées dans des couvertures.

Cela fit jaser également à l'hôpital.

Mais le bébé, ils le savaient à présent, vivrait.

22

Le Père McLeod dit à Cassie :

— Jennifer Thompson a arrêté de peindre.

— Comment ça, *arrêté* ? Elle ne peut pas peindre tout le temps.

— Je ne veux pas dire qu'elle est entre deux toiles. Elle a bel et bien arrêté. Elle ne veut même plus mettre les pieds dans son atelier.

Cassie leva les yeux vers lui. Ils buvaient le café, assis à la table de sa cuisine. Il était la personne que Cassie aimait le plus, à part peut-être Fiona.

— Vous savez pourquoi ?

— Je n'en suis pas certain. Mais j'ai mon idée sur la question.

Cassie attendit. Le pasteur rajouta du sucre dans son café. Il sourit d'un air d'excuse.

— J'ai si rarement du sucre que lorsque j'en trouve quelque part, j'en mets des tonnes.

Elle ne dit rien.

— Vous saviez qu'un marchand d'art s'était intéressé à elle, n'est-ce pas ?

Elle secoua la tête.

— Non. Je n'en savais absolument rien.

Il sourit.

— J'imagine toujours que tout le monde est au courant de tout, comme il semble que je le sois.

— Les gens vous racontent tout.

— Eh bien, un marchand d'art de Sydney s'est déplacé jusqu'à Tookaringa pour voir ses peintures. Il avait vu certaines de ses toiles qu'elle avait données à des amis. Je tiens ces informations d'un tiers, aussi ne puis-je en assurer la parfaite exactitude.

Il sirota son café.

— Continuez.

— Il lui a offert une somme importante pour les deux peintures qu'elle avait encore et lui a dit qu'il pouvait la rendre célèbre.

— Mais c'est merveilleux, après tant d'années passées à peindre. C'est tout simplement fabuleux !

— Alors, pourquoi, à votre avis, s'est-elle arrêtée de peindre ? demanda McLeod, en hochant la tête. C'est le chatouilleux amour-propre masculin.

Cassie le regardait, attendant la suite.

Il tira une pipe de sa poche.

— Je n'ai aucune certitude. Mais d'après ce que j'ai entendu dire, Steven s'est mis à la tourner en ridicule. Il a prétendu que son marchand d'art ne cherchait qu'à tirer profit d'elle. Puis il a voulu lui dicter le choix de ses sujets, il a commencé à la régenter. Il lui a déclaré qu'elle n'était pas à la hauteur et que si elle devait vendre ses œuvres, c'était à lui de s'en charger. Mais elle s'est arrêtée de peindre.

— Je ne peux y croire. Il était si fier d'elle.

— Bien sûr. Tant qu'elle restait dans l'ombre. Tant qu'elle était Mme Steven Thompson avant tout. Tant que son talent ne constituait pour elle qu'un passe-temps, tandis que lui vaquait aux tâches essentielles.

Cassie étudia son ami.

— Don, c'est impossible. Il ne lui ferait jamais une chose pareille. C'est un homme suffisamment important. Il est le plus grand propriétaire terrien de la région. Jennifer ne peut lui faire de l'ombre.

— Votre opinion à vous et ses sentiments à lui sont deux choses différentes.

— Voulez-vous dire qu'il serait jaloux de la renommée de sa femme ?

— Oh, je ne crois pas qu'il en soit conscient. Mais les hommes sont de drôles de créatures, Cassie. Ils n'ont pas la générosité des femmes. Les femmes sont aussi bien plus fortes que les hommes, vous savez. Croyez-vous qu'un homme pourrait supporter une grossesse ? Il y a toujours des imprévus. Cela doit rester strictement entre nous, Cassie, mais vous rencontrerez pareils comportements si vous restez assez longtemps ici. Même certaines infirmières en chef des hôpitaux de la Mission australienne de l'Intérieur sont victimes de ce type de mentalité. Certaines, après avoir eu un enfant illégitime, ne peuvent plus exercer leur métier — elles sont frappées d'ostracisme. Leurs familles en ont honte. Elles sont obligées d'élever leurs enfants toutes seules, alors qu'elles arrivent à peine à subvenir à leurs propres besoins. Elles sont marquées par l'opprobre. Leur vie est ruinée. Considérés comme des bâtards par la communauté, leurs gosses n'auront pas le droit de jouer avec ceux des autres. Et pourtant, certaines de ces femmes choisissent de garder l'enfant et de l'élever. Comment pensez-vous qu'un homme réagirait s'il devait mener une semblable existence après une seule demi-heure de plaisir ? Car j'imagine que pour beaucoup, ça se limite à ça, à une simple demi-heure. Peut-être même moins.

« Mais il y a aussi celles qui font le choix d'un avortement clandestin pour éviter que leur vie ne soit gâchée, pour avoir une chance de participer au monde, pour ne pas s'attirer son mépris, pour ne pas avoir un enfant qui soit défavorisé, pour ne pas être condamnées à vivre dans la misère, en marge, financièrement et socialement.

« Elles vont voir des docteurs non qualifiés, mettant leur corps et leur vie entre les mains de charlatans, qui se font de l'argent sur le dos de femmes effrayées et désespérées. Ou bien elles essaient d'avorter elles-mêmes à l'aide de cintres.

Don secoua la tête et poursuivit :

— Psychologiquement, émotionnellement, ces femmes doivent faire face à des situations auxquelles les hommes ne sont jamais confrontés. Je ne crois même pas qu'ils puissent comprendre. Si je n'avais pas vu autant de cas de cet ordre, je ne comprendrais pas non plus. Et peut-être d'ailleurs que je ne comprends toujours pas. Ces femmes souffrent toutes et certaines font face à l'adversité, Cassie. Les femmes sont plus fortes que les hommes. Peut-être pas physiquement, mais elles ont une plus grande force morale et plus de caractère.

— De la force morale ? Ainsi, vous ne considérez pas comme immoral d'avoir des rapports sexuels en dehors du mariage ?

— Oh, Cassie, ma chère, vous ne pouvez ignorer la nature humaine. Si nous n'avions pas nous-mêmes des faiblesses, comment pourrions-nous savoir ce que les autres ressentent ? Où apprendrions-nous la compassion ?

Elle ne voyait plus très bien le rapport avec les peintures de Jennifer, mais elle comprenait parfaitement la confiance que les gens avaient en Don McLeod. Combien de personnes avait-il dû aider ! Quelle source de réconfort devait-il être pour beaucoup, parcourant des milliers de kilomètres, sillonnant en tous sens ce vaste territoire !

Cassie jeta un coup d'œil à sa montre.

— Don, il va falloir que je vous laisse. Je dois être au centre pour les appels de onze heures.

Il la regarda, les yeux pétillants.

— J'ai entendu dire que Blake Thompson avait été enfin dompté.

— Oh, mon Dieu ! s'exclama-t-elle avec le sourire. Il n'y a donc pas de vie privée possible ?

— Pas vraiment, dit-il, souriant également. N'oubliez pas de me prévenir pour la cérémonie.

— Ne précipitez-vous pas les choses ?

— Je vous annonce simplement que j'aimerais être celui qui prononcera le conjungo.

— Don, je ne l'ai même pas vu une demi-douzaine de fois.

— La quantité n'a rien à voir avec la qualité. Je l'ai compris à la minute où j'ai aperçu la nuque de Margaret, ses cheveux noirs brillants à deux bancs devant moi. Avant même qu'elle ne se retourne pour me sourire, j'ai su que c'était elle que j'épouserais.

— Il y a de cela combien de temps ?

— Cinq ans. Et nous nous marierons à l'automne prochain, après l'obtention de son diplôme d'infirmière. Elle partagera alors les errances du Père McLeod.

— Vous voulez dire qu'elle passera sa vie à dormir dans un sac de couchage et à faire la cuisine sur des feux de camp ?

— C'est une perspective qui lui plaît.

— Il me faut douze minutes pour aller à la station radio. Voulez-vous m'accompagner ?

— Bien sûr. Je suis curieux de voir comment vous fonctionnez.

La plupart des appels ne posèrent aucun problème à Cassie, à l'exception d'une urgence dans un centre d'élevage de moutons à plus de trois cents kilomètres au sud, distant du ranch le plus proche d'une centaine de kilomètres.

— Gregory Carlton à l'appareil, dit une voix un peu pincée, très britannique. Ma sœur est très malade. Elle souffre depuis près de douze heures.

Pourquoi n'avait-il pas appelé à huit heures ? se demanda Cassie.

— Elle a la nausée et de la fièvre. Elle a trop mal pour pouvoir bouger. La douleur a d'abord gagné tout le ventre, mais elle dit qu'elle s'est maintenant concentrée en bas à droite. Ça me semble être une crise d'appendicite.

— A moi aussi, dit Cassie. Il est préférable que nous l'amenions le plus tôt possible à l'hôpital. Mon pilote va vous demander vos coordonnées. C'est une priorité, dit-elle à Sam. Il faut y aller.

— Je suis prêt, dit-il avec un sourire. Ainsi, je suis *votre* pilote ?

Ils quittèrent la salle de radio et se dirigèrent vers la camionnette.

— Vous voulez venir, Don ? demanda Cassie, ignorant les taquineries de Sam.

— Sapristi ! s'exclama le prêtre, alors vous partez comme ça, sans crier gare ?

— Sans crier gare, répondit Sam.

— Mon matériel médical reste en permanence dans l'avion, dit Cassie. Je me réapprovisionne après chaque vol. A moins de rentrer après la nuit tombée, nous faisons en sorte que l'avion soit prêt à décoller à la minute qui suit. Accompagnez-nous. Généralement, Sam ne me parle pas pendant le vol. Je somnole ou je lis. Venez donc, je pourrai ainsi avoir une conversation intéressante.

— Je ne suis encore jamais allé chez les Carlton, concéda McLeod. Ce sera l'occasion de faire leur connaissance. J'ai entendu parler d'eux — un frère et une sœur venus d'Angleterre il y a environ cinq ans et qui ont acheté à une femme dont le mari venait de mourir un centre d'élevage de moutons. Personne ne sait grand-chose à leur sujet. Je crois que le nom de leur ranch est Mattaburra, et il est connu pour être une affaire prospère depuis des années. J'imagine qu'ils ont dû le payer une jolie somme, malgré son emplacement.

— Ce doit être un de ces jours, déclara Sam, se parlant à lui-même.

— Un de ces jours ? demanda Cassie.

— Un jour à mirage.

Il pointa le doigt devant lui. Cassie ôta sa ceinture et se leva, s'avançant pour regarder par-dessus l'épaule du pilote. Miroitant devant eux, un lac immense s'étalait, avec en son centre des îles vertes, une mosquée et des palmiers.

— Vous plaisantez, dit-elle. Ce n'est pas un mirage.

— Regardez, dit-il. Il va rester devant nous où que nous allions. Il nous sera impossible de le survoler, et il disparaîtra avec l'apparition des prochains arbres. Pour qu'on puisse l'apercevoir, il faut certaines conditions atmosphériques, mais personne ne sait exactement lesquelles. Je n'avais encore jamais observé ce phénomène, mais j'en avais entendu parler, comme tout pilote dans cette partie du pays.

McLeod rejoignit Cassie dans l'étroit espace du cockpit et regarda à son tour par la vitre.

— Ça alors ! J'en ai entendu parler, moi aussi. J'ai déjà vu des dizaines de mirages au sol, mais jamais rien de semblable, avec des îles et une mosquée.

La terre autour du mirage était couverte de pierres rouges et creusée de grandes crevasses. Il n'y avait aucune trace de vie. Au bout d'une heure le mirage disparut lorsque se profilèrent les premiers acacias rabougris de la brousse ; d'un bleu pâle, ils s'étendaient telle une mer en dessous d'eux. On pouvait apercevoir quelques fermes abandonnées. Une troupe d'émeus courait à travers la savane.

— La terre ici est salée, expliqua Don. Autrefois les gens pensaient que ce type de terrain était inexploitable, qu'il était impossible d'y trouver de l'eau et que l'herbe ne pouvait y pousser. On sait maintenant qu'il constitue de vastes pâtures.

Les arbres, à présent plus nombreux, alternaient avec de mornes plaines rouges. D'immenses troupeaux de moutons semblaient prospérer sur cette terre qui paraissait impropre à la vie.

— Voilà une route, dit Sam. Et une rivière.

C'était plutôt une série de trous d'eau avec des eucalyptus géants — des gommiers argentés — sur les berges qui s'élevaient de douze à quinze mètres au-dessus du lit.

— Ah ! là, au milieu de ce bosquet, voici la ferme.

Derrière la longue maison basse et le jardin entouré d'une clôture en tôle ondulée, s'étendait une longue bande de terre défrichée.

— Je parie qu'ils n'ont pas même eu besoin de l'aplanir, dit Sam en commençant les manœuvres de descente.

Cassie remarqua que Don s'agrippait aux bras de son siège.

— Vous n'avez rien à craindre, le réconforta-t-elle. Sam va se poser avec une telle douceur que vous ne réaliserez même pas qu'il aura touché le sol.

— Ce n'est que mon second vol, dit le pasteur.

Un homme — l'un des plus beaux hommes que Cassie ait jamais vus — sortit de la maison en courant et en leur faisant des signes. Comme Sam ouvrait la porte de l'appareil, Gregory Carlton lui tendit la main et se présenta. Mince et musclé, il devait mesurer un peu plus d'un mètre quatre-vingts. Il avait des cheveux bruns assortis à des yeux et à une mince moustache d'un noir de charbon.

— L'état d'Alison a empiré, dit-il, les présentations faites. Je suis très inquiet.

Cassie saisit son sac et ils franchirent la grille derrière lui. Le jardin était un pays enchanté plein de fleurs disposées, dans une débauche de couleurs, en rangées régulières. Des parterres étaient réservés à la culture des fines herbes, comme Cassie avait pensé en faire pousser chez Fiona.

La malade était pâle et transpirait abondamment. Cassie lui supposa une beauté égale à celle de son frère, mais, à présent, ses cheveux bruns trempés de sueur se répandaient mollement sur l'oreiller et ses yeux d'un bleu foncé étaient emplis de souffrance. Son frère et elle se ressemblaient à tel point qu'on aurait dit des jumeaux.

Cassie, examinant sa patiente, trouva les muscles du quart inférieur droit du ventre tendus et presque aussi durs qu'une planche. Quand elle appuya dessus, Alison fit la grimace. Elle accentua sa pression sur la partie gauche, qui se révéla molle.

— C'est l'appendicite. Il faut l'amener immédiatement à l'hôpital.

— Je vais faire le plein, dit Sam. Don, vous voulez me donner un coup de main ? Je dispose de deux cents litres en bidons. Nous ne pouvons repartir sans en avoir rempli le réservoir.

— Vous allez devoir la porter, dit Cassie à Gregory.

— Je viens avec vous.

Il prit la main que lui tendait sa sœur.

— Greg, ne t'inquiète pas pour moi, dit-elle d'une voix faible. Tu ne peux laisser la ferme sans personne. Je t'en prie, mon chéri, ne tente même pas de faire le trajet en voiture. C'est ce à quoi tu pensais, n'est-ce pas ? Eh bien, c'est inutile, tout ira bien.

— J'en suis sûre, confirma Cassie. Nous reviendrons dans deux semaines. Nous avons une visite à faire à Burnham Hill et nous ferons à cette occasion un détour par ici.

C'était aussi peu pratique que d'aller à Melbourne en passant par Perth, ou du moins par Adélaïde.

Ils attachèrent Alison Carlton sur la civière et Cassie lui dit :

— Je vais vous faire une piqûre pour vous détendre. Avez-vous déjà pris l'avion ?

Alison secoua la tête.

— Eh bien, nous avons le meilleur pilote qui puisse exister, vous n'avez aucune inquiétude à avoir. Mais cette piqûre vous aidera à dormir et vous soulagera également.

Alison ferma les yeux.

Cassie, en arrivant, fut surprise de ne pas voir d'ambulance.

Lorsqu'elle appela l'hôpital, on lui dit que le Dr Edwards n'était pas en ville et que le Dr Adams se trouvait chez lui. Elle demanda une ambulance, puis elle appela Chris Adams. Il était presque cinq heures et peut-être tenait-il compagnie à Isabel ; peut-être Grace avait-elle dû partir de bonne heure.

Lorsqu'il décrocha, elle lui dit vivement :

— Chris, c'est Cassie. Je viens juste d'atterrir. J'ai une urgence, une appendicectomie. Pouvez-vous me rejoindre à l'hôpital ?

Il eut un moment d'hésitation.

— Vous avez contacté Edwards ?

— Oui, je l'ai appelé, bien qu'à contrecœur. Mais, heureusement, il n'est pas libre. Pouvez-vous me retrouver à l'hôpital le plus vite possible ? Je vous prépare la patiente, si vous voulez bien, et je fais en sorte que tout soit prêt.

Elle raccrocha.

Il y avait quelque chose d'anormal. Ce n'était pas le genre de Chris. Même peu aimable... aurait-elle dû lui demander s'il préférait qu'elle opère ? Sam pouvait lui servir d'anesthésiste. Elle le rappela.

— Chris, je peux pratiquer cette opération, si vous ne tenez pas à vous déplacer.

— Je suis en route, docteur.

N'avait-il pas confiance en elle ? Ou était-il encore si jaloux qu'il ne voulait pas la laisser opérer dans son hôpital ? Elle hocha la tête. Quel homme étrange !

Horrie et Sam descendirent la civière de l'avion. Alison avait repris connaissance, mais elle était encore sous l'effet de la piqûre. La fièvre la faisait transpirer.

L'ambulance arriva dix minutes plus tard.

— Vous n'êtes pas obligé de venir, dit Cassie à Sam. Chris sera à l'hôpital.

Montant dans l'ambulance, elle ajouta à l'adresse de Don :

— Je vous invite à dîner chez *Addie's*. Je voulais vous faire la cuisine, mais c'est un peu trop tard pour aujourd'hui. Pourquoi ne m'attendriez-vous pas à la maison ?

— Et si je le conduisais chez *Addie's* et que nous nous retrouvions là-bas ? proposa Sam.

— D'accord, conclut Cassie en regardant par la vitre Sam allumer une cigarette.

Elle le vit dire quelque chose à Horrie, puis fixer l'ambulance qui s'éloignait.

23

Chris l'attendait déjà dans la salle d'opération, vêtu de sa blouse verte. Fidèle à lui-même, il se montra sec, taciturne et sombre.

Cassie demanda à une infirmière de préparer la patiente, mit sa blouse de chirurgien et se nettoya les mains dans la buanderie.

Quand elle rejoignit Chris, il lui demanda :

— A quel stade en est la patiente ?

— Elle peut mourir d'un moment à l'autre, mais pas avant demain, je pense.

Alison fut amenée sur un chariot.

— Vous êtes prête ? demanda Chris, et Cassie administra l'anesthésique à sa patiente, tandis qu'il l'examinait pour conclure : Vous avez raison, comme toujours.

Il fit une incision de cinq centimètres de profondeur dans la partie inférieure droite du ventre, parallèle à l'os du pubis. Cassie suivait ses gestes, tandis qu'il atteignait la première couche de muscles, la divisant en deux bandes et la séparant avec des écarteurs, deux longs appareils en métal avec au bout des lames qui leur donnaient l'aspect d'équerres. La couche suivante apparut, et il en sépara de nouveau les muscles pour avoir accès au péritoine, qu'il ouvrit avec un bistouri puis avec des ciseaux. Attrapant le côlon avec des forceps, il le bougea, dans un mouvement de va-et-vient, jusqu'à ce qu'ils puissent voir tous deux l'appendice, morceau de dix centimètres, rouge et empli de pus à l'extrémité du cæcum. Il le tira et sortit légèrement le côlon de façon à avoir l'appendice placé sur le dessus de la paroi abdominale, nettement visible. Puis il dégagea l'appendice, coupant le tissu adipeux et les vaisseaux sanguins, qu'il attacha. Isolé, l'élément enflammé se maintint dressé comme une tige, surmonté d'un clamp Alice.

Puis saisissant la base de l'appendice, près du cæcum, entre deux clamps, il y passa un bistouri et enleva l'organe malade. Les clamps toujours en place, il stérilisa la région avec du nitrate d'argent et fit plusieurs points de suture lâches, laissant une boucle. Faisant un nœud à la base sous le clamp, il referma l'ouverture de l'appendice et repoussa le bout restant dans le cæcum à l'aide d'une pince hémostatique tout en resserrant la boucle des points de suture, fermant alors l'orifice au-dessus du bout d'appendice. Cassie remarqua qu'il jetait un coup d'œil aux autres parties du côlon, utilisant les clamps Alice pour le déplacer, afin de s'assurer que le reste était sain. Puis il referma les couches du péritoine et recousit la patiente.

Ils n'avaient pas échangé un mot. Lorsqu'il eut fini, il ôta ses gants et dit :

— Quelques heures de plus et il était trop tard.

Cassie acquiesça.

— Vous allez bien ? lui demanda-t-elle, quittant après lui la salle d'opération.

Il se mit à se laver les mains.

— Isabel est morte à trois heures cet après-midi.

— Oh, Chris ! je suis vraiment désolée. (Elle s'approcha de lui et toucha son bras.) Vous auriez dû me le dire. J'aurais pu pratiquer cette opération moi-même, vous savez.

— C'était l'occasion de me changer les idées.

— Y a-t-il quelque chose que je puisse faire pour vous ?

Il secoua la tête et sortit de la pièce ; Cassie le suivit du regard. Elle se dit que, malgré sa peine, il devait éprouver du soulagement. Il était terrible de voir quelqu'un que l'on aime souffrir au point de vouloir mourir, et cela avait dû être pour lui une dure épreuve. Mais elle était à présent terminée, même si la douleur subsistait. Elle se rappelait son chagrin quand elle avait perdu sa mère. Même si l'on s'y attend, la perte d'un être cher n'est jamais facile.

En arrivant chez *Addie's*, Cassie trouva Sam et Don assis en compagnie de Heather Martin et de sa sœur, Bertie. Bertie regardait chacun et le monde entier les yeux écarquillés. Les deux jeunes filles étaient grandes, minces, bronzées, et leurs cheveux blonds étaient parsemés de mèches plus claires, effet de nombreuses années passées au soleil. Malgré leurs vêtements d'homme, leurs seins tendaient la toile en coton de leurs chemises, et leurs pantalons moulants faisaient ressortir la forme de leurs fesses. Inconscientes de l'effet qu'elles produisaient, ces deux belles et grandes filles étaient du genre à provoquer un embouteillage en plein Sydney, à plus forte raison à Augusta Springs.

— Il (Heather désigna Sam du menton) nous plaît beaucoup.

Cassie retint son envie de rire quand elle vit Sam devenir écarlate.

— Nous sommes venues voir s'il y en a d'autres comme lui, dit Bertie, jetant un bref regard à Don, dont le visage rubicond était éclairé d'un large sourire. Mince alors ! la ville semble en être pleine.

— Vous logez où ? J'ai une chambre de libre si cela vous arrange, proposa Cassie.

— Leur camionnette, avec leurs affaires, est garée dans la rue, dit Sam. Elles ont fait toute la route jusqu'ici.

— Ça doit bien faire trois cents kilomètres, déclara Don, allumant sa pipe, avec un air de bien s'amuser.

La fourchette de Bertie s'immobilisa dans l'air.

— Je n'ai jamais rien mangé d'aussi bon. (Elle termina son steak et se leva.) Où est la cuisine ?

Ces filles battaient tous les records, pensa Cassie tout en désignant du doigt la porte battante.

Heather se tourna vers Cassie.

— Merci infiniment pour votre offre. Eh bien, vous allez nous avoir sur les bras jusqu'à dimanche. La fois dernière, il (elle montra Sam du menton) ne s'est pas pointé au bal. Vous y allez cette fois ?

— Bien sûr, dit Sam, prenant Don par l'épaule. Et lui aussi.

— Envisagez-vous de vous installer en ville ? demanda Don, les yeux brillant de plaisir.

Heather se frappa la cuisse et se pencha en avant. Tous les hommes de la pièce la regardaient.

— Jamais ! C'est juste pour voir les hommes que nous sommes venues.

— Et peut-être pour embaucher un cuisinier, ajouta Bertie, revenant avec Cully, le cuisinier de chez *Addie's*.

Elle le dépassait d'une bonne tête. Elle souriait en le présentant à Heather.

— Dis-lui que tu trouves sa cuisine excellente.

Heather examina le cuisinier des pieds à la tête.

— Excellente, en effet. Cette tarte au citron était une merveille.

Cully, son mince visage inexpressif, hocha la tête, s'essuyant les mains sur son tablier blanc.

— M'dame, fut tout ce qu'il put dire avant de s'éloigner.

Bertie le suivit du regard.
— N'est-il pas chou ? dit-elle.
— Tu pourrais l'engloutir dans tes bras, répondit Heather.
— Peut-être, mais en tout cas il fait rudement bien la cuisine.

— Je suis fatiguée, dit Cassie une heure plus tard. J'ai eu une longue journée. Je voudrais passer à l'hôpital pour voir si ma patiente a repris connaissance. Elle pourrait avoir peur en se réveillant dans un endroit inconnu, sans personne à son chevet.
— Nous montrerons à ces dames où se trouve votre maison, suggéra Sam, ne pouvant s'arrêter de sourire.
— Ne tardez pas trop. Dans une heure je dormirai. Oh ! à propos, Isabel Adams est morte.

Les deux jeunes filles tinrent Cassie éveillée, lui demandant si elle pensait que Sam pourrait être heureux sans voler et si, selon elle, il pourrait vivre dans un ranch.
Cassie leur dit qu'elle dînerait avec elles le lendemain soir, mais que pour l'instant elle était trop fatiguée pour bavarder. Elle ajouta que non, elle ne voyait pas Sam vivre dans un ranch, mais qu'elle ne pouvait parler à sa place.
Le lendemain matin, elle retourna voir Alison Carlton à l'hôpital et la trouva aussi belle que charmante. Elle revint passer un moment avec elle en fin d'après-midi et apprit qu'Alison et son frère vivaient seuls là-bas, sans aucun employé pour les aider. Ils avaient près de dix mille moutons et leurs seules occasions de voir des gens étaient la venue des tondeurs chaque année en juin et leurs expéditions à Augusta Springs deux fois par an pour le ravitaillement.
Lorsque Cassie lui demanda si elle ne trouvait pas cette vie terriblement solitaire, elle lui répondit :
— Pas autant que mon enfance à Southampton. Je ne m'ennuie jamais, que je sois seule ou en compagnie de Greg, et de toute manière je ne me suis jamais adaptée nulle part.
Venant d'une aussi belle jeune femme, ces paroles parurent surprenantes à Cassie.
— Et votre frère ?
— Nous avons toujours été des inadaptés. Nous sommes tous les deux beaucoup plus heureux que lorsque nous vivions en ville, où nous avons toujours été en marge.
A cet instant, Greg poussa la porte et entra, un bouquet de roses fanées dans les bras.

— Dieu merci, tu es vivante !

Alison prit les fleurs, mais le regarda en fronçant les sourcils.

— Tu n'aurais pas dû faire tout ce chemin et laisser la ferme sans personne.

Mais Cassie savait qu'elle était contente de le voir. Il était, après tout, la seule personne qu'elle connaissait sur tout le continent.

— Tu es plus importante que les moutons, dit-il en se penchant pour l'embrasser sur le front avant de donner à Cassie une ferme poignée de main.

Il resta à Augusta Springs jusqu'à ce qu'Alison fût en état de repartir à Mattaburra, dix jours plus tard. Cassie dîna avec eux tous les soirs et, à deux reprises, Sam se joignit à eux, ses autres soirées étant prises par Heather et Bertie, toujours entourées d'hommes. Leurs rires emplissaient chaque nuit *Addie's*. Cassie se dit que s'il n'y avait pas eu Blake Thompson dans sa vie, elle aurait certainement trouvé Gregory Carlton très attirant.

Sam lui confia :

— Il n'est pas tellement mon genre, toujours à déclamer de la poésie et à débiter des phrases sortant inévitablement de livres. Mais sa sœur, oh là là !

— Elle dit des poèmes, elle aussi.

— C'est différent. Les femmes en ont le droit.

— Mais ce sont des hommes qui les écrivent.

Sam se gratta la tête.

— Je n'avais jamais pensé à cela. Alors, peut-être qu'il en écrit également.

Il est jaloux de Greg, se dit Cassie, jaloux de sa beauté, de sa culture, de sa capacité à s'occuper seul de dix mille moutons. Peut-être pas seul, car Alison partageait la tâche avec lui.

— On ne l'imagine pas tenir un ranch, dit Sam. Elle a l'air fragile. Je la verrais plutôt faire des confitures et des travaux de couture.

— Elle fait cela aussi, dit Greg. Le soir, pendant que je lis à voix haute.

Sam leva un sourcil.

Manifestement, les Carlton exerçaient une bien plus grande fascination sur Cassie que sur Sam. Ils lui auraient certainement manqué à leur départ si les événements n'avaient pris soudain un tour imprévu.

Le téléphone sonna. Oh, mon Dieu ! pensa-t-elle, pourvu que ce ne soit pas une autre urgence.

— Salut, princesse !

— Blake !

— Je viens juste de rentrer à la maison. J'ai une proposition à vous faire.

— Je me méfie de propositions venant d'hommes comme vous.

— Vous n'avez jamais connu d'homme comme moi. Écoutez, je peux prendre trois ou quatre semaines de congé, si de votre côté vous le pouvez également. Je suis las de rester en rade pendant que vous vous envolez pour sauver quelqu'un ou pour soigner des gens. Vous n'êtes ici que depuis onze mois, je sais, mais prenez quelques semaines de congé, Cassandra. Débrouillez-vous d'une manière ou d'une autre. Je veux vous amener dans le nord, à Kakadu.

— Je ne vois pas comment je pourrai...

— Prenez-les, c'est tout. Je vous laisse cinq jours pour vous arranger et nous partons ensemble. Je veux vous montrer des choses que vous n'avez jamais vues, que vous n'oublierez jamais.

— Je ne suis pas sûre...

— Cassandra, ne me racontez pas d'histoires. En sept mois nous n'avons jamais passé plus d'une journée ensemble et elles ont été rares et espacées. Une relation demande une connaissance réciproque, fillette. Allez, voyons ce que le sort nous réserve. Je serai là samedi dans la journée. Arrangez-vous pour que nous puissions lever l'ancre mardi, vous entendez ?

Il ne lui dit même pas au revoir. Cassie resta assise, le combiné dans la main, le sourire aux lèvres. Comment pourrait-elle bien prendre des vacances, même si elle savait qu'elle y avait droit très prochainement ?

Oh, le son de sa voix ! Elle serra le récepteur contre sa poitrine avant de le reposer.

Heureusement, ils n'avaient le lendemain qu'une visite à l'hôpital de Winnamurra. Rien qu'une visite de routine. Sur le chemin du retour, elle demanda à Sam :

— Qu'est-ce qui est prévu pour nos congés ?

Il haussa les épaules.

— Qantas doit envoyer un pilote pour me remplacer. Je ne sais pas ce qui est prévu en ce qui vous concerne.

— Notre tâche consiste la plupart du temps à ramener un patient pour le conduire à l'hôpital. J'ai pensé que Chris pourrait libérer cette infirmière, Claire, pour vous accompagner. Elle est aussi compétente que la plupart des docteurs.

— Vous pensez à prendre le large, si je comprends bien ?

— Si je le peux.

— Combien de temps ?

— Trois semaines.
— Qu'allez-vous faire ? Rendre visite à votre père ?
Elle secoua la tête.
— Non. Je vais au nord, dans la réserve aborigène de Kakadu.
Il la regarda d'un drôle d'air avant de tourner la tête, si bien qu'elle ne vit plus que son profil.
— Claire consentira peut-être à vous accompagner pour les urgences. Peut-être même pourra-t-elle faire les visites de routine. Nous n'avons encore jamais rencontré de cas graves, semble-t-il.
— Et la fois où j'ai dû retirer cette lance du dos de cet aborigène ?
— C'était une exception. Je me demande si Chris acceptera de s'en séparer quelque temps.
— Vous allez à l'enterrement d'Isabel ce soir ?
— Bien sûr. Et peut-être Chris sera-t-il heureux de trouver une échappatoire à son chagrin. Peut-être se chargera-t-il des urgences. J'imagine qu'il n'est jamais monté dans un avion.
— Et il laisserait au Dr Edwards la charge de l'hôpital ? Il y a de faibles chances.
— Je vais le lui demander, dit Cassie, se parlant davantage à elle-même. Cela lui fournira l'occasion de voir ce que sont les Médecins Volants. Et le rendra plus compréhensif. Il n'interviendrait que dans les cas d'extrême urgence, pour lesquels les aptitudes de Claire seraient insuffisantes.
— Vous êtes optimiste. Le Dr Adams compréhensif ?
— Il aboie plus qu'il ne mord, Sam. C'est un homme malheureux.
— D'après ce que j'ai entendu dire, il a toujours été ainsi. C'est un pisse-froid.
— Je lui poserai la question quoi qu'il en soit.
Elle n'avait guère trouvé d'autre solution depuis le coup de téléphone de Blake. Dormir sous les étoiles avec Blake. Découvrir une région très peu connue. Une aventure. Être embrassée par Blake chaque soir. Écouter Blake lui raconter des histoires relatives à cette terre, le regarder se réveiller, voir la lumière du feu danser sur son visage. Elle n'avait jamais campé, mais elle imaginait comment cela serait.
— Vous savez, Grace est bien plus jolie que Claire. Pourquoi ne pas penser à elle plutôt ? Je me souviens vous avoir entendue dire que c'était une bonne infirmière.
— Oui, mais Claire est plus apte à prendre des initiatives, et pour des opérations mineures, personne ne lui arrive à la

cheville. Je lui laisserais pratiquer une appendicectomie en toute confiance et certainement en cas d'accouchement... (Il n'y avait personne à sa connaissance qui devait accoucher le mois prochain, se rappela-t-elle, soulagée.)

— Grace est plus mignonne.

Les habitants de la ville au grand complet semblaient être présents à l'enterrement d'Isabel. Droit comme un i, Chris serrait la main des personnes venues lui présenter leurs condoléances.

Cassie était assise à la dernière rangée. Tous ces gens étaient des patients de Chris, en même temps que des amis ou des connaissances à elle. Des amis ? Peut-être après tout n'en avait-elle pas un seul à Augusta Springs. Ce n'était pas l'endroit où nouer de vrais liens d'amitié.

Qui étaient ses amis ?

Horrie ? Elle présuma qu'Horrie était un ami, même si leurs conversations se limitaient au travail. Sam et elle avaient dîné avec lui et Betty à la radio quelquefois ; ils étaient cordiaux et débordaient d'énergie, mais c'étaient plus des relations qu'un couple d'amis. Cassie, toutefois, se sentait proche d'Horrie, il y avait entre eux une intimité qu'elle ne pouvait définir — peut-être tout simplement due au fait que sa vie tournait autour de lui.

Don, assurément.

Sam ? Était-il un ami ? S'ils ne travaillaient pas ensemble, auraient-ils des relations amicales ? Comme collègue, il n'y avait sans doute pas plus sérieux — du moins la plupart du temps. Il n'avait jamais rien refusé de ce qu'elle lui avait demandé, notamment de procéder à une anesthésie et de retirer une épée du dos d'un patient. Ils avaient bien eu quelques heurts, mais provoqués par le temps et à propos de l'opportunité de certains vols. Son comportement envers elle alternait entre une attitude protectrice et un refus de son autorité. Elle ne savait probablement pas quels étaient ses sentiments à l'égard de Sam parce qu'elle ignorait les siens réciproquement. Peut-être ne le savait-il pas davantage.

Elle ne pouvait certainement pas voir en Chris Adams un ami. Elle ne pensait pas qu'il eût le moindre sentiment de ce genre pour elle, mais elle avait maintenant toute confiance en ses capacités de chirurgien. Il ne la traitait plus avec condescendance, mais il lui aurait certainement manifesté plus de sympathie si elle avait été un homme. Ou si elle n'avait pas appartenu aux Médecins Volants. Non, elle ne pouvait en aucune manière appeler Chris un ami. Mais ils avaient établi une trêve tacite et elle imaginait qu'il lui était reconnaissant de la gentillesse qu'elle avait manifestée pour Isabel.

Elle parcourut du regard tous les bancs de l'église presbytérienne pleine à craquer. Elle connaissait presque tout le monde. On lui faisait des signes de tête, on venait lui serrer la main, on se penchait pour l'embrasser. Au moins elle avait de nombreuses relations.

A la fin de la cérémonie, quand les gens eurent défilé devant le cercueil et serré la main de Chris, Sam chuchota à l'oreille de Cassie :

— Si je meurs pendant que nous sommes encore en rapports, ne les laissez pas m'exhiber ainsi dans un cercueil ouvert, voulez-vous ?

Lorsque Cassie s'approcha de Chris, il lui saisit la main et la tint serrée dans la sienne.

— Je ne vous ai jamais remerciée comme il le fallait de tout ce que vous avez fait pour...

— C'était tout naturel.

— J'ai invité quelques amis à boire le café à la maison. Viendrez-vous, s'il vous plaît ? J'aimerais vous présenter à ma sœur, Romla.

Cassie essaya de cacher sa stupéfaction.

— Oui, bien sûr.

Quand le dernier de ses invités fut parti, Chris lui dit :

— Ne partez pas encore. Je ne veux pas rester seul.

Romla, pour qui Cassie avait eu une sympathie immédiate, était allée se coucher.

Chris était quelque peu soûl, réalisa Cassie. Il avait dû boire toute la soirée. Ses paroles devenaient indistinctes, tandis qu'il se rendait dans la cuisine et, s'asseyant à la table, ouvrait d'un coup sec le col de sa chemise et enlevait sa cravate.

— Savez-vous... dit-il en la regardant. Je vous en prie, asseyez-vous. Savez-vous que j'ai été seul toute ma vie ?

— Vous n'êtes pas seul, répondit-elle, en se servant une tasse de café. Vous êtes important dans cette ville. Et vous avez été un bon mari, j'en suis sûre. Vous devez le savoir.

Il eut un rire dur, un rire sans gaieté.

— Un bon mari ? Quelle blague ! Je ne sais même plus ce que c'est d'être un mari. Vous savez quoi, Cassie ? Non, comment le pourriez-vous ? Je n'ai jamais été aussi seul que... oh, pardonnez-moi. Pourquoi est-ce important maintenant ? C'est fini.

Cassie posa la main sur son épaule.

— Chris, je pense qu'il vaut mieux que je m'en aille. Vous êtes en train de dire des choses que vous regretterez de m'avoir dites. Vous vous sentez seul et perdu. Votre vie a été bouleversée. Vous êtes probablement désorienté. Je ne suis pas celle qui peut partager de tels moments avec vous.

— Qui le pourrait alors, Cassie ? J'ai vécu dans cette ville dix-huit ans et je n'ai pas un seul ami proche.

Il mit la tête dans ses mains, ses coudes sur la table.

— Vous vous apitoyez sur votre sort, ce qui est normal. Vous venez de perdre la personne la plus importante au monde pour vous.

Chris prit la bouteille de whisky et la vida dans son verre, puis il la lança contre le mur ; des éclats de verre volèrent dans toute la cuisine. Cassie se leva, trouva un balai et une pelle, et balaya les débris.

— Bonne nuit, Chris. S'il y a quoi que ce soit que je puisse faire... voulez-vous que j'aille voir vos patients demain ?

Il la regarda fixement. Il resta à la dévisager de cette manière si longtemps qu'elle finit par partir. La férocité qu'elle avait lue dans ses yeux injectés de sang la poursuivit jusque chez elle.

Elle se réveilla avec le souvenir de ce regard avant de se rappeler qu'elle comptait demander à Chris de prendre certaines dispositions pour lui permettre de passer deux merveilleuses semaines sous les tropiques avec Blake Thompson. Bien qu'excitée par cette pensée, elle ne put oublier le regard que lui avait jeté Chris Adams.

24

Ils n'avaient pas vu d'autres Blancs depuis deux jours, depuis leur départ de Darwin, où ils n'étaient restés que le temps de s'approvisionner en nourriture. Ce soir, ils camperaient au bord de la rivière Mary ; demain ils atteindraient cette partie de l'océan qu'on appelle la mer de Timor.

Les tropiques submergeaient Cassie d'émotions. La douceur de l'air la détendait. Blake lui dit :

— Nous ne pouvons nous baigner dans la rivière, elle est remplie de crocodiles.

Mais il l'y emmena faire une promenade en barque, et ils s'attardèrent un long moment après la tombée de la nuit, contemplant le coucher de soleil le plus glorieux qu'on puisse imaginer. Des rayons d'un rouge flamboyant illuminèrent le ciel, incandescence qui subsista plus d'une demi-heure avant de se transformer en une clarté dorée.

— A présent, dit Blake, nous allons chercher des crocodiles.

— Ne peuvent-ils pas tuer ?

Il se mit à rire.

— Oh si, ils sont redoutables. Les rivières par ici en sont pleines, mais tu dis que tu n'en as encore jamais vu.

— Ce n'est pas une nécessité, dit-elle.

— Il faut que tu en voies.

Ils remontèrent en ramant vers le sud, vers leur campement. Blake longeait les berges de la rivière étroite, utilisant sa torche pour détecter les bêtes aquatiques préhistoriques.

— Bon, murmura-t-il. Ne rame plus. Nous allons nous laisser flotter.

Cassie se demandait comment il pouvait voir dans l'obscurité. La lune ne s'était pas encore levée et les millions d'étoiles ne diffusaient qu'une faible lumière.

Elle n'avait jamais ressenti un telle béatitude, et en même temps une telle excitation. Elle ne savait même pas quel nom donner à ses sentiments, estimant que c'était plus que de l'amour. Ce qu'elle avait éprouvé pour Ray Graham ne pouvait être comparé à la profondeur de son sentiment pour Blake. Son contact l'électrisait. Ses baisers l'enflammaient. Quand elle regardait dans ses yeux, elle avait l'impression de s'y fondre.

Elle se trouva à lui dire des choses qu'elle n'avait dites qu'à Fiona. Il posait des questions, et il écoutait. Il se penchait vers elle pour l'embrasser aux moments les plus inattendus.

Oui, c'était bien un sentiment plus fort que l'amour qu'elle éprouvait — peut-être était-ce la découverte simultanée d'une autre forme d'amour. L'amour de la terre. De ce merveilleux pays qui n'avait cessé d'être le sien, et que pourtant elle n'avait jamais connu. Chaque kilomètre de ce voyage était marqué par la découverte. Elle était si habituée à survoler cette terre que de la traverser en voiture éveillait constamment en elle de nouvelles réactions.

Ils avaient passé une nuit à Alice Springs chez un vieil ami de Blake, pasteur de l'Église congrégationaliste, qu'il s'était fait à l'université. Il connaissait également quelqu'un à Katherine, qui les avait hébergés une autre nuit. C'étaient des gens comme il y en avait peu, avec qui elle s'était tout de suite sentie à l'aise. Elle n'avait rencontré personne qui la mît dans l'embarras — les amis de Blake l'accueillaient comme une connaissance de longue date.

Mais c'était seulement maintenant, là tout au nord, sous les tropiques, qu'ils étaient enfin seuls. Blake lui indiquait ce qui était important, lui enseignant l'histoire et la géographie de la région. Il avait un merveilleux sens de l'humour, riant lui-même lorsqu'il lui racontait des histoires drôles. Comme ils filaient sur l'autoroute vers le nord, il lui tint la main, ne la lâchant que pour passer les vitesses ou lui montrer quelque chose d'intéressant. Ils roulèrent ainsi des kilomètres la main dans la main.

Il lui avait posé tellement de questions sur elle-même qu'à la fin de la journée, lorsqu'ils avaient quitté Darwin pour se diriger vers l'est, en direction de la rivière Mary, elle pensa ne plus rien avoir à lui dire. Jamais un homme ne s'était intéressé autant à elle, la pressant de se confier. Jamais elle n'avait connu d'homme aussi ouvert, quelqu'un que rien ne semblait embarrasser. Qui la serrait dans ses bras devant ses amis sans la moindre gêne.

A un moment, il freina si brusquement qu'elle faillit heurter le pare-brise. Il n'y avait pas une voiture en vue, rien qui les obligeât à ralentir. Juste la route toute droite courant jusqu'à l'horizon. Il ne coupa pas le moteur, mais se pencha vers elle et l'attira à lui.

— J'ai besoin de t'embrasser, dit-il, passant immédiatement à l'acte.

Aussitôt fait, il repartit.

Se souvenant de ce baiser, assise à l'avant de la barque, elle soupira de contentement, à la pensée des quatre jours merveilleux qu'ils venaient de passer.

Soudain Blake dit « chut » et entra dans l'eau.

— Oh mon Dieu ! s'exclama-t-elle.

— Chut, répéta-t-il, sa torche dirigée vers les roseaux de la rive.

Il lui tendit la torche.

— Braque-la exactement sur ce point. Ne la bouge pas.

Il glissa dans l'eau, sans pratiquement provoquer la moindre ride. Cassie remarqua tout à coup les deux yeux rouges, au regard fixe, dans lesquels se reflétait le rayon. Blake tendit la main pour se saisir de l'animal, un jeune crocodile, qu'il souleva en l'air, le tenant par le cou.

— Maintiens le rayon sur ses yeux. La lumière les hypnotise. Il pèse dans les vingt-sept kilos.

— Il pourrait te mordre ?

Il acquiesça.

— Il pourrait s'offrir une bonne bouchée de ma personne. Et de la tienne également.

Il lui tendit le crocodile. Elle réprima un mouvement de recul.

— Maintenant tu ne peux plus dire que tu n'en as jamais vu.

Puis, avec un sourire, il rejeta l'animal dans la rivière tout en sautant dans la barque. Cassie s'étonna qu'ils ne chavirent pas.

Comment il arrivait à se diriger, elle n'aurait su le dire. Elle ne pouvait pas même voir les berges de la rivière, mais, avec assurance, il la conduisit, empruntant des chenaux étroits et sinueux, jusqu'à leur campement.

Il avait monté une tente, bien qu'ils aient dormi à la belle étoile la nuit précédente.

— Nous garderons la nourriture dans la tente, avait-il dit. Nous n'avons pas à craindre d'être attaqués par des animaux dangereux en dormant dehors. J'imagine que c'est le seul continent au monde où dormir en plein air ne présente jamais aucun danger.

Il avait disposé leurs sacs de couchage l'un à côté de l'autre, à une distance de trente centimètres, et ils s'étaient endormis en se tenant la main.

— Nous lèverons le camp demain pour aller à la mer, dit-il. Le soir, nous assisterons à un *corroboree*. Tu aimeras ça. C'est mon cas.

La lune était opaque.

Blake dit :

— Nous ne pouvons rester ensemble. Il faut que tu rejoignes les femmes et moi les hommes.

Docile, Cassie se dirigea vers le groupe de femmes aborigènes, assises devant leur propre feu, plus petit que celui des hommes. Blake et elle étaient arrivés juste après la tombée de la nuit, à un moment où la tribu psalmodiait ses prières adressées à l'esprit de la pluie et à la Grande Mère de la fertilité. Les litanies montaient en voix de fausset, emplissant l'air nocturne.

Dans l'obscurité jaillit, sourd et isolé, le profond gémissement du *didgeridoo*, un instrument semblable au hautbois. Puis retentit le crépitement aigu des baguettes *gil-gil*, évoquant le chant de milliers de criquets. Alors, doucement, des voix s'élevèrent, et s'amplifièrent en un extraordinaire crescendo. D'un seul mouvement, les torses se mirent à ondoyer au rythme de la musique. Les mêmes mots furent répétés, encore et encore, la cadence jamais rompue. Des mains tambourinèrent, appliquées en ventouse sur des cuisses brillantes, et au loin résonnèrent des tam-tams, tandis que des baguettes d'igname battaient la terre sèche. Des boomerangs entrechoqués claquaient, rouges de sang. Un vieil homme assis à l'extrémité du cercle frappa l'une contre l'autre deux boîtes de conserve, en poussant un cri sauvage et fiévreux, qui ressemblait au hurlement à la lune d'un dingo.

Le rythme atteignit la frénésie.

Puis, soudain, ce fut, de manière inattendue, le silence. Un silence absolu.

Des échos silencieux pulsaient aux oreilles de Cassie. Elle pouvait entendre sa propre respiration.

Quelqu'un se mit à chanter, voix de ténor aiguë dans la nuit. L'orchestre reprit, la cadence s'accéléra et le vibrato du *didgeridoo* se fit insistant.

Ses yeux désormais accoutumés à l'obscurité, Cassie vit les danseurs émerger des arbres, s'acheminant vers le centre du cercle formé par le groupe des hommes. Blake lui avait dit que l'apparition dans le ciel d'une certaine étoile marquait le début des danses.

Les faces des danseurs étaient éclairées par la lumière du

feu. Peints grossièrement, leurs visages effrayants étaient surmontés de plumes blanc argent de cacatoès, iridescentes à la lueur des flammes.

A ces couronnes élaborées s'ajoutait un mélange bizarre de baguettes et de carquois ocrés. La peinture blanche dont leurs corps étaient recouverts les faisait ressembler à des squelettes pâles flottant dans les limbes. Ils frappaient le sol du pied à l'unisson, émettant des bruits qui rappelèrent à Cassie le crissement de la craie sur un tableau.

En ligne, les danseurs se tordaient comme des serpents entre les feux allumés au-delà du cercle, leurs pieds martelant la terre, les feuilles attachées à leurs genoux et à leurs coudes bruissant doucement, chuchotements dans la nuit.

Des frissons parcoururent le dos de Cassie tandis que les sons rauques, âpres et épais de cette musique sauvage s'insinuaient en elle. Levant les pieds en rythme, les danseurs frappaient la terre avec une telle force et à une telle vitesse qu'elle tremblait sous eux. Les femmes autour de Cassie tapèrent sur leurs cuisses et leurs voix se mêlèrent à celles des hommes. Les danseurs serpentèrent autour du grand cercle formé par les hommes, pour regagner le centre, mimant divers animaux ou émotions humaines : un iguane tentant désespérément d'échapper aux chiens le poursuivant avec des aboiements, la jubilation extatique d'un homme trouvant de l'eau dans le désert, le glissement d'un serpent, le gracieux menuet d'une grue d'Australie.

Puis ce fut une danse frénétique, la fuite éperdue de l'animal traqué, la chasse, la capture, et le moment culminant de la mise à mort. Des sons étrangers à l'oreille de Cassie déchiraient l'air.

La danse continua, répétitive. Le staccato de la musique, les éternelles reprises du son et de l'action, ébranlaient les nerfs de la jeune femme et elle eut bientôt le sentiment d'être maintenue dans une camisole de force, incapable d'échapper à ses émotions. Elle avait envie de crier, de s'enfuir, pensant qu'elle ne pourrait pas supporter cela un instant de plus, lorsque, sur un « aie-ii » aigu jailli de la foule, les danseurs se mirent à marteler le sol une dernière fois, paraissant aplatir la terre de leurs pieds.

Silence. Les danseurs, rangés en colonne, quittèrent le cercle en ondulant et regagnèrent en courant les bois pour disparaître dans la nuit.

Cassie n'avait pas conscience de retenir son souffle jusqu'à ce qu'elle entende Blake lui dire :

— Viens.

Il l'aida à se relever. Tenant sa main serrée dans la sienne, il l'entraîna dans l'obscurité.

— Attention à ne pas trébucher sur les racines.

Cassie sentait son corps bien vivant, électrisé par la musique et les danses, par les claquements de mains des femmes aborigènes sur leurs cuisses, par leurs seins nus luisant à la lumière du feu, par la danse des hommes, parés de leur seule coiffe. Tout cela l'interpellait, s'adressait à son âme.

Comme les bruits s'estompaient derrière eux, ils ralentirent leur allure au milieu des palmiers, Blake marchant à présent à ses côtés au lieu de la précéder.

— Nous arrivons à la plage, dit-il, le bras autour de son épaule, la tenant serrée contre lui.

Les arbres disparurent. Il n'y avait plus que le sable s'étendant devant eux à l'infini. Les vagues ne venaient pas s'écraser violemment sur le rivage, on n'entendait que le clapotement de l'eau léchant à peine la grève.

Blake s'arrêta et se pencha pour enlever ses chaussures. Cassie l'imita. Le sable chaud gicla entre ses orteils.

Ils marchèrent pendant plus d'un kilomètre avant de parvenir à leur tente, dressée sous les palmiers, au bord de la plage.

— Allons nager, proposa Blake.

Après avoir ôté sa chemise, il se retourna pour la prendre sans ses bras.

Il l'embrassa sur la joue, puis s'attaqua aux boutons de son corsage qu'il fit glisser. Elle entoura son torse de ses bras. Il défit son soutien-gorge, et elle sentit ses seins contre lui, leur peau se touchant pour la première fois. Oh, mon Dieu ! pensa-t-elle, fermant les yeux. C'était si bon.

Il la lâcha, ouvrit la fermeture Éclair de son pantalon, qu'il laissa tomber sur le sable, le repoussant du pied.

— Je veux te voir, dit-il. Je veux te voir pour la première fois de cette manière, à la lumière des cieux, te voir...

Sa voix était devenue rauque.

Elle enleva son pantalon, tout en le regardant. Comme son corps était beau ! Comme tout en lui était beau !

Il s'avança vers elle, sans la toucher, se penchant pour embrasser ses seins.

— Tu es aussi belle que je l'imaginais.

Il resta à la regarder un moment, puis il se mit à courir vers la mer, plongea et disparut à sa vue. Elle marcha jusqu'au bord de l'eau, se sentant si vivante qu'elle avait envie de crier.

Elle entra lentement dans l'océan. C'était aussi chaud que dans une baignoire. Il nagea vers elle, avec de lents et longs mouvements, ses jambes fendant doucement l'eau. Un nuage couvrit la lune et elle le perdit de vue.

— Tu n'as pas peur, n'est-ce pas ?

La voix de Blake retentit à côté d'elle.

Elle secoua la tête. Non, elle n'avait pas peur.

Il la prit par la main, la tira dans la mer avec lui et lui donna un baiser mouillé, sa langue s'enfonçant dans sa bouche, comme pour y trouver des réponses. Elle sentit sa main entre ses jambes, qui la touchait, qui l'ouvrait.

Elle se renversa dans la chaude humidité, les jambes écartées, sentant ses baisers, ses caresses sur elle. Ses lèvres effleurèrent son ventre, et il lui mit les jambes autour de la taille. Sa bouche la dévora, embrassant son cou, puis, haletant, il atteignit de sa langue son oreille.

Il la souleva et la porta sur le sable, s'agenouillant sans la lâcher. Il l'embrassa et elle passa les bras autour de son cou, l'eau léchant leurs pieds.

— J'ai envie de toi, dit-elle.

— Je sais. Moi aussi. J'ai envie de toi depuis ce fameux bal.

Il s'allongea sur elle, son poids sur ses coudes. Ses lèvres furent à nouveau sur les siennes et son corps se fondit dans le sien. Il la fit rouler sur lui, sa bouche se posa sur ses seins, les embrassant tandis qu'elle se pressait contre lui, leurs corps ondulant dans un rythme qui rappelait la frénésie du *corroboree*. Ils se balancèrent d'avant en arrière, l'un contre l'autre ; les mains de Blake entouraient ses fesses quand elle murmura :

— Je vais...

Il roula à nouveau sur elle. Comme elle cambrait le dos, il la pénétra, la serrant si fort contre lui qu'elle eut l'impression qu'ils ne faisaient plus qu'un.

— Oh ! ne te retire pas, s'écria-t-elle.

Les étoiles au-dessus d'eux étincelaient tel un feu d'artifice ; elle sentait l'océan entrer en elle, la recouvrir, et elle chuchota :

— Ne t'arrête pas !

Puis elle ajouta :

— Oh, mon Dieu ! Je crois que je suis en train de tomber amoureuse de toi.

— Comment ça, *tu crois* ? demanda-t-il d'une voix cassée. Nom de Dieu, mais dis-le-moi ! Dis-le-moi que tu m'aimes !

— Je t'aime.

Il donna un dernier coup de reins, et l'eau balaya leurs corps. Ouvrant les yeux, Cassie vit une étoile filante traverser le ciel.

25

Un fourmilier dans les tons rouge et ocre, couvert de piquants, les contemplait du haut de l'énorme rocher. Un poisson aux teintes jaunes rappelait à Cassie ceux qui étaient peints sur les murs de son école primaire. Il y avait aussi des dessins primitifs de crocodiles ; des empreintes de mains, noires sur fond blanc.

— Cette terre a toujours été habitée depuis plus de vingt-trois mille ans, dit Blake. Ceci (il montra les peintures sur l'immense roc) est la première œuvre d'art connue de l'humanité. C'est le monde du Temps du Rêve.

— Du Temps du Rêve ? demanda Cassie, sa main nichée dans la chaleur de celle de Blake.

— Le Temps du Rêve, expliqua-t-il, conduisant Cassie plus près des rochers couverts de peintures préhistoriques, est ce par quoi les aborigènes expliquent comment la terre leur fut donnée à l'origine des temps, lors de la Création.

— Comme, pour nous, la Genèse ?

Blake sourit et serra sa main.

— Dans une certaine mesure, sauf que les généalogies n'y occupent pas autant de place. Les aborigènes racontent comment leurs ancêtres sont sortis de la terre sous formes animale et humaine et comment ils ont créé la terre telle qu'elle est actuellement. Le monde du Temps du Rêve n'a rien à voir avec les rêves tels que nous les connaissons. Ces dessins racontent l'histoire de la création du monde. Tu veux l'entendre ?

— Bien sûr.

Cassie avait du mal à croire qu'elle contemplait des peintures datant de près de vingt-trois mille ans.

— Il y a longtemps, commença Blake avec un sourire, à une époque où le temps n'existait pas encore et où le monde était informe et malléable, la Warramurrungundji, au corps de femme, sortit de la mer. Elle créa la terre et donna naissance aux êtres humains. Ici (il pointa le doigt), elle est représentée sous la forme d'un rocher blanc. Avec elle apparurent d'autres créatures. Là, c'est Marrawuti, l'aigle de la mer, qui s'empare de l'esprit d'un homme à sa mort. Il a aussi apporté de la mer les nénuphars, en les transportant entre ses serres avant de les lâcher sur la plaine d'inondation. Ce crocodile représente Ginga, rendu difforme à la suite de brûlures. Ginga a créé ce pays, le pays rocheux. Cet oiseau à berceau, que tu vois ici, est Djuway, le gardien des rites secrets d'initiation.

« Toutes les choses vivantes, poursuivit Blake, d'un ton qui parut à Cassie plein de vénération, ne font qu'un. L'arbre, l'aigle, l'herbe, la terre, l'eau, les êtres humains. Nous ne faisons tous qu'un. Lorsque la Création fut achevée, les hommes furent avisés par leurs ancêtres qu'ils avaient créé tout ce qui était nécessaire, et qu'à présent c'était à eux de le sauvegarder pour l'éternité. Ils les exhortèrent à ne rien changer, et à vénérer et à chérir la terre et chaque être humain.

— Ainsi, remarqua Cassie, fascinée par tout ce qu'elle entendait et voyait, ils ont reçu pour mission d'être les gardiens de la terre.

Blake se pencha pour l'embrasser sur la joue.

— Exactement. Mais pas seulement de la terre. De chaque être humain. De tous les animaux aussi. Le Temps du Rêve est le ciment qui est supposé maintenir en coexistence harmonieuse l'homme et son environnement. Parce que les aborigènes sont liés à la terre, à la nature, ils ne peuvent nous comprendre. Ils se demandent pourquoi nous la changeons, pourquoi nous la détruisons.

Cassie leva les yeux vers lui.

— Tu as l'âme d'un poète, le sais-tu ?

Blake sourit.

— Je ne vois pas d'inconvénient à ce que tu me surestimes. Mais c'est faux. Regarde ce que je fais. Je fais paître des dizaines de milliers de têtes de bétail sur cette terre. Chaque jour je contribue à ce que le paysage change irrémédiablement.

— Tu ne peux empêcher le progrès, aussi délicieuse la notion de Temps de Rêve puisse-t-elle paraître.

— Le progrès ? Je ne suis pas sûr que nous progressions. Regarde ce que fait Hitler en Europe. Peut-on appeler progrès l'extermination de milliers de gens ? Peut-on appeler progrès un génocide ? L'emprisonnement et l'assassinat de ceux qui ne sont pas d'accord avec nous ? Progrès, la guerre pour la terre ? Je pense que plus on avance plus la civilisation est impure. Pendant des siècles nous avons fait des guerres pour forcer les autres à croire en notre Dieu. Je sais, je sais... je ne peux remonter des milliers d'années en arrière, mais je ne suis pas sûr que le mot progrès soit adéquat, mais quoi qu'il en soit, je suis aussi coupable que n'importe qui d'autre. Je pratique un élevage intensif et détruis la terre. Je me consacre davantage à acquérir de la terre et de l'argent qu'à mon développement spirituel.

Cassie le regarda avec étonnement. Elle n'avait jamais entendu quelqu'un parler ainsi.

— Viens, dit-il, la tirant par la main, et la conduisant vers le haut de la formation rocheuse. Attention où tu mets les pieds. Je veux que tu contemples la vue de là-haut. (Il montra du doigt le sommet de l'escarpement.) Je veux te faire l'amour là-haut, sur cette crête où nous pourrons regarder ensemble l'éternité, d'où s'offre un panorama tout aussi inoubliable que l'acte auquel nous allons nous livrer.

Il se montra tendre, doux, insistant et passionné. Il toucha toutes les parties de son corps susceptibles d'être touchées.

— Je vais boire ta liqueur, dit-il en riant tout en faisant pleuvoir les baisers sur son corps. Je vais te dévorer, marmonna-t-il, tout en la mordant. Je vais te respirer, murmura-t-il, tout en la léchant.

Ils firent l'amour tout l'après-midi sur le promontoire plat et rocheux dominant les plaines vertes qui s'étendaient jusqu'à l'horizon. Le soleil accompagna leur union, dardant ses rayons sur leurs corps nus.

— Nous ne faisons qu'un, dit-il.

Plus tard, après qu'ils eurent fait l'amour pendant des heures, il ajouta :

— Nous ne faisons qu'un avec l'univers.

Cassie savait que leur amour était exceptionnel. Elle était amoureuse de ses paroles et de ses idées, tout autant que de sa façon de faire l'amour. Elle était amoureuse de son physique, et tout particulièrement de ses mains — même de la gauche, brûlée dans un feu il y avait plusieurs années. Elle aimait sa profonde connaissance de l'histoire de cette terre et de ses habitants. Elle aimait qu'il eût des amis partout où ils allaient. Elle aimait la manière dont il suscitait ses épanchements, brisant sa réserve. Elle aimait pouvoir faire à nouveau confiance à quelqu'un, et elle aimait que sa main enveloppe la sienne tandis qu'ils parcouraient les milliers de kilomètres de ce continent rouge. Elle aimait le goût de ses lèvres, de son corps, et le contact de ses mains et de sa langue. Elle aimait qu'il la pénètre, elle aimait le voir se lever et s'étirer. Elle aimait son rire et son sourire facile. Elle aimait la grâce féline avec laquelle il marchait, elle aimait la puissance qui émanait de lui.

— Un jour, lui dit-il, lorsque j'aurai brisé la résistance de mon père, nous rassemblerons les troupeaux en hélicoptère. Nous utiliserons des camions pour transporter le bétail, au lieu de le conduire sur deux mille kilomètres pendant plus de six mois. L'exploitation d'un ranch va se mettre à l'heure du vingtième siècle.

— Ton père est opposé à cette idée ?

— Mon père pense que cela deviendrait alors une véritable entreprise. Il tient à poursuivre comme au siècle dernier. Il m'a dit que si je voulais diriger une entreprise, je n'aurais qu'à aller à Sydney.

— Mais tu aimes conduire les troupeaux, tu aimes les rassembler. Tu aimes la vie que tu mènes.

— Certes, mais je ne vais pas continuer à faire la même chose éternellement. (Il se tourna vers elle avec un sourire.) Il faut que tu saches une chose à mon sujet : je suis ambitieux. Je veux tenter des choses nouvelles. Je veux être en avance sur les autres. Un jour, je posséderai plus de terre et de bétail que quiconque en Australie.

Cassie s'assit, nue, sur le rocher chaud.

— Et tes propos au sujet de l'harmonie entre l'homme et la nature ?

— Je sais. Je crois à cela. Mais je ne vis pas dans ce genre de société. Je vis dans une société où l'on doit aller de l'avant pour ne pas être largué. Et ce que j'entreprendrai rendra peut-être la vie de mes petits-enfants plus difficile, mais je n'ai pas le choix. C'est ça ou couler. Et j'ai l'intention d'aller très loin. Je vais ouvrir la voie.

Cassie commença à remettre son soutien-gorge. Blake la souleva, se penchant pour embrasser son sein droit.

— Pourquoi est-ce aussi important ? demanda-t-elle.

— Comment autrement pourrai-je savoir si j'ai réussi ? Regarde, regarde tout ça. (Il fit un geste circulaire.) Je ne veux pas posséder cette terre en particulier, mais mon domaine aura cette dimension. J'ai l'intention de posséder une si vaste étendue de terres sur une si grande partie de ce territoire que lorsque surviendra la sécheresse, je ne perdrai aucune bête. Je serai en mesure de déplacer mes troupeaux dans tout le pays jusqu'aux marchés, sur une terre qui sera entièrement à moi. Ce ne sera peut-être qu'une simple bande, mais elle ira d'ici à Brisbane ou Adélaïde. Mes troupeaux pourront être déplacés dès le premier signe de sécheresse prolongée ; ils ne seront pas bloqués, à l'étroit, sur des pâturages surexploités. Il y aura une route du bétail, de Tookaringa jusqu'aux villes, riche de pâturage, qui attendront qu'on en ait besoin, qui attendront mes troupeaux.

— Bon sang ! Blake, si je comprends bien, tu voudrais que tes terres s'étendent sur plus d'un millier de kilomètres ?

— Exactement. Tu verras.

C'était une idée extravagante, mais elle pensait Blake tout à fait capable de réaliser tout ce qu'il envisageait. Elle s'approcha de lui et l'enlaça, appuyant sa tête contre sa poitrine.

— Je n'ai pas le moindre doute.

Il entoura d'un bras l'épaule de la jeune femme et se tourna de façon qu'ils pussent voir de l'escarpement l'immensité désertique.

— Ceci, ma chérie, est la dernière frontière du monde. Les rêves peuvent encore y devenir réalité. Dans la prochaine décennie se produira une autre sécheresse prolongée qui tuera des centaines de milliers de bêtes, qui brisera les familles et les cœurs, qui fera monter en flèche le prix de la viande. Les bovins et les moutons seront trop loin des forages et des points d'eau, qui seront de toute manière asséchés, pour survivre, et leurs carcasses joncheront le continent. Les rêves, les espoirs et les vies de tas de gens seront anéantis. Mais pas nous, pas Tookaringa. Car alors, Cassie, j'aurai des forages partout sur mes terres, jusqu'à la côte, et mes troupeaux pourront se déplacer de l'un à l'autre, sans même perdre de poids. Ce qui provoquera la ruine de beaucoup nous profitera. Non pas que j'aspire à cela. Mais c'est inévitable. L'histoire et le temps se répètent, selon les mêmes schémas. Et je serai prêt. Ce ne sera peut-être pas tout de suite, mais je convaincrai papa. Ou alors je ferai cavalier seul.

Cassie le dévisagea. Il regardait au loin, voyant, elle le savait, l'avenir, qui lui appartenait.

Lorsqu'ils regagnèrent leur campement au bord de la rivière Alligator, assis les jambes croisées devant leur tente, un homme les attendait, de taille moyenne, les cheveux roux, avec des yeux d'un bleu délavé, et une barbe de trois ou quatre jours. Il était vêtu d'un short et d'une chemise à manches courtes kaki, mais ne portait pas de chaussettes dans ses bottes.

Il se leva à leur approche, ôtant son chapeau, et dit :

— J'espère que je ne me suis pas trompé de personne. On m'a dit que vous étiez une femme médecin.

Il tendit la main.

— George Bill. Dit Buffalo, ajouta-t-il avec un sourire révélant un trou parmi ses dents de devant.

Cassie lui serra la main.

— Oui, je suis bien médecin.

— Nous avons un problème par ici. Un des aborigènes a été blessé par un boomerang. Il est salement amoché.

— Jamais de vacances ? demanda Blake, plongeant la main dans la rivière pour en retirer des bières et un Coca.

Il tendit une bière à Buffalo et le Coca à Cassie.

— Il a de méchants bleus sur la poitrine, poursuivit Buffalo, utilisant ses dents pour décapsuler la bouteille. J'ai touché la région contusionnée et j'ai eu l'impression que ses os bougeaient sous mes doigts. Le pauvre vieux souffre terriblement et il a du mal à respirer. Toute inspiration profonde lui est douloureuse. Mais il ne se laissera pas examiner par une femme.

— Que voulez-vous que je fasse, alors ?

— Eh bien, j'ai pensé que vous pourriez m'indiquer ce que je pouvais faire, dit-il avant avalant une gorgée de bière.

Cassie s'assit les jambes croisées et Buffalo s'accroupit à côté d'elle, les genoux serrés, tout son poids sur les talons, son chapeau de broussard repoussé à l'arrière de la tête.

— Je suppose que vous n'avez pas de chatterton, dit-elle.

Buffalo ne répondit pas. Cassie réfléchit une minute.

— Je crois que j'ai une bande Velpeau dans ma trousse.

Blake s'était moqué d'elle quand elle avait insisté pour emporter sa trousse de médecin. « Je me sens toute nue sans elle », avait-elle dit.

— Je vais vous la chercher. Elle est extensible, expliqua-t-elle. Entourez-en toute la poitrine en la passant sous les bras. Cela fera une sorte de bandage compressif pour immobiliser, à la manière d'une attelle, la poitrine de façon qu'il n'ait pas aussi mal quand il se penche ou se plie. Il devra rester allongé quelques jours.

— Que faites-vous par ici ? demanda Blake.

— Je suis chasseur de buffles, dit Buffalo, au cas où vous ne l'auriez pas deviné. Ces maudits Asiatiques ont amené ici, au siècle dernier, des kérabaus, qui se sont libérés et se sont multipliés ; maintenant, ils parcourent la région, dévorent les récoltes et les gens en deviennent fous. Leur capture est récompensée par une prime, et ils font de la bonne viande. Mon camp est à trois kilomètres en descendant la rivière. Pas très loin de l'un des camps d'aborigènes. Je leur donne les animaux que je tue, parce que, bien sûr, je ne peux pas tout manger moi-même. Venez donc dîner avec moi ce soir, si vous n'avez encore jamais goûté à la viande de buffle. Apportez la bière, je me charge du reste.

Cassie consulta Blake du regard.

— C'est d'accord, dit-il. Voilà une véritable hospitalité !

Ils dînèrent de steaks de buffle grillés, de pommes de terre frites, d'œufs sur le plat, avec un pain, en galette, le tout accompagné de bière.

— Je chasse vraiment les kérabaus, dit Buffalo, ravi d'avoir de la compagnie. Ces six dernières années, le gouvernement m'a envoyé partout en terre d'Arnhem pour repérer les buffles. On voit tout de suite que je n'ai guère l'occasion de parler, n'est-ce pas, à la façon dont je saute sur les gens quand j'en rencontre. Je ne quitte la région qu'un mois par an.

— C'est la première fois que je mange des steaks de buffle, dit Blake. Ce n'est pas mauvais du tout.

— Et que faites-vous si vous n'avez personne à qui parler ? demanda Cassie, qui n'appréciait que modérément la viande de buffle.

— « Personne à qui parler » est un peu excessif. J'ai des amis parmi les tribus. Et lorsque je vais à Darwin, je fais des provisions de livres de façon à en avoir un à lire par semaine.

Cassie songeait à Heather Martin et à ses sœurs.

— Vous lisez cinquante-deux livres par an ? s'étonna-t-elle.

Buffalo avait l'apparence de qui n'a jamais lu un seul livre.

— Hé ! Je suis l'un des hommes les plus cultivés du territoire, dit-il avec un sourire. Je lis des livres de philosophie, d'histoire et de voyages, aussi bien que des romans. J'ai voyagé plus que la plupart des gens, je crois, même si je n'ai jamais quitté cette partie du monde. Je passe beaucoup de temps à réfléchir.

Il gratta les piqûres de moustique qui couvraient ses jambes.

— Les aborigènes me laissent assister à leurs rites, à leurs initiations, des choses comme ça. Je suis, je parie, le premier homme blanc à qui ils accordent cette faveur. Bien sûr, les femmes n'ont pas ce privilège, et j'ai juré le secret, dit-il d'un ton plein de fierté.

Il se tourna vers Cassie.

— La raison pour laquelle aucun aborigène n'acceptera de se faire soigner par vous est qu'ils ne pensent pas que les femmes soient vraiment des personnes, ni même qu'elles aient une âme.

Cassie se redressa.

— Si nous n'avons pas d'âme, que sommes-nous, alors ?
— Les aborigènes pensent que les femmes sont des vases...
— Des vases ?
Blake posa sa main sur celle de Cassie.
— Hé, ne prends pas ça pour toi. Il ne fait que t'expliquer les traditions et les croyances tribales. Ce n'est pas la peine de discuter.
Buffalo acquiesça.
— Oui. Ils ne savent même pas que les bébés résultent de rapports sexuels, je vous demande pardon, m'dame. Ils pensent que la grossesse est l'œuvre du surnaturel. Une femme est un vase porteur des semences du Grand Esprit qui produiront les autres esprits masculins incarnés dans leurs tribus. Naître d'une femme est une profanation du Temps du Rêve. Une femme est impure et c'est un péché d'être mis au monde par une femme impure, aussi l'homme doit-il se purifier par des rites d'initiation. Les hommes vivent séparés des femmes. Ils ne peuvent les approcher qu'à des moments déterminés. C'était autrefois la mort assurée pour celui, homme ou garçon, qui passait outre les tabous sexuels. Même si cet usage n'est plus respecté aujourd'hui, on condamne encore à mort tout homme qui révèle à une femme les secrets magiques ou les secrets d'initiation de la tribu.
— Mon Dieu ! s'exclama Cassie.
Buffalo se leva pour aller prendre la cafetière en fer sur le feu. Il revint et servit le café dans trois tasses en métal.
— Les femmes sont heureuses cependant.
Sûrement ! pensa Cassie.
— Elles n'ont pas à chasser. Les hommes subviennent aux besoins en nourriture de toute la tribu, combattent les mauvais esprits et dépistent kangourous et crocodiles. Parfois ils chassent pendant plusieurs jours. Et les mauvais esprits sont toujours à l'affût. Les femmes n'ont jamais à participer à ces activités, elles n'ont pas à mener une vie aussi rude.
— Que font-elles ? demanda Cassie.
Dans notre civilisation occidentale, les femmes, généralement, n'ont pas non plus à pourvoir au nécessaire vital, méditait-elle. Elles restent chez elles, où, chaque jour, elles font la vaisselle, lavent les couches, mouchent les nez, cuisinent et nettoient la maison. Ce n'est peut-être pas si différent, au fond.
Buffalo se rassit, sa tasse de café à la main, et lui répondit :
— Elles recueillent des denrées comestibles comme les larves du cossus, les petits reptiles, les punaises. Elles ramassent aussi de quoi faire du feu. Vous les voyez chargées comme des

mules. Et tout Australien blanc qui les croise les prend en pitié, car tout ce qu'il voit est leur saleté, le dur travail qu'elles doivent fournir et leur mode de pensée primitif. Vous savez ce qu'il ne voit pas ?

— Oui, dit Blake. Il ne voit pas ce qui fait leur grandeur, comme celle de leur race : la magie, la religion, l'union avec la nature, une généalogie remontant à l'origine des temps.

Blake, je t'aime, pensa Cassie. Buffalo et Blake ne pouvaient détacher leurs regards l'un de l'autre.

— C'est exact, acquiesça Buffalo. Il ne voit pas non plus la liberté dont elles jouissent. Ni la sécurité qu'elles trouvent dans un certain mode d'existence, la sécurité procurée par le fait de savoir exactement ce que l'on attend de vous, de savoir simplement quel est votre rôle.

— Est-ce si original ? intervint Cassie. Dans notre société civilisée nous savons à peu près aussi quels sont nos rôles.

Blake rit.

— Eh bien, c'est peut-être le cas de la majorité, mais, en ce qui te concerne, tu as rompu avec le schéma classique. Tu n'as pas endossé un rôle de femme traditionnel.

— Toutes les tribus ici ne sont pas semblables. Dans certaines tribus, les hommes et les femmes se mêlent, forment des familles.

— Et qu'arrive-t-il, demanda Blake, si vous avez envie d'une femme aborigène ?

Buffalo fit la grimace.

— Pas moi.

— Eh bien, qu'arrive-t-il si un Blanc a envie d'une femme aborigène ?

— Il la prend. Ils sont habitués à cela. Quand un homme veut une femme, il la prend tout simplement. Elle n'a rien à dire, qu'il soit blanc ou noir. Elle estime que c'est ce pour quoi elle est là. Pour être utilisée. Mais ne croyez pas que ce soit la couleur de leur peau qui me repousse. C'est la syphilis. Je ne connais pas une tribu qui ne soit ravagée par cette maladie vénérienne. En ce qui me concerne, je vais chaque année passer un mois dans une ville où il y a des femmes blanches. J'espère que je ne vous offense pas, m'dame, dit-il à Cassie.

Elle voulut dire « pas du tout », mais ne le put.

26

— J'ai passé de merveilleuses vacances, dit Cassie, sans ouvrir encore la porte de la camionnette. J'en ai apprécié chaque instant.

Blake lui entoura le poignet.

— Tu parles comme s'il ne s'agissait que de quelques semaines agréables avec de grands moments de sexe. Quelle foutaise ! Tu sais très bien que ce n'étaient pas des semaines ordinaires. Beaucoup n'ont pas autant en deux ans ou plus. Tu connais combien de gens qui ont passé de pareils moments ensemble ? Personne, pas vrai ? Tu trouves peut-être que j'y vais fort, mais c'est mon style. Si cela te dérange, tu as intérêt à courir très vite, car lorsque je veux quelque chose, je l'obtiens toujours et je ne lâche jamais prise. J'essaie d'être délicat, mais Dieu sait si je suis incapable de prendre des gants. Oui, je te veux. Tu ne devrais plus en douter à présent.

Il se pencha et embrassa Cassie devant chez elle, sans se préoccuper des passants dans la rue.

— Comment vais-je pouvoir redescendre sur terre ?

Il eut un sourire.

— Ta vie n'est pas sur terre, mais là-haut, dans cette vaste étendue bleue. Je ne sais pas non plus comment je vais faire. Nous sommes dépassés par tout ça, et c'est très bien. Mais envisageons maintenant quel peut être notre avenir. Si nous le faisons, le reste suivra.

Cassie n'avait jamais ressenti une telle joie. Il lui avait fait clairement comprendre, du moins lui semblait-il, qu'il ne souhaitait pas qu'elle continue à exercer son métier ; il voulait une femme qui se satisferait d'être Mme Blake Thompson.

Pendant des années, elle n'avait aspiré qu'à une seule chose : être médecin, mais à présent elle était prête à renoncer à sa carrière pour vivre à Tookaringa, pour être la femme de Blake, pour porter ses enfants. Rien d'autre ne comptait que la présence de cet homme auprès d'elle.

Son contrat la liait, pour une année encore, aux Médecins Volants. Cela pourrait être le temps de leurs fiançailles.

— Écoute, dit-il, caressant de son doigt la gorge de la jeune femme. Nous avons tout le temps devant nous. Ne précipitons pas les choses. Nous allons être séparés, toi là-haut dans le ciel, moi sur la terre, et nous penserons à nous faire l'amour. Nous nous souviendrons de chacune de nos caresses et brûlerons d'impatience de nous retrouver. Car nous verrons ensemble de nouveaux horizons, tant sur le plan des voyages que sur celui des émotions.

— Même tes paroles me séduisent, dit Cassie avec un sourire.

Il rit.

— Et c'est toi qui parles de séduction ! Pendant les douze heures de route jusqu'à Tookaringa, je ne penserai probablement à rien d'autre qu'à ton corps. Dieu merci, il n'y aura pas beaucoup de circulation. Je regrette de ne pas avoir encore d'hélicoptère. Je viendrais te voir chaque nuit.

— Je ne sais pas si je vais pouvoir dormir ce soir.

— D'ici nos prochaines retrouvailles, essaie de trouver un moyen pour que je puisse venir chez toi et dormir dans ton lit sans que toute la ville soit au courant.

— Je t'aime, dit Cassie. Je suis follement amoureuse de toi.

Il l'embrassa à nouveau.

— Je l'ai probablement su avant toi.

Il ouvrit la portière et sortit de la camionnette. Faisant le tour du véhicule, il vint lui ouvrir et prit ses valises à l'arrière. Elle monta derrière lui les marches de la véranda.

— Je reviendrai le plus tôt que je pourrai, mais ce ne sera peut-être pas avant deux semaines, dit-il, repoussant son Stetson en arrière.

Horrie téléphona.

— Dieu merci, vous êtes de retour !

— Des problèmes ?

— Quand n'y en a-t-il pas ? Votre ami, le Dr Adams, a effectué deux vols en urgence. Il n'est pas aussi détestable que je le pensais. Et Claire est une chic fille. Mais heureusement que vous êtes de retour. Il ont des cas de polio à Yancanna et Brigid vous attendait hier.

— La polio ? (La voix de Cassie se brisa.) Est-elle sûre ?

— Quasiment sûre. Les premiers cas ont été observés au

village aborigène sur la colline et à présent elle craint que la maladie ne se propage. Soyez ici pour les appels de cinq heures et vous pourrez lui parler.

Mais ce fut Marianne qui dit à Cassie :

— Nous avons un petit garçon de onze ans avec une paralysie résiduelle. Six aborigènes du village sur la colline sont également atteints, mais ils refusent de venir en ville.

Malgré son inquiétude, Cassie ne put s'empêcher de sourire, amusée par l'emploi du mot « ville » pour désigner Yancanna.

— La nuit dernière, on nous a amené un jeune homme d'une vingtaine d'années, régisseur d'un ranch à cent soixante kilomètres. C'est un gars robuste, mais sa respiration est sérieusement affectée.

Les troubles respiratoires sont, avec l'incapacité à déglutir, les principaux symptômes de la poliomyélite. Cassie se demanda où se trouvait le plus proche poumon d'acier. Si son transport jusqu'à Yancanna n'était guère envisageable, ils pouvaient en revanche ramener les malades à Augusta Springs.

— Arrive-t-il à dormir ?

— Non. Et on vient tout juste de nous appeler pour nous dire qu'on nous amenait un autre patient, un bouvier, frappé par la maladie alors qu'il rassemblait les bêtes. Nous n'avons plus de place. Que devons-nous faire ?

— Eh bien, je ne pourrai être là ce soir, mais nous partirons demain à la première heure. Je viens juste de rentrer de vacances et n'ai pas encore vu Sam. Faites des compresses chaudes. Gardez les patients alités. Je suppose que vous savez tout cela.

Elle avait l'image de Marianne acquiesçant d'un signe de tête.

— Je vais essayer de trouver un poumon d'acier et le faire installer à l'hôpital au cas où nous en aurions besoin.

— Très bien.

L'infirmière mit fin à la communication.

Elle se tourna vers Horrie.

— Où est Sam ?

— Il est parti faire des visites avec Claire. Il devrait rentrer avant la nuit.

— Je vais aller voir le Dr Adams et lui demander s'il sait où nous pouvons trouver un poumon d'acier.

Cassie appela l'hôpital. Le Dr Adams était encore là.

Elle fit le trajet en courant et arriva essoufflée, le visage ruisselant de sueur.

L'infirmière en chef lui adressa un sourire.

— Il est dans son bureau, dit-elle immédiatement. Vous avez passé de bonnes vacances ?

— Excellentes.

Cassie descendit en trombe le couloir et fit irruption dans le bureau de Chris sans même frapper. Il était assis à son bureau, en train d'écrire. Il leva les yeux.

— Chris, savez-vous où il est possible de trouver un poumon d'acier ?

— J'en ai commandé un à Adélaïde. C'est là qu'on les fabrique.

Elle s'immobilisa, levant les sourcils.

— Vous en avez commandé un ?

— Je suis au courant de ce qui se passe à Yancanna. Il m'était impossible de bouger d'ici, Cassie. Si c'est une épidémie, celui qui ira là-bas devra y rester plusieurs jours. Je ne peux quitter l'hôpital.

— Je n'attends pas ça de vous. C'est là le travail des Médecins Volants.

— Horrie m'a demandé d'y aller, mais je ne le puis. Je sais qu'ils ont au moins trois cas, aussi ai-je téléphoné à Adélaïde pour avoir un poumon d'acier. Ils l'ont envoyé hier soir. Il devrait arriver par cargo aérien ce soir ou demain.

Cassie s'assit.

— Eh bien, merci.

— Il va falloir ramener les malades souffrant de troubles respiratoires ici. Je suis en train de me renseigner pour savoir où nous pourrions trouver un autre poumon d'acier en cas de nécessité. Il nous en faudra peut-être plusieurs. Nous allons être tous les deux très occupés, vous là-bas, et moi ici, à attendre les patients que vous m'enverrez. J'ai déjà prévu trois salles pour une mise en quarantaine. J'ai contacté deux infirmières qui se sont mariées et sont allées vivre dans la brousse ; si cela tourne à l'épidémie, elles reviendront travailler ici.

Cassie tombait des nues.

Puis Chris sourit. Cassie réalisa que c'était la première fois qu'elle le voyait sourire.

— J'ai effectué deux vols et j'y ai pris du plaisir. Je n'étais jamais monté dans un avion auparavant. Quelle aventure ! Pendant toutes mes années d'exercice, je n'avais jamais pratiqué une appendicectomie sur une table de cuisine.

Était-ce le même homme qu'elle connaissait depuis un an ?

— Je ne peux vous remercier assez.

— Eh bien, je suis content que vos vacances soient terminées. Il m'aurait été difficile de conjuguer les soins ici avec une épidémie de polio là-bas.

— Avez-vous déjà eu des cas de polio ? demanda-t-elle, n'ayant, en ce qui la concernait, aucune expérience en la matière.

— De temps en temps, des cas isolés. Quelques jeunes gens qui sont restés paralysés, quelques enfants qui en sont morts, et plusieurs personnes qui se sont rétablies sans garder de séquelles. Mais jamais plusieurs cas en même temps comme à Yancanna.

— J'y pars demain matin.

Il acquiesça.

— Je m'y attendais bien.

— D'après ce que l'on m'a dit, il faudra sans doute ramener l'un des malades demain soir.

— J'ai fait en sorte de pouvoir me libérer, si vous souhaitez que je vous accompagne. Je peux ramener le patient, ou les patients. Mais je ne peux m'absenter plus d'une journée.

Cassie accepta son offre, encore sidérée par ses propos. Elle ne l'avait jamais vu si loquace, si serviable. Il avait pris les choses en main, anticipant ses besoins, se montrant coopératif comme jamais elle ne l'avait vu.

— Chris, je ne sais comment vous remercier. Pour m'avoir remplacée pour ces deux urgences, et maintenant, pour tout ceci.

— Vous ai-je jamais remerciée pour ce que vous avez fait pour Isabel ?

— Ce n'était pas grand-chose.

— J'ai le même sentiment en vous aidant. Après tout, Cassie, j'ai aussi une responsabilité à l'égard de ces gens. A leur arrivée ici, ce seront mes patients. Ou plutôt (Cassie aurait juré que son visage s'adoucissait), disons : nos patients.

Cassie sauta de sa chaise et fit le tour du bureau pour aller le serrer dans ses bras.

— Chris, vous montrez une facette de vous que je n'avais encore jamais vue. Je dois avouer que je n'avais jamais rêvé d'une telle collaboration.

Comme il se tournait pour lui dire quelque chose, ses lèvres effleurèrent sa joue. Elle espérait ne pas avoir franchi une limite qui aurait conduit le docteur à se rétracter. Cela serait si merveilleux de travailler en coopération avec lui sans se sentir constamment sur la défensive.

Il nettoya ses lunettes avec sa cravate.

— Je n'ai jamais été à Yancanna, dit-il. J'ai vécu ici presque dix-huit ans sans savoir ce qu'est vraiment l'Intérieur. Je pensais le connaître avec Augusta Springs. (Sa voix diminua de volume, comme s'il se parlait à lui-même.) C'est certainement différent vu d'avion, n'est-ce pas ? Et ce Sam, bon sang, il fait aussi l'infirmier ! Je n'ai même pas eu à lui dire comment il fallait procéder pour anesthésier le patient. J'ignorais que les choses se passaient de cette manière. Je serais heureux de vous voir opérer. Claire a été ravie, elle aussi. Je crois que votre pilote et elle se sont bien entendus. Je ne serais pas surpris...

Ainsi, Sam avait fini par accepter Claire. Cassie sourit intérieurement. Cela lui apprendra qu'il n'y a pas que le physique. Non pas que Claire fût laide ; elle n'était peut-être pas aussi jolie que les autres infirmières, mais elle était extrêmement compétente. Peut-être Sam était-il en train de grandir.

Sam arriva à la nuit tombée.

— Bonnes vacances ? demanda-t-il, montant les marches de la véranda, un brin d'herbe entre les dents.

Cassie acquiesça.

— J'ai entendu dire que vous ne vous étiez pas ennuyé non plus.

— Il n'y a donc aucune vie privée possible dans cette ville ?

Il souriait.

— Nous partons pour Yancanna demain. Après les appels de huit heures, d'accord ?

— Oui, dit-il en s'asseyant à la table ronde. Vous avez du café ?

— Bien sûr.

Cassie se rendit à la cuisine pour réchauffer le restant de café.

— Je vais peut-être devoir rester là-bas quelques jours. Le Dr Adams s'est proposé pour nous accompagner — il semblerait qu'il faille ramener un patient ici à l'hôpital. A propos, vous l'avez impressionné.

— Nous allons annuler les visites de routine ?

— Il le faut. Peut-être Claire, dit-elle d'un air malicieux, acceptera-t-elle de vous accompagner pour les urgences. Si Chris — le Dr Adams — n'a lui-même aucune urgence, il pourrait également venir en cas de nécessité. En ce qui me concerne, on a besoin de moi à Yancanna. Ce pourrait être le début d'une épidémie.

— Je ne connais pas grand-chose à la polio.

Cassie le laissa une minute et revint avec une tasse de café, qu'elle lui tendit.

— Est-ce qu'elle entraîne toujours la mort ou la paralysie ?
Cassie leva les sourcils et fit la moue.

— Non, mais c'est souvent le cas, ce qui la rend aussi redoutable que la peste. Le problème est qu'il n'y a pas encore de traitement spécifique. Il y a des cas sans paralysie et je suppose que de nombreuses formes bénignes ne sont pas même diagnostiquées. Mais pendant une épidémie, quiconque, tout particulièrement chez les enfants, a mal à la gorge ou manifeste une raideur du cou et du dos, ainsi que des muscles du tendon du jarret, peut être atteint. Il en existe trois sortes, si mes souvenirs sont exacts : une forme bénigne, sans paralysie ; une forme avec paralysie ; et enfin, une forme mettant la vie en danger. Il est impossible les premiers jours de dire de laquelle il s'agit. Tous les patients sont considérés comme contagieux et doivent être mis en quarantaine. Chris a isolé trois salles et a deux infirmières en réserve en cas de besoin. Il s'est montré très coopératif.

— Je n'ai pas eu à me plaindre de lui, contrairement à ce que j'attendais. On ne peut pas dire qu'il soit agréable avec les malades mais ce n'est pas le salaud que je m'imaginais, d'après les rumeurs.

— Fiona estime qu'il aboie plus qu'il ne mord. Peut-être gagne-t-il à être connu. Je le soupçonne aussi de tout faire pour tromper son chagrin relatif à la mort d'Isabel. Il nous retrouvera à l'aéroport un peu après neuf heures moins le quart.

— Voulez-vous que je vienne vous chercher à sept heures et que nous déjeunions ensemble chez *Addie's*, de façon que je vous mette au courant de tout ce qui s'est passé pendant que vous parcouriez le pays, filant le parfait amour ?

Cassie lui sourit.

— Entendu. Et pour en revenir à mes vacances, elles étaient merveilleuses. J'ai vu une partie de l'Australie dont j'ignorais jusqu'à l'existence.

— Le bout du monde ? Oui, j'ai toujours eu envie d'aller là-bas. Eh bien, un de ces jours.

Sam se leva, remit sa casquette et ouvrit la porte-moustiquaire.

— A demain matin.

Yancanna était une véritable ruche.

— Dieu merci, vous voilà ! dit Brigid, qui était accourue de l'hôpital dès qu'elle avait entendu les moteurs de l'avion. Nous n'avons pas suffisamment de lits pour tout le monde. L'homme qui a été amené ici il y a deux jours, eh bien, je crois qu'il n'a pas une chance de s'en sortir. La paralysie s'est propagée au point d'affecter gravement sa respiration. Et pourtant il ne se plaint pas le moins du monde.

Cassie désigna Chris du menton.

— Voici le Dr Adams, le directeur de l'hôpital d'Augusta Springs. Il est venu aider à ramener les malades qui ont besoin d'un poumon d'acier ou de soins autres que ceux que vous pouvez leur donner ici.

Brigid tendit la main à Chris.

— C'est bien aimable à vous. Je vous en suis reconnaissante.

— Combien de patients avez-vous ? demanda Chris comme ils se dirigeaient vers l'hôpital.

— Celui dont je viens de vous parler. Un jeune garçon qui, je le crains, sera bientôt partiellement paralysé, mais je n'affirmerai rien. Je n'ai jamais eu affaire à la polio auparavant. Un homme amené la nuit dernière, qui se trouve dans un état critique. Deux bébés arrivés tôt ce matin. Et plusieurs cas dans les collines...

Chris regarda autour de lui le paysage, plat jusqu'à l'horizon.

—... elles se trouvent à vingt-quatre kilomètres et ne sont guère plus hautes que des fourmilières. Les aborigènes, là-bas, comptent six ou sept malades. Un homme est venu nous en avertir, mais nous n'avons pas encore eu le temps de nous y rendre, trop occupées à soigner les malades se trouvant déjà à l'hôpital. Marianne est partie avant l'aube pour mettre au monde un bébé chez les Cotter, à onze kilomètres.

Ils gravirent les marches de l'hôpital, Sam fermant la marche. Comme à son habitude, il se dirigea vers la cuisine et se servit un café, l'apportant sur la véranda, où il s'assit, contemplant la vue. Quelques rares arbres éclaboussaient de vert la terre rouge, le ciel azuré où tournoyaient des oiseaux. En fond sonore : le hennissement d'un cheval, le bourdonnement des mouches, les cris d'un bébé.

Après avoir examiné les patients, Cassie et Chris convinrent que deux d'entre eux devraient être transportés jusqu'à Augusta Springs. Chris espérait que le poumon d'acier serait arrivé.

— Il vaut mieux que je rappelle pour en demander davantage, dit-il. Il va sans doute nous en falloir plusieurs.

Cassie se tourna vers Sam.

— Dites à Horrie de se trouver sur la fréquence à sept heures. Je vous appellerai alors pour savoir comment vous vous en sortez et pour vous dire si vous devez revenir demain. Si cela n'est pas nécessaire, vous serez libre pour d'autres urgences.

Mais annulez toutes les visites de routine jusqu'à ce que nous sachions quelle est la gravité de la situation ici.

Quand elle parla à Sam cette nuit-là, il lui annonça que le poumon d'acier était arrivé.

— On dirait un cercueil. C'est une grande boîte hermétique dans laquelle on met les patients. On ne voit que la tête qui sort à travers une rondelle de caoutchouc mousse, le reste est dans la boîte. Un moteur électrique fait marcher deux soufflets en peau de kangourou qui, en imitant le rythme de la cage thoracique, aident le patient à respirer.

Cassie savait tout cela. Lorsque la paralysie affectait les nerfs moteurs du système respiratoire, la seule façon d'aider le patient à respirer consistait à utiliser un poumon d'acier. Autrement il mourait rapidement.

— Le Dr Adams a appelé Adélaïde et on nous envoie de toute urgence, par service spécial de cargo aérien, deux autres poumons d'acier. On nous a assuré qu'ils seraient là demain.

— Nous avons reçu un autre malade aujourd'hui, et j'espère aller au village aborigène demain pour voir ce qui s'y passe. Vous avez autre chose à me dire ?

— Oui, dit-il après une seconde d'hésitation. L'Angleterre a déclaré la guerre à l'Allemagne aujourd'hui.

27

Huit jours plus tard, Cassie montait à bord de l'avion avec une patiente, une femme enceinte. Elle était épuisée, tout comme l'étaient Marianne et Brigid. Sans le soutien du chef de la police, elles auraient peut-être flanché. Il leur faisait la cuisine, leur conseillait de prendre des bains, les relayait auprès des patients au milieu de la nuit, cela tout en continuant à effectuer son propre travail.

Sam était revenu trois fois pour ramener d'autres malades ; un seul avait eu besoin du poumon d'acier. Parmi les premiers patients transportés à Augusta Springs, une femme était décédée, et un bébé était mort à Yancanna. Cassie avait le sentiment que les deux autres resteraient handicapés. Cinq salles de l'hôpital d'Augusta Springs avaient été affectées aux malades atteints de la poliomyélite. Jusqu'à présent elle ne s'était pas propagée aux autres régions.

Le jour précédent, un jeune homme était arrivé à l'hôpital de Yancanna dans une camionnette toute déglinguée, soulevant derrière lui un nuage de poussière. Il avait franchi précipitamment la porte en criant :

— Ma femme est malade. Je crois qu'elle est en train de mourir.

Marianne était sortie en courant pour vite conclure à un autre cas de polio. La jeune femme, de surcroît, était enceinte.

— De sept mois et demi, avait dit le mari.

Un simple coup d'œil avait suffi à Cassie pour juger qu'il lui fallait un poumon d'acier. Lors de leur communication, elle avait dit ce soir-là à Horrie :

— Faites savoir à Chris que je rentre avec elle demain. Qu'il lui prépare un respirateur.

Mais il n'y en avait plus de disponibles. Les quatre qu'ils avaient reçus étaient en service.

— Dites à Sam de faire quelque chose, avait-elle insisté. La chaleur ici l'empêche de respirer. Il faut que nous l'amenions à Adélaïde où il fait plus frais. Et il lui faut absolument un poumon d'acier.

Le lendemain matin, Sam avait atterri à Yancanna et aidé le chef de la police à porter la jeune femme, Rosie Peters, dans l'avion.

— J'ai eu quelques problèmes avec le ministère de la Santé, mais je leur ai assuré que vous en prendriez toute la responsabilité et que vous l'accompagneriez à Adélaïde.

Cassie le regarda.

— Merci infiniment, dit-elle d'un ton sarcastique, n'étant pas certaine d'être en état de supporter un aussi long vol. Pourquoi le ministère de la Santé ?

— Eh bien, vous allez devoir faire le voyage dans un avion-cargo de la Trans Australia Airlines. Il devrait être à Augusta Springs à midi pour repartir ensuite sur Adélaïde. Comme il s'agit d'une maladie contagieuse, le ministère de la Santé préfère prendre des précautions. Le Dr Adams a contacté l'hôpital d'Adélaïde et ils vous y attendront avec un poumon d'acier. Mais comme il y a des frontières à passer, le ministère de la Santé insiste pour que vous l'accompagniez. Vous pourrez être de retour demain soir, ou le lendemain matin au plus tard.

— Je commence à ne plus très bien savoir ce que être chez soi veut dire, dit Cassie.

A l'exception de la nuit qui avait suivi son retour de vacances passée chez elle, elle avait été absente cinq semaines et demie.

Ils arrivèrent à Augusta Springs peu avant midi ; à leur surprise, l'avion de la Trans Australia Airlines était déjà là. Le pilote et Sam y transférèrent la patiente sur le brancard.

— Sam, je n'ai même pas d'argent. Il va falloir que je passe une nuit dans un hôtel et que je mange. Et regardez comment je suis habillée !

— Allons, Doc, vous ne connaissez personne là-bas. Vous êtes très bien comme ça. Évitez seulement d'aller dans des restaurants chic, dit-il avec un sourire. Vous n'avez pas le temps de vous changer. Tenez, voici cinquante dollars. Cela devrait vous suffire. Vous me rembourserez plus tard.

Cassie s'assit sur le plancher de l'avion-cargo, auprès de sa patiente qui respirait de plus en plus difficilement. Les yeux de Rosie étaient emplis de panique.

— Vais-je mourir ? Mon bébé va-t-il mourir ?

— Je ferai mon possible pour vous sauver, dit Cassie en

posant la main sur celle de sa patiente. Je vais vous donner quelque chose pour vous détendre.

Elle se tourna vers le pilote.

— Vous ne pouvez pas voler à plus de quinze cents mètres d'altitude. Pas avec une malade dans cet état.

— Je sais, acquiesça-t-il. Cela veut dire que le vol durera plus longtemps.

La cabine n'étant pas pressurisée, il n'y avait pas d'autre possibilité.

— Quelles sont les nouvelles de la guerre ? demanda Cassie après le décollage.

Le pilote se tourna vers elle.

— C'est mon dernier vol avant que je parte.

— Que vous partiez ? Mais pour où ?

Il la regarda comme si elle était quelque peu demeurée.

— Pour l'Angleterre évidemment. Ils ont besoin de pilotes. Ils ont besoin de tout, j'imagine.

— Nos besoins ici sont tout aussi importants.

— Pas autant que là-bas. Tout le monde s'engage.

— Tout le monde ? Pas moi en tout cas.

— Je suppose que c'est une bonne chose qu'il y ait des femmes médecins. Tous les médecins hommes partiront sans doute là-bas.

Là-bas. C'était la guerre. La guerre mondiale.

Le pilote poursuivit :

— Tout homme de moins de quarante ans va s'engager, je parie. Nous partons tous, mais nous serons probablement de retour pour Noël. Personne ne veut manquer ça.

Personne ne voulait manquer une guerre ? Cassie, désemparée, ferma les yeux. Elle ne savait même plus quel jour c'était. Le mois, oui. Septembre. L'année, 1939. Elle était arrivée à Augusta Springs il y avait un an exactement.

Au crépuscule, ils survolèrent la rivière Cooper, un simple ruban d'arbres verts dans un paysage lunaire. Le pilote montra la vaste étendue sableuse.

— Voici le lac Eyre.

— Vous appelez cela un lac ?

— Il n'y a de l'eau que deux fois par siècle, dit-on. Les rivières Cooper et Diamantina s'y déversent au printemps lorsqu'elles sont en crue, mais l'eau n'y reste pas longtemps. C'est plutôt un lac salé asséché.

Un peu plus tard, il attira à nouveau son attention :

— Vous voyez ces lumières là-bas ? C'est Maree. Sur la gauche vous n'allez pas tarder à apercevoir le bassin houiller de

Leigh Creek, puis l'une des plus belles exploitations du pays, s'il ne fait pas trop sombre.

A l'aéroport d'Adélaïde, les attendaient un docteur et une infirmière, ainsi qu'un camion à plateau.

— Nous avons un poumon d'acier là-dessus. Nous avons pensé qu'il fallait y mettre la patiente au plus vite, dit l'infirmière.

Ils agirent avec célérité et efficacité, amenant l'arrière du camion à hauteur de la porte de l'avion.

— Nous avons un obstétricien de garde, dit le docteur, en cas de besoin cette nuit. Allez, montez. Nous nous occupons de la malade.

Cassie n'eut pas à dépenser les cinquante dollars de Sam dans une chambre d'hôtel. Elle dormit dans celle d'un interne, à l'hôpital, ne se réveillant que lorsqu'on l'appela à cinq heures trente, pour attraper un avion qui allait à Alice Springs. De là elle en prit un autre jusqu'à Augusta Springs. Il lui fallut toute la journée pour parvenir à destination.

Elle aurait voulu que Blake soit là. Elle n'avait guère eu le temps de penser à lui depuis son départ pour Yancanna. Elle avait l'intention de lui téléphoner dès son retour. Il avait probablement essayé de la joindre et s'était sûrement demandé où elle était, à moins qu'il n'eût contacté Horrie par radio pour avoir de ses nouvelles.

Mais lorsqu'elle arriva chez elle, elle trouva un mot épinglé à sa porte. « *Je suis venu te dire au revoir, mais tu n'étais pas là. Horrie m'a dit que tu étais à Yancanna, pour une épidémie de polio. Je ne peux rester. Je me suis enrôlé dans la RAAF, et j'espère bien faire sauter quelques nazis. Du sublime (nos vacances) à la guerre, non pas que cette guerre soit ridicule. Je t'emmène avec moi (dans la poche gauche de ma chemise). Le souvenir de tes baisers me soutiendra.* » C'était signé d'un grand gribouillis noir, représentant un B.

Blake parti à la guerre ?

Pas même un « je t'aime » dans son mot. Ce n'était pas une manière de faire des adieux. Finis les baisers de Blake. Finies ses belles paroles. Il lui faudrait attendre non pas deux semaines, mais des mois avant qu'elle puisse à nouveau être dans ses bras, regarder dans le bleu de ses yeux, sentir ses lèvres sur les siennes. Des mois ? Des années peut-être. Des années avant qu'elle puisse sentir sa peau nue contre la sienne.

Il ne pouvait tout de même pas avoir déjà quitté le pays.

Après tout il n'y avait guère plus de deux semaines que la guerre avait été déclarée. Il devait être encore à Sydney. Ou à Melbourne. En tout cas, quelque part dans le pays.

Elle allait le rejoindre. Il ne pouvait être déjà prêt à embarquer sur un navire de guerre. Non, il ne pouvait être parti. Il ne pouvait pas s'en aller sans la revoir. Oh, pourquoi Horrie ne lui avait-il rien dit ? Pourquoi Blake n'avait-il pas demandé à lui parler à la radio ? Elle serait revenue en avion pour qu'ils puissent passer une dernière nuit ensemble.

Elle appela Tookaringa, mais n'eut que des parasites.

Raccrochant, elle regarda dans le vide. Au bout d'une minute, elle se mit à pleurer.

— Blake, murmura-t-elle. Reviens-moi.

Ils ne s'étaient pas même dit au revoir. Elle ne comprenait pas pourquoi cela avait une telle importance pour elle.

A six heures trente, les yeux rouges à force d'avoir pleuré, elle alla répondre au téléphone, dont la sonnerie l'avait réveillée.

— Cassie. C'est Chris. Cet ivrogne invétéré d'Edwards s'est engagé. Il est parti la nuit dernière. J'ai deux opérations ce matin. Pouvez-vous m'assister ?

— Je dois être à la station pour les appels de huit heures et m'assurer qu'il n'y a pas d'urgence.

— Vous ne pouvez pas venir avant ?

— Je ne suis pas habillée. Vous m'avez réveillée.

— C'est bien pour cela que je vous ai appelée d'aussi bonne heure. Pour vous attraper avant que quelqu'un d'autre ne le fasse. C'est une appendicectomie qui nécessite une intervention immédiate. L'autre cas n'est qu'une opération des amygdales ; elle peut attendre que vous soyez disponible.

Après tout ce qu'il avait fait pour elle, elle ne pouvait lui refuser son aide.

— Bon. Je serai prête dans une demi-heure.

— Je vous donne un quart d'heure. J'envoie quelqu'un vous chercher.

Oh, mon Dieu ! pensa-t-elle, en se dirigeant vers la salle de bains.

Pas même le temps de pleurer. Elle prit sa brosse à dents, mais au lieu de se brosser les dents, elle se retrouva à vomir dans les toilettes.

— Je suis probablement trop vieux, dit Chris, comme ils se

lavaient les mains après l'opération, mais je suppose que l'âge des médecins importe peu.

— Trop vieux pour quoi ? demanda Cassie en jetant ses gants de caoutchouc dans une corbeille en osier.

— Pour la guerre, bien sûr.

— Vous ne pensez pas que les gens ici ont besoin de docteurs ? Que ferons-nous si tous les médecins quittent le pays pour aller à la guerre ?

— Je sais, acquiesça-t-il. Je me suis posé cette question toute la semaine. Où puis-je faire le plus de bien ?

— Ne pensez-vous pas que vous devez vous laisser le temps de vous remettre de la mort d'Isabel avant de prendre une décision de cette importance ?

Elle se débarrassa de sa coiffe verte, qui rejoignit les gants dans la corbeille.

Chris lui lança un regard perçant.

— Un total changement de décor me serait peut-être bénéfique.

— Hé, il m'a fallu plus d'une année pour arriver à travailler dans des conditions agréables avec vous. Devrai-je en passer à nouveau par les mêmes difficultés avec un nouveau venu ?

Il la dévisagea.

— Il vous serait peut-être plus facile de travailler avec un nouveau venu.

— Un autre saurait peut-être mieux parler aux patients que vous, mais il ne pourrait être meilleur chirurgien.

Il finit de se laver les mains.

— Il me semble que c'est un compliment, bien que je n'en sois pas sûr. En tout cas, il est contrebalancé par une critique, je crois.

— J'espérais que vous l'entendriez et qu'elle vous amènerait au moins à réfléchir à la manière dont vous vous adressez à vos patients. Je suppose que mon opinion a peu d'importance — cela doit venir de vous. Mais je pense qu'on a besoin de vous ici, Chris. Personnellement, je serais désolée de vous voir partir.

Elle quitta la pièce, s'arrêtant pour appeler Sam, lui annonçant qu'elle l'attendait devant l'hôpital pour qu'il la conduise à la station.

Pendant qu'elle recevait les appels radio, Sam et Horrie parlaient à voix basse. Il n'y avait pas d'urgence, Yancanna ne connaissait pas de nouveaux cas de polio ; elle put traiter chaque cas par téléphone. Puis elle se tourna vers Horrie.

— Je pense que nous pourrons reprendre les visites régulières dans deux jours, dit-elle. Laissez-moi un ou deux jours pour récupérer.

Horrie et Sam échangèrent un étrange regard. Sam la prit par le bras et la conduisit dehors.

— Doc, j'ai quelque chose à vous dire.

Elle leva les yeux vers lui.

— Je me suis engagé, déclara-t-il.

28

— Vous ne pouvez faire cela ! s'exclama Cassie, la colère montant en elle.

— Du calme, Doc. Si nous ne combattons pas Hitler, tout ce qui, ici, vaut la peine de vivre pourrait disparaître.

Cassie dévisagea Sam.

— Mais qu'est-ce qui se passe ? Tout le monde nous abandonne.

Blake. Puis Sam. Et même Chris y pensait. Elle retint ses larmes.

— Personne ne vous abandonne. Qantas va vous envoyer un autre pilote, un homme avec une famille à charge, trop vieux pour la guerre.

— Trop vieux ? Alors de quelle utilité me sera-t-il ?

— Pour l'amour du ciel, Cassie (elle constata qu'il ne l'avait pas appelée Doc), vous allez continuer à faire ce que vous avez fait jusqu'à présent, à faire ce qui est nécessaire. C'est une bonne chose qu'il y ait des femmes médecins pour garder les âtres allumés...

— Et vous osez me dire de telles banalités ?

Elle ferma le poing et en frappa Sam à l'épaule. Il eut une expression amusée.

— Hé, Doc...

— Et épargnez moi vos *hé, Doc* ! Je déteste que vous m'appeliez ainsi. Vous autres, les hommes, estimez que courir à la guerre est le comble de l'héroïsme. Rester ici à vaquer chaque jour aux tâches nécessaires aux gens ordinaires est peut-être tout aussi héroïque, mais ça ne l'est pas assez pour vous, n'est-ce pas ?

Sam l'attrapa par les épaules et la secoua.

— Vous êtes au bord de la crise de nerfs, lui dit-il. Écoutez, Doc... Cassie. Il faut arrêter cette merde en Europe. Nous sommes en guerre avec l'Allemagne. Il faut nous battre. Il n'y a aucun homme à la ronde qui pourrait relever la tête s'il n'essayait pas...

— Qu'allez-vous faire ? Laisser le pays aux femmes ?

— Si elles sont comme vous, elles peuvent très bien s'en charger, Doc... Cassie, vous pouvez vous sortir de n'importe quelle situation. Regardez ce que je vous ai vue faire. Je pensais au début que pour les Médecins Volants une femme médecin était la pire des choses. Je pensais que les hommes refuseraient de se laisser examiner par vous, que vous alliez vous casser le nez. Mais vous m'avez bien eu. Je ne crois pas que beaucoup de gens ici vous regardent même comme une femme. Ils vous traitent comme un homme. Vous avez réussi. Je suis fier d'avoir travaillé avec vous.

Il lui tapota le bras.

— Vous aurez un autre pilote qui fera l'affaire, et vous continuerez comme avant. Personne n'abandonne les gens d'ici, personne ne vous abandonne.

Cassie fondit en larmes. Sam la prit dans ses bras. Elle s'y sentit bien, en sécurité, bien qu'il vînt de faire entrer l'insécurité dans sa vie.

— Oh ! Sam, que vais-je bien pouvoir faire sans vous ?

— Je viens de vous dire qu'un autre pilote allait arriver et que Qantas ne l'embaucherait pas s'il n'appartenait pas à l'élite...

— Ce n'est pas ce que je veux dire, gémit-elle, la tête contre sa poitrine. Que vais-je devenir sans *vous* ? Vous êtes mon infirmier et mon anesthésiste, et chaque fois que je ne me sens pas à la hauteur ou que vous devinez ma peur, vous me dites : *Vous pouvez y arriver. Je sais que vous le pouvez.*

— Je dis ça, moi ? demanda Sam en souriant, tenant toujours Cassie serrée contre lui.

— Oui, toujours.

Distraitement, il lui embrassa les cheveux.

— Vous êtes vraiment une copine, Doc. A vrai dire, je n'aurais pas imaginé que cela puisse être possible, le jour où je suis allé vous chercher au train ; vous avez votre caractère, mais je me vois mal travailler avec quelqu'un d'autre. Ne vous éprenez pas de ce nouveau pilote, car, que Dieu me protège, j'ai bien l'intention de revenir. Nous revolerons ensemble, vous allez voir.

— Sam, si vous vous faites tuer, je ne vous le pardonnerai jamais.

Il rit et la serra plus fort.

— Il n'est pas question que je me fasse tuer.

Sam recula et posa les mains sur ses épaules.

— Vous allez être sans pilote pendant quelques semaines. Je pars dans quinze jours et Qantas ne pourra affecter cet homme ici, sur une base permanente, qu'une semaine plus tard. Tout ira bien, Doc.

— Qu'en savez-vous ?

Il lui sourit.

— Vous savez ce que j'aime en vous ? C'est que vous ne ménagez pas vos coups. Vous ne faites pas la jolie — bien que vous le soyez —, vous n'utilisez pas votre charme pour mettre les gens dans votre poche. Vous dites ce que vous pensez et frappez comme un homme.

Cassie sortit un mouchoir de la poche de son pantalon et s'essuya les yeux. Elle n'avait pas pleuré ainsi depuis... depuis Ray Graham. Et Ray lui apparaissait maintenant comme inconsistant, comparé à ce qu'elle vivait, comparé à Blake et à Sam Vernon, à la cheville duquel il n'arrivait même pas. Elle pensait que Sam et Blake lui manqueraient infiniment plus que lui avait manqué Ray Graham. Les hommes n'étaient pas si mal que ça après tout, à l'exception de ce neurochirurgien de Melbourne. Mais à peine venait-elle de faire cette découverte que les deux hommes les plus importants de sa vie lui étaient arrachés.

— Merde, dit-elle.

— Vous voyez, c'est bien ce que je disais. Je n'ai jamais entendu une autre femme parler de cette manière.

— Et pourquoi les hommes auraient-ils le droit de jurer et pas les femmes ?

— Mince alors, Doc ! Les femmes sont censées être pures et douces, je croyais que vous le saviez.

— C'est pas un peu dépassé, non ? Pourquoi diable les hommes trouvent-ils les vierges si attirantes ? Elles ne savent même pas comment se comporter. Les hommes se font des idées fausses sur les femmes.

Sam la regarda et elle put voir ses joues se colorer. Elle se détourna, gênée de l'avoir embarrassé. Qu'est-ce qui avait bien pu la pousser à dire une telle chose ? C'était le genre de propos qu'il valait mieux réserver à Fiona.

— Eh bien, dit Sam, puisqu'il ne nous reste plus qu'une semaine à travailler ensemble, pourquoi ne pas faire un maximum de visites, en dehors des urgences, bien sûr ?

Elle sentait que dorénavant sa vie n'aurait plus jamais la même qualité. Tout serait différent. Des changements irrémédiables étaient en train de se produire, plus rien ne serait jamais comme avant. Même lorsque Blake, Fiona et Sam reviendraient, les choses seraient différentes. Elle le savait. Et elle n'aimait pas ses pressentiments. Dorénavant, le monde ne serait plus jamais le même, le monde entier, pas seulement son monde à elle. Elle le savait avec la même certitude qu'elle savait qu'elle allait vomir juste sous les yeux de Sam. Avec Horrie qui la regarderait de la porte de la petite maison, enlaçant Betty, grosse de leur enfant.

Grosse de leur enfant ? Oh, nom de Dieu ! Se pouvait-il qu'elle vomisse ainsi parce qu'elle était enceinte ?

Elle regarda Sam.

— Il faut que je rentre, dit-elle. Je ne me sens pas bien.

— Allez, Doc, dit-il avec une pointe d'irritation dans la voix. N'en soyez pas malade. Vous ne pouvez rien y faire. Il faut que vous acceptiez la situation. Vous m'avez habitué à plus de courage.

Va au diable, Sam ! Va donc au diable ! Tu es complètement à côté de la plaque.

Elle posa la main sur son bras.

— Ça va aller. Laissez-moi seulement un peu de temps. Je crois que ces derniers dix jours m'ont épuisée.

Elle ne voulait pas vomir là. Elle se sentait un peu étourdie, prise de vertige. La lumière du soleil lui faisait mal aux yeux.

— Bon, je vous ramène chez vous.

Il se dirigea vers la camionnette et lui ouvrit la portière, n'attendant pas qu'elle fût montée pour prendre place dans le véhicule.

Ils roulèrent en silence, et Cassie ferma les yeux. Blake et elle n'avaient jamais parlé de la possibilité d'une grossesse. Elle supposait qu'ils avaient tous deux pensé qu'ils pouvaient se marier, même s'ils n'avaient jamais abordé ce sujet. Et à présent, comment pouvait-elle le contacter ? Lui annoncer la nouvelle ? Même si elle avait su où le joindre, il ne pouvait nullement quitter son poste pour revenir en Australie se marier. En aucune façon.

Mais peut-être n'était-elle pas enceinte. Peut-être était-ce simplement l'épuisement après l'épidémie de polio, après le vol jusqu'à Adélaïde, après avoir appris que Blake et Sam lui étaient arrachés, que sa vie était entièrement bouleversée. L'on pouvait avoir mal au cœur et vomir, l'on pouvait avoir envie de s'allonger, pour de tout autres raisons qu'une grossesse, après tout.

Elle sentit la main de Sam sur la sienne et se tourna vers lui. Il lui sourit.

— Doc, travailler avec vous fait de mon métier l'un des plus passionnants du monde. Je ne serais jamais parti sans la guerre. Si je ne m'étais pas engagé, ils seraient venus me chercher de toute manière. Les pilotes qualifiés sont très demandés. Blake est parti, lui aussi, je le sais. Je suis désolé, Cassie. Vous l'aimez ?

Elle acquiesça.

— Vous avez l'intention de l'épouser ?

— Nous n'avons jamais parlé de ça, mais oui, j'ai cette intention.

— Venez, dit-il, l'attirant à lui.

Elle posa la tête sur son épaule, et des larmes jaillirent à nouveau de ses yeux. Il la serra plus fort.

— Ça va être plus difficile pour les femmes, j'imagine, dit-il. L'attente est toujours plus difficile.

— Je ne lui ai pas même dit au revoir.

Elle s'était remise à pleurer.

Sam garda le silence jusqu'à ce qu'ils s'arrêtent devant la maison de Cassie.

— Demain, nous irons faire nos visites habituelles, d'accord ? Tout de suite après vos appels radio du matin.

Le lendemain matin, les nausées de Cassie avaient disparu. Elle en conclut qu'elle n'était probablement pas enceinte.

Ils effectuèrent ce jour-là deux visites et eurent du temps libre.

— Arrêtons-nous à Yancanna sur le chemin du retour, proposa-t-elle. Cela ne fait pas un trop grand détour et nous pourrons ainsi voir comment Brigid et Marianne s'en sortent.

Ils ramenèrent avec eux un malade atteint de polio. Cassie ne dit pratiquement pas un mot à Sam de la journée. Elle lui en voulait de partir. Elle savait que c'était injuste, mais elle ne pouvait contrôler ses sentiments.

— Je dirai à Horrie de programmer des visites tous les jours pendant que je suis encore là.

— Faites ce que vous voulez, dit-elle avec brusquerie.

Elle ne remarqua même pas l'insistance de son regard.

Trois jours plus tard, elle pouvait à peine se lever. Ses vertiges étaient tels qu'elle tomba et dut ramper jusqu'à la salle de bains pour y vomir.

Bon sang !

Elle ne pouvait être enceinte, c'était impossible !

Lorsque Sam vint la chercher, elle se sentait un peu mieux. Au moins elle n'avait plus d'étourdissements. Il lui dit :

— Vous n'avez pas l'air bien.

— Je vais très bien, répondit-elle d'un ton sec.

Mais durant toute la durée du vol jusqu'à Kypunda, elle garda les yeux fermés, les poings serrés, se demandant ce qu'elle allait bien pouvoir faire.

Quelles solutions avait-elle ? Garder le bébé, perdre son travail, être mise au ban de toute communauté où elle vivrait ? Il lui faudrait quitter Augusta Springs. Comment pourrait-elle subvenir aux besoins de l'enfant — qui donc voudrait avoir pour docteur une femme marquée par l'opprobre ? Sa vie entière serait gâchée, gâchées également ses capacités à faire du bien aux gens. Son père serait mortifié. Le scandale éclaterait. Et elle serait liée à cet enfant pendant vingt ans ou plus, sans personne pour l'aider, sans aucun moyen de gagner décemment sa vie. Elle savait qu'il n'y avait aucun endroit où elle pourrait exercer son métier sans qu'on lui jette la pierre et qu'on la renvoie, sa situation découverte. Oh, mon Dieu ! que pouvait-elle faire ?

Essayer de contacter Blake ? Qu'est-ce que cela changerait ? Elle ne pouvait le rejoindre au front pour l'épouser. Et peut-être ne voudrait-il pas d'elle pour femme. Non, elle savait bien que c'était faux. Bien sûr qu'il voudrait d'elle.

Mais il lui était impossible d'épouser Blake avant son retour de la guerre. Impossible de l'épouser, ou même de le voir, avant la naissance du bébé, à moins que la guerre ne se termine rapidement. Oh, Dieu, quelle injustice ! Pour deux semaines de bonheur, il lui faudrait porter sa croix toute la vie ; lui s'en tirait indemne, sans même savoir qu'elle portait sa semence.

Elle ne put rien avaler au déjeuner.

Elle ne put dormir. Elle ne pensait à rien d'autre. Elle n'avait jamais eu aussi peur de sa vie. Et elle ne pouvait se confier à personne. *Oh ! Fiona, où es-tu ?* Elle ne pouvait annoncer la nouvelle à son père, qui aurait eu honte d'elle. Elle n'avait personne à qui parler.

Elle rejetait tout ce qu'elle essayait de manger. Elle mit le réveil à quatre heures du matin, de façon que ses malaises soient passés quand Sam viendrait la chercher pour partir en tournée. Il lui trouva les traits tirés.

Les traits tirés, vraiment ! S'il portait un enfant, il aurait, lui aussi, les traits tirés.

Il lui fallait parler à quelqu'un. Pourquoi ne pas se faire avorter ? C'était une chose possible, bien qu'illégale. Mais elle ne savait pas où aller. Elle se voyait se faufilant dans des allées sombres, charcutée par un charlatan aux ongles sales et mourant d'une péritonite, d'un empoisonnement du sang ou d'une hémorragie. Elle pensait aux femmes qui avaient tenté d'avorter elles-mêmes avec des aiguilles à tricoter et qui ne pouvaient plus avoir d'enfant, ou qui avaient succombé au manque d'hygiène ou aux pratiques d'un boucher.

Par bonheur, au moment où elle avait le plus besoin de lui, Don McLeod vint en ville.

— Vous avez une mine affreuse, Cassie, lui dit-il, surgissant à sa porte alors qu'elle revenait de la station de radio après les appels de l'après-midi. C'est Blake ?

Elle éclata en sanglots.

— Allez me faire une tasse de thé, puis vous pleurerez sur mon épaule. Alors, vous êtes amoureuse, hein ?

Comme elle faisait bouillir de l'eau, elle se dit qu'elle ne pouvait annoncer à Don qu'elle était enceinte. Il perdrait le respect qu'il avait pour elle, il serait déçu, il lui dirait qu'elle n'était pas capable de...

— Je suis enceinte, Don.

Silence. Puis :

— Vous êtes sûre ?

— Non, répondit-elle en sanglotant, incapable de retenir ses larmes. Mais j'en ai tous les symptômes.

Elle s'assit, la tête entre ses mains. Don se leva pour éteindre le gaz, trouva le thé et le fit infuser.

— Et vous n'avez aucun moyen de contacter Blake ?

— Aucun. (Elle se moucha et essuya ses larmes.) Je ne peux garder l'enfant, Don. C'est impossible. Vous savez que ma vie serait gâchée. Je ne pourrais continuer à travailler ici.

Il servit le thé et plaça une tasse devant elle. Elle leva les yeux vers lui tandis qu'il s'asseyait en face d'elle.

— Je vous dégoûte ?

Il posa sa main sur la sienne.

— Enlevez-vous cette idée de la tête, ma chère amie. Vous me dégoûteriez parce que vous êtes un être humain ? Désolé, mais vous ne me dégoûtez pas, Cassie.

— J'aurais dû être plus prudente, après tout je suis médecin.

Ils burent leur thé en silence.

— Je ne sais pas vers qui me tourner. Je ne connais personne qui pratique des avortements.

— Êtes-vous certaine que c'est ce que vous voulez ?

— Dites-moi ? lui demanda-t-elle d'un ton de défi. Quel autre choix pourrais-je avoir ? Ma vie ne sera pas gâchée, au moins.

— Je vous suggérerais, dit Don au bout d'une minute, d'en

parler à Chris Adams. Il a dû être confronté à ce problème, ayant sûrement eu des patientes qui ne voulaient pas d'enfant...

— Chris ? Parler à Chris Adams ! C'est la dernière personne...

Don l'interrompit.

— Ce n'est pas un ogre, Cassie. J'ai le sentiment qu'il peut vous aider. Il a dû avoir affaire à plusieurs grossesses non désirées durant ses années d'exercice ici. Peut-être se chargera-t-il lui-même de l'avortement. Un avortement bien propre et sans risques.

Au crépuscule, deux jours avant le départ de Sam, Cassie se rendit chez Chris. Elle avait le sentiment de faire quelque chose de dangereux. Chris était la dernière personne qu'elle serait allée trouver, si Don ne l'y avait encouragée, mais elle ne savait, par ailleurs, où s'adresser, ni à qui.

Chris était assis sur la véranda, fumant une cigarette et buvant un café. Elle réalisa qu'elle ne l'avait jamais vu sans veste, sauf lorsqu'il était en blouse. Ses manches étaient remontées et son col ouvert.

Quand il la vit s'engager dans l'allée, il se leva.

— En voilà une surprise !

— J'espère que je ne vous dérange pas.

— Je finissais de dîner. Voulez-vous du café ?

Elle secoua la tête.

— Non merci. Mais je voudrais vous parler.

Il lui indiqua une chaise et se rassit, gardant le silence.

— Il semblerait que ce soit la fin de l'épidémie de Yancanna, dit-elle.

Il acquiesça.

— Merci pour votre aide.

Il inclina à nouveau la tête, toujours silencieux.

— Et pour vous être chargé des urgences pendant que j'étais dans le Nord.

— Cela a été un plaisir pour moi. J'avais oublié que la pratique de la médecine pouvait être si excitante.

Nouveau silence. Il écrasa sa cigarette dans le cendrier.

Cassie soupira.

— Sam s'est engagé.

— Tous les hommes jeunes s'engagent, dit Chris.

— Quelqu'un doit prendre soin des gens ici.

De l'autre côté de la moustiquaire, les moustiques bourdonnaient.

— Je voudrais vous parler de quelque chose de confidentiel.

Chris leva les sourcils et tendit la main vers ses cigarettes. Lentement, il en sortit une du paquet, attendant la suite.

— Vous avez dû avoir affaire à des femmes enceintes qui ne voulaient pas d'enfant ?

Le silence ne fut rompu que par le craquement de son allumette. Il alluma sa cigarette, tira dessus.

Cassie chercha son regard, mais il regardait au-delà de la moustiquaire, en direction des arbres. Finalement, ses yeux rencontrèrent ceux de la jeune femme et il demanda :

— Vous voulez savoir si je fais des avortements, c'est ça ?

Au bout d'une minute, Cassie demanda :

— Vous en faites ?

Il la dévisagea.

— J'aimerais, Cassie. J'ai vu un si grand nombre de femmes, le cœur brisé, condamnées à gâcher leur existence parce qu'elles devaient porter un enfant illégitime, et j'aurais voulu avoir le courage de transgresser ce que je considère comme une loi immorale, mais je suis un lâche. Je ne veux pas mettre en danger l'exercice de ma profession, courir le risque de me voir retirer ma licence, pour les aider. Le maximum que je peux faire est d'arranger des adoptions. J'en ai souvent envoyé à Townsville, voir ma sœur, qui s'occupe d'elles jusqu'à ce qu'elles accouchent. C'est tout le courage que j'ai pu trouver. Je suis sûr que Romla aidera aussi votre patiente.

Sa chaise grinça tandis qu'il se balançait.

— Ce n'est pas de l'une de mes patientes qu'il s'agit, Chris. C'est de moi.

Elle pensait qu'il allait lui jeter un regard de reproche pardessus ses lunettes, pincer les lèvres et la contempler avec sévérité.

Mais il ne fit rien de tout cela. Comme il gardait le silence elle ajouta :

— Je ne sais pas quoi faire.

— Vous voulez mon avis, c'est ça ?

— Je ne sais pas. Je ne sais pas à qui m'adresser.

— Pourquoi moi ?

Elle haussa les épaules.

— Vous êtes docteur. Je suis venue m'en remettre à votre compétence médicale.

— Je ne suis pas compétent en matière de dilemmes moraux.

— Parce que vous pensez que je suis dans un dilemme moral ? Finalement, je prendrais bien un café. Ou un thé, si vous en avez.

Chris se leva et se dirigea vers la maison. Cassie resta seule une dizaine de minutes, écoutant les poulets piailler tout près, tandis que les coqs lançaient leurs cocoricos au soleil couchant. Elle entendait les cigales dans les arbres et les cris des enfants jouant dans la rue plusieurs maisons plus loin.

Puis le docteur revint avec deux tasses, et posa l'une d'elles devant Cassie.

— Que vais-je faire ? questionna-t-elle, avalant une gorgée de thé chaud qui lui brûla la langue.

— Que voulez-vous faire ?

— Je ne sais pas. Garder l'enfant ruinera ma vie. Les rumeurs vont vite ici, et elles n'épargneront pas une femme médecin. Cela provoquera un scandale.

— Pour quelqu'un d'averti, vous avez été bien imprudente, dit Chris d'un ton froid et sec.

— Je n'en suis que trop consciente. Mais nous ne nous attendions pas à une guerre.

— Il n'y a pas de possibilité de mariage ?

Cassie secoua la tête.

— Pas dans l'immédiat.

— Est-il au courant ?

— Non.

— Ah, je vois. Il est parti à la guerre. Il s'agit du fils Thompson avec qui vous étiez dans le Nord, n'est-ce pas ?

Elle acquiesça, se sentant infiniment misérable. Assise à côté de Chris, elle attendait, elle ne savait quoi.

— Je suis flatté que vous soyez venue me trouver, Cassie. Vraiment flatté. Mais je ne ferai pas ce que vous attendez de moi, même si j'estime immoral que des femmes aient des enfants qu'elles ne désirent pas et doivent payer de leur personne des rapports sexuels illicites.

— *Illicites ?* Vous désapprouvez ma conduite ?

Il eut l'air pensif, puis un sourire crispé se dessina sur ses lèvres.

— Ma désapprobation à votre égard était bien plus grande le jour où j'ai fait votre connaissance qu'à présent. Qui suis-je pour approuver ou désapprouver ? Que celui qui n'a pas péché jette la première pierre.

— Je ne veux pas être une paria. Je ne veux pas que ma vie soit gâchée parce que je porte un enfant sans être mariée, et je ne suis pas prête à avoir un bébé.

— Diriez-vous cela si Thompson pouvait vous épouser ?

Ses yeux se remplirent de larmes.

— Je suppose que non. Mais il n'est pas là et je ne peux pas me marier. Et je n'ai pas l'intention de quitter les Médecins Volants.

— Êtes-vous sûre d'être enceinte ?

— Pratiquement.

— Je vous examinerai demain, apportez-moi un prélèvement d'urine, et faites le test du lapin.

— Mais cela veut dire que nous ne serons pas fixés avant une semaine.

— Vous pouvez certainement attendre une semaine. Il ne sera pas trop tard si vous choisissez de vous faire avorter. J'ai un ami à Townsville. Il est si fermement convaincu qu'une femme a le droit de choisir son destin qu'il pratique des avortements, que cela soit légal ou pas. Il est prêt à risquer sa carrière pour ses convictions. Vous ne serez pas la première patiente que je lui envoie. Ce sera propre et sans risque. Sans danger aucun.

— Me conseillez-vous d'avorter ?

Il la regarda d'un air amusé.

— Suis-je soudain devenu votre médecin ?

— Si du moins vous voulez bien de moi comme patiente.

— J'appellerai mon ami si c'est vraiment ce que vous voulez.

Lorsque Sam partit, deux jours plus tard, elle avait commencé à attendre le résultat du test, se demandant si le lapin allait mourir. Mourir ? Peut-être Sam allait-il mourir pendant la guerre. Peut-être allait-elle mourir dans quelque obscure arrière-salle...

— Hé, Doc... Cassie, ne pleurez pas comme ça. Je reviendrai. Nous travaillerons encore ensemble.

— Oh ! Sam, dit-elle en sanglotant, aveuglée par les larmes. (Elle jeta ses bras autour de son cou.) Je ne sais pas ce que je vais devenir sans vous.

— Tout va aller bien, murmura-t-il. Vous êtes capable de vous sortir de n'importe quelle situation.

Sam, si tu savais. Si seulement tu savais.

— Allons, Doc. Faites-moi un sourire. Je ne veux pas garder cette image de vous. Un petit sourire, juste pour moi.

Mais elle ne put lui sourire. Il n'y avait pas de sourire en elle. Seulement un enfant non désiré, conçu sur la terre vierge de Kakadu.

29

Pendant toute la durée du trajet en bus, pendant un jour et demi, au gré des cahots, Cassie ne cessa de penser à Blake, et ses pensées ne faisaient qu'ajouter à ses sensations de nausée. Elle se demandait comment il réagirait quand elle lui apprendrait, à son retour de la guerre, qu'elle n'avait pas gardé son enfant. Elle n'avait à présent aucun ressentiment à son égard. Elle avait sa part de responsabilité. Non seulement elle était une femme intelligente, mais aussi, en tant que médecin, elle était censée savoir ce qu'elle faisait. Ils auraient dû au moins aborder la question, mais cela aurait enlevé à leurs rapports leur spontanéité, leur érotisme... leur magie.

Elle s'était bien doutée qu'ils feraient l'amour. Pourquoi n'avait-elle pas emporté son diaphragme ? Elle en prescrivait bien l'usage à ses patientes. Pas une seule fois ils n'avaient mentionné quelles pourraient être les conséquences de leur union physique. Elle savait que c'était parce qu'ils n'avaient jamais imaginé qu'ils puissent être séparés ; il était implicite que si elle tombait enceinte, ils se marieraient. Et maintenant, c'était à elle seule d'assumer la chose. Elle n'était pas prête à avoir un enfant. Certainement pas en dehors du mariage. Elle n'était pas prête non plus à être accusée d'immoralité.

Elle devait aller jusqu'au bout de cette épreuve. Et elle savait que lorsque Blake rentrerait, elle devrait lui expliquer son choix. Comprendrait-il ? Oh ! pourquoi Fiona n'était-elle pas auprès d'elle ? Elle aurait pu discuter de tout cela avec son amie. Peut-être l'aurait-elle accompagnée dans ce voyage, lui tenant la main, la réconfortant. Seigneur, comme elle lui manquait !

Ses pensées revinrent à Blake. *Oh ! Blake, reviens !* Elle aurait volontiers tout donné pour lui, sa carrière, sa vie, et aurait été heureuse d'être Mme Blake Thompson. Cassandra Thompson.

Ils auraient d'autres enfants. Trois, quatre, une douzaine. Autant qu'il voudrait.

Townsville était une ville tropicale assoupie, dont la langueur imprégna Cassie. Le parfum des fleurs emplissait l'air, leurs couleurs assaillaient ses sens. Bougainvilliers, hibiscus, plumerias et frangipaniers fleurissaient partout. Des palmiers royaux se dressaient, leurs feuilles agitées par la brise océane.

La ville elle-même avait un aspect colonial — tout à fait charmant, pensa Cassie, attendant à la gare routière, promenant son regard autour d'elle. Une femme d'une taille moyenne avec des cheveux bruns et raides jusqu'aux épaules lui fit un signe de la main, l'interpellant d'un hou-hou ! Son rouge à lèvres écarlate paraissait pâle comparé à l'éclat de ses yeux, pleins de vie. Elle était plus soignée que jolie, mais sa bonne humeur était contagieuse. Cassie s'était demandé si elle la reconnaîtrait.

— Vous vous souvenez de moi ? Je suis Romla Peters, dit-elle, serrant le bras de la jeune femme. Venez, je suis garée devant.

Elle la conduisit d'un pas rapide vers sa voiture stationnée en double file, derrière laquelle se formait déjà une suite de véhicules, faisant retentir leurs klaxons.

— Je suis contente que vous vous soyez souvenue de moi, dit Cassie en se glissant dans la Dodge.

Romla démarra et se mit à conduire vite, mais de façon experte. Beaucoup des maisons en bois étaient sur pilotis, et Romla, les montrant du doigt, expliqua :

— C'est pour qu'elles soient suffisamment hautes pour recevoir la brise venant de l'océan et laisser l'air circuler dessous.

— C'est charmant.

C'était la première fois que Cassie voyait une ville tropicale.

— Pittoresque est le mot, dit Romla en s'engageant dans une allée menant à une petite bâtisse carrée, semblable aux autres maisons de part et d'autre. C'est un petit coin tranquille.

— La ville vous manque-t-elle ? demanda Cassie.

Romla secoua la tête et ouvrit sa portière.

— Pas vraiment. Mais j'aimerais parfois plus d'animation. J'aimerais avoir plus de choses à faire. Mais cela doit venir de soi, n'est-ce pas ? Je veux dire que c'est à chacun de trouver ses propres besoins.

Elle prit la valise de Cassie à l'arrière.

— Vous avez les traits tirés, observa-t-elle tout comme l'avait fait Sam. Vous préféreriez peut-être dîner au lit ?

— Jamais de la vie ! C'est l'après-midi et le soir que je me sens le mieux.

— Vous avez rendez-vous avec le Dr Hatfield demain matin à neuf heures. Est-ce trop tôt ?

— Non, c'est parfait.

— C'est un homme merveilleux. Je vais le voir pour mes contrôles annuels et il a mis au monde Terry. Pamela est née avant que nous ne venions ici.

Romla inséra la clé dans la serrure et elles pénétrèrent dans une petite pièce lumineuse, peinte en blanc et dans des tons pastel. Elle était si petite qu'elle aurait pu avoir un effet déprimant, mais Romla avait su lui donner du cachet et de la gaieté.

— Nous prendrons le thé dans une heure, lorsque Roger sera rentré du travail, et Terry et Pam de l'école. Terry a tout juste six ans, aussi attendez-vous à le trouver bruyant. Pamela, qui a onze ans, est une enfant calme. J'imagine que vous avez envie de prendre un bain après un aussi long trajet en bus. Voici la salle de bains, votre chambre est à côté. La nôtre est de l'autre côté du couloir. Comme vous pouvez le voir d'après tous les jouets, vous occupez la chambre de Terry, mais il est ravi de vous la céder, tout excité à l'idée de dormir sur le sofa.

— Je ne veux pas vous déranger.

Romla secoua la tête.

— Ne soyez pas ridicule. Voilà, dit-elle, jetant la valise de Cassie sur le petit lit. Prenez votre temps. Lorsque vous serez prête, il y a une limonade qui vous attend dans la glacière.

Elle quitta la pièce, puis sa tête réapparut dans l'encadrement de la porte.

— Et ne vous sentez pas embarrassée. Mon mari croit que vous êtes venue voir le docteur pour des problèmes gynécologiques.

— Eh bien, c'est en effet le cas.

Cassie défit sa valise et se dirigea vers la salle de bains. Elle resta dans la baignoire jusqu'à ce qu'elle entende la voix d'un homme, qu'elle supposa être le mari de Romla. Un policier, lui avait dit Chris, maintenant chargé également de la défense civile. Certainement personne n'allait lancer une attaque sur Townsville. Les gens étaient pris de folie en temps de guerre. Qui voudrait attaquer l'Australie ? La dramatisation était une manière de faire participer le pays à une guerre qui se déroulait à plus d'une dizaine de milliers de kilomètres.

Après avoir revêtu une jupe bleu marine et un corsage en coton bleu pâle, Cassie se rendit au salon. Assis dans le fauteuil rembourré, Roger Peters buvait une bière à la bouteille, les pieds sur un coussin. Il ne se leva pas quand elle entra dans la pièce, mais Cassie remarqua qu'il était très bel homme, grand et brun avec une moustache bien entretenue. Ses yeux sombres lui sourirent, tandis qu'il engageait la conversation :

— Alors, vous êtes une patiente de Chris, il paraît ? Comment se porte ce cher homme depuis la mort d'Izzie ?

Cassie s'installa sur le sofa.

— Il semble tenir le coup. J'imagine qu'il a été beaucoup plus secoué qu'il ne le laisse paraître.

— On ne peut jamais savoir ce que pense Chris, dit Romla de la porte de la cuisine. Il n'est pas du genre à se confier.

Elle regarda son mari.

— Mais c'est, semble-t-il, le cas de tous les hommes. Chris est simplement encore plus réservé que la plupart.

— Il donne en effet l'impression de tout garder à l'intérieur.

Romla se mit à rire.

— C'est le propre de la bête masculine. Parfois je me demande s'il y a vraiment quelque chose à l'intérieur. Mais venez, vous voulez de la limonade ?

— Volontiers.

Cassie suivit la sœur de Chris à la cuisine.

— J'admire les femmes comme vous, dit Romla. Les femmes qui se font leur place, une place autre que celle de ménagère et de mère. J'en ai plein le dos de vivre entre quatre murs et d'entendre, comme seule conversation, Roger raconter sa journée de travail. Je voudrais avoir le courage de prendre la vie par les cornes et de ruer dans les brancards, je voudrais pouvoir prendre le mors aux dents et avoir une activité qui me soit propre. Je voudrais être autre chose que Mme Romla Peters. Mais peut-être suis-je en train d'idéaliser votre profession ?

— Non, je crois en effet que j'ai de la chance, répondit Cassie, prenant le verre que Romla lui tendait. Mais un jour, bien sûr, je me marierai et j'aurai des enfants.

— Vous renoncerez à votre carrière ?

— Eh bien, l'amour nous pousse à faire notre nid, vous ne pensez pas ?

Cassie était consciente de son récent changement d'attitude, des nouveaux sentiments que Blake avait éveillés en elle.

— Sans doute, dit Romla, ouvrant la porte du four pour y jeter un coup d'œil. Mais une fois que vous êtes installée, lorsque l'amour a perdu de sa magie et que vous ne faites plus rien d'autre que la cuisine et le ménage, lorsque votre homme rentre à la maison et ne vous adresse pratiquement pas la parole, sauf pour parler de son travail et des courses de chevaux, eh bien, vous commencez à vous demander si c'est tout ce que la vie a à vous offrir.

Romla ne donnait pas l'impression de se plaindre. Elle exprimait simplement ses pensées, s'interrogeant tout haut.

— Mais ce n'est pas une manière de vous accueillir. Je voulais seulement vous dire que j'admire ce que vous faites.

— Merci, dit Cassie. Et merci pour votre aide également.

— Je rends ce genre de services à Chris depuis des années. Nous avons toujours fait en sorte que ni Roger ni Izzie ne soient au courant. Ils nous auraient désapprouvés. Chris et moi, bien que mon frère soit beaucoup plus âgé et qu'il soit parti de la maison quand j'étais encore enfant, avons toujours été sur la même longueur d'ondes.

Cassie était surprise. Elle n'avait pas imaginé que Chris Adams et sa sœur puissent avoir quelque chose en commun. Romla se tourna pour faire face à Cassie.

— Quand j'étais petite, c'était le plus doux, le plus patient des frères. J'en avais fait mon dieu en grandissant. J'ai été accablée quand il a épousé Izzie et est parti aussi loin. Mais nous nous sommes écrit tous les mois.

Était-ce le même Chris qu'elle connaissait ?

— Je me suis demandé pourquoi ils étaient allés vivre aussi loin, si loin de toute civilisation, si loin de... de moi. Mais il a voulu être un gros poisson dans un petit étang. Il a construit cet hôpital, vous savez. Il s'est battu tout seul pour collecter des fonds. Cela lui a pris cinq ans. Bien sûr, Isabel ne se plaisait pas à Augusta Springs. Je n'y suis allée que quelques fois. A présent, je m'y rendrai peut-être plus souvent.

— Vous ne vous entendiez pas avec Isabel ? demanda Cassie tout en ayant le sentiment d'être indiscrète.

— Non, répondit Romla d'un ton tranchant.

Elle ouvrit à nouveau la porte du four et en sortit des scones, qui dégageaient une délicieuse odeur.

— Tenez, dit-elle, tendant à Cassie un batteur. Fouettez la crème dans ce bol, voulez-vous ? Il y a aussi des fraises. Cela ne méritait-il pas de faire tant de kilomètres ?

— Si.

Romla se déplaçait dans la petite cuisine d'une manière rationnelle. Ses gestes étaient précis, mais brusques, comme sa voix. Ils ne reflétaient pas la chaleur qui émanait d'elle et qui enveloppait Cassie comme dans un cocon.

— Apparemment, vous aimez faire la cuisine, remarqua Cassie tout en fouettant la crème.

Romla se mit à rire.

— Je déteste ça. Je préférerais faire quelque chose de plus excitant que de passer tout l'après-midi à mijoter des petits plats dont mon mari et mes enfants ne feront qu'une bouchée. Je voudrais avoir une activité gratifiante à l'extérieur. (Elle regarda par la petite fenêtre au-dessus de l'évier.) Terry devrait arriver d'une minute à l'autre. Pam sera peut-être un peu en retard. Elle fait partie de l'équipe féminine de football. Si nous l'attendons, Roger va se plaindre de ne pas avoir tout de suite son thé. Soit je le lui sers à l'heure, soit il s'arrête au pub et y reste jusqu'à la fermeture, à six heures, et lorsqu'il arrive alors la maison, cela lui est bien égal de manger ou pas. C'est pourquoi je prépare toujours le thé en fonction de ses horaires à lui. Ce qui ne l'empêchera pas de ressortir plus tard, pour jouer aux fléchettes probablement. Je ne sais pas exactement ce qu'il fait.

Cela ne paraissait pas à Cassie un mariage idéal. Blake ne serait jamais ainsi, elle en était convaincue. Steven ne l'était pas et son propre père n'avait jamais eu non plus une telle attitude.

Terry, un garçonnet aux cheveux blond filasse, franchit la porte en courant, sa culotte courte éclaboussée de boue, un sourire en coin sur son visage couvert de taches de rousseur. Romla se pencha vers lui et le serra contre elle, sans lui faire la moindre remarque sur la saleté de ses vêtements. Elle lui embrassa l'oreille tandis que l'enfant jetait ses bras autour de son cou. Puis elle se redressa et lui dit avec douceur :

— Va te laver les mains, mon chéri.

Elle mit la table dans la cuisine et, du seuil de la porte du salon, appela Roger.

— Le thé est prêt.

Il y avait sur la table des sandwiches, un pot de lait, les scones et les fraises attendant d'être coiffés de crème fouettée.

— Roger, ainsi que les enfants, rentrent déjeuner à midi et je leur prépare un repas copieux. J'espère que cela vous suffira.

Depuis dix jours, Cassie était incapable de faire un repas entier. La seule vue de la nourriture lui donnait la nausée. Elle mit une main sur sa bouche.

— Désolée, dit-elle, en se dirigeant vers la salle de bains.

Romla la rejoignit au bout d'une minute.

— Pourquoi n'allez-vous pas vous coucher ? Je vous apporterai une tassé de thé plus tard.

Lorsqu'elle entra dans sa chambre, une heure plus tard, avec du thé, un scone, des fraises et de la crème, elle s'assit au bout du lit et dit à Cassie :

— Ce n'est pas drôle, hein ?

Puis comme Cassie sirotait avec reconnaissance le thé chaud, Romla demanda :

— Qu'est-ce que cela vous fait ? De vous débarrasser de l'enfant, je veux dire ?

Cassie réfléchit une minute.

— Ce n'est pas un enfant à mes yeux. C'est un désagrément qui pourrait tourner à la tragédie. Pour moi ce ne devient un être humain qu'à la naissance. Ce pourrait être une tumeur. Je ne ressens aucune culpabilité, si c'est ce que vous voulez savoir.

Romla se recroquevilla au bout du lit.

— Je ne sais pas ce que je désire savoir au juste. Peut-être ma question porte-t-elle également sur vos sentiments à l'égard du type qui vous a mise dans cet état.

— Ce n'est pas sa faute. Mais je crois que je lui en veux quand même d'être loin sans même savoir ce que je traverse, et d'être la seule à payer les pots cassés. Bien sûr, ce n'est pas sa faute s'il n'est pas là.

— Et vous voudriez l'épouser ?

— Mon Dieu, oui. Je l'aime.

— Alors pourquoi vous faire avorter ? Cela ne me regarde pas, bien sûr, mais je suis curieuse. Il ne vous aime pas ?

— C'est à cause de la guerre. Il est parti à la guerre avant que je sache que j'étais enceinte. Il m'aurait épousée sinon. Nous nous aimons. Mais il est parti avant même que nous ayons le temps de faire des projets. Je ne sais pas où il est. Je n'ai aucun moyen de le joindre.

— C'est donc cela qui vous rend si triste, beaucoup plus que le fait d'être enceinte ?

— Triste ? C'est peu dire. Son départ m'a déchiré le cœur. Nous ne nous sommes pas même dit au revoir. Mais je n'ai pas du tout peur de me faire avorter.

Elle se souvenait de son intervention sur la jeune fille de Bagley Waters, enceinte à l'insu de ses parents. Il lui faudrait parler avec elle à l'occasion. Lui dire de ne pas recommencer, de prendre des précautions. Elle-même serait plus prudente la prochaine fois.

— Peut-être qu'inconsciemment j'avais envie de tomber enceinte. C'était quelque chose qui pouvait nous attacher. J'aimerais pouvoir garder cet enfant. Je veux avoir beaucoup d'enfants de lui. Mais pas maintenant. Pas toute seule. Pas sans être mariée. Pas...

Elle laissa sa phrase en suspens.

— Je me suis fait avorter l'année dernière, dit Romla. Chris n'est même pas au courant. Et Roger ne s'est douté de rien. Je ne voulais pas d'un autre enfant. Je ne peux supporter autant de contraintes, malgré tout l'amour que j'ai pour Terry et Pam. Je ne cesse de penser que la vie est tout autre chose que de faire le ménage et la cuisine, et il n'était pas question... je ne me sens pas coupable. Quand cela a été fait, j'ai seulement éprouvé du soulagement. J'avais pourtant pris des précautions. Je ne sais pas comment cela a pu arriver.

« Certaines des jeunes femmes que m'envoie Chris sont rongées par la culpabilité. Leurs parents ont ancré dans leurs esprits l'idée que coucher avec quelqu'un sans être mariée est le plus grand péché qu'une femme puisse commettre. Elles passent leur temps à pleurer. Roger ne comprend pas ce qu'il se passe. Mais la curiosité n'a jamais été son fort.

Il y eut un silence pendant lequel Cassie mastiqua son scone et finit son thé.

— Mon frère et vous, êtes-vous de bons amis ?

Cassie la regarda.

— C'est beaucoup dire. En fait, je pensais que Chris était la dernière personne à qui je pouvais me confier. Mais ma meilleure amie est en Irlande. Mon pilote, qui est également un très bon ami, est parti pour la guerre, et de plus, je craignais de décevoir votre frère en lui apprenant ma situation. Et le père de l'enfant... bref, je ne savais pas vers qui me tourner. Votre frère et moi, nous nous sommes entraidés, mais non, nous ne sommes pas vraiment des amis.

— Nos parents étaient cinglés. Je ne sais pas comment nous nous en sommes sortis aussi bien. Puis, Izzie lui a tenu la bride haute. Je suis surprise qu'ils soient restés là-bas si longtemps, sachant à quel point elle détestait Augusta Springs. C'est probablement la seule chose qu'il ait faite dans une volonté délibérée de la provoquer.

— Tous les gens que je connais semblent l'avoir aimée.

Romla lui lança un regard mauvais.

— Eh bien, je ne suis pas de ceux-là.

30

Cassie estimait que tout docteur devrait faire l'expérience de se retrouver dans le rôle du patient, entre les mains d'un chirurgien. Toutefois, sachant à quel point un avortement était une intervention simple, elle n'avait pas d'appréhension. Sous ses airs guindés, le Dr Hatfield était manifestement un être plein de compassion. Romla lui avait pris un rendez-vous au nom de Mary Steward. Le docteur ne lui posa aucune question personnelle, ne chercha pas à connaître ses raisons. Il se contenta de lui demander :

— Êtes-vous sûre que c'est le choix que vous désirez faire ?

Elle répondit sans hésitation :

— Ce n'est pas le moment pour moi d'avoir un enfant.

— Nous allons vous examiner de façon à déterminer l'avancement de votre grossesse.

— Je dirais entre trois semaines et demie et cinq semaines.

Il leva un sourcil.

— Vous en êtes certaine ?

— Absolument certaine. Le lapin est mort.

— Alors, je vais vous expliquer ce que nous allons faire.

Elle avait envie de dire : *Je le sais. J'ai déjà pratiqué des dilatations et curetages pour diverses raisons, autres que pour un avortement.* Mais elle fit comme si cela était nouveau pour elle et l'écouta parler. Elle apprécia ses explications. Peut-être devrait-elle en donner davantage à ses patients, cela diminuerait sans doute leurs craintes.

Puis il proposa :

— Puis-je vous prescrire un diaphragme ? Je pense que vous ne voudrez pas vous faire avorter une seconde fois.

Elle en avait des douzaines dans sa trousse médicale à Augusta Springs, mais elle lui répondit :

— Oui, merci. Une fois suffit, en effet.

Elle n'avait jamais été sous éther. Elle essaya de rester consciente aussi longtemps que possible, voulant se rappeler tout ce qu'elle pourrait partager avec ses patients. Mais la seule chose dont elle se rappela plus tard fut sa colère à l'égard de Blake. Il était certes en train de faire la guerre, mais c'est elle qui payait le prix de leur amour. Et depuis que le monde tournait, les femmes avaient toujours payé les pots cassés. Avant de perdre conscience, elle prononça les mots suivants : « maudits soient les hommes ». La dernière chose qu'elle vit fut l'horloge sur le mur, et malgré ses efforts, elle fut incapable de lire l'heure. Une voix douce lui dit : « Vous allez être dans un état second pendant quelques heures, aussi ne bougez pas. Votre amie viendra vous chercher vers quatre heures. »

Le docteur revint peu avant quatre heures.

— Romla est là. Restez au lit pendant deux jours pour éviter des saignements. Si cela arrivait, appelez-moi. Si d'ici vingt-quatre heures tout va bien, vous pourrez rentrer chez vous sans danger.

— Je ne pourrai jamais assez vous remercier.

Au moins ses nausées avaient disparu.

— Le pire pour moi serait qu'il arrive quelque chose à mes enfants. La chose la plus terrible après cela est de mettre au monde un enfant non voulu et non aimé, et ensuite, de faire qu'une femme soit prisonnière toute sa vie d'une passion passagère. Je suis ravi d'avoir pu vous aider. Soyez plus prudente à l'avenir. Cette boîte contient un diaphragme. Utilisez-le. (Il lui sourit d'un air bienveillant.) Transmettez mon bon souvenir au Dr Adams. C'est un excellent homme.

Romla l'attendait.

— Venez. Je vais vous mettre au lit avec un bon livre. Vous serez remise en un rien de temps. Comment vous sentez-vous ?

— Un peu faible. Sinon, ça va. Et je n'ai plus de nausées. Tout s'est très bien passé.

Le lendemain matin, Cassie avait presque récupéré. Elle se leva même pour prendre le petit déjeuner. Roger était parti travailler, mais un thé, du porridge et un jus d'orange pressée l'attendaient, préparés à son attention par Romla. Pam et Terry étaient déjà à l'école. Cassie n'avait pas encore vu Pamela, mais peut-être Romla n'avait-elle pas souhaité leur rencontre.

Elle tint compagnie à Cassie, pendant son petit déjeuner, buvant à petites gorgées un café, bondissant de temps à autre pour ramasser un jouet ou quelque autre objet qui traînait.

— J'aimerais tant avoir une grande maison. Le désordre est moins apparent dans une vaste pièce.

— Avez-vous songé à travailler de façon à pouvoir vous offrir une plus grande maison ? demanda Cassie. Le salaire d'un policier ne doit pas être très important.

— Travailler ? (Romla paraissait perplexe.) Que pourrais-je bien faire ? Et Roger aurait une attaque.

— Mais pourquoi ? Préfère-t-il vous voir passer votre temps à faire du nettoyage, éternellement insatisfaite ?

Romla se mit à rire.

— Il aurait une attaque, répéta-t-elle. Et d'autre part je ne sais rien faire.

Cassie la regarda.

— Pensez-y.

— Ça risquerait de faire du grabuge.

— J'ai toujours estimé injuste qu'une femme reproche à un homme de ne pas gagner plus, quand elle est parfaitement capable de rapporter à la maison un peu d'argent pouvant l'aider à acheter ce qu'elle désire. C'est un policier et il tient à rester policier. S'il se sent coupable de ne pas avoir un plus gros salaire, il vous en voudra de lui donner le sentiment de devoir changer de métier.

Romla regarda Cassie un long moment. Puis elle se leva pour débarrasser la table basse.

— Savez-vous comme c'est ennuyeux de passer son temps à ne faire rien d'autre que le ménage, la vaisselle et la cuisine ? J'écoute mes enfants et mon mari, voilà toute ma vie.

— Et qui vous écoute ?

Romla lui sourit.

— Vous.

— Vous faites des tas de petites choses qui remplissent vos journées, cependant vous semblez être une personne qui a besoin de défis, qui a besoin de s'occuper l'esprit.

— Mon Dieu ! (Romla se rassit, plaçant une minute sa main sur celle de Cassie.) Nous nous connaissons depuis guère plus de vingt-quatre heures et déjà vous lisez en moi comme personne ne l'avait encore jamais fait.

Elle enleva sa main pour la mettre sur sa poitrine.

— Par moments je souffre vraiment. Je me demande pourquoi je n'arrive pas à être plus heureuse. J'ai deux enfants que j'aime. Un mari qui n'est pas volage. J'ai été élevée dans la croyance que le mariage et la maternité me combleraient, mais j'ai une soif terrible d'autre chose. Je ne pense pas que ce soit seulement une question d'argent, mais cela en fait partie. Je veux accomplir des choses. Je ne sais pas même quoi. Je veux découvrir qu'un homme n'est pas la réponse à tout.

— Eh bien, rétorqua Cassie, finissant sa tasse de thé, en tout cas, pas *votre* homme.

Romla releva brusquement la tête.

Cassie se mordit les lèvres.

— Oh, Romla, je suis désolée. Ce n'est pas ce que je voulais dire. Ce que je voulais dire est... oh !...

Cassie avait rougi, embarrassée d'avoir parlé ainsi à quelqu'un qu'elle connaissait à peine.

— Il n'y a pas de mal, l'excusa Romla. Vous me dites des vérités que je n'ose me formuler. Oui. Il rentre à la maison et reste assis dans le fauteuil ou sort voir un voisin avec qui il joue au palet... Nous ne parlons jamais, sauf des enfants... Il n'est jamais question de sentiments. Vous savez ce qui m'a plu chez lui ? Son uniforme. J'avais dix-sept ans et il en avait vingt-trois. Je l'ai aperçu au coin d'une rue réglant la circulation et je me suis dit que c'était le plus bel homme que j'aie jamais vu. J'ai fait en sorte qu'il me remarque. Je ne savais pas qu'il n'y avait rien derrière cet uniforme. Seigneur, je me sens coupable de dire des choses pareilles. Je ne m'étais pas même autorisée à les penser.

— Eh bien, réfléchissez à tout cela.

A ce stade de la discussion le téléphone sonna.

Romla revint du salon cinq minutes plus tard après une conversation animée.

— Chris veut vous parler.

Sa voix polie était accompagnée de parasites.

— Je voulais simplement savoir comment vous alliez.

— Je vais bien. Je rentrerai sans doute en bus après-demain.

— Parfait. Je voulais être sûr qu'il n'y avait pas eu de complications.

— J'apprécie tout ce que vous avez fait pour moi, Chris. Et votre sœur est merveilleuse.

— Je pensais que vous vous entendriez bien.

Il raccrocha.

Lorsque Cassie revint dans la salle à manger, Romla lui dit :

— Cela ne vous fera pas de mal de passer la journée au lit. Les enfants ne seront pas de retour avant le milieu de l'après-midi. J'ai des courses à faire. Vous aurez la paix.

Cassie lui fut reconnaissante de la laisser se reposer.

Comme Romla, munie de son sac à provisions, s'apprêtait à quitter la maison, avec un mouvement de tête qui rejeta ses cheveux en travers de son visage, elle dit :

— Chris et vous, vous n'êtes pas...

Cassie l'arrêta.

— N'allez pas imaginer des choses pareilles, Romla. Nous sommes collègues, c'est tout. Et puis je suis amoureuse de quelqu'un d'autre.

— Dommage ! dit Romla avant de claquer la porte derrière elle.

La pensée de Chris comme amant fit faire la grimace à Cassie. Ce vieux masque de pierre. Certes, il s'adoucissait, mais Chris Adams n'était pas un homme dont elle voudrait imposer la compagnie à quiconque. Froid. Dénué de passions. Elle ne pouvait imaginer Chris Adams toucher une femme avec un peu de chaleur. Elle plaignait Isabel, se demandant comment elle avait pu vivre aussi longtemps avec lui. Et pourtant, elle se souvenait l'avoir vu se montrer, à l'égard de sa femme, attentif, patient, dévoué. Il la servait, la nourrissait, aux petits soins pour elle, tandis qu'elle dépérissait.

Deux jours plus tard, Cassie reprenait le bus pour Augusta Springs. Elle espérait trouver en arrivant une lettre de Blake. Le paysage perdit de son charme au bout d'un moment. Les villes dans lesquelles ils faisaient de brèves haltes pour se désaltérer étaient dépourvues d'intérêt. Elles étaient peu nombreuses et très espacées, puis ce furent sur des centaines de kilomètres, plus à l'ouest et en descendant légèrement au sud, des agglomérations auxquelles on pouvait difficilement donner le nom de villes. Des agglomérations semblables à Yancanna. Un groupe de bâtiments et rien d'autre. Parfois une école. Un magasin d'alimentation générale, appartenant presque toujours à la chaîne Teakle et Robbins.

Le Pays du Bout du Monde méritait bien son nom. C'était au bout de tout, bien que chez moi, pensa-t-elle, je me sente au centre de l'univers. Pour la première fois depuis son arrivée, il y avait plus d'un an, elle réalisait combien elle était isolée du reste du monde.

Pendant la nuit, elle sommeilla par intermittence. Où était Blake ? Il ne pouvait se douter qu'elle était dans ce bus en pleine cambrousse, venant de se faire avorter de son enfant. Il devait l'imaginer se rendant en avion auprès de ses patients, dînant chez *Addie's*, ou encore donnant des consultations à Tookaringa. Mais en tout cas il était à mille lieues d'imaginer la réalité qu'elle vivait.

Il était certainement encore en entraînement. Dans une base aérienne en Écosse ou en Irlande... En Irlande. Fiona allait-elle rester coincée en Irlande à présent ? Oh, non ! Blake, Sam, Fiona... tous partis. N'aurait-elle donc plus personne ? Bien sûr, il lui restait Horrie et Chris. Peut-être pourrait-elle se rapprocher de Betty, ainsi que des infirmières, notamment de Claire, si elle et Sam devaient un jour se marier. Elle n'avait pas besoin d'hommes. Blake était avec elle, enfoui dans son cœur.

Pensait-il à elle à la minute présente ? Peut-être lui écrivait-il une lettre dans son baraquement. A moins qu'il ne soit de sortie, buvant avec ses compagnons, riant avant la bataille ? Non, il ne pouvait déjà voler. Il était parti depuis à peine plus d'un mois. Pourquoi ne l'avaient-ils pas entraîné en Australie, puis envoyé en Angleterre, pour aller de là bombarder l'Allemagne ? Peut-être n'était-il pas en Angleterre. Bon Dieu ! elle l'aimait plus que tout au monde et elle n'avait aucune idée de l'endroit où il se trouvait. Elle ne savait pas même où lui écrire.

En rentrant chez elle, elle avait l'intention de rédiger quelques lignes chaque soir, et de lui envoyer le tout lorsqu'elle saurait où le contacter. Elle continuerait ensuite à lui écrire tous les soirs et lui posterait une lettre chaque semaine. *Blake, je t'attends. Je t'attendrai aussi longtemps qu'il le faudra. Je t'aime. Il n'y a pas une chose que je fasse sans que tu ne sois en moi. Tu fais maintenant partie de moi.* C'était vrai. Elle s'étonnait de pouvoir continuer à fonctionner sans lui. Elle avait le sentiment de n'avoir jamais vécu avant qu'il ne pénètre dans son existence.

Les yeux fermés, elle se rappelait ses mains sur sa peau, ses lèvres sur les siennes. Elle imaginait leurs corps nus l'un contre l'autre, sa main formant des dessins le long de son bras, ses lèvres enfouies dans son cou. Elle se rappelait les mots qu'il lui avait murmurés, des mots d'amour... elle se redressa brusquement et ouvrit les yeux. Lui avait-il jamais dit : « Je t'aime » ? Elle ne s'en souvenait pas. Mais il avait certainement dû le lui dire. Elle se souvenait de ses paroles, de ses attitudes, de ses caresses. Personne ne l'avait jamais regardée de cette manière, en paraissant lire la moindre de ses pensées, en paraissant fouiller son âme. Quand il était en elle, ils ne faisaient plus qu'un. Ce n'était pas une illusion romantique, c'était une réalité. Ils étaient vraiment unis. Ils étaient ce qu'aucun autre couple dans l'univers ne pouvait être. Et il partageait cette pensée. C'était magique.

Elle ferma à nouveau les yeux.

Bien sûr qu'il lui avait dit qu'il l'aimait. Cependant, malgré ses efforts, elle n'arrivait pas à s'en souvenir. Cela n'avait pas tellement d'importance. Ses actions reflétaient ses sentiments. Néanmoins, elle aurait aimé garder avec elle ces mots. Elle aurait aimé pouvoir s'y accrocher.

Le lendemain matin, lorsqu'elle arriva à Augusta Springs,

elle n'aurait su dire l'origine de sa dépression : l'épreuve qu'elle venait de subir ou l'impossibilité de se rappeler si Blake lui avait dit qu'il l'aimait.

31

Le nouveau pilote ainsi qu'une lettre de Fiona l'attendaient. Warren Plummer avait une semaine d'avance. Dans les quarante-cinq ans, c'était un homme au physique agréable, mais dépourvu de toute distinction. Il avait les yeux marron, les cheveux bruns et une belle peau. Il souriait facilement et fumait excessivement, sans jamais lui demander si cela la dérangeait. Il était maigre et déjà un peu voûté.

Ils avaient, lui et sa Mary, repris le logement de Sam.

Mary, une femme séduisante avec, comme son mari, des yeux marron, des cheveux bruns et une belle peau, déclara :

— Je ne sais pas où nous allons loger les enfants quand ils viendront pour les vacances.

Ils avaient trois grands enfants, qui étaient tous à l'école.

— Ils sont restés avec ma famille à Melbourne, ajouta-t-elle.

Ils firent à Cassie une impression guère favorable, au demeurant elle s'en prendrait, supposa-t-elle, à quiconque eût tenté de prendre la place de Sam.

— S'il n'y a aucune urgence aux appels du matin, nous nous rendrons à Witham Downs pour nos visites habituelles. C'est un hôpital de la Mission australienne de l'Intérieur en plein pays du mouton, au sud.

Il acquiesça.

— Je vais étudier la carte.

Cassie attendit d'être seule pour lire la lettre de Fiona. La lecture de la première phrase lui serra la gorge.

Mon père est mort le mois dernier, Cassie. Malgré notre peine, c'est un soulagement. Il a souffert le martyre les dernières semaines. Ma mère réagit avec courage. Je serai peut-être sur le chemin du retour lorsque tu recevras cette lettre. Avec la guerre et les bombardements, ma mère me pousse à partir. Je l'ai suppliée de venir avec moi, mais elle m'a dit que c'est ici qu'est sa vie. Elle est entourée du reste de la famille et d'une légion d'amis. Elle sait que j'ai ma propre vie à mener et qu'elle est là-bas.

Oh ! sinon, figure-toi que j'ai vu Blake Thompson. Il est en garnison à la base de l'armée de l'air stationnée devant Dublin. C'est par pur hasard que nous sommes tombés l'un sur l'autre. J'étais à Dublin où je vais chaque semaine faire des pansements pour la Croix-Rouge ; elle dispose, là, d'un centre pour les soldats loin de chez eux, où l'on sert des sandwiches, du café, enfin tout ce genre de choses. Et qui je vois entrer ? Un visage de chez nous. J'étais on ne peut plus surprise. Cela nous a fait à tous les deux... oh, je ne sais comment dire, en tout cas chaud au cœur. Nous nous sommes retrouvés à dîner ensemble ce soir-là, et quelques jours plus tard, nous sommes allés au cinéma avec trois de ses camarades, puis nous sommes allés danser. C'était plutôt amusant d'être la seule femme avec quatre hommes. Il est plus beau que jamais en uniforme et ses compagnons et lui paraissent convaincus qu'ils vont gagner la guerre. C'était merveilleux de voir un visage familier, et je compte bien le revoir avant de partir.

Quoi qu'il en soit, très chère Cassie, je rentre à la maison... et je t'avoue qu'il me tarde d'y être. J'ai l'impression que ça fait une éternité que nous n'avons pas bavardé toutes les deux jusqu'à l'aube.

Cassie leva les yeux de la lettre, en proie à une violente émotion. Fiona rentrait. Dieu merci ! Blake était en Irlande, riant, allant au cinéma et au bal. Festoyant avec ses amis pendant qu'elle connaissait les affres d'un avortement.

Comment se faisait-il qu'elle avait une lettre de Fiona et pas de lui ? Pourquoi ne lui avait-il pas écrit ?

Les jours passèrent sans qu'elle eût davantage de nouvelles de Blake. Puis les semaines passèrent. Cassie voyait sa vie reprendre son cours normal, mais la compagnie de Warren ne lui apportait pas la même joie que celle de Sam.

C'était certainement un pilote compétent. Il apprit à repérer les fermes et les ranches les plus éloignés. Il l'assistait volontiers dans les urgences, mais Sam lui manquait. Qu'est-ce qui lui manquait exactement ? Sa désinvolture ? Sa capacité à rire de tant de choses ? Le fait qu'il soit toujours à l'encourager d'un regard et à la rassurer d'une main posée sur son épaule ou sur son bras ?

Warren était beaucoup plus prudent que Sam. Non, ce n'était pas juste pour Sam, qui était un merveilleux pilote. Sam était tout simplement prêt à prendre des risques que n'aurait pas pris Warren. Sam aurait pu atterrir sur un timbre-poste. Sam pouvait voler sous les nuages, à peine à cent cinquante mètres d'altitude, sans avoir l'air de rien. Sam ne prenait pas de risques inutiles, Warren n'en prenait aucun.

Ce n'est qu'au bout de plusieurs semaines que Cassie comprit ce qui la gênait. Warren et Mary étaient terriblement ennuyeux. Mary, qui avait été infirmière, se montra désireuse d'aider à l'hôpital et même de l'accompagner lors de ses visites. Cassie pensait que Mary aimait cela, mais elle n'en montrait jamais rien. Warren et elle étaient semblables. Ils étaient dépourvus de toute fantaisie. Ils faisaient leur travail, parlaient d'un ton monotone, et n'étaient de toute manière pas très bavards. Ils pesaient chaque chose avec soin.

Cassie apprécia le fait qu'ils ne semblaient faire aucune différence entre les patients blancs et aborigènes, et elle se mit à inviter de plus en plus souvent Mary à l'accompagner, la laissant arracher des dents et faire des piqûres, tandis qu'elle s'occupait de problèmes moins bénins. Cela leur permettait de doubler leur champ d'action ou de diminuer de moitié leur temps de travail. Mary ne les accompagnait pas dans les urgences, car il n'y avait pas assez de place et d'oxygène pour les patients et un passager supplémentaire, mais bientôt elle participa régulièrement aux visites de routine.

Toute joie avait disparu de la vie de Cassie. Sam n'était pas là pour partager ses journées, ses soucis, ses succès. Il n'était pas là pour discuter des problèmes qui se posaient. Et Blake... elle se mit à avoir des insomnies. Elle était toujours sans nouvelles de lui.

A Tookaringa, ils avaient reçu une seule lettre de lui, dans laquelle il donnait son adresse.

Elle se sentait devenir comme Mary, terre à terre, faisant les choses sans joie. C'était peut-être normal en temps de guerre.

Puis, cessant de s'inquiéter pour Blake, elle commença à éprouver de la colère à son égard. *Oh, Fi, rentre, je t'en prie ! J'ai besoin de te parler.* Et peut-être Fiona lui apporterait-elle une lettre de Blake. Elle la cacherait derrière son dos et lui dirait avec un sourire : « Devine ce que j'ai pour toi ? »

Une nuit, Cassie venait tout juste de s'endormir lorsque le téléphone sonna peu après dix heures. Si peu de personnes dans la région avaient le téléphone que sa sonnerie la faisait toujours sursauter.

C'était Steven Thompson. A l'instant où il dit « Cassie », elle perçut la panique dans sa voix.

— C'est Jennifer. Oh ! Cassie. Elle était en train de régler le réfrigérateur et il a explosé !

Cassie était à présent complètement réveillée.

— Oh, mon Dieu !

— Elle ne voit plus rien. Elle est aveugle. Elle saigne de la tête et son visage est entaillé. Cassie !

Ils ne pouvaient en aucune manière décoller pendant la nuit. Si Sam avait été là, il connaissait si bien le chemin mais... Seigneur, ils avaient perdu des enfants parce qu'ils n'avaient pas de médecin à proximité. A présent Jennifer ?

— Steven, nous partirons avant qu'il ne fasse jour. Je ne peux vous être d'aucune aide avant de la voir.

— Bon sang, Cassie, elle ne va tout de même pas mourir !

— Non, bien sûr que non.

Elle ne put se rendormir. Elle ne pouvait que penser à Jennifer. Aveugle. Pissant le sang. Brûlée.

Elle appela Warren à quatre heures trente.

— Il faut que nous partions immédiatement, lui dit-elle.

Le jour ne se lèverait qu'une heure après qu'ils auraient décollé.

Elle appela Chris de la station radio, sachant qu'elle le réveillerait. Il répondit toutefois dès la première sonnerie, d'une voix nullement ensommeillée.

— Chris, désolée de vous importuner d'aussi bonne heure. Jennifer Thompson a été gravement brûlée. (Elle lui rapporta les paroles de Steven.) Je pars pour Tookaringa maintenant. Si son état est aussi grave que le dit Steven, s'il s'agit d'une brûlure au troisième degré, il est impossible de faire quoi que ce soit là-bas, n'est-ce pas ?

— Le meilleur centre pour grands brûlés est à Adélaïde.

— C'est ce que je craignais. Je crois, vu son état, qu'il nous faudra nous y rendre directement, bien que la durée du vol soit de huit à dix heures. Pouvez-vous les appeler et leur dire que nous amènerons peut-être quelqu'un ?

— Bien sûr. (Il eut une seconde d'hésitation.) Vous voulez que je vienne ?

— Ce n'est pas nécessaire. Que pourraient faire deux médecins qu'un seul ne puisse faire ?

— Je pourrais vous apporter un soutien moral. Je sais que cette femme vous est très chère.

Bon sang, Chris devenait vraiment humain ! Mais souhaitait-elle sa venue ?

— Nous partons dans dix minutes.

— Attendez-moi : je serai là dans quinze minutes.

Elle réalisa que c'était dimanche et son jour de congé.

Warren avait volé jusqu'à Tookaringa une fois, un mois auparavant, et il connaissait donc le terrain d'atterrissage. Une demi-douzaine d'hommes leur firent signe. Cassie sauta pratiquement de l'avion et, serrant son sac de médecin, courut vers la maison, Chris sur ses talons. Il n'était jamais venu à Tookaringa.

Jennifer était si défigurée que Cassie eut du mal à la reconnaître. Elle était allongée sur son lit, le souffle rauque. Steven, les yeux injectés de sang, était assis à côté d'elle, lui tenant la main.

— Elle n'est pas consciente, dit-il d'une voix aussi peu reconnaissable que le visage de Jennifer.

Heureusement ! songea Cassie, se penchant sur son amie.

Chris fit le tour du lit, et se pencha également vers la blessée.

— Mon Dieu ! dit-il dans un murmure.

Quoi qu'il arrive, pensa Cassie, elle ne retrouvera jamais sa beauté. Mais c'était secondaire. Verrait-elle à nouveau ? Allait-elle seulement vivre ?

Jennifer frissonna ; elle avait la chair de poule.

— Pneumonie, déclara Chris.

Oui, je sais, se dit Cassie. Elle regarda son collègue.

— Adélaïde ?

— Oui.

Elle n'avait pas besoin de lui pour prendre cette décision. Il ne lui était d'aucun réconfort : il ne pouvait apaiser les battements de son cœur, soulager son inquiétude. Elle se tourna vers Steven.

— Nous allons l'emmener au centre des grands brûlés à Adélaïde. Nous partons tout de suite. (Mon Dieu, Jennifer tiendrait-elle jusque-là ?) Je vais lui faire une piqûre pour la maintenir endormie de façon qu'elle ne sente rien. Mais cela va être une course contre la montre.

Steven regarda Chris, qui acquiesça d'un signe de tête.

— Je viens aussi, déclara Steven.

— Bien sûr, dit Cassie, plaçant sa main sur son bras.

Il se tourna et jeta ses bras autour de son cou, éclatant en sanglots.

— Cassie, je ne peux pas vivre sans elle.

— Allons-y, dit Chris.

Bon sang ! pensa Cassie. Il ne sait pas s'y prendre avec les proches des patients, il ne sait pas s'y prendre avec les patients à l'agonie. Pourquoi diable l'ai-je amené ?

Mais Chris avait soulevé Jennifer et s'était mis à la porter ; franchissant la porte, descendant les marches de la véranda, jusqu'à l'avion, il la portait comme si elle n'avait rien pesé, comme si sa peau parcheminée et carbonisée ne dégageait pas une odeur atroce, comme si son visage défiguré n'était pas répugnant. Peut-être était-ce aussi bien qu'il soit venu après tout. Ni elle ni Steven ne pouvaient avoir ce détachement à l'égard de Jennifer.

Warren remplit le réservoir à la pompe. Il leur faudrait s'arrêter au moins deux fois pour refaire le plein avant d'atteindre Adélaïde. Oh, mon Dieu ! faites que le temps soit clément, pria Cassie en silence.

Ce fut le cas. Dès qu'ils se furent élevés dans les airs, Cassie sortit des bandages de sa trousse.

— Je m'en charge, dit Chris, les lui prenant.

Avec des gestes délicats, il en entoura le visage et les bras de Jennifer pour protéger sa peau. Ce fut un soulagement de ne plus voir les horribles brûlures, même si l'odeur subsistait.

Pourquoi fallait-il qu'il fasse si chaud ? s'interrogea Cassie. Il devait bien faire 55 °C. Jennifer, tour à tour, avait la chair de poule, puis était couverte de sueur, respirant de plus en plus difficilement au fur et à mesure du voyage.

Ces sept heures de vol parurent à Cassie une éternité. Steven n'avait pas prononcé un seul mot. Assis près de la civière de Jennifer, une main posée sur elle, il bougeait les lèvres sans proférer aucun son.

Comme ils survolaient le lac Eyre, situé à six cent quarante kilomètres au nord d'Adélaïde, la respiration de Jennifer devint critique, sa poitrine se soulevant avec effort. Des râles sortirent de sa bouche entrouverte.

Les yeux emplis de panique, Steven regarda Cassie, qui, à son tour, chercha le regard de Chris. Il secoua la tête. Cassie se leva pour aller vers Steven, le prit dans ses bras en se baissant, tandis qu'ils contemplaient tous les deux Jennifer.

Des râles d'agonie.

Elle fut surprise de voir Chris le regard fixé sur Steven, incapable de s'arracher à la contemplation de sa souffrance.

Puis les halètements, bruits étranglés pareils à des sanglots, cessèrent, et la poitrine de Jennifer cessa également de se soulever.

Steven se jeta sur la civière, serrant les mains de Jennifer, criant « non, non, non ! ».

32

Steven se montra inconsolable. De retour chez lui, il se retira du monde. Il démissionna du conseil d'administration des Médecins Volants. Il répondit sèchement à Don McLeod lorsque celui-ci l'appela. Il s'arrangea pour être absent quand Cassie vint donner ses consultations mensuelles à Tookaringa. Cassie avait l'intention d'y passer la nuit, comme à son habitude, et de dîner avec lui, espérant lui faire oublier son chagrin. Ne le voyant pas apparaître, ils regagnèrent, Warren, Betty et elle, Augusta Springs la nuit même.

Le mois suivant, il vint l'accueillir, lui mettant dans les mains une lettre de Blake. Lorsqu'elle eut fini de la lire, il la reprit et alla s'enfermer dans son bureau. Elle ne le revit plus. Cette lettre était pleine de la peine que lui causait la mort de sa mère, pleine de ses souvenirs la concernant, pleine de compassion pour son père. Mais il ne disait rien de lui-même, rien de la guerre, rien de Cassie.

Si en trois mois elle ne reçut pas de nouvelle lettre de Fiona, elle eut en revanche des nouvelles de Sam.

Chère Doc,

En voilà une surprise, hein ? Je parie que vous ne vous attendiez pas à avoir de mes nouvelles.

Chaque jour, je me demande ce qui se passe là-bas, qui a eu un enfant ou s'est fait opérer, qui est mort, qu'est-ce qu'il y a de neuf. J'espère que le pilote est bon (envoyé par Qantas, ce devrait être le cas), mais pas trop bon. Comme je vous l'ai dit, j'ai bien l'intention de réintégrer ce travail, cette ville et les Médecins Volants.

Là où je suis, rien que froid et grisaille ; de même, pas un homme que je connaisse qui n'attende de prendre son envol et de traverser la Manche pour aller tuer le plus d'Allemands possible, que ce soient des femmes, des enfants ou des vieillards, qu'ils soient innocents ou pas. Comment pourraient-ils être innocents s'ils soutiennent les rêves napoléoniens de ce fou ?

Je passe la plus grande partie de mon temps à faire de l'instruction. Il y a si peu de pilotes qualifiés que nous sommes employés à former les autres, alors que nous rêvons de participer là-bas aux combats. Eh oui, je veux être un héros. Je veux des médailles sur toute ma poitrine. Je veux, lorsque je rentrerai, que vous me regardiez en pensant que je suis un héros. Je veux piloter un chasseur et abattre jusqu'au dernier les Messerchmitts nazis.

Bon, ça c'est le gamin qui ressort en moi. L'homme, quant à lui, pense que cette guerre n'est pas près de se terminer. Elle pourrait durer des années. Le hurlement des sirènes des raids aériens envahit toute l'Angleterre. On commence à s'y habituer, et, lors des alertes, il se développe dans les abris un fort esprit de camaraderie. Les amitiés grandissent et nous passons à l'essentiel beaucoup plus vite que partout ailleurs. Vous rencontrez une jolie fille pendant un raid aérien et, avant que la soirée se termine, vous vous retrouvez à l'embrasser, sans même savoir son nom. Cela ne serait jamais possible en temps normal.

Considérez comme votre devoir patriotique d'écrire à un pauvre aviateur solitaire pour lui remonter le moral et le tenir au courant de ce qui se passe chez lui. Je pense à vous tous et suis impatient d'avoir des nouvelles de chacun et de tout savoir.

Mes pensées affectueuses,
SAM

Lorsqu'elle reçut la lettre de Sam, il était déjà parti depuis sept mois et Blake depuis huit mois. Elle avait une quantité de notes qu'elle comptait envoyer à Blake. Ce qu'elle lui avait écrit lors de ses soirées solitaires. Elle les relut, en supprima ce qui avait trait à son amour, fourra le tout dans une grande enveloppe et la posta à Sam.

Un samedi, à midi, Bertie Martin et sa sœur Andy débarquèrent à Augusta Springs. Elles garèrent leur camionnette déglinguée devant chez Cassie, traversèrent d'un pas nonchalant la véranda en criant son nom. Elle les entendit de la cuisine.

Bertie serra la jeune femme dans ses bras et fit un signe de tête à Andy. On aurait dit des clones, tant elles se ressemblaient, avec une taille et une blondeur similaires. Longues et sensuelles, elles avaient une démarche féline et une impression de force émanait d'elles. Mais il se dégageait aussi de leur personne une grande douceur, une innocence et une joie irrésistibles.

— J'ai amené Andy avec moi pour lui montrer la ville.
Cassie les fit entrer.

— Je suppose que vous avez prévu d'aller au bal du samedi soir ?

Bertie acquiesça.

— Je crains que vous ne soyez déçues. Il ne reste plus beaucoup d'hommes.

Bertie s'affala sur le canapé, sortant un mouchoir pour essuyer la poussière sur son visage.

— Et pourquoi ?

— Ils sont tous partis à la guerre.

Bertie et Andy échangèrent un regard.

— Sans blague ? demanda Andy. Tous ?

— Eh bien, pas tous, mais la majorité. Il y a encore un bal ce soir, mais ce ne sera pas comme lors de votre dernière visite.

— Et ce cuisinier ? s'enquit Bertie. Il est toujours là ou bien il a fichu le camp, lui aussi ?

— Cully ? Il est là. Il n'a pas pu s'engager parce qu'il avait, je crois, les pieds plats ou quelque chose de ce genre.

— Il est probablement trop maigre, dit Bertie. Mais quel cuisinier !

Elles repartirent deux jours plus tard, désappointées de ne pas trouver la ville conforme au souvenir qu'en avait Bertie.

— J'ai offert à Cully de l'embaucher, dit Bertie, mais cela ne l'intéresse pas de vivre si loin de la ville. Il n'est pas bavard, n'est-ce pas ?

La semaine suivante, le Père McLeod et Margaret vinrent en ville. Margaret était une jolie fille aux cheveux noir charbon remontés en chignon, avec des yeux d'un bleu brillant.

Cassie proposa à Don et à Margaret de loger chez elle dans la chambre de Fiona. Elle invita également à dîner Horrie et Betty, avec leur nouveau-né, réalisant que c'était la première fois qu'elle recevait depuis la fête que Fiona et elle avaient donnée il y avait presque deux ans. Eh bien, pourquoi ne pas inviter d'autres personnes ? Warren et Mary. Chris aussi, peut-être. Elle avait le sentiment de beaucoup lui devoir. Elle l'imaginait bien seul depuis la mort d'Isabel. Elle ne le voyait jamais, sauf lorsqu'ils travaillaient ensemble ou se croisaient à l'hôpital.

L'accord implicite qu'ils avaient conclu lui procurait un vif plaisir. Cela rendait son travail beaucoup plus intéressant. Sans le Dr Edwards, Chris était bien trop occupé pour avoir le temps de soigner les malades des Médecins Volants, aussi la laissait-il opérer ses propres patients. Elle put avoir auprès d'eux un suivi post-opératoire et connaître ainsi les gens de l'Intérieur d'une façon qui lui était interdite auparavant. Si Chris restait l'homme plein de préjugés, à l'esprit étroit, qui lui tapait sur le système, il était devenu agréable de travailler avec lui. Même si leurs rapports n'étaient pas au mieux hors de l'hôpital, ils en étaient venus à compter l'un sur l'autre, pour un second avis ou une aide lors des opérations délicates. Il avait formé Claire à la pratique de l'anesthésie, mais elle s'apprêtait à rejoindre les forces armées.

Cassie fixa son dîner au samedi soir, sachant qu'elle pourrait passer la journée entière à la cuisine, perspective qui lui procurait un profond soulagement.

Et elle avait bien besoin de cela. Elle passait de quinze à vingt heures dans les airs chaque semaine, les yeux fermés, pensant à Blake, l'amertume grossissant dans son cœur. Il l'avait conquise, il avait fait tomber ses défenses, soigneusement construites, il l'avait séduite — séduite n'était peut-être pas tout à fait le mot exact. Il lui avait fait l'amour, follement, passionnément, pendant deux semaines et demie. Il ne lui avait pas seulement fait l'amour au sens physique du terme ; il avait séduit son esprit et son cœur. Il lui avait montré une région reculée dont elle ignorait l'existence et leurs corps avaient ondulé, balancés par des rythmes primitifs, à l'unisson avec la sauvagerie de ces terres. Elle s'était perdue en lui. Une partie d'elle-même s'en était allée. Était-ce son cœur ? Elle pleurait Blake autant que Jennifer. Un sentiment de malaise persistait en elle. Était-il possible que ces semaines à Kakadu aient aussi peu compté pour lui ? Avait-il déjà oublié les moments magiques qu'ils avaient vécus ?

En son cœur, Cassie ne pouvait croire qu'il avait oublié cela. Elle continuait à attendre chaque jour de ses nouvelles. Elle se souvenait de la lettre que son père lui avait fait lire après la mort de sa mère et où il ne disait rien de lui. Peut-être détestait-il écrire. Peut-être la gardait-il enfouie dans la poche gauche de sa chemise, comme il le lui avait dit.

Elle était si remontée contre lui qu'elle s'entailla le doigt en coupant des tranches de tomates pour la salade.

Juste à ce moment-là un coup de klaxon retentit et, regardant par la fenêtre, elle vit un taxi — l'un des trois taxis de la ville — tourner à l'angle de la rue et s'arrêter devant la maison. Du taxi sortit une femme à la mise élégante. Le chauffeur commença à décharger ses valises.

Cassie posa la main sur sa poitrine. Les larmes lui brûlaient les yeux. Elle resta un moment immobile à regarder par la fenêtre, puis elle sortit de la cuisine en courant, dévala les marches, les bras ouverts, pleurant de bonheur.

Fiona fondit également en larmes tandis qu'elle serrait son amie dans ses bras. Elles s'étreignirent, murmurant leurs noms indéfiniment.

— Tu es de retour, oh ! tu es enfin de retour ! s'écria Cassie. Comme tu m'as manqué !

Elles se mirent à rire, se lâchant pour pouvoir se regarder, s'embrassant sur les joues. Cassie pensait que son cœur allait éclater de joie. Fiona était là ! Elle allait enfin pouvoir s'ouvrir à elle, lui raconter tout ce qui lui était arrivé depuis son départ. Fiona ne savait même pas qu'elle était tombée amoureuse, et encore moins tout ce qui s'était passé après. Elles avaient tant à partager. Ce serait merveilleux. Elle pouvait tout lui dire.

— Avant toute chose, déclara Fiona, je dois envoyer un mot à Tookaringa.

— Pourquoi ? Que se passe-t-il ?

Cassie imagina que Fi n'était pas encore au courant de la mort de Jennifer.

Fiona rit, le visage rayonnant.

— Rien du tout. Il faut tout simplement que je leur annonce la nouvelle.

— Quelle nouvelle ?

Était-il arrivé quelque chose à Blake ?

— Qu'ils ont une belle-fille. (Elle regarda Cassie dans les yeux, lui souriant.) Je suis Mme Blake Thompson.

Elle montra sa main, où Cassie put voir briller une grosse alliance en or.

Cassie martela de ses poings le coussin, déjà humide de ses larmes. Elle essaya d'étouffer ses sanglots — de gros sanglots entrecoupés qu'elle ne pouvait arrêter. Elle en avait mal jusque dans la poitrine et dans les côtes. Elle tremblait irrésistiblement.

Blake et Fiona.

Un autre gémissement lui échappa.

Ces dernières trente heures avaient été les plus difficiles de toute son existence. Elle n'avait pas eu un moment pour pleurer, pas eu un moment pour penser.

Il lui avait fallu attendre le départ de Don et Margaret pour être seule avec Fiona, ce qu'elle redoutait plus que tout, ne sachant pas si elle supporterait un tête-à-tête. Fiona était impatiente de lui parler de son mariage, et Cassie ne voulait pas en entendre un mot.

— Tu te souviens de cette histoire d'amour que j'avais eue et qui avait tourné court ? A la suite de laquelle j'avais crocheté ton dessus-de-lit ? Eh bien, en fait, je crois que je ne m'en étais jamais remise. Et lorsque je l'ai vu en Irlande, j'ai éprouvé les mêmes sentiments à son égard. J'ai compris que je n'avais jamais vraiment pu le chasser de mon cœur. Je savais que c'était idiot de renouer avec lui, mais c'était plus fort que moi. Et quand il m'a embrassée à nouveau après quatre ans, j'ai fondu. Je me suis dit que cela n'irait guère plus loin que la première fois, mais je n'ai pu dire non. Deux jours après que j'eus réservé mon billet de retour ici, il m'a appris que son unité avait reçu l'ordre de partir, pour je ne sais quel endroit. Il m'a alors dit : « Ma chérie, qui sait si je m'en sortirai vivant et si nous nous reverrons un jour, mais je veux garder de toi l'image d'une femme qui m'attend. Je veux penser à toi comme à quelqu'un que je vais retrouver. Je veux espérer que tu porteras peut-être mon enfant. Marions-nous. » Et c'est ce que nous avons fait. Oh ! Cassie ! j'étais loin de m'imaginer, pendant toutes ces années où je continuais à l'attendre après qu'il m'eut quittée sans même me dire au revoir, qu'il me regarderait à nouveau. Même si nous ne sommes pas ensemble en ce moment, même si je suis inquiète de le savoir voler au-dessus de l'Allemagne, malgré toutes ces horribles inconnues, je suis follement heureuse.

Blake et Fiona ? C'était donc lui son grand amour ? Celui qui avait brisé son cœur plusieurs années auparavant ?

« Oh non ! » gémit tout fort Cassie, continuant à frapper le coussin de ses poings, puis s'asseyant sur son lit en le serrant contre elle, pleurant comme si la fin du monde approchait.

Fiona n'avait jamais cessé d'aimer Blake. Même lorsque je faisais l'amour avec lui, se dit-elle, il était dans son cœur. Et à présent qu'il est marié à Fiona, il continue à être dans le mien.

Elle essaya de se convaincre qu'elle n'était pas amoureuse de lui, que ce n'était pas du véritable Blake qu'elle s'était éprise. Elle était tombée amoureuse d'une image qu'elle s'était faite de lui, de l'homme qu'elle avait cru qu'il était.

Elle se souvint qu'il ne lui avait jamais dit qu'il l'aimait. Mais lorsqu'elle avait senti ses mains sur ses seins, lorsque leurs corps nus s'étaient unis, lorsqu'il l'avait pénétrée et avait crié son nom, elle avait été sûre qu'ils partageaient le même sentiment : un sentiment d'amour éternel. Qu'il soit maudit ! Il n'avait probablement ressenti qu'un simple plaisir physique.

Peu lui importait sans doute qui était sa partenaire. Qu'il soit maudit, mille fois maudit !

« Plus jamais ! » hurla-t-elle, mais son cri fut étouffé par ses sanglots. Plus jamais elle ne laisserait un homme lui faire ce que lui avaient fait Blake Thompson et Ray Graham. La prochaine fois, s'il y avait une prochaine fois, elle contrôlerait la situation. Elle ne serait plus jamais, au grand jamais, la victime. Elle ne serait plus jamais victime de l'amour. Non, plus jamais !

33

Dieu merci ! Fiona était partie à Tookaringa passer quelque temps avec Steven.

— Je serai absente une semaine ou dix jours, avait-elle annoncé à Cassie, tandis que celle-ci l'embrassait pour lui dire au revoir.

C'était tout ce qu'elle pouvait faire pour être aimable envers Fiona, même si elle estimait qu'elle n'avait rien à lui reprocher. Fiona ignorait qu'elle s'était éprise de Blake. Elle ne pouvait se douter qu'il l'avait mise enceinte, et que, à cause de lui, son cœur était brisé.

Cassie devait se répéter une douzaine de fois par jour qu'elle n'avait aucune raison d'en vouloir à Fiona.

Elle se rendit à la station radio dans la voiture d'occasion que les Médecins Volants avaient fini par lui attribuer. Elle ne savait pas comment faisaient Betty et Horrie pour vivre avec leur bébé dans un espace aussi réduit. La véranda qu'Horrie avait promise à Betty ne s'était pas encore matérialisée, et ils occupaient deux minuscules pièces, véritable fournaise en été. Et pourtant Betty ne se départait jamais de sa bonne humeur. Elle remplaçait Horrie à la radio de temps à autre, se montrait toujours aimable et réconfortante avec les gens de l'Intérieur. Elle leur parlait comme le faisait Horrie, comme s'il s'agissait d'amis de longue date.

Il n'y avait aucune urgence, mais deux appels contribuèrent à modifier leur emploi du temps de la journée qui prévoyait un vol à Medumcook, au nord. On avait appris à Stockton Wells et à Mt. Everett leur destination et on voulait savoir si ces localités pouvaient être incluses dans leur itinéraire.

— Nous pourrions ne pas rentrer de deux nuits, dit-elle à Warren. Est-ce que cela intéresserait Mary de nous accompagner ? Il y aura des dizaines d'enfants à vacciner et probablement beaucoup de dents à arracher. Son aide me serait utile.

Bien que bénévole, Mary ne disait jamais non. Cassie se demanda pourquoi elle ne pouvait se sentir plus proche de Warren et de sa femme. Ils étaient pourtant plutôt sympathiques. Toujours coopératifs. Peut-être était-ce parce qu'ils étaient invariablement de même humeur. Rien ne paraissait les déconcerter, ou leur donner de la joie. Ils acceptaient tout avec le même sentiment — celui du devoir.

Ils s'envolèrent tous les trois peu après dix heures trente. Mary lut le journal qu'elle avait emporté et se mit ensuite à tricoter. Elle ne parlait guère pendant les vols. Cassie l'étudia un moment, puis regarda par la vitre. Elle ne tarda pas à fermer les yeux, imaginant l'arrivée de Fiona à Tookaringa, Steven lui ouvrant ses bras, retrouvant enfin goût à la vie après la mort de Jennifer. Elle entendait Fiona lui dire : « Bonjour, papa », et l'imaginait faire le tour du domaine en pensant : « Un jour, je serai la maîtresse de Tookaringa. » Les enfants de Fiona en seront les héritiers, se dit Cassie.

Peut-être Fiona irait-elle habiter le ranch pour tenir compagnie à Steven. C'était là qu'était sa place à présent, là qu'était sa maison. D'avoir Fiona « loin des yeux et loin du cœur » la soulagerait-elle ? s'interrogea-t-elle. Et dire qu'elle avait tant désiré son retour... qu'elle avait aspiré à leurs retrouvailles, et à partager tout ce qui était dans son cœur !

Elle rouvrit les yeux, contemplant en dessous la terre de plus en plus verte, la végétation tropicale : bananiers, palmiers, champs de canne à sucre, et elle eut la vision de Blake touchant Fiona, se penchant pour l'embrasser, lui disant : « Je t'aime. » Elle serra les poings sur ses genoux. Blake qui n'avait plus une pensée pour elle. Blake qui avait oublié leurs amours de Kakadu. Blake qui avait oublié jusqu'à son visage.

La seule personne qui avait deviné ce qui se passait en Cassie était Chris. Peu de temps après le retour de Fiona, il s'était présenté un matin chez elle, frappant doucement à sa porte. Cassie vint lui ouvrir en peignoir. Tout en sachant très bien qu'il n'en était rien, elle aurait juré l'avoir vu faire une courbette, tant ses manières cérémonieuses semblaient ancrées en lui. Il devait être ainsi dès le saut du lit.

— Je suis venu vous inviter à prendre le petit déjeuner, dit-il.

— Le petit déjeuner ?

Elle écarta ses cheveux de ses yeux.

— Oui, dit-il. J'ai pensé que vous auriez peut-être besoin de parler à quelqu'un.

Il avait bien sûr appris le retour de Fiona ainsi que son mariage avec l'homme que Cassie aimait.

Aussi touchante que fût son attention, Chris n'était certainement pas quelqu'un à qui elle se serait confiée. Pour cela, elle avait besoin de sympathie, et Chris Adams n'était pas le genre de personne à lui en offrir. Néanmoins, elle lui fut reconnaissante de son geste comme elle l'avait été quand il l'avait envoyée à Townsville. Elle ne pouvait même pas s'imaginer pleurant devant Chris et obtenant sa compréhension. Il n'avait probablement jamais eu le cœur brisé avant la mort d'Isabel. Il avait été marié pendant de longues années avec la même femme et n'avait sans doute jamais été plaqué. Il ignorait ce qu'était la trahison, à plus forte raison les peines de cœur, abîmes aussi vertigineux que l'âme.

Tandis qu'elle le regardait à travers la porte-moustiquaire à sept heures du matin, elle passa la main dans ses cheveux emmêlés. Mon Dieu, quelle tête je dois avoir ! pensa-t-elle soudain.

— Parler à quelqu'un ? répéta-t-elle. Mais de quoi ? (Non, elle ne voulait pas qu'il lui réponde.) Je ne vois pas ce que vous voulez dire.

Il la dévisagea une minute, paraissant hésiter.

— Eh bien, dans ce cas, je me suis trompé. J'avais peur de cela.

Il tourna les talons, commença à descendre les marches, quand Cassie, honteuse de l'avoir accueilli aussi sèchement, le retint.

— Attendez une minute, je me ferai un plaisir de prendre le petit déjeuner avec vous. Je n'ai pas eu d'invitation qui me fasse plus plaisir depuis longtemps.

— J'en doute fort, marmonna-t-il.

— Entrez et installez-vous pendant que je m'habille. J'en ai pour dix minutes.

Il ne lui parla pas de Blake et elle ne s'ouvrit pas davantage de la souffrance qui la déchirait, mais ils réussirent à passer un agréable moment, malgré une vive discussion, qui lui fit oublier provisoirement Blake. Chris et elle avaient presque toujours des opinions divergentes. Cette fois ce fut à propos des aborigènes. Il prétendait que leurs cerveaux étaient plus petits que les autres, et que c'étaient des êtres encore primitifs, ce qui eut pour effet d'exaspérer Cassie.

— Voyez leurs mâchoires proéminentes. Ils ressemblent plus à des singes qu'à des hommes, lui dit-il. Voyez leurs pratiques, elles appartiennent à l'âge de la pierre. Voyez leur incapacité à adopter les critères d'hygiène des Blancs, leur conception du travail, leur croyance en Dieu.

Elle parvint toutefois à se maîtriser, décidant qu'une dispute ne valait pas la peine. L'attitude de Chris en disait plus long sur lui-même que sur le sujet à proprement parler. Malgré son comportement irritant et incompréhensible, elle lui était vraiment reconnaissante de lui avoir tendu la main. Elle ne l'aurait pas cru capable de cela deux ans plus tôt. Mais deux ans plus tôt, Sam et Fiona étaient ses amis et Blake n'était pas encore entré dans sa vie. Elle n'aurait pu alors imaginer qu'il ferait naître en elle un sentiment d'une telle profondeur, elle n'aurait jamais pensé à l'époque qu'elle se ferait un jour avorter. Elle n'aurait rien pu prédire de ce qui lui était arrivé.

Dans l'avion, Cassie soupira et Mary, appuyée contre l'aile, lui demanda :

— Quelque chose ne va pas ?

Cassie la fixa d'un regard dénué d'expression.

— Vous soupirez comme si vous portiez tout le poids du monde sur vos épaules.

— Je ne me suis pas rendu compte que je soupirais.

Mary hocha la tête et retourna à son tricot.

Ils approchaient de Medumcook, où Cassie était déjà allée trois fois. L'avion devait atterrir à trois kilomètres de la ville, celle-ci étant entourée de palmiers et traversée par la rivière qui lui avait donné son nom. Mais elle n'y était jamais venue à la saison des pluies, lorsque la rivière coulait, aussi large que le Nil en crue, atteignant jusqu'à vingt mètres de large et plusieurs mètres de profondeur. A présent, quelques trous d'eau s'étalaient de part et d'autre d'un mince filet d'eau. Des caisses à whisky servaient de pierres de gué pour passer d'une rive à l'autre.

La ville comportait un pub, au bord de la rivière. Le propriétaire devait le reconstruire chaque année après les inondations. Warren donna le courrier au barman qui faisait office de postier. Medumcook comptait huit personnes. Un policier, qui couvrait à lui tout seul une région de près de mille kilomètres carrés. Le propriétaire du pub, propriétaire également de l'épicerie, attenante au pub, au toit en tôle ondulée. Il y avait également un ranch, à un kilomètre et demi de la ville, en voie de devenir l'un des plus importants du monde, produisant chaque année quinze mille têtes de bétail, des Santa Gertrudis de première qualité.

Fred, le barman, un barbu, leur dit qu'il y aurait foule. Mais pas avant la tombée de la nuit, parce que « à cette époque de l'année, pendant la journée, avec la chaleur écrasante, rien ne bouge, pas même les serpents ».

Ils prirent le thé sur la véranda du pub, dont le toit en tôle résonnait du bruit des insectes.

Les gens commencèrent à arriver, se succédant, à partir de cinq heures environ. Une famille avait parcouru cent vingt kilomètres en camion. La femme était encore enceinte ; les yeux de ses trois jeunes enfants larmoyaient et les mouches s'agglutinaient autour. L'une des deux fillettes présentait à la jambe une entaille en train de s'infecter, formant déjà une plaie purulente.

Six hommes venaient des plaines. Deux souffraient d'un terrible mal de dents, le troisième avait un furoncle. Les trois autres étaient venus passer la nuit à boire sous les étoiles.

Un groupe de trois hommes qui campait à une trentaine de kilomètres à l'est s'était également déplacé. L'un d'entre eux avait une si mauvaise toux que Cassie lui proposa de le ramener à Augusta Springs, afin de lui faire des rayons X pour la tuberculose. Non, il n'avait rien de tel, soutint-il. Ils restèrent là à boire en compagnie d'hommes qu'ils n'avaient jamais rencontrés ou qu'ils n'avaient pas vus depuis des années.

Quatre hommes avaient apporté leurs sacs de couchage. Ils réparaient des clôtures quand l'un d'entre eux s'était plaint d'avoir mal aux dents, et ils avaient tous décidé de venir en ville afin de passer une soirée au pub. A dix heures, ils devaient être plus d'une centaine autour du bar.

Fred dit à Cassie :

— Je parie que pas un seul d'entre eux n'a dormi dans un lit depuis près de trente ans.

— Un hôtel pourrait être une affaire rentable, suggéra Mary.

Fred secoua la tête.

— Non. Aucun d'entre eux, je pense, ne souhaite dormir à nouveau dans un lit. Ils aiment la vie qu'ils ont choisie. Un lit représente la société, or c'est pour la fuir qu'ils sont ici.

— Et vous ? demanda Cassie, heureuse de se trouver là.

— Moi ? Je ne saurais pas quoi faire de ma peau si je devais retourner en ville. La saison des pluies me manquerait, et c'est ce que j'aime le plus. Les inondations — c'est quelque chose que je ne voudrais manquer pour rien au monde. Les pluies arrivant du nord viennent gonfler cette petite rivière, de petites vagues se forment de trous d'eau en trous d'eau pour constituer un filet qui s'élargit au fur et à mesure. De toutes parts les ruisseaux, grossis par la pluie, se transforment en torrents impétueux, puis c'est alors comme si l'eau était en colère. Elle balaie sur son passage les animaux, morts et vivants, et les branches des arbres arrachées, fonçant rageusement, attrape tout ce qu'elle rencontre. Tenez, une fois, pendant la nuit, la rivière est montée jusqu'à dix mètres. Quelle nuit c'était !

Il était plus de minuit quand les hommes envisagèrent de partir ; quelques-uns s'éloignèrent dans l'obscurité, tandis que les autres jetaient leurs sacs de couchage, n'importe où, sous l'épais feuillage des arbres tropicaux.

— Je dormirai dehors, dit Fred. Vous pouvez tous les trois coucher chez moi. J'ai fait mon lit aujourd'hui et il y a un sofa.

Il habitait un baraquement au toit en tôle ondulée, aussi chaud qu'une plaque chauffante.

Cassie passa une nuit agitée, se retournant sans cesse.

Mais au matin, Fred leur prépara un petit déjeuner reconstituant, avec des crêpes, des côtes d'agneau, les plus grosses que Cassie ait jamais vues, et un café qui aurait réveillé un mort.

— Les abos, en longeant la rivière, ne vont pas tarder à arriver.

Cassie jeta un regard dehors et aperçut trois ou quatre aborigènes qui déjà attendaient.

Ce n'est qu'au début de l'après-midi qu'ils s'envolèrent pour Stockton Wells, une ville beaucoup plus importante, dotée d'un hôpital équipé de cinq lits. Cassie passa l'après-midi à discuter avec l'infirmière, Maureen, lui proposant des visites mensuelles, puis elle soigna un homme qui avait des côtes cassées, un bébé souffrant de coliques, un enfant avec une grosse toux, une femme enceinte ayant du diabète. Elle conseilla à cette dernière de passer en ville les trois derniers mois de sa grossesse de façon à être à proximité de l'hôpital d'Augusta Springs, « au cas où ».

L'infirmière demanda par ailleurs à Cassie de voir une douzaine de malades en consultation externe.

Ils terminèrent au crépuscule. Maureen insista pour qu'ils passent la nuit chez elle ; elle pouvait dormir à l'hôpital. Ils restèrent à bavarder en buvant de la bière jusqu'à près de minuit.

Cassie venait juste de s'endormir quand des coups violents à la porte la firent sursauter et se redresser dans son lit. Une voix criait et répétait : « Docteur ! »

Serrant son peignoir autour d'elle, elle alla ouvrir. Debout sur le seuil, se tenait un homme, grand et de belle allure, qui la regardait avec des yeux sombres et brillants.

— C'est une urgence.

— Attendez que je m'habille, dit Cassie, les yeux brouillés de sommeil.

Une fois habillée, son sac de médecin à la main, elle retourna à la porte. L'homme lui prit l'autre main et l'entraîna en courant vers l'hôtel, trois portes plus loin.

— Elle est là-bas, dit-il, sans ralentir son allure. J'ai peur qu'elle ne meure d'une hémorragie. Elle ne peut pas mourir, non, c'est impossible.

L'homme semblait prêt à fondre en larmes.

Dans une grange derrière l'hôtel, une énorme jument, allongée sur le flanc, perdait du sang en abondance. Elle présentait deux grandes entailles sur le poitrail. Trois hommes entouraient l'animal, l'un d'entre eux le tapotant, lui parlant doucement, les deux autres veillant à ce qu'il reste allongé, bien qu'il ne fît aucune tentative pour bouger. La flaque de sang s'élargissait.

Cassie s'immobilisa.

— Je ne suis pas vétérinaire.

L'homme, qui lui tenait toujours la main, la regarda d'un air suppliant.

— Doc, il faut que vous sauviez Cleo. Elle est ma seule chance pour la Coupe.

Les quatre hommes l'implorant tous du regard, Cassie soupira et s'avança vers la jument blessée.

— J'ai entendu des coups de feu, vers minuit. Je ne pense pas qu'on ait essayé de lui tirer dessus. C'était probablement un chasseur de kangourous. Mais elle a dû avoir peur, se cabrer et se jeter sur la clôture de fils barbelés. Doc, il faut que vous la recousiez. A tout prix.

Cassie s'agenouilla près de l'animal, dont les yeux reflétaient la panique.

— J'ai besoin de lanternes.

Cinq minutes plus tard quatre lanternes se balançaient au bout des bras des quatre hommes.

— Posez-en deux sur les chevrons. Que deux d'entre vous s'agenouillent près du cheval, prêts à le tenir. Je lui ai fait une piqûre.

Elle se demandait si elle avait une quantité d'analgésique suffisante pour cette bête énorme.

Au bout de dix minutes, Cleo commença à s'assoupir. Le calmant faisait son effet. Cassie referma les blessures avec des agrafes et recousit l'animal. Cela lui prit plus d'une heure.

— Ne la bougez pas pendant quelques jours, puis ne la déplacez que pour la ramener chez vous, dans un camion si possible, et laissez-la récupérer totalement. Vous ne pourrez pas la monter avant un mois au grand minimum. Traitez-la ensuite avec douceur.

Elle ne savait pas pourquoi elle disait cela : elle ne connaissait rien aux chevaux. Ces conseils, toutefois, lui paraissaient tomber sous le sens.

Elle se recoucha vers deux heures du matin.

Vers le milieu de la matinée, sur le chemin de retour, ils atterrirent à Mt. Everett, une petite ville poussiéreuse, juste au sud de la zone verte des tropiques. L'air était rose de poussière. Tandis qu'ils recevaient les malades en consultation externe dans l'arrière-salle d'un pub — l'un des trois bâtiments de la ville —, le propriétaire du lieu leur annonça que les habitants du ranch Templeton souhaitaient la visite du docteur pour un malade. Ce n'était qu'à une soixantaine de kilomètres au sud-ouest.

Ils partirent peu de temps après deux heures. La brume était si épaisse que Warren pouvait à peine y voir. Il appela la station météorologique, puis déclara :

— Un front d'air froid s'avance, venant du nord-est.

Cassie ne savait pas ce que cela signifiait.

Elle regarda par la vitre, distinguant à peine le sol. Trente minutes plus tard, ils étaient entourés d'une poussière qui rendait la visibilité très faible, et pourtant ils volaient si bas que Cassie put distinguer, à travers la poussière, des arbres et un troupeau de kangourous.

— Vous voulez faire demi-tour ? demanda-t-elle à Warren.

Il secoua la tête.

— Le ranch devrait être devant nous. Et quoi qu'il y ait en dessous, ça semble si plat qu'on devrait pouvoir atterrir sans danger n'importe où.

Soudain, la poussière disparut. Droit devant eux, légèrement sur la gauche, apparut le ranch Templeton, ses bougainvilliers mauves brillant dans le soleil de l'après-midi.

Warren se posa en douceur, malgré les rafales de vent de travers.

Cassie jugeant que la femme qu'ils étaient venus voir avait besoin d'une appendicectomie, ils la portèrent dans l'avion sur une civière.

— Pourquoi ne pas vous installer à l'avant ? suggéra Cassie à Mary, désignant le siège derrière Warren où elle était généralement assise. Je vais rester à l'arrière auprès de la patiente.

Mary prit place sur le siège en question et attacha sa ceinture de sécurité.

Warren s'élança sur le terrain. Mettant la puissance maximale, il relâcha les freins et releva l'aileron droit. Lentement, la queue se releva à son tour tandis qu'il parcourait deux cents mètres sur la piste d'envol aménagée par le ranch. Comme il poussait doucement le manche à balai, l'avion se mit à osciller sur la gauche. Mais Warren ne put réagir assez vite au brusque coup de roulis de l'appareil pour le ramener sur la piste. Il coupa le moteur et immobilisa l'appareil.

Il fit alors demi-tour et revint à son point de départ. Tournant la tête vers la cabine, il fit signe à Cassie d'avancer.

— Ce fort courant d'air descendant nous a attrapés avant que j'arrive à avoir une vitesse suffisante. Cet appareil semble avoir une lourde queue. Voulez-vous rester debout à l'entrée du cockpit et pousser la civière vers l'avant ? Lorsque nous aurons décollé, vous pourrez retourner à l'arrière.

Cassie n'eut aucun mal à pousser la civière. Mary et elle l'attachèrent solidement au siège avant pour l'empêcher de rouler.

— Parfait, approuva Warren.

Il mit pleins gaz et l'avion s'élança à nouveau. Si la queue mit encore du temps pour se relever, l'avion cette fois quitta le sol sans roulis.

Cassie, se penchant pour regarder vers l'avant, aperçut des rangées d'arbres juste devant eux. L'appareil n'avait même pas atteint la hauteur de leurs cimes. Elle jeta un bref regard à la nuque de Warren : elle était rigide.

— L'avion ne monte pas correctement, dit-il, comme s'il se parlait à lui-même. Ce fils de pute refuse de grimper.

Ils venaient de s'élever de justesse au-dessus de la cime des arbres, et devant eux la brousse s'étendait sur des kilomètres.

Levant les yeux sur Cassie, Warren lui dit d'une voix qui paraissait normale :

— Je crois que je vais faire un tour complet pour essayer de gagner de l'altitude avant de mettre le cap sur Augusta Springs.

Il amorça un virage à gauche de deux degrés d'inclinaison.

— Vous espérez vous mettre contre le vent pour gagner une vitesse relative ?

Il ne lui répondit pas. Cassie consulta rapidement l'altimètre. Elle avait effectué assez de vols avec Sam pour pouvoir lire les données de certains instruments. Ils volaient à moins de quatre-vingt-dix mètres d'altitude !

Avec effroi, Cassie réalisa que les articulations des doigts de Warren étaient toutes blanches du fait de la pression qu'il exerçait sur les boutons de commande. *Seigneur ! nous perdons de la vitesse, même à pleine puissance !* se dit-elle.

— Nous ne montons plus ?

Warren secoua la tête.

— Nous avons perdu de la vitesse dans notre virage.

Il se tourna pour regarder Cassie droit dans les yeux.

— Mon Dieu ! s'exclama-t-elle, la vérité lui apparaissant soudain trop clairement.

Nous avons des ennuis.

— Maintenant, c'est le nez qui est trop lourd. Retournez à la queue, dit-il d'une voix pressante.

Sans perdre de temps, Cassie se glissa entre la civière et le siège de Mary, et se précipita à nouveau à l'arrière, où elle s'assit sur le plancher.

Pouvant encore voir par la vitre, elle réalisa que l'avion plongeait la tête la première vers le sol.

L'appareil se mit à tournoyer. Elle agrippa les pieds du siège arrière tandis qu'ils heurtaient le sol, puis ce fut le noir absolu.

34

Un visage d'homme était penché sur elle.

— Ça va ? demanda-t-il.

Cassie n'en savait rien. Je dois avoir une commotion, pensa-t-elle, l'esprit confus. L'homme lui tendit la main et l'aida à se relever du plancher de l'avion, ou du moins de ce qu'il en restait. Il passa un bras autour de ses épaules et la conduisit au bord de l'appareil, là où la paroi manquait. Une autre personne au sol l'attrapa.

Oh ! Seigneur ! Que s'était-il passé ? Elle regarda l'avion. L'intérieur était intact. Dieu merci ! Cela voulait dire que Warren, Mary et leur patiente étaient sains et saufs. Comment diable le flanc entier avait-il pu être soufflé de cette manière ? Elle était debout au milieu de ses débris.

Près de la masse tordue qui avait été la vitre, Mary gisait, immobile, le visage tourné vers le haut. Cassie courut vers elle. Elle n'avait pas une égratignure, bien que son corsage fût déchiré, laissant apparaître son sein droit. Cassie se pencha et le recouvrit du tissu déchiré. Comme elle s'agenouillait pour la réconforter, elle remarqua l'absence d'expression de son regard, fixant le soleil éblouissant.

Oh ! mon Dieu !

Cherchant des yeux Warren, de façon à le soutenir quand il découvrirait sa femme, elle vit deux hommes qui l'extirpaient du cockpit, où il était à ce point coincé qu'elle présuma aussitôt qu'il avait dû être écrasé lors du crash.

Du sang coulait de son nez, de sa bouche, même de ses oreilles.

Il respirait difficilement, douloureusement.

— Amenez-le à l'ombre, dit Cassie, levant la main vers l'arrière de sa tête, qui soudain s'était mise à lui faire terriblement mal.

Les deux hommes portèrent Warren à l'ombre de l'aile droite. Cassie s'agenouilla auprès de lui. Pendant un moment, sa vision fut troublée par sa propre souffrance. Puis le regardant, elle estima qu'il était presque mort. Il n'y avait rien qu'elle puisse faire.

Elle se releva, cherchant sa patiente, et découvrit, horrifiée, son corps entortillé autour de la civière, transpercé par certains de ses éléments.

Se sentant inutile, Cassie, désespérée, retourna auprès de Warren, et s'assit à côté de lui, tenant sa main jusqu'à ce qu'il cesse de respirer, une heure plus tard.

Elle posa la tête sur sa poitrine et pleura.

Près d'une douzaine de personnes étaient maintenant rassemblées sur le lieu de l'accident.

Un homme qu'elle n'avait jamais vu se dirigea vers elle.

— J'ai appelé votre station radio, dit-il, posant la main sur son épaule. Ils vous envoient une ambulance de Highcastle. C'est à environ cent soixante kilomètres, aussi ne sera-t-elle pas là avant trois ou quatre heures.

Cassie se tourna pour le regarder, mais les contours de son visage lui apparurent flous. Les voix autour d'elle s'estompèrent et les rayons éblouissants du soleil furent tout ce qu'elle put voir. Je meurs, moi aussi, se dit-elle, la douleur lui déchirant le crâne.

Cela lui était un trop grand effort d'ouvrir les yeux, mais elle percevait de légers bruits — le glissement de chaussures à semelles de caoutchouc sur du carrelage, le craquement des blouses amidonnées —, et elle reconnut l'odeur bien caractéristique des hôpitaux. Elle s'évanouit de nouveau.

Quand elle reprit conscience pour la seconde fois, la première chose qu'elle sentit fut une main sur la sienne. Elle essaya d'ouvrir les yeux, mais ses paupières ne purent que ciller.

Une voix monocorde et familière lui dit :

— Vous avez eu une commotion. Vous avez été frappée juste au-dessus de la naissance des cheveux par quelque chose qui a provoqué une fracture du crâne. Elle ne fait que deux centimètres et demi, mais vous vous sentirez probablement désorientée pendant plusieurs jours.

Elle se força à ouvrir les yeux. Chris Adams était assis à son chevet, lui tenant la main.

— Un objet tranchant a pénétré votre bras gauche. (On lisait la sollicitude sur son visage.) Juste au-dessus du coude. Heureusement, il n'a touché aucun nerf. Il vous faudra quelques semaines pour récupérer.

Il pressa sa main.

— Je suis à Augusta Springs ? demanda Cassie.
— Non, vous êtes à l'hôpital de Highcastle. Vous y êtes depuis presque vingt heures.
Alors que faites-vous là ? voulut-elle lui demander, mais elle ne trouva pas l'énergie pour parler.

Quand elle se réveilla la fois d'après, Chris était debout près de la fenêtre, contemplant le crépuscule.
— Et vos patients ? s'enquit-elle, sans même un *bonjour,* sans un *comme je suis contente de vous voir.*
— Vous êtes l'un d'eux.
— Augusta Springs n'a pas de docteur ?
— Non, Augusta Springs n'a pas de docteur en ce moment.
Cela ne paraissait pas le bouleverser outre mesure.
— Warren ? Mary ? (Il fallut que ce soit lui qui prononce leurs noms.) Ils sont tous les deux morts. Leurs corps ont été ramenés à Augusta Springs.
Cassie referma les yeux. C'était beaucoup trop pour sa tête. Trois morts, et elle était vivante. Pourquoi ?
— Vous n'allez pas commencer.
La voix de Chris filtra à travers sa conscience.
Elle rouvrit les yeux.
— Commencer à quoi ?
— A vous sentir coupable. A penser que c'est vous qui auriez dû y rester. Ce ne sont que des bêtises.
Il était appuyé un bras contre le mur, les jambes croisées, la regardant à travers la pièce.
— Ce n'est pas à cela que je pensais.
— Non, mais vous le pourriez très bien. C'est assez courant. Pourquoi telle personne meurt et pas telle autre ? Cela tient du coup de dé.
Elle poussa un soupir qui emplit la pièce, et ses yeux s'embuèrent de larmes.
— Tout est fini, dit-elle.
Chris revint s'asseoir sur la chaise à dossier droit près du lit.
— Vous avez dû ressentir la même chose à la mort d'Isabel.
— Non, pas un seul instant, dit-il, et son regard eut la dureté du silex. Et votre vie n'est pas finie.
Oh ! quel effort c'était de parler !
— Je ne parlais pas de ma vie. Je parlais des Médecins Volants. Plus d'avion, plus de pilote. Où trouver l'un et l'autre en temps de guerre ?...
Il y eut un moment de silence.
— Vous pouvez toujours rester à Augusta Springs. J'ai

besoin d'un associé, et Dieu sait si vous êtes bien meilleure que ne l'était Edwards.

Une mouche bourdonnait de l'autre côté de la moustiquaire de la fenêtre.

— Si vous ne voulez pas de moi comme associé, exercez de votre côté et nous pourrons nous assister l'un l'autre à l'hôpital.

Cassie ne souhaitait que se rendormir, et elle percevait la voix de Chris de plus en plus faiblement :

— Je resterai jusqu'à ce que vous soyez prête à rentrer.

Deux jours plus tard, on la remit aux soins de Chris. Il la fit allonger sur le siège arrière de sa voiture et entreprit de la ramener à Augusta Springs. Il effectua le trajet en un jour et demi presque sans parler.

Cassie regardait sa nuque, se demandant si elle s'était trompée à son sujet. Il avait été si doux et si attentionné à son égard. Il se montrait vraiment un ami. Il savait des choses à son sujet que personne d'autre ne savait. C'était drôle, elle n'aurait jamais imaginé qu'il deviendrait son confident. Chris, remplaçant dans ce rôle Fiona ou Sam. Elle avait aimé Fiona. L'aimait-elle encore ? Fiona lui avait pris la place qu'elle pensait être la sienne. L'envie, la jalousie qui la tenaillaient avaient-elles tué son amitié ? De savoir qu'elle avait partagé le lit de Blake, qu'il lui avait fait l'amour... Un poignard vrillait son cœur. Elle éclata en sanglots.

Chris se retourna vers elle.

— Ça va ?

Elle fit un signe affirmatif de la tête, tandis qu'une larme coulait sur sa joue. Ne plus jamais connaître l'amour de Blake, ne plus jamais sentir ses baisers, ne plus jamais le toucher, ne plus jamais... Elle se mit à pleurer de plus belle, incapable de s'arrêter.

Lorsqu'ils arrivèrent à Augusta Springs, il était presque cinq heures. Chris l'aida à sortir de la voiture, mais Cassie insista pour monter seule les marches.

— Vous allez être désorientée et fragile pendant quelques jours. Il vaut mieux que je trouve quelqu'un pour rester près de vous.

— Non, dit-elle. Je ne veux pas d'étranger dans la maison. Je resterai au lit, je n'en bougerai pas, sauf pour me faire du thé ou quelque chose à manger.

Il revint une demi-heure plus tard, alors qu'elle s'était mise en chemise de nuit et glissée sous les draps.

Il se tenait à la porte de sa chambre, un sac plein de provisions dans les bras.

— Je sais très bien faire les œufs brouillés, déclara-t-il. Cela vous dit, avec du bacon et des toasts ? Et du thé ?

Ses lunettes étaient de travers et une mèche de cheveux lui tombait sur le front. Il avait un curieux air de gamin, et Cassie lui sourit.

— Seulement si vous restez dîner avec moi. Vous pouvez vous asseoir à mon bureau et nous pourrons manger ensemble.

Avec un de ses rares véritables sourires, il lui dit :

— Je reviens tout de suite.

Il revint avec un plateau, sur lequel était posé, à côté de la nourriture, un vase contenant des marguerites.

— Ce sont les seules fleurs que j'ai pu trouver, dit-il en souriant.

— Elles sont superbes, Chris, vraiment superbes.

Il s'en alla prendre son assiette et sa tasse de café, qu'il plaça sur le bureau, où il s'assit de biais de façon à lui faire face.

— Je vais appeler Horrie et lui dire que vous êtes rentrée.

— Peut-être aura-t-il quelque idée sur la manière dont nous pouvons continuer à fonctionner. Il va falloir que je contacte le révérend Flynn et peut-être Don McLeod. On a besoin des Médecins Volants dans la région.

— Vous êtes belle, dit soudain Chris, à la grande surprise de Cassie.

Elle le regarda, interdite.

— Avec la lumière de la lampe brillant ainsi sur vos cheveux.

Il but son café sans la quitter des yeux.

Je ne pourrais jamais l'aimer, pensa-t-elle. *Un homme à l'esprit aussi étroit, froid et arrogant.*

Comme elle buvait son thé à petites gorgées, ne pouvant détacher son regard de celui de Chris, elle se sentit touchée dans les profondeurs de son être. Il avait un physique agréable, elle devait le reconnaître. Une beauté majestueuse, aristocratique, froide. Comme Sam, il était trop maigre, osseux. Il avait le menton mou, mais ce n'était pas sa faute, c'était son héritage génétique. Elle regarda ses lèvres, les remarquant pour la première fois. Elles étaient larges et sensuelles. Faites pour embrasser. Elle se demanda quelle sensation elle éprouverait à être embrassée par lui.

Ses mains, entourant la tasse, étaient fortes, les doigts longs et minces. Des mains de chirurgien. Quel effet cela pourrait lui faire d'être touchée par ces mains ? D'être recouverte par son corps, de sentir son corps nu contre le sien ?

Il se leva et se dirigea vers le lit. Se penchant, il prit le plateau et le rapporta à la cuisine. Elle l'entendit faire la vaisselle, et sourit, surprise de ses pensées. Il serait choqué, s'il savait. Elle ne pourrait jamais l'aimer, mais elle avait besoin d'être désirée, ne fût-ce que cette nuit-là.

Lorsqu'il réapparut, il resta debout sur le seuil de la porte et dit, le regard voilé :

— Je serai à la maison toute la soirée si vous avez besoin de moi. Je pense que ce ne sera pas le cas. Mais au cas où...

— Ne partez pas encore, supplia-t-elle. S'il vous plaît.

Il parut indécis.

— Il y a du vin dans le placard au-dessus du poêle. Pourquoi ne pas nous en servir deux verres ?

— Cassie...

Comme il restait immobile, elle répéta : « S'il vous plaît. »

Il retourna dans la cuisine et revint avec deux petits verres remplis de vin rouge. Lorsqu'il lui apporta le sien, elle se poussa au milieu du lit pour lui faire de la place.

— Asseyez-vous là, lui dit-elle. Je ne veux pas être seule.

Il s'assit sur le lit avec gaucherie, et Cassie constata que son visage était tout rouge.

— Je ne sais pas comment vous remercier pour tout ce que vous avez fait, pour la façon dont vous vous êtes occupé de moi.

Il but son verre d'un seul trait et le posa sur la table de chevet.

Elle lui prit la main. Les yeux de Chris n'avaient pas quitté les siens.

— Comment faites-vous sur le plan sexuel maintenant qu'Isabel n'est plus là ?

Il continua à la regarder. Puis d'une voix cassée :

— Oh ! mon Dieu ! Cassie...

Elle se pencha vers lui et l'attira à elle, sa bouche rencontrant la sienne.

Il s'arracha à son baiser et se leva avec une étrange expression.

— Je m'en vais.

Après son départ, dans l'obscurité et le silence de la maison, troublé seulement par l'aboiement des chiens au loin, la jeune femme eut la certitude que, malgré sa fuite, il l'avait désirée.

Lorsqu'elle se réveilla le lendemain matin, Cassie s'apprêta à bondir du lit. Le soleil entrait par sa fenêtre et elle se dit qu'elle devait être en retard pour les appels radio du matin. Elle se dressa sur un coude.

Alors, tout lui revint. L'accident, Warren, Mary, son séjour à l'hôpital, le retour à Augusta Springs en voiture. Chris.

Elle passa la plus grande partie de la journée à paresser au lit ou sur la véranda. Au début de l'après-midi, elle appela John Flynn et lui annonça qu'il n'y avait plus ni pilote ni avion à Augusta Springs. La conversation s'acheva sur ces paroles du révérend : « Je vais voir ce que je peux faire. N'abandonnez pas la partie. Mais il faudra un certain temps avant qu'on puisse régler la question. Un avion sera sans doute plus facile à trouver qu'un pilote, tous les aviateurs étant partis à la guerre. Reposez-vous, je vais voir ce que je peux faire. Je sais que Qantas connaît un moment difficile avec le départ de la plupart de ses pilotes. Ce sera peut-être à nous d'en chercher un. »

Ils savaient tous les deux que ce ne serait pas facile. Tout le monde voulait aller combattre les nazis, et les aviateurs étaient très demandés.

Horrie et Betty passèrent en fin d'après-midi.

— Le Dr Adams nous a appelés pour nous dire qu'il fallait que vous vous ménagiez, dit Betty. (Elle était à nouveau enceinte.) Je vous ai apporté un ragoût en cocotte.

Cassie la remercia.

Horrie alluma une cigarette.

— J'ai averti Fiona de ce qui s'est passé. Elle rentre immédiatement. Je voudrais pouvoir vous aménager une installation pour vous permettre de parler aux patients d'ici et vous éviter de venir à la station radio.

— Je pense que dans quelques jours je serai en état de reprendre les appels à la station. Maintenant qu'avec ma voiture je ne dépends plus de personne, il m'est facile de m'y rendre. En fait, laissez-moi essayer de reprendre dès demain matin.

— Le Dr Adams nous a dit de ne pas vous bousculer.

— Je suis aussi docteur.

Cassie était touchée par la sollicitude de Chris.

— Bon, eh bien, disons après-demain matin. Si nous ne pouvons plus voler, nous pouvons toujours donner des conseils. Le révérend Flynn a dit qu'il allait voir ce qu'il pouvait faire, mais cela va prendre du temps.

— Que ferons-nous pour les urgences ? demanda Horrie en se grattant la tête.

— Rien. Nous n'avons aucun moyen de transport. Les seuls

avions à avoir de l'essence sont les courriers postaux. S'il se présente une urgence, peut-être pourrons-nous faire appel à M. Brock. Je ne vois pas ce que je pourrais vous dire d'autre.

— Avec tout ce temps de libre que nous allons avoir, dit Betty en regardant son mari, les yeux pétillants, peut-être pourras-tu ajouter une pièce à la maison et installer cette véranda à l'arrière pour que nous puissions nous asseoir dehors et prendre un peu l'air ?

Il leva un sourcil.

— Je ne te promets rien, mais cela ne semble pas impossible.

— Je me débrouille pas mal avec un marteau, proposa Cassie.

— Ce n'est pas un travail de femme, rétorqua Horrie en se levant. Allez, viens, chérie. Il ne faut pas fatiguer Cassie.

Ils venaient tout juste de partir quand Chris apparut, serrant contre lui un sac de provisions. Il remonta l'allée sans regarder Cassie en face.

— Je me suis dit qu'un bon steak vous ferait du bien. Un steak et des pommes de terre au four.

Cassie réalisa qu'elle avait passé toute la journée à traîner dans la maison en peignoir. Soudain, elle se soucia de son aspect. Elle devait être horriblement coiffée. Elle passa la main dans ses cheveux.

— J'apprécierai en effet un bon dîner, enfin quelque chose de simple. Mais dînerez-vous avec moi ?

Elle ne put lire dans son regard.

— Je ne savais pas si vous souhaiteriez ma compagnie.

Son visage s'empourpra, rougeur qui se propagea du cou aux joues sans épargner le front. Il lui tendit le sac de provisions. Elle se leva et l'en débarrassa.

— Vous ne pensez pas que vous pourriez m'embrasser pour me dire bonjour ?

Il lui jeta un regard surpris, puis se pencha pour l'embrasser sur les joues.

— Voulez-vous nous servir à boire ? J'ai un vin qui ira très bien avec les steaks, mais prenons d'abord l'apéritif. Pour moi, ce sera un petit whisky avec beaucoup d'eau. La bouteille est dans le meuble au-dessus du poêle, dit-elle, le précédant dans la cuisine. Les pommes de terre ne seront pas prêtes avant une demi-heure, ce qui nous laisse le temps d'une agréable conversation.

Chris trouva la bouteille de whisky dans le meuble-bar, chercha des verres et se mit à les remplir.

— L'enterrement de Mary et Warren a lieu demain soir,

annonça-t-il. Je ne les connaissais pas très bien, mais si vous le voulez, je vous accompagnerai.

Cassie nettoya les pommes de terre, alluma le four et prit le verre que Chris lui tendait. Elle s'appuya contre le plan de travail, contemplant le liquide ambré, et dit :

— Volontiers, Chris. Merci. Mais, vous savez, il y a quelque chose qui m'inquiète.

La tête penchée, il attendit la suite.

— Je ne ressens rien. Je n'ai pas l'impression d'être en deuil. Je n'ai pas de chagrin. Je ne suis pas déprimée. Mon seul sujet d'inquiétude c'est de savoir comment les Médecins Volants vont pouvoir continuer à fonctionner. Qu'ai-je donc ?

— Oh ! dit-il, paraissant soulagé. C'est ce qu'on appelle de la dénégation, Cassie. C'est parfaitement normal. Votre esprit n'a pas accepté l'accident, ces morts. Quand, émotionnellement, vous l'accepterez vraiment, vous vous effondrerez sans doute. C'est tout aussi bien que vous ne puissiez travailler, qu'il n'y ait ni avion ni pilote. Il va vous falloir du temps pour vous remettre. Vous sentez-vous nerveuse à l'idée de voler à nouveau ?

Elle secoua la tête.

— Pas du tout. Ce qui me rend nerveuse, c'est de penser à tous ces gens qui ont besoin de mon aide, sans que je sois en mesure de leur en apporter. Je veux monter dans un avion et voler vers eux.

— Vous ne semblez pas bien comprendre ce qui vous arrive au plan émotionnel. Lorsque vous réaliserez tout cela autrement que cérébralement, vous serez, j'imagine, dans un gouffre, telle que je vous connais.

Elle vint vers lui et lui prit la main.

— Vous me connaissez, Chris ?

Sa main enveloppa celle de la jeune femme, la serrant.

— Je ne sais pas, Cassie. Je ne sais pas jusqu'à quel point je connais les gens, moi y compris. Mais je désire vous connaître. Je le désire depuis longtemps.

Ils se regardèrent longuement.

Elle se haussa pour l'embrasser sur la joue.

— Vous me permettez d'aller me changer et me coiffer ? Je ne m'attendais pas à la visite d'un gentleman.

— Vous auriez dû vous y attendre.

Il esquissa un sourire.

— Peut-être. Mais je n'étais pas préparée à un tel changement d'attitude chez vous.

— Je n'ai pas changé. C'est la situation qui a changé.

— Sans doute. Mais laissez-moi quand même essayer d'être plus séduisante.

— Vous ne pouvez l'être davantage, lui dit-il en s'asseyant dans le grand fauteuil rembourré. Mais je serai patient. Je ne suis pas à une minute près, après avoir attendu, combien de temps ? Deux ans ? Coiffez-vous si vous y tenez, mais vous avez ainsi un air lascif qui vous va à ravir.

Elle aimait la façon dont il lui souriait. C'était la première fois qu'elle décelait en lui un certain sens de l'humour.

Elle se peigna, se brossa les dents, enfila un pantalon et passa un corsage en soie beige. Mais elle ne mit pas de chaussures. Il devrait l'accepter les pieds nus.

— Ce n'est pas mieux ? demanda-t-elle.

Elle était parfaitement consciente de lui faire du charme. Elle n'avait jamais pratiqué ce genre de jeu auparavant. Elle avait toujours pris les choses avec un tel sérieux. A présent, elle allait faire ce que les filles autour d'elle faisaient depuis des années.

Les yeux de Chris rencontrèrent les siens, puis il contempla à nouveau son verre, le vida et se leva. Il sortit sur la véranda, et Cassie le vit regarder au loin dans l'obscurité croissante.

Lorsqu'il revint dans la pièce, il resta un moment dans l'ombre. Puis il se dirigea vers la lumière et, enlevant ses lunettes, la dévisagea avec intensité.

— Vous me faites peur, Cassie.

C'était délicieux. Elle lui faisait peur !

— Pourquoi, Chris ?

— J'ai presque quarante-cinq ans et je n'ai jamais su auparavant ce que c'était d'être amoureux.

35

Eh bien, ça c'est le comble ! songea Cassie. Parmi tous les hommes à Augusta Springs... tous les hommes au monde... c'était incroyable quand on y pensait !

Même après le retour de Fiona, Chris continua à venir dîner chez elle, à raison de deux ou trois soirs par semaine, apportant toujours une bouteille de vin ou un bouquet de fleurs.

Les deux femmes ne savaient pas quoi faire de leur peau. Le poste de Fiona avait été pourvu par une jeune institutrice originaire de Charters Towers. Et John Flynn avait dit à Cassie : « Je crois que nous pouvons trouver un vieil avion, mais il nous faudra l'équiper pour nos besoins. Le problème est qu'il n'y a pas un pilote dans tout le pays qui ne soit requis pour la guerre ou employé par une compagnie aérienne. »

Cassie reprit ses trois séances journalières d'appels, mais elle n'était plus en mesure d'effectuer de vol pour les visites de routine et les urgences. Elle assistait Chris dans les opérations, et recevait le surplus de ses patients quand il était surchargé, mais ses journées passaient lentement. Fiona n'avait, elle non plus, rien de constructif à faire.

— Tu as une idylle avec ce brave docteur ? lui demanda-t-elle.

Cassie secoua la tête. Elle ne pouvait plus désormais révéler à Fiona ses sentiments les plus profonds.

— Je ne dirais pas cela. Je crois qu'il se sent seul sans Isabel. Nous avons la médecine en commun et je pense qu'il a fini par comprendre que les Médecins Volants n'étaient pas une menace pour lui. Il a été très bon de me remplacer pour les urgences quand... j'étais absente, de faire tout ce trajet pour venir s'occuper de moi au moment de l'accident. Nous parlons beaucoup médecine.

— J'ai le sentiment qu'il est éperdument amoureux de toi.

Il paraît différent, il n'est plus aussi rigide qu'avant. Il n'est plus tendu comme un ressort.

— Si tu veux dire qu'il n'est plus aussi caustique, je suis d'accord avec toi. Je l'ai remarqué dans ses rapports non seulement avec nous mais avec les patients. Peut-être l'âge l'adoucit-il.

— Il a rajeuni depuis la mort d'Isabel.

— J'imagine que regarder mourir à petit feu la femme qu'il aimait a dû en effet le faire vieillir. Et à présent, eh bien à présent, il n'a plus ce terrible poids à porter.

— Il me semble que vous ne vous causez guère quand il vient dîner. Vous me faites l'impression d'être de simples relations cherchant un sujet de conversation. Je ne suis pas même sûre que vous parleriez si je n'étais pas là. On dit en ville que vous faites un drôle de couple.

Cassie secoua la tête.

— Nous ne sommes pas un couple.

— C'est possible, mais si vous l'étiez, vous formeriez un couple curieux.

Elle lut à Cassie des passages des lettres que Blake lui écrivait. Elles n'étaient pas nombreuses, mais lorsqu'elle en recevait une, Fiona rayonnait de bonheur pendant des jours, la relisant jusqu'à ce qu'elle menace de tomber en morceaux.

— Il est envoyé en mission de bombardement, déclara-t-elle d'une voix inquiète, le regard brillant. Par-delà la Manche.

Cassie s'abstint de tout commentaire.

— Oh ! mon Dieu ! comme je voudrais être enceinte. Comme je voudrais porter son enfant.

Un soir, Chris leur dit qu'il avait une patiente qui devait être opérée d'un œil et qui ne pouvait s'offrir ni l'avion ni le train pour Adélaïde. Il lui avait suggéré de faire la route en voiture, mais la femme ne savait pas conduire. Son mari pouvait l'accompagner, mais il lui était impossible d'emmener ses trois jeunes enfants, et Chris s'était demandé si Cassie et Fiona n'accepteraient pas de passer une semaine avec eux dans leur ranch. Fiona avait l'habitude des enfants, et elles pouvaient envisager ce séjour comme des vacances à la campagne, une occasion de changer de rythme de vie. Cela pourrait leur faire du bien de se sentir utiles, car elles étaient oisives depuis trois semaines. Il offrit à Cassie de la remplacer à la station radio pour ses trois appels journaliers.

— Ils vivent à près de soixante-dix kilomètres d'ici, au sud-est. Il vous faudra traire la vache, mais c'est un petit gabarit, et à part cela, vous n'aurez qu'à vous occuper des enfants.

Cassie et Fiona se regardèrent.
— Eh bien, j'ai besoin de me sentir nécessaire, dit Fiona. Ça peut être amusant.
— Je pourrai vous y amener dimanche, proposa Chris, et venir vous chercher le dimanche suivant. La route est plutôt une piste et il n'y a aucune autre ferme à proximité.
— Des femmes pionniers, dit Cassie, pensant que ce séjour pourrait lui permettre de mieux comprendre ses patients et leur vie. Je suis partante.
— Je me doutais que vous le seriez. Merci beaucoup.
Il se leva pour partir. Cassie l'accompagna jusqu'à la grille. Elle lui entoura la taille et l'embrassa. C'était un baiser sans électricité, mais agréable.

Fiona revint de la grange en riant, avec un panier rempli d'œufs bruns. Elle était accompagnée des deux enfants les plus âgés, Laurie et Phil.
— Quelle délicieuse odeur ! dit-elle à Cassie, qui faisait frire du bacon.
Cassie venait de donner à manger au bébé, et la chaise haute était tout éclaboussée de nourriture. Elle ne savait pas si elle aurait apprécié ce genre de vie en permanence, mais pour une semaine, c'était amusant. Les enfants étaient adorables, notamment l'aîné, Phil. Il resta sur le seuil, pointant le doigt vers l'est.
— Regardez la lumière là-bas ! dit-il.
Fiona se retourna pour regarder derrière elle.
— Hé, Cassie, viens voir.
Au milieu de la ligne d'horizon qui s'étendait à perte de vue, par-delà les arbres bas et rabougris, on pouvait apercevoir une lumière éblouissante. Elle s'avançait vers eux, longue traînée argentée léchant la terre.
— Mon Dieu ! c'est un incendie ! s'exclama Cassie. Il doit bien s'étendre sur cinquante kilomètres.
Les deux femmes échangèrent un regard.
— Il est absolument impossible de le gagner de vitesse, dit Fiona.
— Impossible, en effet, sans véhicule.
— Prendre le petit déjeuner ? s'écria Fiona d'une voix brisée.
— Oui, bien sûr. Cela va être une longue journée.
La poitrine oppressée, Cassie regarda autour d'elle.
— Il est encore loin. Prenons le petit déjeuner.
Le cœur battant à se rompre, Cassie retourna le bacon qui

grésillait et prit les œufs dans le panier que Fiona avait toujours à la main.

— Allons, faisons comme si tout était normal. Comme si nous allions bien nous amuser.

Fiona la fixa, puis se tourna vers les enfants.

— Regardez ce délicieux breakfast. Allez, à table !

Elle posa Laurie sur la chaise près d'elle, faisant signe à Phil de prendre le siège de l'autre côté.

Cassie s'attabla avec eux, cherchant une solution.

— Combien de moutons avez-vous ? demanda-t-elle à Phil.

— Neuf. Mon papa vient juste de les acheter. Il a économisé pendant longtemps.

— Neuf, répéta Cassie d'un air songeur.

— A quoi penses-tu ? demanda Fiona.

Elle se forçait à manger.

— Tu sais quoi ? Un incendie ne peut consumer un sol déjà brûlé. Si nous pouvions allumer notre propre feu et le faire marcher contre celui qui nous menace, il serait obligé de se retourner sur lui-même, de s'éteindre. Il épargnerait au moins la parcelle de terre que nous aurions pu brûler autour de nous. Vaincre le feu par le feu.

— Mais comment arriver à cela ? questionna Fiona d'une voix que la peur faisait trembler.

— Je ne sais pas. Laisse-moi réfléchir une minute. Fais la vaisselle, Phil et Laurie t'aideront. Je pars en reconnaissance, à la recherche d'idées.

Comme elle sortait de la maison, le chien de la ferme se précipita vers elle et lui lécha la main. Elle regretta de ne pas lui avoir apporté de bacon. Il se mit à courir en cercles autour d'elle. Son estomac se noua. Les moutons étaient dans l'enclos près du bâtiment d'habitation, broutant paisiblement. Elle savait que ces animaux suivaient n'importe quoi, n'importe qui les conduisant, et pouvaient aller jusqu'à sauter d'une falaise, si le meneur le faisait. Arriverait-elle à les maîtriser ? Une idée se forma dans son esprit.

Elle s'arrêta pour remplir le seau à la pompe et le porta, faisant appel à toutes ses forces, dans l'enclos des moutons. Ils se précipitèrent, tandis qu'elle vidait l'eau dans l'abreuvoir, et la lapèrent en quelques secondes. Elle resta à les regarder, essayant de repousser l'idée ridicule qui lui était venue. Puis elle retourna à la pompe. Au bout de trois voyages, elle dit tout fort :

— O.K., les gars, je sais ce que nous allons faire. Reposez-vous un peu maintenant, parce que vous allez travailler toute la journée.

L'horizon était en feu. L'incendie ne semblait pas s'être rapproché, mais elle savait qu'il avalait les kilomètres. Incapable d'une estimation exacte, elle jugea cependant qu'il faudrait sans doute des heures avant qu'il ne fût assez près pour provoquer des dégâts. Elle se demanda combien de temps, combien de temps d'horribles souffrances, il fallait pour mourir carbonisé.

Devaient-ils fuir ? Se mettre à courir en suivant une trajectoire oblique par rapport à celle de l'incendie ? Pouvaient-ils parcourir plus de vingt kilomètres dans la journée ? Certainement pas. En tout cas pas avec de jeunes enfants. La camionnette était partie et il n'y avait même pas de tracteur.

Retournant vers la maison, elle découvrit Fiona debout sur le pas de la porte, le bébé dans les bras.

— Alors, tu as une brillante idée ?

— Je ne sais pas si elle est brillante, mais à moins que tu n'en aies une meilleure...

— Je n'en ai aucune. Je me sauverais volontiers, mais je sais que cela ne servirait à rien. Nous ne pouvons gagner de vitesse un incendie, encore moins avec des enfants.

Fiona en était arrivée à la même conclusion qu'elle.

Après une profonde inspiration et un moment d'hésitation, Cassie dit :

— Voilà mon idée : rassembler les moutons, les neuf, si nous y arrivons, et marcher autour de la maison en formant un cercle de plus en plus grand, moi devant, et toi et les enfants derrière, en espérant ainsi tasser l'herbe jusqu'à ce qu'elle soit si plate...

— Tasser l'herbe ? (Fiona regarda Cassie comme si celle-ci avait perdu l'esprit.) Tu as vu comme elle est épaisse ?

— J'ai vu. (Pendant un instant Cassie eut envie de renoncer à son idée et de se mettre à courir, espérant pouvoir gagner le feu de vitesse.) C'est bien pour cela qu'il va nous falloir marcher en rond jusqu'à ce que nous la tassions. Nous ne pouvons faire plus de dix kilomètres, parce que dix kilomètres est le maximum que puisse parcourir un troupeau de moutons en une journée.

— Je vois que tu as beaucoup appris.

Du dos de la main Cassie écarta ses cheveux de ses yeux.

— Je ne pensais pas que cela me serait un jour utile. Alors, qu'en dis-tu ?

— Je dis que je suis paralysée par la peur. (Fiona rentra

dans la maison et mit le bébé dans son berceau.) Mais si nous ne tentons rien, nous n'avons pas la moindre chance. Et si les moutons s'enfuient ?

— Crois-tu qu'il faille les attacher les uns aux autres ?

— Et tu les retiendrais ? S'ils se mettaient à courir, penses-tu que tu pourrais retenir neuf bêtes pesant plus de cinquante kilos chacune ?

— Eh bien... (Cassie se mit à rire, malgré les frissons de peur qui la parcouraient.) Voyons ce que nous pouvons faire. Toi et les enfants — tu leur expliqueras, tu as plus l'habitude des enfants que moi —, vous m'aiderez à les mettre en cercle. Peut-être le chien saura-t-il comment procéder. Tu le gardes à l'arrière avec toi, de façon qu'il me suive moi et les moutons, rassemblant le troupeau...

Il fut facile de réunir les moutons, et une fois que Cassie eut commencé à faire le tour de la petite maison, ils se mirent à marcher à un rythme régulier comme sur une route empruntée régulièrement par le bétail. Toutefois, leurs sabots, martelant le sol, tassaient à peine l'herbe. Ils repassèrent sur le même cercle pendant une heure, jusqu'à ce que Laurie se mette à pleurer. Cassie pensa : *Je vais la laisser se reposer un instant, mais elle doit nous aider. Nous avons besoin de chaque paire de pieds.*

— Je vais donner à boire aux moutons, dit-elle à Fiona. Trouve des boissons pour les enfants. Et pour nous deux. (Elle sentait des ampoules se former sous ses pieds.)

Fiona s'occupa du bébé et Laurie dit :

— Je n'aime pas ça. Je suis fatiguée.

Cassie jeta un coup d'œil à Fiona.

— Nous allons chanter, les enfants, dit Fiona avec un sourire, bien qu'elle n'eût pas le cœur à sourire. Je vais vous apprendre des chansons, des chansons de marche. Mais voyons si nous pouvons trouver de la corde. Nous nous en servirons pour attacher un mouton et il vous conduira. Ça sera drôle, n'est-ce pas ?

La seconde heure passa, pareille à la première, sauf que l'ampoule de Cassie perça, ce qui rendit chacun de ses pas douloureux. Elle savait que les enfants devaient souffrir davantage, mais Phil ne cessait de dire, serrant les dents :

— Je suis un homme, et les hommes ne se plaignent pas.

Dans l'après-midi, après que Fiona leur eut fait des sandwiches, elle demanda :

— Les enfants ne peuvent pas faire une sieste ?

— Je veux qu'ils soient fatigués au point de dormir comme des souches cette nuit.

Cassie regarda l'horizon. L'éclat argenté du ciel avait cédé la place à un orange pâle, gagnant de l'ampleur, à mesure que l'incendie se rapprochait.

— Il est encore à des kilomètres, dit-elle, souhaitant que ce soit aussi l'avis de Fiona.

Mais Fiona resta silencieuse.

Elles marchèrent toute la journée, accordant de fréquents repos aux enfants. Le chien, fermant la marche, paraissait infatigable.

Cassie veilla à désaltérer fréquemment les animaux. Ses ampoules finirent pas lui faire si mal qu'elle se débarrassa de ses bottes et se mit à marcher nu-pieds dans les sillons déjà tracés.

A six heures du soir, les moutons étaient épuisés.

— Prépare-nous quelque chose à manger, dit Cassie à Fiona. N'importe quoi. Vois s'il y a du café, tu veux ? J'en boirais volontiers.

A présent, elle pouvait sentir l'odeur de brûlé, à guère plus d'une vingtaine de kilomètres probablement. Une fumée âcre emplissait l'air.

Cassie se tourna vers Phil.

— Rentre le chien et les moutons dans la maison, commanda-t-elle.

— Les moutons ?

Il se mit à glousser.

— Ton père veut qu'ils constituent les premiers éléments de son futur troupeau, non ? Alors mets-les dans la cuisine.

— Tu sens cette odeur ? dit Fiona. L'odeur du feu ?

Elle passa un bras autour de Laurie.

— Et vous entendez ces bruits ? dit Phil, tout en ordonnant au chien de conduire les moutons dans la maison. Ces craquements ?

Laurie fondit en larmes.

— Nous allons être brûlés, gémit-elle.

— Chut ! dit sèchement Cassie.

Elle savait que, fatigués comme ils étaient, les enfants n'allaient pas tarder à s'écrouler comme des masses. Elle remerciait le ciel de la présence de Fiona, car sans elle les enfants auraient été terrifiés.

Laurie s'endormit à table.

— Je suis morte de fatigue, dit Fiona. Crois-tu qu'il faille continuer ?

Elle prit Laurie dans ses bras et la porta dans la chambre des enfants. Le bébé dormait déjà à poings fermés. Phil était assis sur son lit, caressant le chien, autorisé pour la première fois à entrer dans la maison. Les pattes du pauvre animal saignaient et il les lécha en gémissant. Enfermés dans la cuisine, les moutons mastiquaient le foin que Cassie leur avait apporté de la grange.

— Tu as peur ? demanda Cassie, quand les deux femmes se retrouvèrent seules.

— Et toi ?

— J'ai une peur bleue.

— Je pense à Blake et je regrette de ne pas avoir vraiment commencé à vivre avec lui. J'ai pensé à lui toute la journée.

Blake !

Cassie se leva et marcha, nu-pieds, vers la porte.

— Écoute, chuchota-t-elle. C'est indescriptible. Écoute ces sifflements, et pourtant il est encore à des kilomètres d'ici.

— A combien de kilomètres ?

Fiona se rapprocha de Cassie et glissa son bras sous le sien.

Cassie haussa les épaules.

— Pas si loin. Je me sens inutile, comme si tout ce que nous faisons était vain.

— Tu as fait tout ce que tu pouvais. Je me suis contentée de te suivre. C'est moi qui me sens inutile.

— Peut-être le sommes-nous toutes les deux. Il n'y a absolument plus rien que nous puissions faire, n'est-ce pas ?

— Si, il y a encore quelque chose à faire. Allumer un feu. C'était le but de l'opération, non ?

Cassie se tourna vers son amie.

— Si nous ne mourons pas brûlées, personnellement je mourrai de fatigue. (Fiona hocha la tête en signe d'approbation.) Et si ça ne marche pas ?

Fiona prit la main de Cassie et se pencha pour l'embrasser sur la joue.

— Cassie, j'ai confiance en toi. Mais si cela ne marche pas, et si je dois mourir, je préfère autant que ce soit avec toi.

— Je t'aime, moi aussi, Fiona. (Cassie serra Fiona dans ses bras.) Mais j'ai une peur terrible. Je ne suis pas prête à mourir. Et je ne veux pas que ces trois enfants meurent.

— Tu es un roc, Cassie. Je n'aurais jamais pu être aussi calme avec quelqu'un d'autre. Je continue à croire que tu vas nous tirer de là, et j'ai de bonnes raisons pour cela. Tu vas allumer ce feu, pendant que je vais faire du café.

Cassie ouvrit la porte, sur le seuil de laquelle se tenait un poulet. Elle le ramassa et le jeta dans la maison, prit les allumettes que lui tendait Fiona et marcha en direction de l'incendie qui, à présent, se rapprochait rapidement. Elle pouvait entendre les chuintements de l'air déplacé tandis que les flammes grimpaient en rugissant jusqu'aux cimes des arbres, sautant de l'un à l'autre. Elles sifflaient, l'éblouissant de leur éclat.

Tandis qu'elle marchait dans l'herbe piétinée, Cassie se demandait si le dragon qui s'approchait les tuerait. Des rafales de vent isolées lui apportaient l'odeur de l'incendie. Bien qu'il fût encore à plus de deux kilomètres, elle pouvait sentir sa brûlure, et elle s'assura qu'elle ne flambait pas.

Au bord de la zone d'herbes aplaties après une journée de piétinement, elle s'agenouilla et craqua une allumette. Les rafales soufflées par l'incendie qui gagnait du terrain l'éteignirent. Protégeant de ses mains une autre allumette, elle réussit à obtenir une étincelle, sur laquelle elle souffla doucement, trouvant que c'était le comble de l'ironie d'allumer un feu, alors que le ciel entier était embrasé par celui qui s'avançait vers elle. L'étincelle s'amplifia et l'herbe s'enflamma ; elle courut mettre le feu à un autre endroit. Qu'il se dirigeât vers le monstre qui avançait en rugissant vers la maison ou qu'il reculât vers la zone d'herbe piétinée, elle n'avait pas l'intention de rester à contempler ses évolutions.

Il y eut de brèves et furieuses rafales d'air brûlant qui furent accompagnées d'un tonnerre de crépitements. Son feu rampait vers l'enfer qui s'ouvrait devant elle.

— Je ne peux rien faire de plus, dit-elle tout haut.

Se retournant, elle regagna la maison, consciente du tremblement de ses mains.

Fiona la regarda venir du seuil de la porte.

— Le café est prêt, dit-elle. Il est très chaud.

— Qu'est-ce qui ne l'est pas ? dit Cassie, l'estomac noué par la peur.

Elles s'assirent à la table, en face l'une de l'autre, leur tasse à la main.

— Nous allons être dans une île au milieu d'un océan de feu.

— J'aimerais avoir ta foi.

Fiona posa la main sur le bras de Cassie.

— Tu sais à quoi je pensais dernièrement ? Nous ne faisons en ce moment ni l'une ni l'autre quelque chose d'utile, parce que je n'ai plus de travail et que tu n'as plus de pilote. Tu te souviens que Sam m'apprenait à piloter ? Eh bien, j'étais sur le point de pouvoir voler seule quand j'ai dû repartir en Irlande. Que dirais-tu si j'allais à Adélaïde prendre des leçons supplémentaires ? Que dirais-tu de m'avoir pour pilote ? Nous pourrions travailler ensemble.

Cassie la regarda bouche bée. Fiona lui pressa le bras.

— J'avais peur de t'en parler, peur que mon idée ne te déplaise. Peur d'essuyer un refus. Mais en toute honnêteté, Cassie, je crois que je pourrais faire un assez bon pilote. Considère les choses de la manière suivante : ou je suis ton pilote ou il n'y a plus de Médecins Volants à Augusta Springs.

Cassie se leva d'un bond, fit le tour de la table et se jeta au cou de Fiona.

— Oh, je trouve que c'est une idée merveilleuse. Une idée magnifique ! Je ne vois rien de mieux.

A part devenir Mme Blake Thompson.

Les craquements de l'incendie devinrent si puissants qu'ils couvrirent même les aboiements du chien.

36

Au matin, lorsque les premières lueurs de l'aube zébrèrent d'un gris perlé l'horizon, vers l'est, là où l'incendie avait démarré, on ne voyait plus qu'une étendue de terre brûlée, et des arbres abattus. Des volutes de fumée s'élevaient dans les airs, montant du sol calciné. Il régnait un silence de mort. Pas un oiseau ne chantait, et il n'y avait pas un souffle de vent.

Cassie et Fiona n'avaient pas dormi de la nuit. Elles ouvrirent la porte de la cuisine pour laisser sortir les moutons, mais les bêtes se blottirent dans un coin et refusèrent de bouger. Cassie fit un pas dehors, espérant qu'ils la suivraient, mais le sol était si chaud qu'elle recula d'un bond à l'intérieur. Rien à portée de vue n'était vivant.

Elle se retourna et, du seuil de la porte, regarda Fiona avec un pâle sourire :

— Je pense que nous avons survécu.

Cela en avait tout l'air. Elle se demanda pourquoi elle n'en éprouvait pas une plus grande joie.

— Je vais nourrir le bébé. Tu t'occupes des autres enfants, d'accord ?

— Tu sais quoi ? Je tremble, dit Fiona, surprise. (Elle tendit les mains.) Regarde-moi, je tremble maintenant que tout est fini. J'aurais dû en principe avoir ce genre de réaction hier, plutôt qu'aujourd'hui, où nous ne risquons plus rien.

— Pas du tout, dit Cassie d'une voix neutre. Les situations critiques donnent souvent des ailes aux gens ; ils sont alors capables d'actions héroïques, mais après le trauma, ils s'effondrent, restant parfois prostrés.

— Mon cas n'est pas aussi grave : je tremble un peu, c'est tout.

Fiona alla dans la chambre des enfants où le bébé, debout dans son berceau, gazouillait. Il eut un sourire ravi en la voyant. Phil était pelotonné contre le chien qui lui léchait le coude. Laurie avait le hoquet dans son sommeil.

Cassie se mit à faire le café, se demandant comment ils pourraient traverser la cour dont le sol était encore brûlant pour aller aux cabinets. Il lui faudrait trouver une solution de rechange.

Ils ne mangeraient pas d'œufs aujourd'hui. Sans avoir accès à la réserve, auraient-ils assez de nourriture pour tenir jusqu'à la fin de la semaine ? Combien de jours restait-il, quatre ? Non, trois. Dans ce cas, ils pourraient faire durer leurs provisions. Mais la terre aurait-elle suffisamment refroidi, samedi, pour qu'une voiture puisse rouler dessus ? Partout où son regard se portait, des nuages de fumée s'élevaient dans les airs du sol roussi.

Deux jours plus tard, toutefois, un vieux camion d'une demi-tonne traversa les vingt-quatre kilomètres de terre brûlée, roulant sur ce qui naguère était une route, bien que méritant à peine ce nom. Steven Thompson et Chris Adams étaient dans ce véhicule.

Steven serra Fiona dans ses bras, tandis que Chris se contenta de jeter un regard à Cassie.

— Mon Dieu ! dit-il, dès que j'ai été au courant de l'incendie, j'ai essayé de venir, mais c'était impossible. Depuis hier nous attendons que la terre refroidisse pour ne pas brûler nos pneus. Steven et moi n'avons cessé de nous dire que vous étiez saines et sauves, mais...

Steven l'interrompit.

— Ni l'un ni l'autre n'arrivions à en croire nos yeux. Pouvez-vous imaginer ce que cela nous a fait de voir la maison debout, de voir quelqu'un bouger devant ? J'ai dit à Chris que si deux femmes pouvaient se tirer d'une telle situation, c'était bien vous deux.

Il lâcha Fiona pour venir vers Cassie et l'étreignit.

— Dieu tout-puissant, jamais je n'ai été aussi heureux de retrouver quelqu'un.

Des larmes lui montèrent aux yeux.

— Comment avez-vous fait ? demanda Chris. Par quel miracle ce bout de terre a-t-il pu échapper aux flammes ? On dirait une île au milieu des enfers.

Il surprit Cassie en mettant ses bras autour de ses épaules et en l'attirant contre lui.

— Seigneur ! J'ai bien cru que ma vie était finie, dit-il d'une voix basse.

Il la tint serrée contre lui, tardant à relâcher son étreinte.

De retour à Augusta Springs, Cassie s'en fut aussitôt se coucher. Allongée dans l'obscurité de sa chambre, les rideaux tirés, elle tremblait de façon incontrôlable, claquant des dents. Fiona nourrit les enfants et les mit au lit.

— Je vais dormir sur le sofa, dit Steven. Je refuse de vous laisser toutes seules.

Chris resta également, passant la tête par la porte de la chambre de Cassie toutes les quinze ou vingt minutes. Il finit par entrer et s'assit à son chevet, lui caressant le front. Mais elle le repoussa.

— Laissez-moi seule. Ça va aller.

Lorsqu'il partit, elle se mit à sangloter sans pouvoir s'arrêter. Fiona, Steven et Chris se précipitèrent sur le seuil de sa porte. Mais elle ne voulait pas de leur présence, elle voulait rester seule. Elle ne savait pas pourquoi elle pleurait. Elle finit par s'endormir.

Au matin, elle fut réveillée par les cris des enfants ; riant et courant dans toute la maison, ils réveillèrent aussi Steven. Quand elle arriva dans la cuisine, il avait déjà préparé le café et faisait des œufs brouillés.

— Je ne vous connaissais pas ces talents, dit-elle, en essayant de lui sourire.

Elle n'aspirait qu'à se recoucher, mais elle ne pouvait laisser Fiona seule avec les trois enfants. Ils étaient tous sains et saufs. Alors pourquoi se sentait-elle aussi mal, pourquoi avait-elle aussi froid, pourquoi ces vertiges ?

Lorsque Steven lui servit son café et lui tendit sa tasse, elle s'évanouit.

Quand elle revint à elle, Chris était penché au-dessus d'elle.

— Nous allons vous emmener loin du bruit et des enfants. Leur père viendra cet après-midi, et Fiona s'occupera d'eux pendant que je vous conduirai chez moi. Vous avez besoin de calme et de tranquillité.

Cassie était trop faible pour argumenter. Il la prit dans ses bras et la porta jusqu'à sa voiture.

— Nous vous ferons apporter vos vêtements plus tard.

Elle s'affaissa sur le siège avec gratitude.

Il la borda dans son lit et tira les rideaux.

— Il faut que j'aille à l'hôpital, mais je serai de retour à midi pour vous faire à manger. Entre-temps, je vais vous donner quelque chose pour vous détendre et vous faire dormir.

Elle ne se réveilla pas avant la nuit, et elle sentit alors de bonnes odeurs de cuisine. Elle se dit qu'elle devait se lever et aller au salon pour que Chris n'ait pas à lui apporter son dîner, mais elle ne put se forcer à bouger.

Chris entra dans la pièce et alluma la lumière.

— Pouvez-vous aller à la salle de bains ? Vous n'y êtes pas allée de toute la journée.

Cassie acquiesça. Oui, bien sûr, elle le pouvait, mais malgré ses efforts pour se lever, elle ne réussit pas même à se dégager des couvertures. Chris la souleva et la porta à la salle de bains.

— J'attendrai dehors, mais si vous avez besoin de moi, ne soyez pas gênée. Nous sommes des médecins.

Lorsqu'il la remit au lit, il lui dit, après avoir glissé deux oreillers sous sa tête :

— Je vous ai préparé un bouillon de poulet.

— Vous n'en avez pas assez de soigner les femmes malades ?

— Ne me dites plus jamais ce genre de choses. Avec vous, c'est différent. Vous n'êtes pas Isabel.

Il y avait de la colère dans sa voix.

Elle tremblait tellement qu'elle en claquait des dents. Chris était assis près d'elle, un bras autour de son épaule, la serrant contre lui, passant sa main dans ses cheveux, murmurant :

— Allons, allons. Ce n'est rien. Tout va bien.

La chaleur de son corps finit par la calmer, et elle s'endormit contre lui. Il la tint dans ses bras toute la nuit, sommeillant assis.

Il lui fit une autre injection le lendemain matin, avant de partir travailler, mais elle se réveilla avant son retour. Elle resta allongée, immobile, pensant qu'elle ne pouvait en supporter davantage. Pourquoi Warren et Mary sont-ils morts, et pas moi ? Pourquoi suis-je vivante ? Pourquoi Blake n'a-t-il pas voulu m'épouser ? Pourquoi a-t-il choisi ma meilleure amie ? Il est venu s'interposer entre nous, et je n'ai plus personne à qui me confier. Je ne peux retrouver notre ancienne amitié. Pourquoi Jennifer est-elle morte ? Une femme aussi belle, dans la fleur de l'âge ! Brûlée jusqu'à en être méconnaissable.

Elle pleura silencieusement.

Lorsque Chris arriva, il trouva Cassie recroquevillée en position fœtale, le visage sillonné de larmes, contemplant le vide. Elle ne voulut pas lui parler ou même reconnaître sa présence. Lorsque Steven vint plus tard, elle le regarda d'un air absent, et les deux hommes comprirent qu'elle ne les voyait pas.

— Elle est en état de choc, expliqua Chris à Steven. Je pense que c'est plus qu'elle n'en peut supporter. La guerre, le départ de ses amis, la mort de Jennifer et cet accident d'avion. L'incendie a eu un effet de catalyseur. Un état comateux a souvent pour cause le refus d'accepter la réalité. C'est une sorte de fuite.

Steven s'approcha de la jeune femme et passa la main sur son front.

— Je pensais qu'elle serait ma belle-fille, dit-il à voix basse. J'avais déjà commencé à l'aimer en tant que telle. (Il se tourna vers Chris.) Que peut-on faire ?

Chris secoua la tête.

— Rien. Il lui faut du temps, du repos.

— Eh bien, les enfants seront partis demain, dit Steven. Fiona pourra s'occuper d'elle.

— Non. C'est moi qui vais m'occuper d'elle.

Steven le regarda.

— Faites-moi savoir si je peux vous aider en quoi que ce soit. Je reste chez Fiona.

Cassie entendit toute cette conversation en sourdine, comme à travers un tunnel, à une très longue distance. Ainsi Steven avait cru, lui aussi, qu'elle épouserait Blake. Mais aucune larme ne lui vint. Aucune réaction.

Lorsque, trois jours plus tard, Cassie ouvrit les yeux, elle aperçut Chris qui lisait sur une chaise, non loin du lit. Fermant aussitôt son livre, il se leva et vint s'asseoir près d'elle.

— Il y a de la soupe. Vous en voulez ?

— Je voudrais un jus d'orange, dit-elle, se redressant. Du jus d'orange et une brosse à dents. J'ai un goût horrible dans la bouche. Depuis combien de temps suis-je ici ?

— Cinq jours. (Allant vers la porte, il s'arrêta en chemin.) Je reviens tout de suite.

Cassie se leva, descendit le couloir, se rendit à la salle de bains et se fit couler un bain. Un moment plus tard, Chris frappait à la porte. Elle lui ouvrit. Avec un grand sourire, il lui tendit une brosse à dents.

Cassie lui rendit son sourire. Quel homme charmant il était devenu !

— Je ne veux pas de soupe, mais un œuf mollet avec des toasts et du thé.

Il lui apporta le tout sur un plateau, avec une rose, et lui dit :

— Je regrette que vous alliez mieux.

Elle leva un sourcil interrogateur.

— Je le regrette parce que vous allez partir.

Elle mit une main sur son bras.

— Eh bien, j'espère que vous m'aimerez, ressuscitée. Je me sens endolorie comme si j'avais dormi vingt ans dans la même position.

— Vous étiez en effet bien rigide. Vous voulez un massage ?

Jamais il n'avait été aussi gentil.

— Attendez que j'aie fini mon thé et j'accepte votre offre.

Il s'assit et la regarda finir son souper. Puis elle se mit sur le ventre.

— Je ne suis pas un professionnel.

— Ça ne fait rien.

Elle mit ses mains sous sa tête.

— Vous avez un beau corps, dit-il.

— C'est vrai que vous ne m'aviez jamais vue nue. Plus fort, n'hésitez pas. C'est fantastique.

Au bout d'une minute, il demanda :

— Vous êtes toujours amoureuse de Blake Thompson ?

Son cœur s'arrêta de battre. Elle laissa échapper un soupir rauque et ne lui répondit que plusieurs minutes plus tard, tandis qu'il s'attaquait aux nœuds de tension de ses épaules. Malgré ses questions, elle se relâchait.

— Je ne sais pas. Donnez-moi une définition de l'amour.

Il eut un rire amer et ses doigts s'enfoncèrent dans ses avant-bras.

— Je ne suis pas un expert en la matière.

— Allons, dit-elle en posant sa tête sur le côté pour mieux le voir. Vous et Isabel avez été mariés pendant une vingtaine d'années.

Il resta calme et continua à la masser, bien qu'elle sentît ses mains se raidir. Soudain, il l'embrassa entre les omoplates.

— Je ne vois pas en quoi ma vie avec Isabel peut vous intéresser.

Il avait dans la voix quelque chose d'indéfinissable que Cassie n'arrivait pas à saisir. Il fit glisser ses mains sur ses jambes et ses cuisses, puis les frictionna pour en éliminer la tension.

— Hum, que c'est bon ! murmura-t-elle.

Il piquait sa curiosité tout en la détendant.

— Tournez-vous.

Elle se retourna et lut dans ses yeux une tendresse qu'elle n'y avait jamais vue auparavant.

Il se mit à lui masser les bras, de façon à assouplir les muscles. Il réussit à défaire le nœud qui s'était formé dans son estomac cinq jours plus tôt. Elle ferma les yeux, se relaxant entièrement à son toucher.

Il frotta l'intérieur de ses cuisses, et elle était pleine de désir quand il s'arrêta. Elle ouvrit les yeux et le vit qui la contemplait ; elle souhaita alors qu'il lui fît l'amour.

— Attendez, dit-il, après l'avoir regardée un long moment.

Il quitta la pièce pour revenir avec deux verres de vin.

Cassie s'assit dans le lit. Lorsqu'il lui tendit son verre, elle lui tint la main, tournant la paume vers le haut pour l'embrasser.

Elle entendit son râle.

— Faites-moi l'amour, Chris.

Il la dévisagea, puis s'agenouilla près du lit, sa main dans la sienne. Elle amena la main de Chris sur son sein, dont le bout se durcit.

— Maintenant. Ici.

Ses yeux restèrent fixés à ceux de Cassie jusqu'au moment où il se pencha pour l'embrasser, avide de ses lèvres. Elle passa un bras autour de son cou, murmurant :

— Viens, Chris !

Il se redressa, défit sa cravate, déboutonna sa chemise... et se retrouva nu devant elle. Son corps était dur et musclé, comme devait l'être à ses yeux le corps d'un homme. Elle rejeta les couvertures et lui ouvrit les bras.

Ils firent l'amour avec rage et frénésie. A un moment, croyant qu'il allait se retirer, elle s'écria, malgré elle : « Non, pas encore ! » Mais il n'avait aucune intention de s'arrêter là. Il l'excita à un point où plus rien d'autre ne comptait que ses incessantes allées et venues en elle. Ses hanches se soulevèrent pour le recevoir et ils bougèrent ensemble avec une violence... une énergie qui les dépassaient.

Les seuls bruits dans la pièce étaient les gémissements de Cassie, soupirs d'extase qui jaillissaient du plus profond de son être. Son corps frissonnait sous le sien, s'arc-boutant, encore et encore, à la rencontre de ses poussées, dans une volonté de l'attirer tout entier en elle. Ses muscles se resserrèrent autour de lui et elle l'entendit sangloter, elle l'entendit s'exclamer : « Seigneur ! Oh ! Seigneur ! »

Le souffle rauque, il la quitta, roulant sur le côté, s'appuyant sur le coude pour la regarder. Elle haletait à présent.

— J'avais oublié comme c'était bon !

Il s'allongea, la tête sur l'oreiller et les mains sous la tête, fixant le plafond sans le voir. Au bout d'un moment, il dit :

— J' ai pensé à cela — Dieu sait à quel point cela m'a obsédé — dès le premier jour où je t'ai rencontrée.

— Dès le premier jour où tu m'as rencontrée ?

Il acquiesça.

— J'ai envie de te baiser comme un fou depuis ce jour-là.

Jamais personne n'avait parlé à Cassie de cette manière.

— Je croyais que tu ne pouvais pas me sentir.

— C'est vrai, ce qui ne m'empêchait pas de te désirer. J'ai fait tout ce que j'ai pu pour essayer de te chasser de mon corps, de mon esprit. Et je croyais que ce que nous venons de faire ne pourrait jamais arriver.

Elle lui caressa le ventre.

— Je n'y pensais même pas.

— Je sais. (Il sourit.) Continue. C'est bon.

Elle se pencha et lui embrassa la poitrine, passant la langue sur ses tétons. Elle le sentit trembler, tandis qu'elle le mordait légèrement, et il l'attira à lui, la regardant dans les yeux avant de la pénétrer à nouveau.

— Parle-moi de toi et d'Isabel, demanda-t-elle, comme ils étaient allongés côte à côte.

— Cela ne peut t'intéresser.

— Mais si, murmura-t-elle, en se blottissant contre lui.

Il soupira.

— Je vais chercher du vin, décida-t-il, se levant pour aller dans la cuisine.

Quand il revint, Cassie lui dit :

— Toi aussi, tu as un beau corps.

Chris se regarda en riant.

— Personne ne m'avait jamais encore dit ça.

Il grimpa dans le lit et appuya un coussin contre le dosseret.

— Tu veux vraiment que je te raconte ?

Comme Cassie acquiesçait, il remarqua :

— Je n'ai jamais parlé à quiconque de ma relation avec Isabel.

— Isabel était la plus jolie fille que j'aie jamais connue. Je l'ai rencontrée la dernière année de mes études de médecine. Je n'avais jamais vraiment eu de petite amie avant. J'ai fait sa connaissance lors d'une fête paroissiale. Assise à l'écart pendant que tout le monde flirtait et dansait, c'était la plus timide de toutes les filles présentes. Sa réserve m'a plu. Nous avons commencé à nous fréquenter, allant comme tout le monde au cinéma, à la patinoire et à la plage. Sa famille m'invitait à prendre le thé le dimanche après-midi. Ses parents étaient encore plus rigides que je le suis devenu ; ils souriaient rarement, mais son père appréciait de me voir embrasser une carrière de médecin.

« Isabel me disait qu'elle détestait les villes, qu'elles la terrifiaient. Elle me disait qu'elle aimait les enfants, et j'avais envie d'en avoir. J'étais fou de désir pour elle. Mais nous ne faisions pas grand-chose. A vrai dire, elle ne faisait rien du tout, et elle me laissait rarement la toucher, mais cela m'était égal. Je pensais qu'elle était vierge et innocente et qu'elle voulait se garder pour le mariage, enfin la vieille histoire. J'avais du mal à dormir la nuit, à force de la désirer.

« Comme beaucoup de jeunes gens à cet âge, ou peut-être même à n'importe quel âge, je confondais mes émotions avec mes besoins sexuels. C'est la raison pour laquelle, je pense, beaucoup se marient. Et c'est ce que nous avons fait. Nous nous sommes mariés le jour où j'ai eu mon diplôme, et après une année d'internat, j'ai décidé de partir à Augusta Springs. C'est alors que je me suis rendu compte que j'avais fait une erreur gigantesque.

Cassie le regardait fixement.

— Cassie, je n'ai jamais aimé Isabel. Jamais. Je l'ai épousée parce que je voulais coucher avec elle, et lorsque le moment vint de faire la chose, cela fut pour elle un véritable calvaire. Lorsque j'essayai de l'embrasser, elle eut un mouvement de recul et me dit : « Je ne peux supporter ces horribles baisers mouillés. C'est dégoûtant. » Lorsque timidement je la touchai, elle retira ma main et me dit : « Ne fais pas ça, je ne le supporte pas. » Allongée, raide et immobile, elle s'écria : « Finis-en donc, pour l'amour du ciel ! » Naturellement, une telle attitude ne pouvait que me paralyser.

« Les semaines, les mois passèrent et nous ne nous touchions toujours pas, pas même au lit, dormant le plus loin possible l'un de l'autre. Le désir me rendait fou, je n'avais plus particulièrement envie d'elle, mais j'avais besoin de faire l'amour à une femme. Et une nuit, je l'ai prise de force, lui faisant mal, mais peu m'importait. Nous étions mariés depuis près d'un an, nom de Dieu !

Sa voix tremblait et Cassie pensa qu'il allait se mettre à pleurer. Elle lui prit la main.

— Après cela, elle m' a regardé avec dans les yeux ce que je peux seulement définir comme de la haine en me disant : « Je ne veux jamais plus subir cela ! » Nous n'avons jamais refait l'amour. Plus jamais en vingt ans de vie commune.

Assise dans le lit, Cassie le regardait, bouche bée.

— Plus jamais ? Pendant toutes ces années ?

Il secoua la tête.

— Non, plus jamais. Accepterais-tu que quelqu'un se conduise de cette manière avec toi ? Et pourtant, tu sais ce qu'elle faisait ? Elle me faisait des scènes terribles, comme si j'allais me jeter sur chaque femme que je rencontrais. C'était la personne la plus jalouse du monde. Elle m'invectivait comme une mégère, elle me jetait des objets au visage, m'accusait d'avoir des aventures.

— Chris, tu veux dire que tu n'as fait l'amour à personne... depuis quel âge ? Vingt-deux ou vingt-trois ans ?

— Fait l'amour ? Tu veux parler de rapports sexuels ? Je ne suis pas complètement névrosé. Bien sûr, lorsque j'allais en ville pour une conférence, je trouvais quelqu'un. Des prostituées. Ce n'est pas très valorisant, je dois l'admettre, de payer quelqu'un pour coucher avec vous, parce que votre femme se refuse.

— Pourquoi as-tu supporté cette situation aussi longtemps ?

Il haussa les épaules.

— Parce que je manquais de courage. Parce que le divorce était mal considéré dans la profession médicale. Les bons docteurs ne divorcent pas. Parce que je pensais que ce devait être quelque part de ma faute. Dieu sait si j'ai été mis à rude épreuve, année après année jusqu'à ce que je pense ne plus rien avoir à donner, Cassie.

— Oh, Chris...

— Et lorsque tu... Mon Dieu, Cassie, tu ne sais pas ce qui s'est passé le jour où Fiona t'a amenée à mon bureau. Je n'avais pas une bonne opinion ni de toi ni des Médecins Volants. Je pensais qu'ils n'avaient pas le droit d'envoyer une femme à Augusta Springs. Mais tu sais ce qui m'est arrivé ? Après ton départ, je me suis mis à trembler. Je tremblais tellement que j'ai dû m'asseoir. J'ai commencé à faire des promenades nocturnes pour essayer de te chasser de mes pensées, mais je me retrouvais souvent à passer devant ta maison, espérant que tu me souhaiterais bonne nuit, imaginant que tu m'inviterais à entrer, que tu passerais tes doigts sur ma main, que tu me caresserais le bras.

— Vraiment ? Je n'avais pas imaginé...

— Bien sûr que non. Mais Isabel savait. Lorsque je rentrais le soir après que tu lui avais fait la lecture, elle me disait : « C'est ce dont tu rêvais, n'est-ce pas ? Une belle jeune femme avec les mêmes centres d'intérêt que toi et avec qui tu aimerais bien coucher. Mais tu veux que je te dise ? Elle ne te laissera pas faire, pas plus que je ne t'ai laissé faire. C'est une dame, et les dames ne font pas ça. Elle vient me faire la lecture, et je peux t'assurer qu'elle ne voudra jamais de toi, de toi avec tes sales manies de mâle. Tu verras. Je mourrai et tu essaieras de l'avoir et elle te rira au nez. Les dames n'aiment pas ça, crois-moi, et c'est une dame. Tu ne l'approcheras pas, même après ma mort. »

— Juste ciel ! Tu es docteur depuis assez longtemps pour savoir que même les « dames » ont une sexualité. Pourquoi as-tu laissé perdurer ce calvaire ?

Chris haussa les épaules.

— Je me suis posé la question tant et tant de fois.

Cassie lui sourit.

— Tu fais l'amour remarquablement bien, je tiens à ce que tu le saches.

Elle reprit appui sur ses oreillers et le dévisagea.

— Pauvre Chris ! Mais Isabel avait tort. Je veux que tu me fasses l'amour très souvent. J'ai aimé ce que nous venons de partager.

— Nom de Dieu ! Cassie...

Elle se mit à rire et lui dit :

— Maintenant, je comprends pourquoi tu étais aussi infect.

Tout d'abord déconcerté par sa remarque, il finit par éclater de rire.

— Tu me fais rire plus que je n'ai ri pendant vingt-trois ans.

— Si tu crois que c'est tout ce que tu vas faire avec moi... dit-elle, se glissant sur lui.

— J'ai l'impression d'être mort et de me retrouver au paradis, dit-il en couvrant les seins de Cassie de ses mains.

—Tu dis des âneries ! murmura-t-elle, le regardant. Tu commences seulement à vivre.

37

Une année et demie s'était écoulée depuis le retour de Fiona, période durant laquelle le temps avait vite passé. Fiona ne serait jamais un aussi bon pilote que Sam— comme Warren, elle hésitait trop à prendre des risques — mais Cassie et elle faisaient du bon travail ensemble. Le seul obstacle à leur entente était Blake, même si Cassie était toujours la maîtresse de Chris. Elle ne supportait pas que Fiona lui lise des passages de lettres de Blake. Elles organisèrent leurs visites à Tookaringa de façon à pouvoir y passer le week-end et Cassie était jalouse de l'affection que se montraient ouvertement Fiona et Steven, affection d'un beau-père pour la femme de son fils bien-aimé. Fiona l'embrassait sur le front quand elle le croisait et il lui prenait la main. Ils parlaient continuellement de Blake. Blake, toujours Blake.

Cassie quittait alors la table et traversait la pelouse pour gagner le bras mort de la rivière. Là, elle contemplait les cygnes et regardait les jabirus et les spatules blanches, les chauves-souris suspendues la tête en bas. Elle se disait que toute une partie de sa vie était révolue. Blake appartenait à son passé.

Mais pourquoi Chris ne pouvait-il chasser d'elle la pensée de Blake ?

Il la laissait désormais s'occuper totalement de ses propres patients. C'étaient les siens, et elle appréciait ce changement d'attitude. Elle se sentait en confiance avec Chris, même s'ils se disputaient souvent, non seulement à propos des aborigènes, leur vieux point de discorde, mais aussi sur des sujets aussi divers que la religion, la politique, les relations médecin-patient, le rôle de la femme. Cassie estimait qu'il appartenait à chacune, individuellement, de choisir son rôle. Chris estimait que l'un des problèmes des temps modernes résidait dans le fait que les femmes ne se satisfaisaient pas d'être des épouses et des mères, ce qui bouleversait l'équilibre de la société.

« Et alors ? répondait Cassie. Jusqu'à présent la balance a toujours penché en faveur des hommes. »

Quelques mois avant que Fiona obtienne son brevet de pilote, Cassie se trouva une maison. Elle dit à Fiona et à Chris qu'elle avait besoin d'intimité, ce qui était vrai. Il ne pouvait dormir dans sa chambre tant qu'elle vivait chez Fiona. Les gens de la ville, sachant qu'ils se voyaient régulièrement, parlaient maintenant d'eux comme « d'un couple solide », se demandant pourquoi ils ne se mariaient pas, mais, pour Cassie, une reconnaissance officielle de leur relation charnelle était exclue.

Bien que Chris lui donnât beaucoup plus que du plaisir sexuel, ce dont elle était consciente, elle ne risquait pas de tomber amoureuse de lui. Quand elle avait emménagé dans sa propre maison à quelques pas de chez Fiona, il lui avait dit : « Je sais que tu ne pourras jamais être amoureuse de moi, mais en attendant que l'homme de ta vie arrive, laisse-moi être avec toi. »

Il aimait la toucher et, lorsqu'ils étaient seuls, il la prenait souvent dans ses bras et la serrait fort. Il dormait en la tenant enlacée, et lui disait : « Isabel ne me touchait jamais. J'aime que tu me caresses le bras. Tu fais ça sans même t'en rendre compte, n'est-ce pas ? C'est si naturel chez toi. Tu mets ta main dans la mienne spontanément. »

Il était plus distant à l'hôpital, l'appelant « Docteur » , montrant la même rigidité qu'autrefois. Mais que ce fût à l'hôpital ou en ville, tout le monde savait qu'ils se fréquentaient, aussi ses manières cérémonieuses faisaient-elles rire. Il avait encore du mal à faire tomber les barrières qu'il avait dressées autour de lui pendant des années.

Comme les deux jeunes femmes se voyaient tous les jours, Fiona ne souffrit pas du départ de Cassie. Loin de se morfondre dans la solitude, elle adopta deux petites filles aborigènes de Mundoora et leur attribua la chambre qu'avait occupée Cassie. Leur mère était morte et le père était parti « courir le pays ». Elle fit construire une chambre supplémentaire à l'arrière de la maison et employa une nounou-gouvernante. Elle envoya Anna, l'aînée, à l'école et passa ses moments de loisirs à y préparer la plus jeune, Marian, lui apprenant les manières des Blancs.

— Je ne veux pas leur ôter leur identité, dit-elle à Chris et Cassie, un soir où ils dînaient ensemble, ce qui leur arrivait plusieurs fois par semaine. Mais je veux qu'elles soient capables de s'adapter à notre culture, de façon à ne pas vivre en marge de la société. Elles pourront retourner plus tard à leur tribu et à leurs traditions si elles le désirent, mais je veux leur donner une chance de s'en tirer.

Elle n'avait pas réalisé que c'était impossible. Les enfants à l'école se moquaient des fillettes et les excluaient de leurs jeux, de leurs cercles. Aussi Anna se plongea-t-elle dans les livres et réussit-elle à se hausser au niveau des meilleurs élèves de sa classe. Dès qu'elle avait un moment de libre, Fiona jouait avec les deux petites filles, les éduquait, les maternait.

— Fiona, tu es une mère par excellence. Tu adopterais tous les enfants que tu vois, lui dit Cassie.

— Aimerais-tu avoir des enfants ? lui demanda Fiona en guise de réponse. Moi, je pense tout le temps à en avoir — de Blake, bien sûr. (Elle se tourna vers Cassie.) Pourquoi Chris et toi n'envisageriez-vous pas de vous marier et d'avoir des enfants ?

— Je ne suis pas amoureuse de lui.

— Vous passez pourtant plus de temps ensemble que bien des couples mariés. Il est manifestement fou de toi.

Cependant, comme Blake, Chris ne lui avait jamais dit qu'il l'aimait.

— Je ne veux pas l'épouser, lui pas plus qu'un autre. Je me sens en confiance avec Chris, je me sens bien avec lui, et c'est un bon amant.

— Que peut-on vouloir de plus ?

— Fiona, tu ne peux pas me comprendre. Tu étais si amoureuse de Blake, bien que je n'en sache rien, que tu ne pouvais t'ouvrir aux autres hommes, même si tu prétendais le contraire. Tu sais parfaitement que ce n'est pas très malin de se marier uniquement pour des raisons physiologiques.

Fiona sourit.

— Je suppose que c'est la raison pour laquelle la plupart des gens se marient. Mais tu n'es amoureuse de personne ?

Cassie ne dit rien.

— Oh, mon Dieu ! s'exclama Fiona, regardant son amie dans les yeux. C'est Sam, n'est-ce pas ? Tu es amoureuse de Sam.

Cassie secoua la tête et écarta ses cheveux de ses yeux.

— Non, ce n'est pas du tout ça.

— Bien sûr que si ! Tu peux être franche avec moi. Mais il t'écrit des lettres amicales et fraternelles, et tu ne veux pas qu'il connaisse tes sentiments, n'est-ce pas ? Oh ! Cassie, je ne m'étais doutée de rien ! (Elle se leva et jeta ses bras au cou de Cassie.) Mais que feras-tu avec Chris quand Sam reviendra ?

Oh ! Fiona ! Tu te trompes complètement.

— Je n'aurai sans doute rien à faire.

— Tu vas le rendre terriblement malheureux.

— Chris sait que je ne suis pas amoureuse de lui.

— Tu vas lui briser le cœur quand Sam reviendra.

— Si je lui brise le cœur ce ne sera pas à cause de Sam.

Ma pauvre Fiona, tu t'égares complètement. Tu es tellement à côté de la plaque que j'ai envie de rire, malgré ma souffrance. Tu ne sais pas que ton mari m'a mise enceinte. Et que c'est à mon tour de ne pouvoir me remettre. Tu as pris ma place. Tu as le beau-père que je pensais avoir.

— Eh bien, Chris t'aura en tout cas servi à quelque chose. Tu es beaucoup plus aimable avec les hommes en général. Tu t'es adoucie et ça fait plaisir à voir.

Parce que je sais qu'il ne peut pas me faire de mal. Il n'est pas assez important. S'il faisait aujourd'hui ses bagages et quittait la ville, c'est le sexe qui me manquerait. C'est tout.

Mais elle savait que ce n'était pas tout à fait vrai. Elle aimait la compagnie de Chris, elle aimait partager avec lui ses soucis professionnels, elle aimait le voir se détendre, se montrer plus gentil, plus ouvert. Non seulement à son égard, mais envers ses patients.

Le 19 février 1942, l'armée de l'air japonaise détruisit Darwin. Des centaines de personnes se lancèrent dans une fuite éperdue devant la dévastation, presque totale, de la ville, laissant leurs cigarettes allumées, interrompant leur travail, abandonnant leur repas sur le feu.

Après Pearl Harbor, la plupart des femmes et des enfants avaient quitté Darwin. Les Japonais étaient trop près. La ville ne comptait plus que deux mille habitants en ce jour fatal où plus de deux cent cinquante d'entre eux périrent. Les bombes coulèrent les navires, immobilisèrent les avions au sol, ravagèrent les maisons ; les navires américains et australiens au port — croiseurs et destroyers — furent décimés. Les pétroliers britanniques explosèrent. Les escadres des armées de l'air américaine et australienne s'embrasèrent, les tankers firent naufrage, les bateaux de munitions sautèrent. Les avions restants furent abattus en plein vol. Les systèmes de communication détruits, la panique s'empara de la ville.

Les gens se mirent à fuir à bicyclette, en camions plats, en niveleuses, en camions à glace, utilisant tout ce qui bougeait.

Une demi-heure après l'attaque, les avions japonais, leur mission accomplie, repartirent avant neuf heures trente du matin vers le nord, vers les porte-avions qui les attendaient, laissant derrière eux une ville entièrement détruite, la plus importante du nord du pays, autrefois nonchalante cité tropicale dressée au milieu des bougainvilliers et d'une végétation luxuriante, palmiers et bananiers, communauté connue pour son esprit de rébellion, son goût pour la boisson et sa haine de l'autorité.

A midi, les avions japonais revinrent bombarder la base de la R.A.A.F., lâchant sur elle les feux de l'enfer, réduisant à néant l'aérodrome et les bâtiments annexes. Un puissant bruit de tonnerre se répercuta dans l'air empli de fumée ; des flammes rouges et jaunes envahirent le ciel.

Un mois auparavant, s'était ouvert à Darwin l'hôpital le plus neuf et le mieux équipé du pays. En douze minutes six bombes tombèrent, qui, sans frapper directement l'hôpital, provoquèrent des dégâts considérables. Des pierres vinrent s'écraser sur le toit, le transperçant, des débris de verre furent projetés sur les lits et dans les salles d'opération, et toutes les autres salles furent dévastées. Dans celle réservée aux aborigènes, il ne resta qu'un malade, incapable de bouger, tous les autres s'étant enfuis.

Les communications furent détruites, et le reste de la nation n'apprit le désastre que plusieurs heures plus tard. Pendant les trois ans et demi qui suivirent, l'Australie vécut dans l'attente de nouvelles attaques des Japonais et la côte nord fut bombardée soixante-trois fois entre 1942 et 1943. Ces bombardements, toutefois, furent limités à la partie tropicale du continent. Mais il n'y eut jamais autant de dégâts et de morts que lors du premier raid.

Presque tous les hommes jeunes d'Australie étaient alors en Europe et en Afrique du Nord, où la guerre se prolongeait d'année en année.

Un matin, trois jours après le bombardement de Darwin, les Médecins Volants d'Augusta Springs reçurent un appel de Heather Martin pour une urgence.

— Cully a été blessé par balle, dit-elle.

— Il est mort ?

— Non. C'est sa jambe. Il saigne beaucoup. Ça semble ne pas vouloir s'arrêter.

— Que s'est-il passé ?

Il y eut un silence à l'autre bout de la ligne. Cassie attendit, et n'obtenant pas de réponse, elle expliqua qu'il devait rester allongé, la jambe en l'air pour réduire le saignement.

— Appuyez sur l'artère fémorale pour stopper l'écoulement.

Vous vous demandez où est l'artère fémorale ? Bon, mettez-vous face au blessé et à mi-chemin entre la partie saillante de l'os iliaque de la hanche et l'os du pubis — dans l'entrecuisse — vous sentirez l'artère fémorale. Appuyez dessus. Nous serons là dès que possible, nous partons immédiatement.

— Que diable a-t-il pu se passer ? demanda Fiona, tandis qu'elles se dirigeaient vers l'avion.

Cassie haussa les épaules.

— Je n'en sais pas plus que toi. Penses-tu qu'une des filles lui ait tiré dessus ?

Fiona retira les cales de l'avion.

— Crois-tu qu'il aurait agressé l'une d'elles ?

— Cully ? Qui sait ? Ça m'étonnerait de lui, et aucune des filles Martin, semble-t-il, n'est du genre à se laisser manquer de respect.

Elles montèrent dans l'avion et Fiona emballa les moteurs.

— Il me semble que la dernière fois où nous les avons vues, c'est le jour où nous avons emmené Cully là-bas.

— Il leur a fallu longtemps pour le convaincre, mais depuis son départ, *Addie's* n'est plus ce qu'il était. Cully a peut-être un physique ingrat, mais c'est un bon cuisinier.

— Bertie a toujours paru souhaiter sa venue, qu'il soit bon cuisinier ou pas. J'ai entendu Estelle dire, à la radio, peu de temps après l'arrivée de Cully, qu'elles étaient toutes ravies et que les filles occupées à réparer les clôtures ou à rassembler les troupeaux ne rentraient que pour manger.

— Je suis surprise que Don n'ait pas encore été appelé pour célébrer le mariage de l'une d'entre elles, et qu'aucune n'ait réussi à le faire succomber à ses charmes depuis six mois qu'il est là-bas.

Une heure plus tard Fiona tournait au-dessus de la ferme des Martin, s'apprêtant à atterrir sur la piste en terre battue parfaitement dégagée.

— Si seulement tous les terrains d'atterrissage étaient aussi bien entretenus, remarqua-t-elle.

Personne ne vint à leur rencontre. Cassie prit son sac et traversa en courant les quatre cents mètres qui la séparaient de la maison, longeant la clôture de piquets et remontant l'allée pavée jusqu'à la véranda.

Toutes les filles étaient sur la véranda.

— Maman est à l'intérieur avec Cully, dit Bertie. Ça s'est arrêté de saigner.

Cassie adressa un signe de tête aux jeunes filles. Aucune d'elles ne bougea.

Billy dit d'une voix neutre :

— Ils sont dans la chambre de maman.

Fiona resta sur la véranda tandis que Cassie claquait derrière elle la porte-moustiquaire et se dirigeait vers la chambre d'Estelle, au rez-de-chaussée.

Les stores étaient baissés et Cully était allongé sur le lit, couvert d'un drap, la jambe apparemment posée sur un coussin, un gant de toilette humide sur le front. Estelle était assise sur une chaise près du lit.

— Cassie ! Dieu soit loué !

Elle se leva et lui ouvrit les bras. Cassie l'étreignit et regarda Cully. Ses yeux étaient fermés.

— Il souffre beaucoup, mais la balle a traversé la jambe, dit Estelle, montrant les draps trempés de sang.

— J'ai besoin de lumière, dit Cassie.

Estelle leva les stores et le soleil envahit la pièce. Elle ouvrit son sac de médecin.

— Cully, je vais vous donner quelque chose pour vous faire dormir. A votre réveil, nous vous aurons recousu et il vous faudra vous ménager pendant un moment. Maintenant, je vais vous tourner et... oh, il n'a pas de slip !

Elle lui enfonça l'aiguille dans les fesses et se tourna vers Estelle.

— Que diable s'est-il passé ?

— Mon Dieu ! Cassie, je ne sais si je dois en rire ou en pleurer. Toutes les filles ont eu le béguin pour lui, dès le premier repas qu'il nous a préparé, dès l'instant où il a franchi notre porte. Bien qu'il ne soit pas très causant, nous sommes toutes tombées amoureuses de lui. Je pense que chacune de mes filles attendait de voir sur laquelle il jetterait son dévolu. Elles ont chacune trouvé des façons de lui faire la cour — une cour discrète.

« Mais voilà, c'est entre lui et moi que ça s'est passé. J'ai bien dix-sept ans de plus que lui, et pourtant c'est arrivé. Cela fait maintenant des mois que tous les soirs, en douce, il se glisse dans mon lit. Je ne voulais pas que les filles le sachent. Je craignais de les décevoir en couchant avec un homme de leur âge. Il a tout juste vingt-neuf ans, et vous savez quel âge j'ai ? Quarante-six. Et je pensais aussi qu'elles m'en voudraient de leur enlever le seul homme qu'elles aient jamais connu. Elles auraient accepté qu'il choisisse l'une d'entre elles, mais leur mère !

Cassie avait sorti de son sac des gants en caoutchouc, un antiseptique, du fil à sutures, une aiguille et se penchait sur son patient tandis qu'Estelle continuait à parler.

— Eh bien, un jour Cully s'est réveillé de bonne heure le matin et m'a embrassée. C'est le matin qu'il préfère faire l'amour, nous étions donc en pleins ébats lorsque Bertie a fait irruption dans la chambre et nous a découverts emmêlés dans les draps, d'où émergeait le derrière nu de Cully. Pensant aussitôt qu'il était en train de me violer, elle a couru prendre l'un de nos revolvers et lui a tiré dans la jambe. Elle ne voulait pas le tuer, seulement le blesser de façon qu'on puisse l'envoyer en prison. Eh bien, imaginez la surprise de cette jeune personne quand elle a réalisé qu'elle s'était trompée. Je pense qu'elles sont toutes choquées de savoir que Cully et moi faisons ça sous leur nez depuis longtemps.

Cassie, la tête penchée sur son patient, souriait intérieurement. La vie était assurément imprévisible.

Estelle mit la main sur l'épaule de Cassie.

— Je ne veux pas qu'elles m'en veuillent. Trouvez-nous des hommes, voulez-vous ?

— Il n'y a plus un homme en ville. Ils sont tous à la guerre, dit Cassie, examinant ses points de suture, contente de son travail.

— Eh bien, quand ils reviendront. Quand la guerre sera finie. Envoyez-les-nous un par un ou bien en petit groupe. Prenez de gentils garçons, de préférence. Après la guerre, beaucoup seront sans emploi. Nous pouvons tous les mettre au travail.

— Et dans vos lits, dit Cassie sans réfléchir avant de lever, embarrassée, les yeux vers Estelle.

Celle-ci sourit.

— Ne soyez pas gênée, Cassie. C'est la nature. J'avais oublié à quel point c'était important, après avoir été sans homme pendant si longtemps. Vous savez, après avoir bien fait l'amour, je me sens en parfaite forme toute la journée.

Ce fut alors au tour d'Estelle de paraître confuse.

— Oh ! j'avais oublié. Vous ne savez pas encore ce que c'est. Mariez-vous, Cassie. Lorsque les garçons rentreront, trouvez-en un qui vous convienne et mariez-vous. Pourquoi n'épouseriez-vous pas Sam ? Ce serait une belle vie pour vous deux que de travailler ensemble.

Je ne me vois pas me marier, aurait voulu dire Cassie. Pas avec Sam en tout cas. Et elle n'était pas sûre qu'une relation sexuelle méritait toute la souffrance qu'elle apportait. En tout cas, c'est ce que lui avait valu de coucher avec Ray, puis Blake. Ces courtes mais intenses incursions dans le domaine de la sexualité engendraient des peines de cœur profondes et durables. Elle se dit qu'elle pourrait peut-être désormais se passer de sexe. Se passer d'amour.

Mais dans l'avion, tandis qu'elle et Fiona regagnaient Augusta Springs, Cassie se demanda si sexe et amour étaient toujours indissociables.

TROISIÈME PARTIE

Juillet 1944 — Janvier 1947

38

— Épouse-moi, dit Chris pour au moins la centième fois en quatre ans.

— N'es-tu pas heureux comme cela ? demanda Cassie en grignotant son sandwich au poulet.

C'était dimanche, au début de la soirée, au cours d'un dîner sur la véranda de Fiona. Celle-ci passait le week-end à Tookaringa avec son beau-père et Cassie avait offert de rester avec Marian et Anna. Elle avait fait manger les enfants plus tôt et ils étaient retournés dehors, s'amusant sur la balançoire que Steven avait suspendue au grand gommier argenté.

— Je suis heureux avec toi, sauf que je vis dans un état de nervosité permanente, comme si j'allais te perdre. Nos relations m'apportent la paix.

— Crois-tu, dit-elle en tendant le bras pour lui caresser la main, qu'un morceau de papier changerait tellement les choses ?

— Oui, je le crois.

— Que désires-tu que tu n'as déjà ?

— Je désire ne pas avoir à me glisser hors de ton lit avant l'aube. Je désire pouvoir dormir près de toi toutes les nuits de la semaine. Je désire rentrer « chez nous », dans une maison qui soit la nôtre.

— Tu aimerais avoir des enfants, n'est-ce pas ?

Il secoua la tête.

— Je pense que je suis trop vieux pour être patient avec des enfants. Je ne désire que toi. Mais si tu désires des enfants, dit-il doucement en se penchant par-dessus la table, je peux m'en faire une joie.

Cassie se leva :

— Encore du thé glacé ?

— Non.

— Moi, j'en veux.

Elle souhaitait pouvoir l'aimer. Elle aurait aimé pouvoir lui dire qu'il l'excitait. Il y parvenait, de temps à autre, au lit. Elle aimait faire l'amour avec lui. Il ne la troublait pas comme l'avait fait Blake, mais il avait appris à éveiller ses sens et à la faire jouir. Pourtant, il manquait quelque chose, quelque chose qu'elle ne pouvait même pas définir. Elle avait la plupart du temps du plaisir à sa compagnie, mais elle ne voulait pas passer toute sa vie avec lui. Certaines nuits, elle était soulagée par son départ et heureuse de se retrouver seule. Parfois, même quand il était là, elle était envahie par un terrible sentiment de solitude et se demandait ce qui se passait en elle.

Elle retourna à la véranda et, de l'entrée, dit à Chris :

— Tu es un très chic type.

— Je ne sais ce qui te fait dire cela. (Ses yeux souriaient derrière ses lunettes.) Tout vient de toi. J'ai été plus heureux ces quatre dernières années que pendant tout le reste de ma vie.

— Ne te monte pas la tête ! Il te reste quelques défauts.

En regardant à travers la moustiquaire, elle vit dans la rue un grand homme maigre en uniforme qui les appelait. Il boitait et avait l'épaule gauche plus haute que l'autre. Elle ne l'avait jamais vu en ville auparavant.

— Qui est-ce, le sais-tu ? demanda-t-elle à Chris, désignant d'un signe de tête l'homme qui arrivait lentement.

Chris se tourna pour regarder, clignant des yeux face au soleil. Il se leva et se pencha.

— Bon Dieu !

— Quoi ?

Elle ne pouvait voir le visage de l'homme, mais elle était sûre de ne connaître personne avec une telle allure.

— C'est Blake Thompson, dit-il d'une voix qui se brisait.

Cassie regarda de nouveau, au moment où le soldat s'engageait dans l'allée conduisant à la maison.

Ce ne pouvait pas être lui. Il était trop maigre, trop difforme, trop... Oh, mon Dieu ! Son sang se glaça. C'était bien Blake.

— Fiona ! cria Blake, qui ne pouvait voir à travers la moustiquaire.

Cassie était incapable de parler. Malgré ses efforts, aucun son ne sortit de sa bouche. Chris lui mit la main sur l'épaule, puis alla ouvrir la porte de la véranda.

— Elle n'est pas là, mais soyez le bienvenu.

Blake resta une minute sans le reconnaître.

— Vous êtes bien le Dr Adams ?

Il lui serra la main.

— Je suis ici avec Cassie, dit Chris, la désignant.

Blake monta les marches et s'encadra dans l'entrée.

Il lui sourit des lèvres, mais non des yeux, et demanda :

— On n'embrasse pas le héros qui revient de guerre ?

Elle s'avança vers Blake, qui glissa son bras droit autour de l'épaule de Cassie. Elle l'étreignit et réalisa avec horreur que sa manche gauche était en partie vide. Elle recula, fixant la manche. Blake se redressa et dit :

— Vous imaginez bien que j'ai dû m'habituer à une telle réaction.

— Blake, vous avez perdu...

— A partir du coude, oui. On ne peut plus rien y faire, mais ma jambe est en voie de guérison. Ils disent que je ne boiterai plus.

Les yeux qu'elle rencontrait étaient ceux d'un étranger.

— Entrez, entrez ! (Chris tira Blake à l'intérieur et lui désigna une chaise.) Nous sommes en train de dîner. Voulez-vous vous joindre à nous ?

Blake regardait autour de lui.

— Où est Fiona ?

Cassie eut peine à trouver ses mots.

— Elle passe le week-end à Tookaringa.

Son cœur battait si vite qu'elle crut s'évanouir.

Blake s'assit.

— Quand sera-t-elle de retour ?

Aucun *bonjour, Cassie. Content de te voir*. Rien que *où est Fiona ?*

— Avant la nuit certainement. Elle devrait être là dans une heure ou deux.

— Un verre ? demanda Chris.

Blake acquiesça.

— Oui, merci. Bonne idée.

— Que voulez-vous ?

— La bière australienne m'a manqué. En avez-vous ?

— Bien sûr.

Cassie ajouta :

— Un sandwich ?

— Avec plaisir.

La jeune femme avait les mains moites et pouvait difficilement déglutir. Pour se rendre à la cuisine, elle dut se forcer à mettre un pied devant l'autre.

Découpant le poulet, mettant de la mayonnaise et de la laitue sur le pain, elle agissait comme en état d'hypnose. Elle sentit alors des bras l'envelopper et entendit Chris lui chuchoter à l'oreille :

— Ça va ?

Non, ça n'allait pas du tout. Mais au lieu de s'effondrer sur le plan de travail, elle raidit son dos et se retourna pour sourire à Chris et l'embrasser sur la joue.

— Bien sûr. Ce qu'il y a eu entre nous est fini depuis longtemps.

— Je voudrais le croire, murmura Chris, comme pour lui-même.

— Donne-lui une bière. Tu sais où la prendre.

Le ton de Cassie était impersonnel et calme, même à ses propres oreilles.

Un Oscar, pensa-t-elle. Est-ce qu'on donne des Oscars pour des performances comme la mienne ? Comme celle que j'accomplirai encore quand je verrai Fiona dans ses bras ?

Elle attendit que Chris eût enlevé la capsule de la bouteille pour éviter un tête-à-tête avec Blake. Ses jambes se mirent à trembler et elle lutta pour se maîtriser, elle pria les dieux invisibles de retenir ses larmes. Elle les refoula de toutes ses forces.

Suivie de Chris, elle retourna sur la véranda où elle trouva Blake assis dans la même position.

Il dit, pour meubler la conversation :

— Fiona m'a écrit que vous aviez maintenant une maison à vous.

Cassie posa le sandwich sur la table, en face de Blake, ainsi que la bouteille qu'elle prit des mains de Chris. Avec un regard à la manche vide, elle demanda :

— C'est pour cela qu'elle est restée aussi longtemps sans nouvelles de vous.

— Ouais !

Il mordit dans son sandwich, puis but avidement la bière, avec un petit gémissement de plaisir.

— J'avais oublié comme c'est bon, la bière.

— Vous êtes de retour définitivement, j'imagine, dit Chris, étendant les jambes après s'être assis près de Cassie.

Il ne la quittait pas des yeux tout en parlant à Blake.

— Avec définitivement un bras en moins, reprit celui-ci d'un ton aussi amer que ses yeux étaient tristes. (Il but une nouvelle gorgée.) Dieu, que c'est bon !

Cassie respirait avec difficulté. Elle s'appliquait à faire entrer l'air dans ses poumons.

Blake la regarda.

— Votre vue est un ravissement pour des yeux souffrants, Cassie.

Redoutant que sa voix ne se brise, elle lui demanda :

— Comment cela est-il arrivé ?

Blake contempla sa manche gauche.

— Vous voulez parler de la perte de mon bras ? L'avion a été touché au-dessus de Dusseldorf, mais j'ai pu regagner le terrain d'aviation. J'ai attrapé un éclat de shrapnell, mais le tireur de queue et le navigateur ne s'en sont pas sortis.

Cassie avait les yeux fixés sur lui. Chris dit :

— Fiona va être la plus heureuse des femmes.

Après un moment de silence, Blake ajouta :

— D'avoir un mari manchot ? J'en doute.

Voilà pourquoi il avait cessé de lui écrire. Il ne savait pas si Fiona voudrait encore de lui. Oh ! quel idiot ! Quel rapport entre un bras et l'amour ? Cassie avait envie de se jeter à son cou, de le rassurer.

— Fiona vous aimera malgré tout.

Blake fit entendre un rire bizarre, rauque.

— Ainsi, elle fait maintenant partie des Médecins Volants ? Ça alors !

— Vous serez fier d'elle. Elle a été merveilleuse. Nous avons passé beaucoup de temps ensemble.

Maintenant, pour la première fois, Blake regardait Cassie droit dans les yeux. Ils se taisaient tous les deux.

— Je ne peux me la figurer pilotant un avion, dit-il au bout d'un instant.

Cassie cligna des yeux et détourna son regard.

— Elle n'est pas seulement pilote, mais aussi anesthésiste, elle a arraché deux dents, elle a adopté deux fillettes aborigènes...

A ce moment Anna et Marian arrivèrent du jardin en courant. Marian pleurait en tenant sa main levée.

— Anna m'a mordue ! criait-elle, son visage poussiéreux sillonné de larmes.

— Je ne voulais pas lui faire mal, s'excusa Anna, avec une mine de coupable. C'était seulement un jeu.

Marian accourut auprès de Cassie, mais s'arrêta quand elle vit l'étranger.

— Excusez-moi, dit Cassie en se levant et prenant Marian par la main. Il faut que je nettoie et désinfecte la morsure.

Les yeux de Marian s'agrandirent d'effroi.

— Ça va piquer ?

Cassie l'attira sur son cœur.

— Un tout petit peu, rien qu'une seconde. Viens, je vais embrasser le bobo. Anna, viens aussi !

Elle s'occupa des petites filles aussi longtemps qu'elle put.

Quand elle eut pansé ce qui n'était qu'une simple égratignure, elle leur donna du lait et des gâteaux et les laissa à leurs bavardages dans la cuisine. Elle retourna à la salle de bains et s'assit au bord de la baignoire. Oh ! pauvre Blake, qui ne se sentait pas entier parce qu'il avait perdu un bras ! Pauvre Blake... maigre, blessé. Son regard à peine vivant. Ses compagnons morts dans l'avion au moment où ils traversaient la Manche. Et il la regardait comme s'il ne s'était rien passé entre eux, comme s'il ne connaissait rien d'autre d'elle que son nom. Elle aurait pu être n'importe qui. La pitié fit place en elle à la colère, à une souffrance personnelle. Ses propres blessures.

Elle respira trois fois à pleins poumons avant de retourner sur la véranda.

— Je ne vais pas être d'une grande aide à papa avec un bras en moins, disait Blake. Je ne sais pas ce que je vais faire.

A cet instant la petite voiture verte de Fiona apparut au coin de la rue. Elle avait souvent dit que la première chose qu'elle ferait à la fin de la guerre serait de s'acheter une voiture neuve, indemne de coups et de rayures, dont les vitesses passeraient en douceur, sans qu'on les entende grincer à son approche.

Blake reconnut la vieille voiture. Il se leva et alla vers la porte. Cassie pensa que Chris et elle devaient disparaître et laisser Blake et Fiona en tête à tête. Mais elle ne put bouger et remarqua que Chris ne faisait lui non plus aucun mouvement.

C'était le crépuscule, la véranda était dans l'ombre, mais le visage de Fiona, éclairé, apparaissait distinctement. Elle remonta l'allée d'un pas insouciant avec sa petite valise.

— Hou-hou ! appela-t-elle d'un voix remplie d'impatience. Où sont mes filles ?

Puis elle s'immobilisa, laissa tomber sa valise et resta à fixer le seuil de la porte où se tenait son mari. Son visage se décomposa, ses lèvres tremblèrent, et elle posa les mains sur sa gorge.

— Oh !

Les larmes coulèrent sur ses joues et elle se mit à courir, les bras ouverts. Elle se réfugia dans le bras qui l'attendait et enfouit une seconde la tête dans la poitrine de Blake, puis recula pour le contempler, l'amour, la joie, l'extase éclatant sur son visage inondé de pleurs.

Elle l'enlaça et leurs lèvres se rencontrèrent. Cassie dut se retourner. Ce faisant, elle s'aperçut que Chris la regardait, elle, et non le tableau qui s'offrait à eux.

— Nous ne devrions pas être ici, dit-il à voix basse.

Non, nous ne devrions pas, approuva-t-elle en silence.

— Oh ! mon Dieu ! s'écria Fiona d'une voix pleine d'exultation. C'est la plus merveilleuse... Oh ! chéri, ton bras... Ça ne fait rien. Oh ! mon bien-aimé...

Au moment où elle s'agrippait à Blake, elle vit Chris et Cassie.

— N'est-ce pas la chose la plus merveilleuse qui puisse m'arriver ?

Elle l'embrassa encore, riant et pleurant à la fois.

Lui n'avait rien dit, mais de son bras droit, il la tenait serrée, décidé à ne pas la lâcher.

Un froid de glace étreignit le cœur de Cassie. Elle s'empara de la main de Chris.

— Allons-nous-en.

Fiona et Blake ne les entendirent même pas partir. Ils allèrent à pied chez Cassie dans la nuit qui tombait. A leur arrivée, Chris demanda :

— Tu veux rester seule ?

Cassie sentait tout son corps trembler et se demandait ce qu'elle voulait. Elle pensa à Blake tenant contre lui Fiona. Elle ferma les yeux et se rappela leurs baisers.

— Non, dit-elle. Ça ne me touche pas comme tu le crois. (Elle se traita de menteuse.) Cela fait presque cinq ans que je ne l'ai vu. Entre. Buvons quelque chose.

Il se dirigea vers la cuisine.

— Que veux-tu ?

— Un scotch. Un double.

— Cassie...

— Ne t'avise pas de t'en aller, Chris Adams. N'y songe même pas. Reste ici. Toute la nuit. Je me moque que la ville te voie partir le matin. Pour l'amour de Dieu, ne me laisse pas seule ! (Elle lui lança un regard brûlant.) Je me moque de ce que tu penses, et même de ce que tu ressens à cet instant. Simplement, ne me quitte pas.

Il s'approcha d'elle et toucha une boucle de ses cheveux.

— Cassie, je ne veux jamais te quitter !

Elle écarta sa main. Tout en attendant son retour avec son scotch, elle tapotait de ses ongles la table basse et balançait les jambes d'avant en arrière.

Elle but son scotch en trois lampées puis se tourna vers Chris :

— Fais-moi l'amour !

Il la regarda en soupirant.

— Viens ici, dit-il, avançant la main pour toucher son épaule.

— Non. Viens au lit.

Elle se leva et se dirigea vers la chambre.

Il secoua la tête en murmurant :

— Ma pauvre chérie !

Mais il la suivit tout en dénouant sa cravate et déboutonnant sa chemise.

Elle avait jeté ses vêtements en tas sur le sol et l'attendait près de la fenêtre, dressant sa silhouette sur la lumière de la rue, son corps souple tendu comme la peau d'un tambour. Elle resta là le temps qu'il se déshabille, le guettant dans la pénombre. Il s'étendit sur le lit et la regarda. Elle traversa la pièce en courant, sauta sur le lit, monta sur son amant, se pressant contre lui et l'embrassant avec ardeur.

— Fais-moi mal, Chris. Fais-moi l'amour avec une telle fureur que rien d'autre ne comptera au monde.

— Te faire mal ? Mon Dieu, Cassie...

Elle érafla ses épaules avec ses ongles en s'écrasant contre lui, elle s'agenouilla sur lui, frôlant sa bouche de ses seins :

— Mords-moi, Chris !

Il s'exécuta, mais avec délicatesse, tout en lui caressant les fesses. Elle se balança, se plaquant brutalement sur lui, puis elle descendit le long de son corps, embrassant ses tétons, promenant sa langue sur son ventre, puis plus bas, plus bas, dans les plis de l'aine. Elle rampa jusqu'au bout du lit et porta ses orteils à sa bouche, un par un. Elle embrassa la voûte de chaque pied, et mordilla chaque jambe en remontant, jusqu'au moment où elle prit son sexe dans sa bouche et l'entendit gémir.

— Bon Dieu, Cassie, doucement !

Elle le fit rouler, l'attirant sur elle, tous deux secoués par le mouvement de plus en plus rapide qu'elle leur imprimait, l'accélérant en un rythme frénétique qui entremêlait leurs corps, tandem tournoyant.

— Maintenant ! commanda-t-elle en se soulevant pour qu'il la pénètre facilement et se presse contre elle jusqu'à ce qu'il n'existe plus rien d'autre.

Ce n'était pas de l'amour, mais Chris le savait. Il savait exactement ce que c'était.

Cassie l'entoura de ses jambes pour le retenir en elle et s'activa dans ce contact. Elle s'arqua et planta ses ongles dans le dos de Chris en haletant. Elle voulait qu'il chasse Blake de son esprit et de son cœur. Elle voulait que son ardeur la consume, la plonge dans l'oubli. Elle voulait qu'il ne lui fasse désirer personne d'autre que lui. Et elle cria : « Chris ! » lorsque les merveilleuses ondes chaudes déferlèrent sur elle. « N'arrête pas ! » Il n'avait aucune intention de s'arrêter. Il la fit jouir, encore et encore. Quand il ne fut plus en mesure de la satisfaire, sa langue prit la relève pour la conduire à l'extase.

Elle ne le laissa pas dormir de toute la nuit. Aux approches de l'aube, il se leva et s'habilla. Il ne voulait pas qu'on le voie sortir de la maison de Cassie à cette heure. Elle ne lui dit pas au revoir. Après son départ, elle plongea dans un sommeil sans rêves. Ce ne fut pas son cas. Il rentra chez lui, prit une douche, se brossa les dents et se rendit à l'hôpital où l'une des infirmières lui servit un thé chaud.

Pas mal pour un homme de mon âge, pensa-t-il. A haute voix, il dit :

— Bon sang de bon sang !

39

Cassie fut réveillée par la sonnerie du téléphone. C'était Fiona.

— Cassie, y a-t-il un moyen d'annuler nos consultations d'aujourd'hui ?

— Je ne vois pas comment, dit-elle, en se demandant si cette réponse était sincère.

— Fais-leur envoyer un message par Horrie. A l'exception d'une urgence où il y va de la vie de quelqu'un, rien au monde ne peut me faire quitter Blake aujourd'hui.

Cassie raccrocha sans même dire au revoir et resta allongée, à contempler le rideau soulevé par la brise. Il y aurait cinq ans le mois prochain qu'elle avait fait route avec Blake vers Kakadu ; deux mois et demi plus tard elle était à Townsville pour se faire avorter de l'enfant qu'il lui avait fait. Dieu, qu'elle était contente d'avoir agi ainsi ! Sinon, quelle vie aurait-elle aujourd'hui ? Elle ne voulait même pas y songer.

Elle se leva, se rendit à la salle de bains, fit couler la douche pour avoir de l'eau chaude pendant qu'elle se brossait les dents. Elle n'aima pas son image. Blake ne l'aurait pas aimée non plus, supposa-t-elle.

Elle se fit un shampooing, se frotta sous la douche, puis arrêta l'eau chaude pour se laisser saisir par l'eau glacée. Cinq ans, pensait-elle en se séchant. N'était-il pas temps d'en finir avec Blake et de se mettre à vivre ? N'était-il pas temps de s'occuper de sa vie personnelle ?

Debout dans le plus simple appareil, elle téléphona à Horrie.

— Appelez Winnamurra et annulez les consultations aujourd'hui. Blake est rentré la nuit dernière et Fiona ne veut pas voler aujourd'hui. Je serai là pour les appels de la matinée.

Elle raccrocha aussitôt et alla regarder dans la penderie, d'où elle tira une robe-chemisier jaune ; puis elle prit ses chaussures de soirée à talons hauts et enfila des bas de soie. Personne ne la reconnaîtrait, ainsi vêtue à cette heure.

Elle donna un coup de fil à Chris, mais n'obtint pas de réponse. Il devait être à l'hôpital. Elle jeta un coup d'œil à sa montre. Elle avait encore une demi-heure avant de prendre les appels radio. Elle passerait à l'hôpital lui faire une surprise.

Dix minutes plus tard, elle entrait dans son bureau, le trouvant en train d'écrire, buvant sa troisième tasse de thé de la matinée. Son visage s'éclaira quand elle fit irruption.

— Quelle bonne surprise !

Il se leva et faillit renverser son thé.

Elle s'approcha pour l'embrasser.

— Si je peux découvrir où est Don McLeod, veux-tu prendre l'avion avec moi pour aller lui demander de nous marier ?

Chris la regarda en silence.

— Quoi ? Tu as besoin de réfléchir après toutes ces années pendant lesquelles tu me l'as proposé ? s'exclama-t-elle d'un ton acerbe.

Il secoua la tête.

— Non, ce n'est pas cela du tout. Bien sûr, je veux t'épouser, n'importe quand, où tu voudras.

— Je vais demander à Horrie d'essayer de trouver Don.

Elle sortit du bureau, dirigea ses pas vers la sortie et traversa le parking de l'hôpital pour aller prendre sa voiture.

Elle roula jusqu'à la station radio sans rien ressentir, ni joie, ni colère, ni tristesse. Rien. Elle pensa qu'elle était peut-être morte. Elle savait qu'elle n'était pas loyale avec Chris. Elle se fit le serment à haute voix : « Je ne le ferai jamais regretter cette décision, je le jure. »

Ses articulations, crispées sur le volant, devenaient blanches.

Au cours des appels radio, elle demanda si on savait où était le Père McLeod. Il était à Yancanna. Brigid et Marianne avaient terminé depuis longtemps leurs deux années de service et avaient été remplacées par six infirmières. Mais Marianne, qui avait épousé le chef de la police, était restée à Yancanna, effectuant des gardes à l'hôpital en cas d'urgence et élevant ses deux fils.

Cassie ne voulut révéler ses projets à personne de la région. Elle dit seulement au Père qu'elle allait venir ces prochains jours. Qu'il ne parte pas sans l'avertir.

— Que se passe-t-il ? s'enquit Horrie.

— Levez la main droite et jurez-moi de ne rien dire.

Il sourit.

— Même à Betty ?

— Faites-lui jurer de garder le secret, elle aussi... Je vais me marier et je veux que Don célèbre la cérémonie.

— Cassie ! Ainsi vous allez faire du Dr Adams un mari légitime.

Elle acquiesça, mais elle sentit son cœur se serrer.

Et pourquoi pas ? C'était un bon amant ; il l'aimait, il était devenu beaucoup plus gentil, il la suppliait depuis des années de l'épouser. On pouvait partager des choses avec lui, cinéma, conversation — du moins sur des sujets médicaux. Ils avaient tendance à se disputer dès qu'ils abordaient toute autre conversation importante. Eh bien, elle n'avait qu'à ne pas parler de choses importantes avec lui. Ils se contenteraient des cancans de la ville.

Elle s'arrêta de nouveau à l'hôpital et attendit que Chris eût fini ses visites.

— Don est à Yancanna. Veux-tu que nous y allions ?

Au lieu de paraître heureux, Chris eut un regard peiné.

— Romla ne me pardonnera jamais si je ne lui donne pas le temps de venir. Je le dois, Cassie. A part toi, c'est la seule personne au monde pour qui j'aie de l'affection.

Rien n'était donc jamais simple.

— Téléphone-lui maintenant !

Chris secoua la tête comme s'il était désappointé.

— Très bien.

Il s'assit à son bureau et appela le standard. Quand il eut Romla au bout du fil, il lui expliqua immédiatement la raison de son appel.

— Quand peux-tu venir ? lui demanda-t-il.

Ils conversèrent quelques minutes et il regarda sa montre.

— D'accord, demain après-midi. J'irai te chercher au bus.

Il raccrocha et regarda Cassie qui lui dit :

— En dehors des appels radio, je serai chez moi toute la journée, sauf en cas d'urgence. Je t'attends pour dîner ?

Elle s'arrêta chez Fiona pour lui dire qu'elle devrait les emmener le lendemain soir à Yancanna.

Fiona s'écria :

— Pour te marier ? Oh, Cassie, c'est merveilleux ! Cela est si soudain.

— Qu'est-ce qui ne l'est pas dans la vie ?

Ces dernières heures, elle avait remarqué de la dureté dans sa voix et elle s'en voulait.

C'était le milieu de la matinée, et Blake était encore en pyjama, assis à la table de la cuisine. C'est à peine si Cassie lui jeta un coup d'œil.

— Je te fais du thé, dit Fiona.

— Non, merci.
— Je crois que tu ferais mieux de t'asseoir. Préfères-tu du café ? J'ai moi aussi une nouvelle à t'annoncer.
— Tu pars !
Maintenant sa voix était triste. C'était naturel. Elle aurait dû s'attendre au départ de Fiona.
— Blake me veut à Tookaringa.
— C'est là qu'est sa place, dit Blake, et non pas dans les airs.
Bien sûr, Fiona serait la maîtresse du plus grand ranch de cette partie du monde. En tant qu'épouse de Blake, c'était son rôle.
Cassie prit une chaise.
— Comment vais-je trouver un autre pilote ?
— Je sais, je te laisse dans l'embarras. Mais Cassie, ma chérie, tu me comprends ?
— Bien sûr. (Mais son esprit chancelait : était-ce la fin des Médecins Volants qui avaient continué même pendant la guerre ?) J'aurais dû prévoir cela. Non, je ne veux pas de café.
— Quand te maries-tu ?
— Chris veut attendre Romla qui arrive demain, tard dans la matinée, et je veux que ce soit Don qui nous marie. J'espère donc que tu nous emmèneras à Yancanna.
Fiona et Blake échangèrent des regards.
— Mon père arrive demain, intervint Blake.
— Nous ne serons absents que deux heures, dit Cassie.
— Steven t'aime tellement, déclara Fiona, je suis sûre qu'il voudrait aussi venir à ta noce. Mais nous ne pouvons tenir tous dans l'avion.
Tous. Cassie n'avait pas imaginé la présence de Blake.
— Non, je n'avais envisagé la présence de personne à la noce, à part Romla, et peut-être toi, mon assistante. Je ne veux personne d'autre.
Fiona se jeta au cou de Cassie.
— Crois-tu réellement que la ville va te laisser partir ainsi ? Il y a tant de gens qui vous aiment, toi et Chris ; ils seront consternés de ne pas aller à votre noce. Ce sera pour eux une véritable insulte, Cassie.
— Oh, merde !
Elle ne se serait pas même donné la peine de faire une telle proposition à Fiona si elle avait su tout ce qu'elle allait entraîner. Elle voulait seulement fuir et se marier. Fuir. C'était bien ce qu'elle était en train de faire, non ?
Fiona, laissant ses bras autour du cou de Cassie, reprit :
— Blake et moi pouvons aller chercher Don en avion et le

ramener pour la noce. Si tu ne veux pas d'une grande cérémonie à l'église, nous ferons cela ici, dans la cour ; avec une petite réception, à la suite. Romla nous aidera certainement aux préparatifs dès son arrivée, demain soir. Allez, Cassie ! Tu ne peux pas te contenter d'une noce à la sauvette sans aucun invité. La ville ne te le pardonnera jamais.

Cassie se mit à pleurer. Blake ne cessait de la regarder.

— Tu n'auras rien à faire, ajouta Fiona. Je m'occuperai de tout.

— Non, tu dois rester auprès de Blake.

— Nous serons ensemble dans l'avion. Cassie, tu dois te rendre compte que tu es un personnage public. Tout comme Chris. Vous devez annoncer votre mariage à la radio à tout le monde, s'il y en a qui souhaitent venir en ville.

Pourquoi avait-elle eu cette idée ?

— Je ne veux pas de grand tralala. Je veux me marier dans la plus stricte intimité. Je veux le faire vite et en finir...

Fiona rit et secoua la tête.

— Ce sera pour tous les gens des alentours un événement aussi important que la semaine des courses... enfin peut-être pas tout à fait, mais...

Chère Fiona ! Cassie s'en voulait de la priver de sa lune de miel avec Blake.

— Et nous vous attendrons ce soir à dîner, Chris et toi. Nous organiserons les choses.

— Chris se moque de ce que nous faisons. Il veut seulement se marier.

— Je crois que Chris appréciera une grande fête.

— Ce n'est pas un être très sociable, tu le sais, objecta Cassie.

— Penses-tu ! Je suis sûre que Chris aimera voir les gens affluer. A vous deux, vous connaissez tout le monde dans un rayon de quatre cent mille kilomètres carrés.

Blake, qui avait à peine parlé, se leva et sortit.

Cassie leva les yeux sur Fiona :

— Je ne veux pas te voler ton bonheur.

— Me voler mon bonheur ? dit Fiona en riant. Mon bonheur ne fait que commencer. Je suis heureuse à en mourir. Je ne croyais pas qu'on pouvait être si heureux ! Oh, Cassie ! C'est merveilleux que tu te maries. Je pensais vraiment que tu attendais Sam.

Cassie se leva.

— Venez dîner chez moi. Je suis meilleure cuisinière que

toi. De plus, tu n'as pas envie de passer l'après-midi à la cuisine pour le premier jour de Blake ici.

— D'accord. (Fiona se pencha pour embrasser Cassie sur la joue.) Je suis heureuse pour toi, ma chérie, comme je sais que tu l'es pour moi.

Pendant son retour, Cassie se répéta : *Je suis heureuse pour elle. Je le suis réellement. Son bonheur m'est cher. Sincèrement.*

Elle s'était trompée au sujet de Chris. Il se montra ravi des projets de Fiona.

— Romla sera heureuse de vous aider, elle sera dans son élément, mais il vous faudra l'empêcher de prendre tout en main.

— J'aimerais qu'elle prenne les choses en main, dit Fiona, mais si nous devons avoir une grande fête, il vaut mieux attendre samedi soir. Il faut laisser aux gens la possibilité de venir en ville. Ils seront tous volontaires pour faire un gâteau et apporter quelque chose. Ce sera le mariage de l'année.

Exactement le contraire de ce qu'avait voulu Cassie.

Blake ne dit pas plus de dix mots de toute la soirée. Fiona et lui se retirèrent de bonne heure.

Quand ils furent partis, pendant que Cassie faisait la vaisselle et que Chris l'essuyait, il lui demanda :

— Où veux-tu habiter ? Ta maison ou la mienne ?

— Je ne veux pas penser à cela.

Chris l'embrassa dans le cou.

— Ce ne sont que des détails. Mais je n'ai pas envie que nous commencions notre vie commune dans cette maison où j'ai passé tant d'années malheureux avec Isabel.

Cassie lavait le dernier plat.

— Pourquoi y es-tu resté si longtemps ?

Il haussa les épaules.

— C'est sans doute que je n'ai jamais pensé à déménager.

— Eh bien, je ne suis pas non plus folle de cette maison.

— Veux-tu acheter celle de Fiona ? Tu as toujours aimé cette maison, et elle va la quitter.

— Chris, c'est une excellente idée !

Elle se tourna pour lui sourire, le premier sourire qui lui venait depuis que Blake avait remonté l'allée menant chez Fiona.

— Je ne me suis sentie nulle part plus à l'aise. Oui, demandons-lui. Oh ! voilà une idée qui me plaît beaucoup.

Aussitôt la vaisselle finie, Chris lui dit :

— Je vais rentrer chez moi.

— Rentrer ? Pourquoi ? Personne ne sera choqué maintenant de te voir partir le matin de chez moi.

Il se pencha pour lui donner un léger baiser.

— Non, je veux que nous nous séparions la nuit jusqu'à notre mariage. Cela ne fait que cinq nuits, chérie.

Il ne l'avait jamais appelée ainsi.

— Nous n'avons jamais passé cinq nuits séparés depuis que nous sommes ensemble !

Il sourit.

— Cela rendra notre nuit de samedi d'autant plus agréable.

— Veux-tu dire que notre dernière nuit n'a pas été la plus sensationnelle que nous ayons jamais eue ?

— Ce sera encore mieux samedi.

Romla prit en main tous les préparatifs. Elle trouva assez de disques pour faire danser les invités, même sans orchestre. Elle dit à Cassie son émotion qu'elles deviennent sœurs, et sa joie pour son frère. C'est ce qu'elle avait toujours souhaité depuis que Cassie était allée à Townsville, il y avait déjà bien longtemps.

— Je vous ai aimée dès l'instant où je vous ai rencontrée, déclara-t-elle.

La noce fut l'événement de l'hiver 1944. Certains firent un trajet de dix ou douze heures pour y assister. Toutes les chambres miteuses de l'hôtel, toutes celles de chez *Addie's* furent occupées. Il y avait tant de monde que ni le mariage ni la réception ne purent se faire chez Fiona. La cérémonie se déroula à l'église presbytérienne et la réception eut lieu dans le gymnase de l'école.

Steven l'avait abordée la veille :

— Cassie, il vous faut quelqu'un pour vous conduire à l'autel. Je serais honoré que vous me le permettiez.

Quelle ironie du sort !

Don et Margaret logèrent dans la chambre d'ami de Cassie, et Don se déclara profondément heureux qu'elle eût demandé à Fiona d'aller le chercher en avion à Yancanna. Il lui dit que Margaret attendait un bébé et que, ayant accepté la cure d'Alice Springs, il n'aurait pas à la laisser seule avec l'enfant.

— Je vais cesser d'être un Père itinérant pour m'installer dans la simple fonction de révérend.

— Cela vous plaira-t-il ? demanda Cassie. Vous allez manquer à tant de personnes !

— Et elles me manqueront. C'est ainsi. Mais je n'ai pas l'intention de perdre le contact. (Il mit ses mains sur les épaules de Cassie.) Allez-vous être heureuse, mon amie ?

— Qu'est-ce que le bonheur ?

— Je crois savoir pourquoi vous agissez ainsi, mais Chris Adams est un brave homme. Il s'est même amélioré depuis que vous êtes ensemble. Ne le rendez pas malheureux, une seconde fois, Cassie.

Elle fut blessée.

— Pour quelle sorte de femme me prenez-vous ? Je croyais que vous m'aimiez.

— Cassie, je vous adore. Après ma Margaret, vous êtes la femme que j'aurais préférée comme épouse. Vous le savez. J'imagine que vous l'avez toujours su. Cela ne signifie pas que je doive vous trouver parfaite.

— Vous me connaissez trop pour imaginer que je puisse tromper Chris.

Il secoua la tête.

— Ce n'est pas du tout ce à quoi je fais allusion. Je parle de la pureté d'intention. Il est possible que vous n'ayez pas les raisons qu'il faudrait pour vous marier, mais quelles sont donc les bonnes raisons pour se marier ? Ce que je veux dire, c'est que j'espère que vous n'allez pas rendre Chris malheureux simplement pour essayer de prouver à Blake Thompson qu'il ne compte pas.

Les yeux dans ceux de Don, elle chuchota :

— Est-ce que c'est ce que je suis en train de faire ?

— J'en ai peur. (Don la prit par les épaules.) Mais cela ne signifie pas que votre mariage ne peut être une réussite. Vous devez accepter le fait que Blake appartient à Fiona et qu'il ne pourra jamais être à vous. Vous l'avez compris dans votre tête, mais maintenant que vous l'avez revu, vous devez l'accepter comme une réalité et faire votre propre vie.

— Oh ! Don, c'est bien ce que je me suis dit. J'ai ma vie à faire.

— Bien, Cassie, espérons que votre décision est le moyen d'y arriver.

Le lendemain, il lui dit :

— Avez-vous jamais eu un penchant pour le vol ?

— Que voulez-vous dire ? Je passe la moitié de mon temps en avion.

— Non, j'entends pour le pilotage.

— Mon Dieu, non.

— Eh bien, j'ai pensé à demander à John Flynn s'il ne voudrait pas vous voir prendre des leçons de pilotage. On n'a pas d'autre pilote, et vous ne voulez pas que ce soit la fin des Médecins Volants, n'est-ce pas ?

— Vous connaissez le règlement. Les médecins ne sont pas autorisés à piloter.

Don acquiesça.

— Oui, mais, Cassie, cette règle n'a pas pris en considération les périodes de guerre. Ou vous apprenez à piloter ou les Médecins Volants interrompent leur service jusqu'à la fin de la guerre.

— Laissez-moi réfléchir. Je ne crois pas que j'en serais capable.

— Il n'existe pas une seule chose, j'en suis persuadé, que vous ne puissiez faire si vous le voulez.

— Le pensez-vous vraiment, Don ? questionna-t-elle avec un sourire.

— Vous aimez les gageures. La nécessité d'agir vous donne des ailes. Je vous connais bien sur ce plan. Je vous ai vue triompher de toutes les épreuves que vous avez affrontées. Peut-être est-ce justement ce qu'il vous faut, ma chère amie. Je dirais qu'il vous faut de nouvelles montagnes à escalader.

Tous les gens de la ville et plus d'une centaine d'habitants de la brousse vinrent à la noce. L'église ne put pas même en contenir la moitié, aussi les autres se pressèrent-ils à l'extérieur.

La réception qui suivit dura jusqu'à près de trois heures du matin, mais Chris fut appelé à neuf heures pour assister une parturiente. Il était plus de minuit quand Don et Margaret accompagnèrent chez elle la mariée. Elle resta levée, à attendre son mari. Renonçant à dormir, elle passa finalement sa nuit de noces à écrire à Sam pour lui raconter les derniers événements.

Quand Chris arriva à cinq heures et demie, il était épuisé, ayant dû pratiquer une césarienne.

Il tomba sur le lit et s'endormit en moins d'une minute.

Cassie monta dans le lit à côté de lui et écouta le chant des coqs et les aboiements des chiens ; elle se demanda si Fiona et Blake dormaient, s'ils allaient bientôt s'éveiller, si Blake l'attirerait à lui et s'ils feraient l'amour, encore et encore.

40

— Nerveuse ? demanda l'instructeur.

Cassie se hissa à la place du pilote, prête à prendre pour la première fois les commandes. L'instructeur monta s'asseoir à sa droite.

— Il n'est pas nécessaire de faire chauffer le moteur, dit Rob Wright, un grand homme maigre de près de cinquante ans qui fumait cigarette sur cigarette. Il fait chaud aujourd'hui. S'il faisait froid, vous pourriez donner quelques coups d'amorçage, mettre l'allumage, faire démarrer le moteur puis le laisser reposer un moment. Mais il fait trop chaud pour cela.

Pourquoi n'était-ce pas comme les milliers d'autres fois où elle avait été en avion ?

— Nous sommes dans un avion dont la roulette de queue est basse. Cela veut dire que le moteur est haut devant, cachant ce que vous avez en face de vous. Nous allons rouler sur la bande de roulement en faisant des virages en S. Cette manœuvre est importante quand vous quittez la place de stationnement, au cas où d'autres appareils sont parqués. Quand vous dessinez le S vers la droite, vous pouvez voir à gauche. Bon, roulons jusqu'au bout de la piste d'envol.

Elle avait potassé le sujet et savait de quoi il parlait, ayant suivi deux semaines de cours avec lui.

— A présent, dit Rob avec un sourire, voici venu le moment du cigare.

Cassie se tourna vers lui. *Du cigare ?* Elle avait dû mal l'entendre.

— Ouais, pouffa-t-il. CIGAR. Il s'agit des vérifications nécessaires avant le décollage. « C », ce sont vos commandes. Ce Cessna a un volant au lieu d'un manche à balai. Tirez-le en arrière puis en avant pour voir si les volets fonctionnent et mettez le pied sur les pédales du palonnier. Braquez les roues à droite et regardez dehors pour vous assurer que les ailerons marchent.

Il attendit qu'elle eût fait ces manœuvres.

— Maintenant le « I » : instruments. Ce Cessna 140 n'en possède pas beaucoup, mais nous avons un compas, un indicateur de température de l'huile, un autre de pression de l'huile. Il y a aussi le cadran qui indique le nombre de tours par minute du moteur. Nous allons vérifier si l'altimètre est bien réglé. Il faut le régler en fonction de la pression atmosphérique. Si vous n'avez pas de station météorologique pour vous informer, vous devez savoir qu'elle est la hauteur réelle du terrain. Disons 800 mètres au-dessus du niveau de la mer. Réglez l'altimètre en fonction. C'est d'une importance vitale.

Cassie hocha la tête, espérant pouvoir se souvenir de tout.

— O.K. Passons à « G », pour gazole. Rappelez-vous quand nous faisions nos contrôles à l'arrêt, je vous ai fait grimper sur cette petite échelle, déboucher le réservoir d'essence et plonger votre doigt pour vérifier qu'il y en avait assez. Pensez à le faire des deux côtés, puisqu'il y a un réservoir sur chaque aile.

Puis il lui expliqua que le « A » de cigare désignait les arrivées d'air.

— « R » représente le nombre de révolutions par minute, ou rpm. Quand vous révisez le moteur, regardez l'indicateur rpm. Allez jusqu'à environ 1 500 tours. Par ailleurs, l'avion a un double circuit d'alimentation électrique, de sorte que si un cylindre est défaillant, vous ne perdez pas toute la puissance. Vous avez aussi deux aiguilles magnétiques, semblables à celle qui contrôle la charge de batterie d'une voiture, mais celles-ci sont beaucoup plus sûres et efficaces.

Il revint sur d'autres fonctionnements complexes qu'ils avaient déjà abordés.

— Bon, dit-il en lui donnant une tape sur l'épaule. Prête pour le décollage ? Je vais le faire, puis vous prendrez les commandes avec moi. Maintenant, vous tenez le volant de votre côté et vous posez vos pieds légèrement sur les pédales de freins du palonnier. Sur cet avion, le maniement des freins est délicat. Si vous appuyez simultanément sur ceux de droite et de gauche, l'appareil stoppera.

Ils regardèrent attentivement dans toutes les directions et gagnèrent la piste d'envol. La manette des gaz s'ouvrit vite et facilement, l'avion prit rapidement un bel élan : ils roulaient à présent sur la piste.

— Poussez un tout petit peu le volant en avant jusqu'à ce que vous sentiez la queue s'élever et maintenez-le dans cette position. Quand nous aurons atteint une vitesse de 90-95, relâchez légèrement le volant en arrière. Oui, comme ça, bravo !

Il lui dit de mettre la queue en légère descente, et le nez monta. L'avion commença à grimper.

— Nous allons laisser pleins gaz jusqu'à ce que nous atteignions une altitude d'environ 120 mètres et une jolie vitesse de navigation, peut-être 160 km/h, que vous conserverez. Maintenant regardez bien ce que je fais. (Il vira à angle droit.) Nous allons monter à une hauteur où nous exécuterons des manœuvres. Si nous n'avions pas une plage comme celle que nous survolons, il nous faudrait trouver une ligne droite : voie ferrée ou route rectiligne. Une des premières manœuvres est de réaliser un vol rectiligne et horizontal. Je vous montre comment faire, car ce n'est pas facile quand le vent souffle en rafales.

Il monta à 800 mètres et dit à Cassie :

— Bien, vous avez en ce moment les commandes avec moi et vous sentez ce qui se passe dans le palonnier et le volant. Regardez la ligne d'horizon : son niveau par rapport au capot varie en fonction des manœuvres (montées, descentes, virages) tout comme dans une voiture. Maintenant que vous avez saisi, nous allons procéder à une manœuvre de virage sur l'aile à basse altitude. Quand vous tournez en avion, vous négociez votre virage en inclinant l'appareil comme le font les pilotes de courses automobiles. Il doit y avoir coordination dans les commandes pour empêcher l'appareil de décrocher et de perdre de la vitesse.

Malgré tous les milliers de kilomètres qu'elle avait parcourus, Cassie vivait une expérience neuve. Elle n'avait jamais eu une telle conscience de ses liens avec la terre, des virages de l'avion, de ce qu'elle avait en dessous. Ils effectuèrent une série de virages inclinés.

— Nous allons faire des décrochages, dit le pilote : l'avion s'arrête de voler, mais ne tombe pas à moins que vous n'ayez la stupidité extraordinaire de le laisser tomber en vrille. Il planera dans un rapport de 10 à 1. En d'autres termes, si vous êtes à 1 000 mètres d'altitude, vous pouvez parcourir 10 000 mètres. Là, nous allons décrocher, mettre le moteur au ralenti. Tirez le volant vers vous et continuez à tirer jusqu'à ce qu'il ne puisse aller plus loin. Alors le nez de l'avion s'abaissera.

L'angoisse étreignait le cœur de Cassie. Elle n'avait jamais tant apprécié le savoir-faire de Sam et de Fiona.

— Il va tomber comme une feuille, mais il n'ira pas au sol. Tirez le volant vers vous et servez-vous du palonnier, ainsi l'avion plongera, plongera, plongera et perdra de la vitesse.

C'était exactement ce qui se passait. La gorge de Cassie se serra et elle eut l'impression de ne plus pouvoir respirer.

Rob la regarda en riant.

— Pour nous sortir de ce décrochage, il suffit de pousser le volant en avant et de remettre les gaz. Ne faites jamais de manœuvres brusques, laissez doucement s'abaisser le nez. Quand vous pousserez le volant en avant, le nez tombera et l'avion se remettra à voler.

Cassie se tourna vers l'instructeur et respira profondément.

Quand, après un séjour d'un mois à Brisbane, elle retourna à Tookaringa donner ses consultations, Fiona était enceinte.

— Pourquoi ne sembles-tu pas heureuse ? lui demanda Cassie. Je croyais que c'était ce que tu souhaitais.

— Je suis tout émue. Steven aussi.

Il y eut un silence.

— Et Blake ?

Les yeux de Fiona s'emplirent de larmes.

— Rien ne peut l'émouvoir. Il parle à peine. Il reste enfermé dans notre chambre, à lire ou à regarder par la fenêtre.

— C'est une réaction fréquente chez les hommes qui ont été témoins des horreurs de la guerre, qui ont vu leurs amis mourir. Il doit se demander pourquoi il a survécu, alors qu'eux sont morts.

Fiona approuva.

— Je suis sûre que c'est en partie la raison, mais il se dit qu'il n'est plus bon à rien, que sa vie est finie.

Cassie but sa dernière gorgée de thé.

— A cause de son bras ?

— Oui. Il se considère comme un invalide. Il ne peut plus monter à cheval, il ne peut plus marquer les bêtes, il ne peut plus les rassembler. Il ne peut plus rien faire de ce qu'il a toujours fait, et il se demande à quoi il sert.

Cassie n'avait rien à répondre à cela.

— Mais il peut être un père et un mari.

— Il a cru que je ne voudrais plus partager son lit maintenant qu'il a perdu un bras. Il a cru que la vue de son amputation m'empêcherait de le désirer. Oh ! Cassie ! (Des larmes coulèrent sur les joues de Fiona.) J'ai dû déployer tous mes talents de séduction pour l'amener à me faire l'amour. Je ne sais pas même s'il était consentant.

— Mon Dieu, Fi, il reste un homme !

— Il ne semble pas le croire. Rien de ce que nous tentons, Steven et moi, ne paraît le tirer de sa léthargie. Rien ne l'intéresse. Quand nous nous sommes aperçus de ma grossesse, une lueur de vie a brillé une seconde dans ses yeux et il a dit : « Si Dieu le veut, ce sera une fille. » Il pensait sûrement en disant cela que les filles ne vont pas à la guerre.

— Il ne peut pas passer le reste de son existence à se lamenter sur lui-même.

Aussitôt, Cassie réalisa qu'elle avait passé une bonne partie de ces cinq dernières années à se lamenter sur elle-même parce que Blake l'avait quittée. On ne pouvait peut-être pas dominer ses émotions. Pour l'instant personne ne pouvait sans doute tirer Blake de son humeur noire. Il fallait compter avec le temps.

— La seule chose que la maturité m'a apprise, c'est que tout passe. Cela aussi passera.

Fiona se força à sourire.

— Quand il m'arrive de ressentir un vrai moment de bonheur, je le savoure, tout en me disant qu'il va aussitôt prendre fin. Mais quand je suis au fond du gouffre, je ne doute pas d'être malheureuse pour toujours.

— Eh bien, mets-toi dans l'esprit que cela ne durera pas.

Fiona mit son bras autour du cou de Cassie.

— Tu as raison. J'y pense chaque nuit. Mais en attendant, je voudrais pouvoir faire quelque chose pour lui. Je ne peux supporter de le voir dans cet état. C'était un géant, Cassie. Et maintenant...

— Blake Thompson redeviendra un géant, tu verras. Nous arriverons à un résultat. Et puis il y a aussi cette fichue humidité. Il y a de quoi abattre n'importe qui. Maintenant, avant de partir, je dois faire le point des appels avec Horrie. Je peux le faire de ton poste ?

Horrie la mit en communication avec l'épouse de Ian James qui lui décrivit des symptômes que Cassie reconnut avec certitude comme ceux d'une pneumonie.

— J'arrive tout de suite, assura Cassie.

Comme il n'y avait pas d'autres urgences, elle prit son sac et se tourna vers Fiona :

— Je te reverrai dans une quinzaine. Je pars chez les James.

Fiona l'accompagna à l'avion.

— Il va sans dire que je compte sur toi pour mettre au monde mon bébé.

— Cela va sans dire.

Cassie embrassa son amie.

Elle arriva chez les James quarante minutes plus tard. Ian James était allongé sur son lit, respirant péniblement dans la chaleur humide. Elle s'assit près de lui et compta ses halètements : quarante par minute. Les inspirations ne lui apportaient manifestement aucun soulagement, car ses poumons, apparemment pleins de liquide et de pus, ne devaient pas laisser accès à l'air.

— Il a beaucoup toussé ?

Mme James fit signe que oui, avec un regard effrayé.

— Et il crache du mucus vert jaunâtre avec des traces de sang.

Cassie prit le pouls du malade.

— Pourquoi est-il si bleu ? demanda sa femme.

— Parce que son sang n'est pas assez oxygéné.

— C'est une pneumonie ?

Cassie acquiesça. Il fallait lui appliquer un masque à oxygène et l'emmener à l'hôpital. Il transpirait et ses muscles étaient contractés. Il lui faisait l'effet d'un sportif de compétition suffoquant sous l'effort musculaire.

— Je vais devoir l'emmener à l'hôpital. Je vous donnerai des nouvelles d'Augusta Springs ce soir. J'ai un masque à oxygène dans l'avion, mais s'il ne va pas à l'hôpital...

Elle regarda autour d'elle.

— Pouvez-vous me faire aider par un de vos hommes pour le porter à l'avion ?

— C'est moi qui vais vous aider.

Elles mirent ensemble Ian James sur le brancard qu'elles fixèrent dans l'appareil. Cassie, penchée sur son patient, lui adapta le masque à oxygène. Son pouls avait ralenti et sa tension tombait. Il haletait moins et perdait visiblement ses forces, comme un nageur se débattant dans l'eau.

Elle remit le moteur en route et décolla. C'était la cinquième fois qu'elle volait seule. Elle devait se concentrer sur la manœuvre et pallier les secousses du vent qui venait de se lever, mais ce qui la préoccupait surtout, c'était ce qui se passait derrière elle, là où elle ne pouvait pas voir. Elle luttait contre le vent, se demandant si c'était le signe avant-coureur d'une tempête tropicale. Pourvu qu'elle arrive à Augusta Springs avant qu'elle ne se déchaîne !

En se dirigeant vers le sud, elle quitta la turbulence pour entrer dans une zone de calme. Elle mourait d'envie d'aller près de son patient, de voir ce qu'elle pouvait faire pour lui. Le masque à oxygène était-il bien en place ? Est-ce qu'il respirait ? Elle se tordit sur son siège pour se tourner vers la cabine. Elle entendit un glou-glou qui l'avertit que l'air franchissait la barrière du liquide dans le haut du poumon.

Elle eut la terrible prémonition qu'ils n'arriveraient pas à temps. Si elle s'était trouvée avec lui, elle aurait pu faire quelque chose. Elle comprenait pourquoi John Flynn avait établi cette règle que les Médecins Volants ne pilotent pas leurs avions. Elle aurait dû être derrière auprès de son malade. Pour le moment, elle ne lui était guère utile ; il aurait pu être aussi bien sur son lit, chez lui. Et c'est certainement là qu'il aurait préféré mourir, plutôt que sur la route d'Augusta Springs comme il allait le faire quinze minutes avant l'atterrissage. Ian James fit entendre un profond râle et un soupir prolongé. Puis il n'émit plus aucun son.

Quand elle rentra chez elle, Chris lui tendit un scotch. Elle le but d'un trait et lui raconta les derniers événements : la mort de Ian et la grossesse de Fiona.

— Qu'est-ce que tout ce baratin sur notre prétendue accoutumance à la mort ? demanda-t-elle.

— Je suppose que c'est pour qu'elle ne nous affecte pas autant.

— La mort de tes malades te touche-t-elle encore ?

— Moins, quand je ne connais pas le patient. Mais toujours autant quand c'est quelqu'un que je connais depuis longtemps. Ou un bébé.

— Avertir la famille, c'est cela qui est le plus dur. L'avertir par radio surtout. Cela semble si impersonnel.

Chris resta silencieux.

— Je vais me doucher, dit Cassie, se levant pour se rendre à leur chambre — celle qu'elle avait à son arrivée dans la ville.

Quand elle sortit de la douche, Chris décréta :

— Tu n'es pas d'humeur à t'occuper du dîner. On va chez *Addie's* ?

— D'accord.

Elle secoua la tête en se regardant dans le miroir.

— Si je me laissais pousser les cheveux ? Qu'en penses-tu ?

Il s'approcha, regarda l'image de la jeune femme dans le miroir.

— J'ai toujours eu envie de te le suggérer. Je crois que ça me plairait.

— Alors, pourquoi ne m'en as-tu jamais parlé ?

— Oh ! Cassie. Je n'oserais te suggérer quoi que ce soit. Si je t'avais dit que j'aimerais que tu te laisses pousser les cheveux, tu ne l'aurais jamais fait. Tu n'acceptes aucune suggestion. Tu sembles penser que ce sont des ordres et s'il y a quelque chose que tu détestes, c'est bien de te plier à l'autorité.

Elle le regarda dans la glace.

— Tu as l'air de dire que je suis désagréable.
— Il y a des moments où tu l'es, répondit-il en souriant.
Désagréable ? C'était là un côté d'elle-même qu'elle n'avait encore jamais reconnu.

41

Lorsque les États-Unis lâchèrent la bombe atomique qui mit fin à la guerre, Cassie accoucha Fiona d'une fille de quatre kilos qu'ils appelèrent Jenny. Fiona avait refusé d'aller à l'hôpital, préférant avoir le bébé chez elle, mais Steven, qui avait perdu trop d'enfants à cause de l'éloignement de l'hôpital, s'y était opposé. Cassie avait alors suggéré à son amie de venir à Augusta Springs trois semaines avant la date prévue pour la naissance et de séjourner chez eux, dans son ancienne chambre.

— Ça ne ferait pas de mal à Blake de venir aussi. Il y a de la place.

Quand elle dit à Chris qu'elle les avait invités, il lui demanda :

— Quel effet te produira la présence de Blake, ici, chez nous ?

— Je souhaiterais que tu laisses tomber cette vieille histoire. Je me sens guérie. Fiona est ma meilleure amie et je veux prendre toutes les précautions. Ce serait un trajet de douze heures si le travail commençait. Je prescris à toutes mes futures mères de venir en ville plusieurs semaines en avance.

— Je sais, mais après ce que tu as fait de l'enfant de Blake...

Les yeux de Cassie étincelèrent.

— Ne peux-tu l'oublier ? Moi, si. C'est la chose la plus intelligente que j'aie jamais faite. Blake ne m'inspire plus aucun sentiment. Je le dis en toute honnêteté. Mais j'ai de l'affection pour Fiona. Pour l'amour du ciel, Blake est un raté. Depuis son retour, il est là comme une potiche, sans rien faire, parlant à peine, donnant le cafard à tous les gens de Tookaringa. Crois-tu que je te le préfère ?

— C'est que parfois tu parais si lointaine !

— Voilà ce que c'est d'épouser une femme qui a une vie professionnelle. Elle ne te consacre pas chacune de ses minutes ! Eh oui, j'ai des problèmes, des soucis, des préoccupations relatives à mes patients et à mon travail, tu le sais. Enfin, je croyais que tu le savais.

Il hocha la tête.

— Bien sûr. Je regrette de t'avoir fait cette remarque. Aussi longtemps que tu pourras t'accommoder de la présence de Blake, je pense le pouvoir moi aussi.

— Tu feras bien. C'est ton lit que je partage.

— Mon Dieu, Cassie, il en faut davantage pour unir un couple !

— Davantage ?

Elle lui tourna le dos et alla regarder par la fenêtre.

— Je croyais que c'était cette question qui avait rendu ta vie avec Isabel insupportable.

Chris soupira.

— Je me dis parfois que nous ne nous comprendrons jamais.

Elle s'emporta.

— Quoi ! Il me semble que nous nous comprenons très bien. Je me suis résignée à ton étroitesse d'esprit, à ton formalisme rigide, à tes opinions réactionnaires. Tu me dis que je ne suis pas parfaite. Ce serait terrible de l'être. L'imperfection permet de rester humble, ne crois-tu pas ? Tu connais ma liaison passée et je pensais que tu m'avais pardonnée. Apparemment, ce n'est pas le cas puisque tu remets sans cesse cela sur le tapis.

Chris leva la main.

— Oh ! Cassie, tu te trompes complètement. Je sais que tu ne m'aimes pas comme tu as aimé Blake. Je ne te le demande même pas. Je te suis reconnaissant de ce que nous vivons ensemble, même si je sais que tu n'as pas pour moi les sentiments que j'ai pour toi.

La voix de Cassie s'éleva, stridente :

— Je te donne toute l'affection qu'il m'est possible de te donner. J'ai promis de t'aimer et de te chérir, et sapristi, c'est bien ce que je fais, il me semble. Du moins je fais tous les efforts pour te rendre heureux.

— Je sais, ma chérie, je sais.

Il s'approcha et posa les mains sur ses épaules.

— Ce qui m'attriste, c'est que tu aies à faire tant d'efforts pour cela.

Elle le regarda et glissa ses bras autour de son cou. Elle l'embrassa, parcourant ses lèvres de sa langue. Puis, lui inclinant la tête, elle l'introduisit dans son oreille.

— N'es-tu pas heureux ? N'est-ce pas ce que tu désirais ?

Il l'attira à lui et lui prit la taille.

— C'est plus que je n'aurais imaginé avoir un jour.

— Alors, cesse de m'importuner avec Blake et laisse-nous prendre du bon temps. Au moins, toi, tu me parles. Lui, c'est à peine s'il adresse la parole à Fiona ou à Steven.

Un mois plus tard venait en ce monde Jennifer Stéphanie Thompson, à midi exactement. Une heure après, Cassie fut appelée pour un accident survenu à un apprenti qui avait pris une vache au lasso. L'animal l'avait entraîné, avait sauté une clôture de fil barbelé et, tirant le pauvre homme à sa suite, l'avait écrasé sur le tronc d'un arbre en lui arrachant le bras.

Au moment où Cassie arriva, ce qui restait du bras était gris jaunâtre et il ne pouvait le remuer. Ses compagnons l'avaient abruti avec du whisky, mais la douleur était encore atroce. Les os transperçaient la chair et la partie morte faisait un angle bizarre avec son corps. Il était pâle, ayant perdu beaucoup de sang malgré le garrot que lui avaient fait les autres au-dessus du coude.

Cassie se tourna vers le contremaître.

— Il va falloir que je l'ampute sur place, dit-elle. (Les médecins, généralement, répugnaient à pratiquer une amputation.) Son bras est en morceaux, de toute façon.

Elle prit dans sa trousse médicale un couteau qu'elle tendit à l'un des manœuvres.

— Stérilisez ceci à la flamme ou à l'eau bouillante. Vite !

Quand le couteau fut prêt, Cassie tailla dans le muscle et la peau restants, ligatura le gros vaisseau sanguin, posa un clamp au bout, le tira un peu et attacha autour de l'extrémité une boucle de fil avec quatre ou cinq nœuds qu'elle serra pour empêcher tout saignement. Elle lava le moignon à l'eau bouillie, précaution antiseptique, l'enduisit d'un onguent antibiotique et pansa la blessure.

— Portez-le à l'avion. Je vais l'emmener à l'hôpital pour une intervention supplémentaire.

Pendant son retour à Augusta Springs, elle regardait le reflet violet des nuages sur la terre crevassée. Dieu, pensa-t-elle, depuis combien de temps n'a-t-il pas plu ?

Le blessé derrière elle émit un faible gémissement. Elle pensa à Blake privé de son bras, à ce qu'on doit ressentir quand on a une partie de soi disparue à jamais.

— Tu as raison, dit Chris, après le départ pour Tookaringa de Fiona et de Blake, avec le bébé. C'est à peine si Blake ouvre la bouche. Et quand il le fait, ce n'est que pour faire entendre des monosyllabes. J'ai beaucoup de peine pour lui.

Cassie étala de la confiture de framboise sur son toast. Ce n'était pas un jour de consultation, donc, à moins d'une urgence, elle était libre en dehors des séances d'appels radio. Il lui était venu une idée quand, en société, elle voyait Blake refuser de communiquer avec qui que ce soit.

— Ce n'est pas seulement d'avoir perdu son bras, j'imagine, qui le rend ainsi. C'est aussi d'avoir perdu son mode de vie. S'il pouvait faire des choses, monter à cheval, conduire une voiture, tout ce qu'il considérait comme allant de soi...

— Tu as une idée, je le sens.

Chris, le dos appuyé à sa chaise, avalait sa dernière goutte de café avant de partir à l'hôpital.

— As-tu lu, dans le dernier numéro de la revue médicale, cet article sur toutes les nouveautés techniques mises au point pour les blessés de guerre ? On a inventé tant d'appareils merveilleux ! As-tu vu le bras électronique ?

Chris secoua la tête.

— Je n'en suis pas encore arrivé à cet article. J'ai été par contre fasciné par celui sur le paludisme. Savais-tu que c'était la maladie qui a fait le plus de victimes pendant la guerre ?

Cassie l'entendit à peine.

— Je vais appeler Norman Castor et voir ce qu'il peut me dire, avec qui il peut me mettre en contact.

Quand elle repartit pour Tookaringa, elle s'arrangea pour y passer la nuit de manière à dîner avec Blake, Fiona et Steven. Elle attendit le milieu du repas pour annoncer :

— Blake, j'aimerais que vous alliez à Melbourne voir un de mes grands amis. En fait, un ami de mon père, le Dr Norman Castor. Il y a dans son équipe un médecin qui fait des miracles pour les anciens combattants qui ont perdu un membre.

On aurait entendu une mouche voler. Depuis son retour, l'infirmité de Blake était un sujet tabou. On faisait comme si elle n'existait pas. Fiona et Steven regardaient Blake, attendant sa réponse.

— A quoi cela me servirait ? Je ne veux pas d'un morceau de bois avec une griffe au bout.

Cassie fonça.

— Ce n'est plus comme cela. On fait maintenant des bras et des jambes qui ont l'air réels, avec la forme des ongles, des reliefs pour figurer les tendons et même des lignes bleues pour les veines. Personne ne peut savoir que c'est artificiel.

Nouveau silence.

— Moi si.

— Eh bien, je souhaite que vous essayiez. Vous ne risquez rien. Cela ne vous prendrait qu'une quinzaine de jours de votre vie. Je crois que vous en avez perdu bien davantage.

— Qu'est-ce que cela veut dire ?

Fiona étendit le bras au-dessus de la table pour le toucher.

— Oh, Cassie ne veut pas dire...

— Mais si...

Encore un silence. Tous trois avaient les yeux fixés sur elle.

— Vous êtes là à vous apitoyer sur vous-même sans avoir conscience ou sans vous soucier du mal que vous faites à votre femme et à votre père. Vous leur brisez le cœur chaque jour. Vous ne faites absolument rien. Vous restez assis sur la véranda à regarder dans le vide. Je parie que vous ne pensez à rien, sauf à vous-même, à votre malheur de n'être plus un homme parce que vous avez perdu un bras à la guerre. Et tous ceux qui ont donné leur vie ? Vous n'êtes pas si mal loti. Parce que vous ne pouvez faire du cheval, conduire le troupeau ou vous servir d'un fusil, vous avez l'impression que votre vie est finie. Que font, à votre avis, les millions de gens qui n'habitent pas l'Intérieur ? Vous pourriez vous créer un mode de vie personnel. Et vous vous y refusez. Votre attitude contraint votre femme à marcher sur la pointe des pieds, vous ne manifestez à peu près aucun intérêt pour votre bébé et votre père ne s'emploie à rien d'autre qu'à vous faire plaisir.

Elle s'arrêta, haletante, se demandant si elle se les était tous trois aliénés.

— C'est vrai que c'est aussi de leur faute, poursuivit-elle comme personne ne disait rien. Ils vous laissent gouverner leur existence au lieu de continuer à mener leur vie, au lieu de jouir de tous les merveilleux présents qu'elle offre. Ils vous laissent les mettre en cage.

Fiona mit la main sur son cœur.

— Cassie !

— C'est vrai, Fiona, et tu le sais au fond de toi-même. Si Blake avait la moindre affection pour toi et pour Steven, s'il voulait seulement s'ouvrir à l'amour paternel, il irait à Melbourne et se ferait adapter un bras. Selon le Dr Castor, cela rétablit l'équilibre — il pense même que vous pourriez remonter à cheval. Vous pourriez faire tout ce que vous faisiez avant, sauf peut-être nouer les lacets de vos chaussures, et je ne vous ai jamais vu porter de chaussures à lacets.

Steven demanda :

— Est-ce vrai, Cassie ?

— Il faut du temps et de la volonté. De l'autodiscipline. Le Dr Castor dit que les résultats sont étonnants. Vous n'êtes pas le seul au monde à avoir perdu un bras, Blake. Songez à ceux qui ont perdu la vue, ou les deux jambes, et aux paraplégiques. Songez à ceux qui sont immobilisés pour toujours. Vous n'avez pas perdu votre virilité avec votre bras. Vous y avez renoncé. Eh bien, voici une chance de la retrouver, de faire quelque chose de votre vie, et d'être celui que votre père et Fiona aimaient.

Elle souligna le temps passé. Fiona quitta la table en pleurant. Cassie espérait ne pas avoir définitivement perdu son amitié. Elle avait senti qu'elle devait recourir aux grands moyens pour toucher Blake. Elle avait pensé le prendre à part, puis elle avait décidé de lui parler devant sa famille pour donner plus de poids à ses propos. Elle ne lui avait jamais autant parlé depuis presque un an qu'il était rentré. Il s'était comporté comme si elle n'existait pas, mais il agissait de la même manière avec son père, et souvent avec Fiona. Et avec tous ceux qui faisaient partie de son univers.

Fiona vint plus tard trouver Cassie dans sa chambre.

— Je ne veux pas que tu croies que je suis en colère contre toi. Justement, je... oh ! Cassie, tu as dit tout ce que je voulais dire. Parfois, je n'en peux plus. J'ai l'impression de vivre avec un corps inhabité. Steven de même. Toute joie a disparu de notre existence et aucun de nous n'a eu le cran de parler. Non pas que cela puisse arranger les choses. Cassie, je suis malheureuse, alors que je pourrais être si heureuse, maintenant que j'ai récupéré mon mari — et que j'ai un bébé.

Cassie prit son amie dans ses bras.

— Si tu habitais la ville, je te conseillerais d'aller voir un psychiatre, un spécialiste des traumatismes de la guerre. Ce ne serait pas forcément une mauvaise idée. Mais Fi, je t'assure, ces nouvelles prothèses sont des merveilles. Je n'en ai pas vu, mais j'entends dire que c'est une invention extraordinaire.

— Il ne s'y résoudra jamais. Il n'acceptera pas d'aide. Il pense que s'il n'est pas capable de tout faire, il n'est qu'un minable. Mais je te remercie pour ta tentative. Je voulais seulement que tu saches que mes larmes ne signifiaient pas que j'étais fâchée contre toi.

— Grâce à Dieu, cette idée ne m'a pas effleurée un seul instant, mais il m'a semblé que je devais parler.

Le lendemain matin, elle trouva Blake qui l'attendait, seul, à la table du petit déjeuner.

— Voulez-vous m'arranger un rendez-vous ? Je vais aller à Melbourne voir votre ami médecin.

A sa descente d'avion, elle prit la voiture pour se rendre à la station radio. Elle arriverait juste pour les appels de quatre heures quarante. Comme d'habitude, elle se demanda quand Horrie allait construire une véranda à Betty. Pour la naissance de leurs trois enfants, ils avaient seulement ajouté deux petites pièces au bungalow couvert de tôle ondulée. Cassie était toujours étonnée de la bonne humeur permanente de Betty, quoique depuis six ans, au moins une fois par mois, elle harcelât Horrie pour avoir une véranda. « Quelque part où il y ait de l'ombre », disait-elle.

Devant le bungalow stationnait une Holden d'un bleu brillant. Il ne venait presque jamais personne là et elle ne put s'empêcher de se demander qui pouvait bien rendre visite à Horrie et Betty.

Elle marcha dans la poussière jusqu'à la porte encore fermée et l'ouvrit en faisant un signe de la main à Horrie qui était déjà à son poste devant la radio. Au moment où elle refermait la porte, des mains lui couvrirent les yeux.

— Devinez qui c'est, chantonna la voix d'Horrie.

Elle resta immobile un instant puis, en un éclair, elle sut. Avant même de pouvoir prononcer son nom, elle fondit en larmes.

— Sam, c'est vous, Sam ?

Les mains vinrent se poser sur ses épaules, la tournant vers ce qui se révéla être le visage souriant de Sam. Le prenant dans ses bras, elle dit son nom, encore et encore, la vue brouillée par les pleurs. Elle ne se rappelait pas avoir éprouvé une telle joie de voir quelqu'un. Pourtant, elle n'était pas sûre qu'elle aurait pu le reconnaître au bout de tant d'années.

Il n'était plus maigre. Il s'était laissé pousser une moustache touffue et il avait des rides autour des yeux, des pattes-d'oie. Il était pâle sous le chapeau de broussard qui avait remplacé sa casquette de base-ball, mais la même lueur amusée brillait dans son regard.

— Pourquoi ne nous avez-vous pas avertis ? demanda-t-elle.

— Pour détruire l'effet de surprise ?

— Quand êtes-vous arrivé ?

— Nous étions ici aux environs de midi.

Sam mit les mains sur les épaules de Cassie et recula pour la regarder.

— Vous êtes bien jolie. J'aime vos cheveux.

Elle parcourut de la main les ondulations qui descendaient jusqu'à ses épaules.

— C'est si merveilleux de vous voir !

— Je suis revenu en supposant que vous auriez besoin d'un pilote. Vous m'avez écrit récemment que vous pilotiez vous-même. J'ai ri, mais ri ! J'ai pensé qu'il n'y avait rien que vous ne puissiez faire, mais j'espère tout de même que vous aurez besoin d'un pilote.

— Grands dieux, besoin ? Je ne peux faire deux choses en même temps.

C'était si bon de le revoir, de regarder ses yeux rieurs, se rappeler ce qu'avaient été avec lui les trajets en avion.

— Où habitez-vous ?

— Dieu sait où. C'est complet chez *Addie's* et l'hôtel est un vrai bouiboui. J'ai pris le petit déjeuner avec Horrie et Betty. Hé !...

Il alla ouvrir la porte qui séparait le local de radio de la cuisine de Betty.

— Chérie, viens donc faire la connaissance du plus grand docteur du monde.

Sur le seuil apparut, souriante, une très jolie jeune femme d'un blond pâle. Enceinte, conjectura Cassie, de cinq ou six mois.

— Liv, voici la doc, dont je t'ai tant parlé. Cassie, ma femme, Olivia.

Sa femme ?

Avant de réaliser ce qu'elle disait, elle leur proposait :

— Eh bien, vous pouvez certainement rester avec nous jusqu'à ce que vous trouviez un logement. Je suis revenue dans la maison de Fiona, nous la lui avons achetée. Vous pouvez prendre son ancienne chambre.

Sam enleva son chapeau et le tint à la main.

— Je ne peux croire que vous êtes la nouvelle Mme Chris Adams. La nouvelle m'a fait un rude choc.

Pourquoi, elle aussi, éprouvait-elle un tel choc à voir Sam marié à cette belle blonde ? Olivia n'était guère plus que cela. Pourtant c'était exactement le genre de choix qu'elle aurait prédit. Olivia devait sans doute avoir un rire stupide, imagina-t-elle.

— Ouais, dit Sam, nous devenons tous des adultes.

Il était temps, pensa Cassie. Nous sommes des adultes avec des responsabilités qui ne sont pas toujours celles que nous aurions choisies.

42

— Je n'arrive pas à y croire, s'écria Cassie à l'adresse de Chris. Elle a la tête si vide que je ne peux comprendre pourquoi il a été attiré par elle !

— C'est parce que tu as oublié comment Sam était, répondit Chris en prenant son café. Il a toujours été attiré par les très jolies filles, sans accorder la moindre importance à leur intelligence. En fait je crois même qu'il préférait qu'elles n'en aient pas.

Cassie secoua la tête.

— Il semblait s'intéresser à Claire quand il est parti, et elle est intelligente.

— Il y a cinq ans de cela.

— Je te l'accorde. Mais Olivia semble... eh bien, je suis surprise que Sam puisse être heureux avec une telle fille.

— Elle est assez jolie pour qu'il soit fier d'elle, mais pas assez belle pour lui donner des inquiétudes. As-tu vu comme elle le regardait ?

Cassie hocha la tête en pliant la nappe.

— Elle a un sourire affecté de petite fille. Comme si tout ce que fait et pense Sam était la perfection même.

Chris éclata de rire.

— Cela a son charme, tu sais.

Les yeux de Cassie lancèrent des éclairs.

— Tu aimerais une femme qui soit toujours d'accord avec tout ce que tu penses et fais ? Qui te regarde avec des yeux de vache ?...

— Voilà qui ferait un changement agréable. Mais non, ma chérie. (Il se pencha pour lui prendre la main.) Je mourrais d'ennui. J'aime que mes femmes manifestent de la personnalité.

— C'est encore heureux !

Cassie se détendit et lui adressa un sourire.

— Tu es contente qu'ils aient trouvé si rapidement une maison, n'est-ce pas ? lui dit-il.

— Mon Dieu, dix jours, c'était presque plus que je ne pouvais en supporter à la voir rire à chaque parole de Sam et lui rester béat d'admiration devant elle.

Chris se leva.

— Ne pense plus à Sam, à Olivia, à Romla...

— Romla ? Mais il y a une éternité que je n'ai pas pensé à elle.

Il secoua la tête.

— J'ai oublié de te mettre au courant. Elle a téléphoné hier. Elle vient jeudi avec sa famille. Je te dirai plus tard pourquoi. C'est une idée de fous. Mais ne t'occupe pas d'elle pour l'instant.

— Si, insista Cassie en lui tirant le bras. Raconte-moi !

— Roger en a assez d'être agent de police à Townsville. Et je crois que Romla, bien qu'elle ne veuille pas l'admettre, en a, elle aussi, assez de la vie qu'ils mènent.

— Cela se voyait quand j'étais là-bas.

— Roger a l'intention de changer de métier et Romla veut tenir une gageure. Elle a répondu à une annonce pour une gérance d'hôtel. Et devine où ? Ici, aux *Palmiers Royaux*.

— Aux *Palmiers Royaux* ? Sam dit que c'est un bouiboui.

Chris acquiesça.

— Je sais, je sais. Mais ils voudraient tous les deux se lancer dans quelque chose de nouveau, et quand elle a appris que l'hôtel en question était ici, elle a pris ses dispositions pour venir avec Roger voir les lieux et évaluer ses chances de faire quelque chose. Elle a beaucoup de sympathie pour toi, tu sais.

— Et moi pour elle.

— En tout cas, ils arrivent tous jeudi.

— Voilà une bonne nouvelle. Je serai heureuse de la revoir. Toi non plus, tu ne l'as pas revue depuis le jour où tu t'es arrêté chez elle en allant à Brisbane pour une conférence. Bien sûr, j'ai trouvé Roger assommant.

Elle se demanda s'ils allaient ouvrir une pension de famille.

— Assommant, reconnut Chris.

Le lendemain, Sam emmena Cassie en avion, pour ses consultations, la première fois depuis son retour de la guerre. Tout en volant vers Tookaringa, il remarqua :

— Mince ! c'est tout desséché et c'est la saison des pluies !

Cassie entendait les hommes parler de la sécheresse depuis un an et pourtant personne n'avait encore manqué d'eau et on ne signalait pas d'animaux mourant de soif.

— S'il ne pleut pas bientôt, cela va aller mal. Avez-vous déjà traversé une période de sécheresse ?

— Pas vraiment, dit-elle.

En regardant à travers la vitre, elle prit conscience de l'aspect poussiéreux du paysage. Mais elle en avait une telle habitude, ainsi que des grandes crevasses s'ouvrant dans les entrailles de la terre, que cela ne la frappait pas outre mesure.

— La sécheresse, ici, peut mettre vos entreprises sur la paille. Je me rappelle le déluge d'il y a environ dix-huit ans. Il mettait fin à cinq années de sécheresse qui avaient ruiné les familles et tué toutes les bêtes. Les gens mouraient de faim et quittaient leurs foyers pour aller en ville, renonçant à tous leurs rêves.

Cassie le regarda.

— Sam, je suis si heureuse de vous retrouver. Vous n'avez pas idée du soulagement que j'éprouve à ne plus avoir à faire deux métiers à la fois.

— Je craignais que vous n'abandonniez celui de médecin pour celui de pilote.

Elle secoua la tête.

— Je n'ai jamais vraiment aimé piloter. Je n'ai pas comme vous ce sixième sens qui vous informe de ce qui va, ou ne va pas, en plein vol.

Il ne lui raconta jamais ses exploits de guerre, et elle ne l'aurait jamais appris — comme probablement personne de la ville — si Olivia ne lui avait montré l'article qui en faisait « un as volant, une légende vivante, descendant plus d'avions allemands qu'aucun autre pilote australien ». L'auteur ajoutait qu'il volait plus bas et plus vite que les autres, comme s'il défiait la DCA de le mitrailler.

Sam semblait ne plus tenir en place. Il trouvait pénible de rester assis en société et Cassie remarqua qu' il avait l'air absent et regardait dans le vide quand on lui adressait la parole. Il voulait se réadapter au plus vite, il avait hâte de reprendre le travail.

Il se tourna vers elle.

— Je suis vraiment surpris de vous retrouver mariée avec Chris. Je croyais que Blake et vous... eh bien, en tout cas, je suis tombé de haut à cette nouvelle.

Cassie, à travers la vitre, contemplait la terre couverte de poussière, parsemée de centaines de gommiers. Une bande de kangourous bondissait entre les arbres.

— Entre Blake et moi, c'est fini depuis longtemps.

— J'ai partout ici l'impression que c'était il y a bien longtemps. Je me demande si quelque chose redeviendra comme avant. Je rêvais de revenir pour retrouver tout ce que je connaissais et aimais. Maintenant je suis là et rien ne me semble pareil.

— Cela a tellement changé ?

— Tout a changé. Le monde entier est différent.

— Vous savez que Blake a perdu un bras ?

— Oui, vous me l'avez écrit.

— Il est descendu à Melbourne il y a une quinzaine de jours, et il est maintenant de retour. On lui a mis un bras électrique que j'ai hâte de voir. Il avait des problèmes psychiques. Il est censé pouvoir faire avec ce nouveau bras tout ce qu'il faisait avant.

— Sauf sentir un contact, dit Sam. (Il tendit le doigt.) Regardez, Tookaringa ! Je n'ai encore rien vu de comparable à cet endroit. C'est drôle de penser que Fiona s'est retirée ici. Je serai rudement content de la voir.

Fiona et Sam s'embrassèrent et les yeux de Fiona brillèrent.

— Cassie ! C'est une métamorphose ! Attends de le voir. Comment pourrai-je jamais te remercier ?

Elle se tourna vers Sam.

— Cette excellente amie vient de nous rendre la santé, à moi et à mon mari. Les consultations ne commenceront pas avant une heure et j'ai préparé une collation : un gâteau au café. Il faut fêter cela. Blake a même le sourire.

— C'est vrai, dit une voix venue de derrière. J'ai le sourire. Sam, bienvenue chez nous. Heureux de vous voir. Ça faisait bien longtemps.

Sam lui serra la main et regarda l'autre bras de Blake quand il le leva.

— Je suis encore assez maladroit, dit-il, mais d'un ton assez gai.

Il tendit son bras à Cassie.

— Touchez.

Elle tendit une main hésitante et tout ce qu'elle sentit fut la froideur du plastique.

Blake était comme un enfant expérimentant un nouveau jouet.

— A l'intérieur il y a des circuits électriques : des leviers, des vitesses et un interrupteur en bas du pouce. Je peux mettre le courant dans la main et le couper. Je peux porter un objet, le saisir et couper le courant. Cette fichue main restera fermée, emprisonnant l'objet. N'est-ce pas stupéfiant ?

Ce qui était stupéfiant, c'était le changement de Blake.

— Regardez. Ils m'ont dit de ramasser des œufs et de m'exercer ainsi.

— Il n'a gâché qu'une demi-douzaine d'œufs, dit Fiona, apportant le gâteau au café et du thé sur la véranda.

— Vous voyez. La prothèse est actionnée par une batterie. (Il releva sa manche.) L'ennui, c'est qu'elle fonctionne à son rythme, pas tout à fait aussi vite que les commandes du cerveau. Cependant, vous savez, Cassie, la semaine prochaine, je vais remonter à cheval après... mon Dieu, cela fait-il six ans ?

Pour la première fois depuis toutes ces années, il regarda Cassie droit dans les yeux et sa voix s'adoucit.

— Comment pourrai-je jamais vous remercier ? Ma famille et moi vous sommes immensément redevables, Cassie. Il était temps que quelqu'un se mette en colère contre moi.

Sam et lui s'assirent sur la véranda pendant que Cassie donnait ses soins. Elle entendait des bribes de leur conversation, dominée par la voix enthousiaste de Blake. Il parlait à Sam d'acheter de la terre, une bande étroite qui descendait jusqu'à la côte sur plus de quinze cents kilomètres.

— Vous allez posséder plus de quinze mille kilomètres de terre ? demanda Sam, incrédule.

Blake se mit à rire.

— Ça paraît plus important que cela ne le sera. Si cette sécheresse continue, un nombre croissant de propriétaires voudra vendre et moi, je pourrai acheter à bas prix. Non que je veuille les exploiter mais il sera ainsi possible d'acquérir du terrain qui n'est pas à vendre actuellement. Et j'emmènerai mes bêtes avant la sécheresse. Ça commencera ici, près du centre. Je les conduirai à la côte, en laissant des pâturages intacts à l'intention du troupeau qui devra y passer. Je pourrai leur faire prendre ce chemin tous les ans, ce qui permettra aux bêtes de rester grasses. En période de sécheresse, je pourrai m'en débarrasser avant qu'elles ne meurent de faim ou maigrissent au point de ne plus servir à rien. Je les présenterai sur les marchés quand les prix seront élevés...

Fiona sourit à Blake.

— C'est la seule personne que je connaisse dont les rêves deviennent toujours réalité.

— C'est parce qu'il les fait devenir réalité, dit Cassie.

— Avec l'assistance, non des moindres, des femmes qui me sont chères.

Blake leva son bras de plastique et salua Fiona ainsi que Cassie, qui l'entendit dire à Sam :

— Si elle ne m'avait pas secoué, je serais encore à me morfondre, replié sur mon malheur. C'est un vrai tyran !

Puis il ajouta :

— Quand allez-vous nous présenter la femme de votre vie ?

Les yeux de Fiona rencontrèrent ceux de Cassie : croyait-elle encore Cassie amoureuse de Sam ?

Ils ne parlèrent pas de la guerre. C'était comme si ces dernières années s'étaient volatilisées, comme si rien n'avait changé. Et il semblait régner entre Blake et Sam un nouvel esprit de camaraderie.

Pendant le vol de retour cet après-midi, Sam lui mit la main sur le bras.

— Excusez-moi, Doc. Vous m'aviez induit en erreur.

— Vous excuser de quoi ?

— Il en pince toujours pour vous. Peut-être ne s'en rend-il pas compte, et Fiona non plus. Pour moi, c'est évident.

Cassie se redressa sur son siège.

— Vous vous trompez, Sam. Vous vous trompez complètement.

— J'aimerais qu'il en soit ainsi. Je souhaite sincèrement me tromper. Et si vous le dites, je n'insiste pas. Mais si jamais vous avez besoin d'une épaule...

— Allez au diable, Sam !

Il se mit à rire.

— Ah ! Je vous reconnais bien là. Je pensais que ça ne tournait pas rond, que vous deveniez douce.

— Douce ? Moi ? Vous n'y pensez pas !

Il lui prit la main et la serra.

— Je suis heureux de retravailler avec vous, Doc. Vous m'avez bien manqué.

Elle aima sentir cette pression sur sa main. Oh ! Quelle joie de le retrouver ! D'une certaine façon, son absence les avait rapprochés. Peut-être était-ce toute cette correspondance qu'ils avaient entretenue. Elle pensa que c'était une bonne chose que Sam fût marié. Elle aurait seulement voulu se sentir plus proche de la femme qu'il aimait.

Le premier appel de secours urgent depuis le retour de Sam vint de Mattaburra. Une voix d'homme pleine d'angoisse sortit de l'appareil.

— Ici, Gregory Carlton... (Sa voix se brisa.) Ma sœur a été blessée par balle.

Horrie se figea.

— Par balle ?

— Est-elle morte ? demanda Cassie.
— Presque... Venez !... Oh ! mon Dieu !
Silence. Cassie regarda Horrie.
— Appelez Sam. Annulez les consultations.
Elle tira de son sac ses lunettes de soleil et les essuya pendant que Horrie tentait en vain de joindre Sam.
— De toute façon, il est en route.
Cinq minutes plus tard, Sam arrivait tranquillement.
— Alison Carlton a reçu une balle. Venez ! dit Cassie.
Tandis qu'ils se hâtaient vers le terrain d'aviation, elle raconta à Sam :
— Pendant que Greg était à la guerre, Alison a fait marcher toute seule la ferme, sans autre aide que celle d'un vieil aborigène et de sa femme. Elle a logé dans ma chambre d'ami les deux fois où elle est venue en ville. Seigneur, quelle horreur !
Greg venait-il de rentrer d'Europe, trouvant Alison blessée ? Depuis combien de temps était-elle dans cet état ? Cassie n'arrivait pas à imaginer ce qui avait pu se passer.
Il ne leur fallut pas dix minutes pour s'envoler et ils arrivèrent à Mattaburra une demi-heure plus tard. Comme ils tournaient au-dessus de la ferme, Greg sortit en courant, leur faisant signe de la main. Sam se posa sur le terrain qu'on tenait toujours prêt. Tandis qu'il coupait le moteur et ouvrait la porte, un camion tourna lentement le coin de la ferme en soulevant des tonnes de poussière.
Cassie n'aurait jamais reconnu Greg. Avec ses yeux hagards et injectés de sang, ses cheveux ébouriffés, il avait l'air d'un fou — c'était le seul mot qui lui venait à l'esprit. Après plus de cinq ans d'absence, il ne les salua même pas. S'il n'avait pas conduit, Cassie aurait estimé qu'il était dans un état second. Il fit demi-tour et se mit à rouler vers la maison, en ne cessant de marmotter : « C'est entièrement ma faute. Oh ! mon Dieu ! »
— Alison est-elle en vie ? demanda Cassie.
Pendant une minute, elle crut qu'il ne l'entendait pas, mais finalement il acquiesça.
— A peine.
Il resta au volant même après l'arrêt du camion devant la maison. Cassie prit son sac et sauta du véhicule. Il ne la suivit pas pendant qu'elle franchissait les trois marches et la véranda en courant et qu'elle poussait la porte-moustiquaire ouvrant sur la cuisine.
Les murs ordinairement d'un jaune net étaient éclaboussés de sang. A l'hémoglobine étaient collés des lambeaux de chair. Recroquevillé sur le sol gisait le corps d'une femme, plus petite

et plus frêle qu'Alison, la poitrine arrachée. Une mare de sang souillait le plancher en bois.

Greg avait dit qu'Alison avait reçu une balle. Il n'avait pas parlé d'une autre femme. Cassie se dirigea vers la chambre d'Alison, précédée de Sam.

— Seigneur !

Alison était étendue sur le lit, un trou à la place du sein gauche, son corsage maculé de sang. Cassie voyait au faible soulèvement de sa poitrine qu'elle respirait encore. Elle avait la main crispée sur un pistolet. Cassie entendit des pas derrière elle et avant qu'elle n'ait pu se retourner, Greg fit irruption dans la pièce et se jeta en travers du corps de sa sœur. Puis il lui prit la tête entre les mains, criant :

— J'aurais dû le prévoir. Je pensais que cela résoudrait tout. Oh ! mon Dieu ! qu'ai-je fait ?

Cassie s'approcha de lui et se pencha pour lui toucher l'épaule.

— Ce n'est pas vous. C'est elle qui tient l'arme.

Il tourna vers elle ses yeux rougis.

— C'est moi, c'est comme si j'avais pressé la détente. Oh, doux Jésus ! sanglota-t-il.

— Laissez-moi l'examiner, dit Cassie, bien qu'elle sût que la jeune femme n'en avait plus que pour quelques minutes.

Greg s'écarta de sa sœur en pleurant, la tête dans les mains.

— Qui est l'autre femme ? demanda Cassie.

Greg leva sur elle des yeux qui semblaient s'enfoncer plus profondément dans leur orbite.

— Mon épouse, dit-il, sa voix s'étranglant sur le mot.

Mon Dieu ! pensait Cassie en examinant Alison.

— Il n'y a rien que je puisse faire. Personne ne peut rien faire.

Elle entoura de ses bras les épaules de Greg. Les raisons du drame étaient évidentes. Alison n'avait pu accepter le retour de son frère avec une femme. Cela signifiait qu'elle n'avait plus sa place là.

Sam se tenait sur le seuil.

— Nous n'avons pas même passé une heure dans la maison, dit Greg qui se remit à pleurer. J'aurais dû écrire, j'aurais dû la prévenir.

Oui, pensait Cassie, il aurait dû. Ses yeux rencontrèrent ceux de Sam.

— Il faut appeler la police pour qu'elle procède à un interrogatoire.

Elle regarda Alison exhaler son dernier soupir et se dit que cela valait beaucoup mieux que de la sauver pour lui faire affronter une enquête, un procès, la prison. En attendant, Sam aurait à sortir de l'avion les sacs pour mettre les cadavres et ils nettoieraient tout le gâchis. Greg n'était certainement pas en état de les aider.

— Voulez-vous me raconter ce qui est arrivé ?

Elle pensait que la police voudrait le savoir.

Il resta silencieux si longtemps que Cassie alla dans la cuisine, enjamba le cadavre de la femme de Greg et mit de l'eau à bouillir. Elle prit des chiffons dans le placard et commença à frotter les murs. Des fragments de peau adhéraient à l'étoffe humide. Elle avait mal au cœur.

Il n'avait pas pu le prévoir, se dit-elle. Ce n'était pas sa faute. Alison devait savoir qu'un jour... après tout, Greg n'avait guère dépassé la trentaine, aujourd'hui encore. Alison aurait dû se douter qu'un jour il voudrait se marier, fonder une famille.

Cassie trouva une couverture dans une armoire de l'entrée et en couvrit le corps de l'épouse. Sur le fourneau, l'eau bouillait. Elle chercha du thé, le fit infuser et en versa une tasse pour Greg. Il était toujours assis près de sa sœur, fixant ses yeux sans vie. Il agita la main pour lui signifier qu'il ne voulait pas de thé.

— Peu importe si vous en voulez ou non, buvez.

Il regarda Cassie et lui prit la tasse, tandis qu'elle s'asseyait à côté de lui pour boire sa propre tasse.

— J'ai toujours su que je n'étais pas loyal avec Susan, dit-il d'une voix chevrotante, les mains parcourues d'un tremblement, mais je croyais que cela résoudrait nos problèmes, mettrait fin aux mensonges sur lesquels nous avons vécu toute notre vie.

Cassie ne voulait pas entendre cette histoire. Sam vint auprès d'elle et posa une main sur son épaule. Elle se redressa sur la chaise droite, regardant Greg, écoutant un oiseau gazouiller au-dehors. Une brise légère faisait bruire le rideau d'organdi. Cassie avait peur de connaître la suite.

Greg se tourna vers elle.

— J'ai cru que si Susan venait ici avec moi, si Alison et elle pouvaient être amies, nous serions tous... oh, mon Dieu ! Je savais que ce serait le contraire. Au fond de moi, je le savais. Je voulais seulement briser le moule, le cercle vicieux dans lequel nous avons vécu, Alison et moi. Je n'aimais pas Susan. Je n'ai jamais aimé aucune femme, en dehors d'Alison.

Il laissa tomber sa tasse sur le plancher et se courba pour

prendre sa tête entre ses mains, ses larmes de désespoir déchirant le cœur de Cassie.

Elle se sentit soudain prise d'un malaise.

— Je pensais, dit-il en pleurant, que cela nous éviterait d'aller en enfer.

Cassie se leva et alla à la fenêtre. Tout en palpant le rideau qui se soulevait, elle aperçut au loin une vache noire et blanche, le museau dans une mangeoire.

— Ne dites plus rien, murmura-t-elle.

Il ne sembla pas l'entendre.

— Nous sommes venus ici après la mort de nos parents, dans l'espoir d'échapper aux critiques, de trouver un endroit où l'on n'aurait pas une conception aussi rigide du bien et du mal.

Dans un intervalle de silence, Cassie regarda par la fenêtre et entendit Sam demander :

— Mais vous n'avez pu échapper à vous-mêmes ?

Elle eut peine à entendre la réponse de Greg.

— Nous avons essayé, il y a des années, de nous séparer. Alison a voyagé en Europe pendant presque un an et nous espérions rencontrer quelqu'un d'autre. Mais la séparation nous rendait fous. Depuis l'âge de treize et quatorze ans, nous avons toujours trouvé le moyen d'échapper à la surveillance de nos parents. Nous avions trouvé une pièce sous les combles où ne venait jamais personne, pas même les domestiques, et nous avons passé là des heures à faire des choses interdites, nous savions que c'était mal, que ça nous enverrait en enfer. Mais nous ne pouvions pas nous en empêcher. Nous nous aimions tant que rien d'autre ne comptait.

Cassie se demandait si elle n'allait pas vomir. En même temps elle ressentait une immense sympathie pour Greg.

Il se leva et, venant derrière elle, montra un arbre près de la clôture.

— Nous avons enterré notre enfant sous cet arbre, dit-il. J'ai accouché Alison et nous avons étouffé ensemble le bébé, pour ne pas aggraver nos péchés. Même après, nous n'avons pas pu arrêter. J'ai pensé que si je revenais avec une femme, Alison et moi ne pourrions continuer à vivre de cette manière. Je savais, Jésus — je savais dans mon cœur —, que c'était un faux espoir. Je savais que c'était déloyal vis-à-vis de Susan, que je l'utilisais pour exorciser les démons qui nous possédaient, Alison et moi. Je savais en moi-même que je n'étais pas loyal, mais je n'ai jamais voulu sa mort.

Cassie fut incapable de se retourner pour lui faire face.

— Je l'ai tuée aussi sûrement que j'ai tué notre fils. J'aurais pu aussi bien être l'assassin d'Alison. Je les ai tués tous les trois.

Il ajouta avec un rire amer :

— Et dire que j'ai failli ne pas pouvoir tuer un soldat allemand dont j'apercevais le visage de l'autre côté du front en Afrique du Nord !

Il va se tuer si nous partons, se dit Cassie, sachant qu'elle ne révélerait jamais à la police ce qu'il venait de lui raconter. Elle dirait qu'Alison avait tué la jeune femme par jalousie, et c'était la vérité.

Elle se retourna pour le prendre dans ses bras. Il pleurait sur son épaule, appuyé à elle, secoué de sanglots. Sam, qui ne la quittait pas des yeux, hocha la tête lentement.

Il disparut et revint avec deux sacs pour enfermer les cadavres.

Elle dit à Greg :

— Venez, montez avec nous dans l'avion. Il faut que vous parliez à la police.

— Non, fit-il en secouant la tête, le corps raide.

La main de Sam se posa sur le bras de Cassie.

— Laissez-le.

Elle vit dans son regard ce que Greg allait faire. Il ne voulait pas qu'elle s'oppose à la volonté du jeune homme. Il avait sans doute raison. Elle se sentit de nouveau une envie de vomir.

— Je vous enverrai la police demain.

Greg acquiesça.

Dans l'avion, les seuls mots que Cassie et Sam échangèrent furent, pour Cassie : « Vous savez ce qu'il va faire ? » et la morne réponse de Sam : « Naturellement. »

Et quand la police arriva tard le lendemain matin, elle découvrit, comme ils l'avaient prévu, non pas deux cadavres, mais trois.

43

— Je trouve cela terriblement excitant, dit Romla, se regardant dans la glace pour ajuster ses boucles d'oreilles.

— C'est un endroit abominable, répondit Cassie, passant une robe. Je n'étais encore jamais entrée dans cet hôtel. C'est atroce. Le papier pelé sur les murs, la pagaille dans les chambres, les matelas affaissés, le bar puant, et tout à l'avenant.

— Exactement, convint Romla avec un sourire éclatant. Quelle gageure ! Augusta Springs est en voie de développement, Cassie, et en dehors de chez *Addie's*, qui — reconnaissons-le — est terriblement plébéien, il n'y a pas d'établissement convenable en ville.

— Je ne vois pas *Les Palmiers Royaux* le devenir. Voulez-vous me remonter ma fermeture Éclair ?

— Mais si, insista Romla en fermant la robe de moire verte de Cassie. Vous êtes absolument splendide. J'imagine très bien ce qu'il serait possible de faire de cet hôtel.

— Romla, aucun habitant de la ville ne voudra y aller et il n'y a pas une foule de clients de passage.

— Citez-moi un restaurant en ville qui soit vraiment de qualité ?

Cassie se passait un peigne dans les cheveux.

— Le seul endroit correct où manger est chez *Addie's*.

— Et vous lui trouvez de l'atmosphère, n'est-ce pas ? Mais que faites-vous de l'élégance ? Du romantisme ? Et les boissons comme les martinis, les gin-fizz à la prunelle et les whiskies au citron ? Ils ne savent même pas les préparer ici. Et les soirées dansantes ?

— Comme celle de ce soir, ou celles de chez *Addie's* ?

— Oui, pas la moindre atmosphère. Regardez ce soir : on danse au gymnase ! N'avez-vous pas envie d'un peu de classe ?

— J'ai oublié ce que c'est, la classe. Quant à la danse, c'est la première fois, depuis des années que nous sommes ensemble, votre frère et moi, qu'il a envie d'aller danser. C'est seulement parce que vous êtes là et qu'il veut vous montrer la ville.

— Oh, Cassie ! Je pourrais transformer la vie sociale de cette ville !

Cassie regardait Romla dont les yeux verts étincelaient dans sa toilette d'un rouge ardent. On oubliait facilement qu'elle n'était pas belle, son enthousiasme touchait Cassie, mais elle savait que personne ne pourrait transformer la vie sociale d'Augusta Springs. C'était un bled poussiéreux, une tête de ligne de chemin de fer. Sa population, il est vrai, avait augmenté, le nombre de logements était insuffisant ; mais elle ne pouvait imaginer Augusta Springs devenant un centre touristique ou une importante agglomération. Pourtant elle prenait une réelle extension. Steven avait fait un don pour ajouter une aile à l'hôpital et Chris faisait passer des interviews à des médecins pour agrandir l'équipe. Il l'avait fait fonctionner presque à lui seul depuis l'époque d'avant-guerre ; maintenant il était submergé, fatigué en permanence, et il reconnaissait qu'il avait besoin d'un associé. Il avait dit qu'il ne ressentirait aucune jalousie à voir arriver un nouveau médecin. Il lui fallait par ailleurs un autre chirurgien, et il avait de quoi occuper un pédiatre.

— Et un psychiatre ? demanda Cassie.

— Il n'y a pas assez de demandes ici pour ce genre de soins, répondit-il.

Mais *Les Palmiers Royaux* allaient-ils faire vivre Romla et sa famille ?

— Roger pourrait tenir le bar, et moi je m'occuperais du restaurant et de l'hôtel. Ceux qui envisagent d'acheter le fonds sont disposés à investir de grosses sommes pour que ça marche. On peut l'obtenir pour une bouchée de pain.

— Que dit Roger de s'installer ici ?

— Oh ! il dit qu'il accepte d'aller partout où je veux. Il est également prêt à changer de vie. Il aimerait mieux que j'aille à Sydney, ou à Brisbane, mais il est prêt à tenter le coup. Naturellement, Pamela, quoi qu'il en soit, reste là-bas pour poursuivre sa scolarité. Terry ne pourra faire ici que deux années d'études, mais il en serait de même à Townsville. Il devra aller en pension. Pour l'instant, il est enthousiasmé à l'idée de venir vivre dans la brousse. Peut-être construira-t-on d'ici là un établissement secondaire.

« Chris et Roger ne se sont jamais entendus, et pourtant vous et Chris êtes la raison pour laquelle je tiens tant à ce projet. Je suis restée bien trop d'années sans contacts réels avec mon frère. Et vous épouser est la meilleure chose qui pouvait lui arriver.

Elle embrassa Cassie.

— Eh bien, en tout cas, ce sera une vraie joie que de vous avoir ici.

— O.K., c'est bon à savoir. (Romla se passa du rouge sur les lèvres.) Allons-y. Je suis prête.

Le gymnase de l'école était revêtu de papier crépon bleu pervenche et blanc ; du centre du plafond descendait une lumière stroboscopique qui dessinait des ombres sur les danseurs. L'alcool étant interdit, on avait dressé un bar à l'extérieur, mais des limonades et des sodas étaient servis sur une longue table placée dans un coin. C'était la première collecte de fonds faite au bénéfice des Médecins Volants qui avait pour but l'achat d'un nouvel équipement médical. Les participants étaient venus en ville de plusieurs kilomètres à la ronde, et il ne restait plus de chambres d'amis disponibles. *Addie's* et même l'hôtel étaient complets. Le lendemain matin, il devait y avoir un petit déjeuner en plein air près des grands gommiers au bord de la rivière qui n'était plus alors qu'un filet d'eau.

— Roger n'ira jamais plus loin que le bar, dit Romla. Je ne pourrais le faire danser, même si sa vie en dépendait.

L'assistance, comme la population de cette partie du pays, comptait plus d'hommes que de femmes. Aucune d'entre elles ne faisait tapisserie. Et Romla, malgré ses trente-trois ans, était le centre de l'attention partout où elle passait. Elle avait vu juste. Roger ne mit pas même le nez dans le gymnase, préférant rester debout dehors, à bavarder et à boire.

Blake et Fiona n'étaient pas venus, mais Steven était là et dès qu'il vit Cassie il alla vers elle.

— Accorderez-vous cette danse à un vieillard ?

— Je ne vois pas de vieillard, répondit Cassie, feignant de chercher autour d'elle.

— Vous êtes toujours aussi flatteuse, dit-il en lui prenant les mains au moment où l'orchestre se mettait à jouer *Je n'aurai plus jamais le sourire*.

— J'ai cru moi aussi que je ne l'aurais plus jamais, dit-il en l'enlaçant.

— Que vous n'auriez plus quoi ?

Cassie avait oublié le bonheur que procurait la danse.

— Le sourire. Jenny me manque à tous les instants de ma vie, mais il y a encore des choses qui me procurent de la joie.

— Le temps guérit les blessures, murmura Cassie.

Oui, elle ne sentait plus un coup au cœur chaque fois qu'elle voyait Blake.

— Par exemple, danser avec vous.

Il l'attira plus près de lui et ils évoluèrent avec grâce dans la salle qui s'emplissait.

— Vous êtes bon danseur, Steven.

— Vous devenez de plus en plus belle. J'aime vos cheveux longs.

— Merci. Et vous, cela vous va bien d'être grand-père.

Steven rit.

— J'adore être grand-père. Fiona et la petite Jenny sont ce qu'il nous est arrivé de plus heureux depuis... Jenny aurait aimé Fiona et sa petite-fille. Mais elle a toujours pensé que ce serait vous que Blake épouserait. Moi aussi. Peut-être prenions-nous nos désirs pour des réalités. Je ne m'attendais certes pas à ce que vous et Chris...

Du coin de l'œil, elle remarqua Sam et Olivia à l'entrée. Olivia paraissait sur le point d'accoucher. Elle se cramponnait au bras de Sam et parcourait la salle du regard. Cassie ne pouvait dire si c'était avec crainte ou plaisir.

Steven suivit le regard de Cassie.

— C'est une jolie chose, n'est-ce pas ?

Une chose ? C'est peut-être bien ce qu'était Olivia. Cassie ne parvenait toujours pas à éprouver de la sympathie à son égard. Chris et elle avaient invité Sam et Livie à dîner et la conversation avait roulé sur les malaises de la grossesse, sur l'aspect desséché et jaunâtre qu'avait l'Australie après le Suffolk, sur la chaleur qui régnait à Augusta Springs... Elle ne s'était pas attendue à ce que Sam prolonge au-delà d'une journée une tournée médicale, ou parte à l'improviste pour une urgence.

Cassie dansa avec un certain nombre d'hommes venus en ville pour l'occasion, puis elle se tourna vers Chris :

— Dois-je t'inviter ?

— Ma chérie, cela fait vingt-cinq ans que je n'ai pas dansé.

— Il fallait me le dire. Je t'aurais appris. Viens. Contente-toi de laisser glisser les pieds sur un pas de deux.

Elle lui prit la main et l'amena sur la piste.

— Quelle différence d'une journée à l'autre, se mit-elle à fredonner avec l'orchestre. Hé, ce n'est pas mal. Tu te sous-estimes, murmura-t-elle.

Il pressa son dos de sa main.

Elle vit Sam se diriger vers le chef d'orchestre, lui parler puis se retourner pour la chercher, attendant la fin du morceau avant de traverser la piste.

— C'est mon tour, Chris, dit-il en l'enlaçant. Ils vont jouer notre genre de musique, lui glissa-t-il à l'oreille. Prête ?

— Je n'ai pas dansé le jitterbug depuis la dernière fois où nous avons dansé ensemble.

Le soliste commença à chanter « Pardonne-moi, mon ami, est-ce le Chattanooga Choo Choo... ». Sam la fit tourner et elle se sentit envahie par un rythme qu'elle croyait avoir perdu. Sam l'envoyait tourbillonner, puis la rattrapait chaque fois, leurs pieds claquant dans des pas qu'elle n'avait pas exécutés depuis six ans. La légère pression de sa main sur son dos lui indiquait exactement le prochain mouvement, et elle s'abandonnait à la musique et à la joie du moment.

— Sam, dit-elle quand ils se rapprochèrent, je suis vraiment heureuse de votre retour.

— Vous avez changé, mais grâce à Dieu, pas dans votre manière de danser.

— Changé ? En bien ou en mal ?

— Ça me plaît, dit-il en la faisant tourner. Vous êtes plus douce, moins raisonneuse, mais encore un peu bagarreuse. Pour rien au monde je ne voudrais vous voir perdre ce trait de caractère. Je suis content aussi de retravailler avec vous, Doc. Content que tout aille bien de nouveau dans le monde.

Mais quand les musiciens revinrent à un morceau plus lent, Sam sourit à Cassie, s'inclina légèrement et retourna vers Olivia assise sur une chaise droite contre le mur.

Cassie remarqua que Romla, près du récipient contenant le punch, était en conversation avec James Teakle et elle réalisa qu'elle les avait vus danser ensemble plusieurs fois ce soir. Elle connaissait James de réputation, mais ne l'avait pas souvent vu. Il passait l'essentiel de son temps à voyager d'une petite ville de brousse à une autre, pour veiller aux intérêts de sa famille.

Quand plus tard Romla lui posa des questions à son sujet, Cassie répondit :

— Les uniques magasins que possèdent ces petites villes qui n'ont par ailleurs qu'une pompe à essence lui appartiennent ainsi qu'à son associé. L'Intérieur tout entier achète à Teakle et Robbins. C'est à eux qu'on s'adresse pour trouver un lit, un nouveau berceau, un fourneau, des produits alimentaires. Deux ou trois fois par an, une caravane — autrefois de chameaux, maintenant de camions — s'arrête à chaque ferme pour décharger toutes sortes de marchandises. Je pense que Peter a la responsabilité de l'ensemble. C'est probablement pour cette raison que je ne le vois jamais. Bien sûr, il est parti à la guerre et je crois qu'il vient de rentrer. Il y a des années que je ne l'ai pas vu. Toutes les filles acceptables ont entrepris sa conquête avant la guerre, mais il n'a cédé à aucune, bien qu'il ait été autrefois assez sociable, autant que je m'en souvienne. Mais il est plus souvent à parcourir le pays qu'en ville. Il vous a accaparée, ce soir, n'est-ce pas ?

Romla acquiesça.

— Effectivement, et c'était assez drôle. Je lui ai dit que je suis mariée, mais ça n'a pas semblé du tout le gêner. Il a été charmant. Je l'ai présenté à Roger à la sortie, et quand je lui ai annoncé que nous allions nous installer ici, il a déclaré que cela apporterait beaucoup à la ville.

— Ah ! Ainsi vous êtes décidée ? Vous aimez les challenges, c'est cela ?

Romla prit Cassie par le cou.

— Oui, mais c'est aussi l'occasion d'être près de vous et de Chris. J'ai besoin de ne pas limiter ma vie à Roger. J'ai besoin de réaliser quelque chose et de me trouver avec ceux que j'aime. Je veux vivre ici et j'ai pensé toute la journée à ce que je peux faire pour *Les Palmiers Royaux* et pour Augusta Springs. Je vais faire bouger tout cela, Cassie !

44

— Je ne pourrai me poser que si j'ai un terrain éclairé, débrouillez-vous, dit Sam en prenant le micro.

Horrie les avait appelés pour une urgence. Cassie et Sam étaient arrivés en même temps à la station radio, Cassie, les cheveux en bataille — Horrie l'avait tirée du lit. Bien qu'il ne fût que dix heures, elle dormait déjà depuis une heure.

— Il faut aligner des voitures et des camions tous phares allumés et disposer des lanternes à l'extrémité du terrain. Je ne peux pas atterrir si je ne vois pas sur quoi je me pose.

Il y avait eu, à un peu plus de deux cents kilomètres de là, un télescopage entre une voiture et un fourgon rempli de bestiaux. Le chauffeur du fourgon et les trois occupants de la voiture étaient gravement blessés.

— Nous craignons de les bouger, avait dit le conducteur à Cassie.

Elle avait regardé Sam qui lui avait pris le micro.

— Je connais la région et je crois pouvoir m'y rendre dans l'obscurité, mais pour atterrir, il me faut une bande de terrain bien éclairée.

Il fit des signes d'approbation en écoutant la réponse de son correspondant et, avant de raccrocher, conclut :

— Attendez-nous dans environ une heure et demie.

Puis il se tourna vers Cassie :

— Prête pour un vol de nuit ?

— Nous n'avons pas le choix.

— Laissez-moi prévenir Liv, dit Sam en prenant le téléphone.

La date prévue pour la naissance de leur bébé était dépassée.

— Ce serait bien ma chance qu'il arrive cette nuit.

— Chris est à la maison.

La communication fut rapide.

— O.K. Liv ne croit pas que ce sera pour cette nuit et elle sait par cœur le numéro de téléphone de Chris. Mais, bon sang, je souhaite, Cassie, que ce soit vous qui mettiez au monde mon bébé.

Chris, elle le savait, lui aurait laissé faire l'accouchement, mais elle ne lui en avait pas parlé. La question ne s'était pas posée pour Fiona, bien qu'elle fût venue accoucher à l'hôpital. Cassie avait dans l'idée qu'Olivia préférait Chris. Elle l'avait entendue dire une fois, sans réaliser que Cassie pouvait l'entendre : « Les femmes ne devraient pas être médecins. Je n'ai pas envie qu'une femme me tripote. »

La lune faisait des reflets d'argent sur l'avion. Le ciel était parsemé d'étoiles, mais au-dessous d'eux, c'était l'obscurité totale. Attachée sur son siège, Cassie éprouvait du soulagement à ne pas faire ce voyage seule. Elle ferma les yeux et dormit jusqu'au moment où Sam la réveilla.

— Nous y voici. Ils ont bien éclairé le terrain. Tant mieux pour eux.

Se penchant vers la vitre, elle vit se dessiner un rectangle à environ cent cinquante mètres au-dessous.

— Je vais le survoler plusieurs fois pour apprécier la configuration du terrain, dit-il, comme pour lui-même.

Elle s'aperçut alors qu'il ne portait pas de chapeau. En fait, elle préférait son nouveau chapeau de broussard à sa casquette de base ball. Elle aimait aussi sa moustache.

— Accrochez-vous, lui cria-t-il.

Il heurta le sol mais, étant donné les conditions, Cassie considéra cela comme un atterrissage presque parfait. Trois hommes se dressèrent près de l'avion et l'un d'entre eux vint serrer la main de Sam.

— Je suis Bob Mason, celui qui vous a appelés. Je regrette de vous faire faire la route dans ma camionnette de service. C'est encore à trente-trois kilomètres, mais il n'y a pas de terrain plat d'ici à là-bas.

En une demi-heure ils arrivèrent au lieu de la collision. Le bétail s'était échappé du camion et errait dans la campagne, bloquant la route. L'énorme camion était sur le flanc et c'est vers lui que Cassie se précipita en premier. Le conducteur était affaissé sur son siège, mort. Elle reporta son attention sur la voiture. Le pare-brise et les vitres étaient brisés, et l'avant replié en accordéon. La femme assise à côté du chauffeur avait été éjectée et gisait inerte, du sang coagulé sur la tête. Son visage semblait en cire. Avant même de lui prendre le pouls, Cassie sut qu'elle était morte. Le chauffeur était coincé derrière le volant, la nuque brisée.

Étendue à terre, gémissait une fillette d'une douzaine d'années.

Cassie s'agenouilla auprès de l'enfant qui avait perdu connaissance et constata que son pouls était tombé à soixante. Elle était dans un coma profond, le rythme de sa respiration, normalement de vingt, était monté à trente.

Cassie dit :

— Il me faut un neurochirurgien. Je ne peux pas intervenir.

La main de Sam se posa sur son épaule.

— Mais si, vous le pouvez. Il faut seulement bien réaliser ce qu'il faut faire.

— Elle a besoin d'être hospitalisée, mais je n'ose pas la bouger.

— Vous voyez une autre solution ? questionna Sam en s'agenouillant près d'elle et regardant Cassie plutôt que l'enfant.

— Demander l'avis d'un neurochirurgien. Je pense que c'est un hématome.

Ils gardèrent le silence. Comment, en pleine brousse, consulter un neurochirurgien ?

— J'ai une radio à pédale dans ma voiture, dit Bob.

— A quoi bon s'il n'y a personne pour répondre de l'autre côté ? demanda Sam.

Bob se gratta la tête.

— Je pourrais aller à la maison téléphoner à un hôpital, leur dire sur quelle fréquence nous sommes et demander à un docteur d'attendre votre appel.

Levant un sourcil, Sam regarda Cassie.

— Qu'en pensez-vous ?

— On n'a rien à perdre, dit-elle.

Sam se tourna vers Bob.

— Vous avez également une radio chez vous ?

Bob acquiesça.

— O.K., le docteur va vous dire qui appeler. Vous mettez le contact radio après avoir eu le médecin au téléphone et nous serons ici sur la fréquence. Vous écoutez pour le cas où vous auriez quelque chose à nous apporter, d'accord ?

Bob opina du chef.

— Maintenant, poursuivit Sam en s'adressant à Cassie, quel hôpital voulez-vous contacter pour avoir un spécialiste ?

Le seul neurochirurgien qu'elle connaissait était Ray Graham. Elle donna son nom à Bob, et celui de l'hôpital qui pourrait se mettre en rapport avec lui.

Une heure s'écoula avant que le contact s'établît, une heure pendant laquelle Cassie resta assise auprès de la petite fille, lui tenant la main, contrôlant son pouls et sa respiration.

— Qu'est-ce qu'un hématome ? interrogea Sam.

— Pour parler le plus simplement possible, c'est un gonflement avec du sang dedans.

— O.K. Et pour parler moins simplement ?

Cassie sourit dans l'obscurité. Son explication ne parlait guère à Sam. Elle se demandait pourquoi il avait pris la peine de lui poser cette question, mais cela donnait à Cassie l'impression de partager quelque chose avec lui.

— Je pense que c'est un hématome subdural en relation avec une déchirure cérébrale. Qui peut être dû à une chute, à un choc sur la tête. Le traitement consiste à se débarrasser du caillot de sang.

Sam hocha la tête. Après une conversation à bâtons rompus, il en vint à dire :

— Je n'ai cessé de penser à vous et à Augusta Springs tout le temps que j'étais en Angleterre. Le pire, c'était l'oisiveté, de s'éveiller le matin sans rien avoir à faire, sauf quand nous avions un raid, de rester assis toute la journée à jouer aux cartes, à parler du pays, ou à fixer le brouillard dans l'attente des ordres. Olivia est la première fille que j'ai rencontrée après avoir reçu votre lettre m'annonçant votre mariage avec Chris. Elle était volontaire à la Croix-Rouge et c'est elle qui m'a donné votre lettre. Quel coup ! Il m'a fallu quelques jours... Liv était jolie et elle me regardait, battant ses longs cils. Elle m'a tendu un paquet de chewing-gum et m'a dit en souriant : « Eh bien, vous aviez l'air de m'attendre, capitaine. » Je me suis retenu pour ne pas lui sauter dessus.

Il resta immobile un moment. Un dingo hurla au loin.

— Elle m'a nourri pendant les trois semaines suivantes, puis nous nous sommes mariés.

Cassie leva les sourcils.

— Vous ne la connaissiez que depuis trois semaines ?

Il acquiesça d'un signe de tête.

— C'était dans le Dorset, quand j'entraînais d'autres pilotes, tout comme je le faisais à mon arrivée en Angleterre. Cela ne posait plus autant de problèmes qu'au début.

Après un autre silence, il demanda :

— Vous l'aimez, Doc ?

Juste à ce moment, ils entendirent l'électricité passer dans le poste-radio à pédale qu'ils avaient tiré du camion. Sam tourna les cadrans à la lueur de la lampe de poche que Bob leur avait laissée. Ils entendaient, sans les voir, les vaches autour d'eux.

Puis ce fut la voix de Bob sur les ondes :

— J'ai eu le Dr Graham. Il est au téléphone. Je vais tenir l'appareil sur l'émetteur-récepteur et j'espère que vous pourrez l'entendre.

— Docteur Graham, c'est le Dr Cassandra Clarke d'Augusta Springs.

Elle attendit qu'il eût bien compris son nom. Il devait être surpris de l'entendre après toutes ces années, pensait-elle, et en plein milieu de la nuit.

— Oui, docteur ? interrogea-t-il d'une voix ensommeillée.

— Je suis dans la brousse, et elle lui décrivit l'accident et l'état de la fillette.

— Ça semble être un hématome subdural.

— C'est ce que j'ai pensé. Mais je ne suis pas absolument sûre de ce qu'il faut faire.

— Vous devez faire un trou dans le crâne pour diminuer la pression et laisser le liquide s'écouler.

— Je n'ai pas ici les instruments adéquats.

Après une pause, la voix du Dr Graham lui parvint de Melbourne.

— Quelqu'un, sur place, doit bien avoir une perceuse. Procurez-vous une simple perceuse dans un garage, une grange. Pas trop grosse, bien sûr. Stérilisez-la à l'eau bouillante.

— Ça va prendre du temps.

Il y eut un long silence, puis on entendit la voix de Bob.

— Je vais vous apporter une perceuse, mais je ne pourrai pas être là avant une demi-heure. Ma femme va rappeler le Dr Graham et le brancher sur la radio. J'arrive.

Cassie se tourna vers Sam.

— Une perceuse de menuisier ?

Un frisson la parcourut. Perforer le crâne de l'enfant ?

— Oh ! Sam. Je n'ai jamais fait cela.

Elle regarda la fillette, son visage pâle sous la lumière de la lune : sa respiration tantôt s'accélérait, tantôt s'affaiblissait.

— Elle sera probablement morte quand Bob reviendra. Deux heures se seront écoulées depuis notre arrivée.

Il se pencha vers elle.

— Vous pouvez seulement faire de votre mieux, vous ne pouvez rien faire de plus.

Ils restèrent assis en silence jusqu'au retour de Bob avec deux perceuses stérilisées, de taille différente.

Ils reprirent contact avec Ray Graham par l'intermédiaire de la radio dont Bob activait la pédale tandis que Cassie parlait.

— Les hématomes subduraux se forment généralement des deux côtés, dit Graham.

— Je sais, mais je ne sais quel côté choisir.

La voix presque oubliée du chirurgien franchit la distance.

— Peu importe. Elle va mourir, en tout cas, si vous ne faites rien. Essayez d'un côté, et si vous ne voyez pas de sang, essayez de l'autre.

Cassie leva les yeux sur Sam qui avait solidement calé la lampe pour avoir les mains libres.

— Tenez-lui fermement la tête, dit Cassie.

Elle respira profondément et suivit les indications de Ray.

— Faites une petite incision dans la peau.

Elle s'exécuta.

— Maintenant, avez-vous des écarteurs ?

— Oui.

— Alors écartez la peau jusqu'à ce que vous voyiez l'os. Il doit briller d'un éclat blanc.

Il brillait en effet, même dans la nuit. Le faisceau de la lampe tombait dessus.

— Bien, à présent prenez la perceuse et faites-la pénétrer dans l'os sur dix millimètres environ.

Un son rauque sortit de la gorge de Sam.

Ray continua :

— Au lieu de copeaux de bois à la pointe de votre perceuse, vous allez avoir des copeaux d'os et une substance blanche aqueuse qui ressemble à du pudding épais.

— C'est tout à fait cela, murmura Cassie. Tenez bien sa tête, Sam.

Sam la tenait bien, mais regardait le visage de Cassie.

Elle cria alors :

— J'ai atteint une poche de sang ! C'est comme un forage pétrolier !

Un flot de sang jaillit soudain.

— Vous avez gagné, dit Graham. La pression va diminuer et dans quelques minutes les mouvements respiratoires et les pulsations devraient retrouver leur rythme normal. Vous pourrez alors la bouger et la transporter à l'hôpital en avion.

— Merci, docteur, dit Cassie en regardant le sang gicler de la cavité.

— Ce fut un plaisir pour moi. Si jamais vous venez à Melbourne, passez me voir. C'est du bon travail, docteur.

Il ne l'avait pas reconnue. Son nom ne lui disait rien.

— Vous pouvez couper la communication, dit-elle à Bob. Elle est maintenant transportable.

— Et les autres, les cadavres ?

— Nous allons les emmener aussi, dit Sam. Ont-ils des papiers d'identité ? Savez-vous qui prévenir ?

Bob tendit une liasse de papiers.

— Voici ce que nous avons trouvé sur le conducteur du camion et voici le portefeuille du chauffeur de la voiture. Ce sont probablement les parents de la fillette. Pauvre gosse !

Sam prit les papiers et retourna près de Cassie. Sur un signe de la jeune femme, il s'agenouilla, souleva délicatement la fillette et l'étendit sur des couvertures à l'arrière du camion. Cassie y monta et posa la tête de l'enfant sur ses genoux.

— Je me demande si elle a de la famille. Vous rendez-vous compte, découvrir à son réveil que ses parents sont morts ! Regardez les papiers pour voir d'où sont ces gens.

Sam jeta un coup d'œil au permis de conduire du chauffeur :

— Alice Springs, lut-il. Il faudra téléphoner à la police là-bas. L'agent Melby fera le nécessaire.

Quand Sam appela Horrie par radio pour lui demander une ambulance, celui-ci lui dit :

— Olivia est partie à l'hôpital, ainsi que le Dr Adams.

— Il vaut peut-être mieux que je prenne les commandes, dit Cassie pour le taquiner. Vos nerfs vont craquer.

Mais Sam vola droit comme une flèche et fit un atterrissage en douceur sur l'aire bien éclairée. Des lueurs rose pâle rayaient le ciel vers l'est.

— Je vais suivre l'ambulance dans ma voiture, déclara Sam, mais, en fait, il la devança.

Cassie s'assura que sa patiente était bien installée avant de descendre dans la salle d'attente où Sam faisait les cent pas.

— J'ai pensé que vous aimeriez avoir de la compagnie.

— Pouvez-vous aller voir comment elle va ? Voir ce qui se passe ?

Cassie traversa le hall, franchit des portes et descendit le couloir menant au bloc opératoire. Elle jeta un coup d'œil par les petites fenêtres et vit l'infirmière Frances, souriante, qui tenait un bébé. Elle l'enveloppa d'une couverture et le mit dans les bras d'Olivia. Cassie retourna à la salle d'attente.

— Olivia semble en bonne forme et vous avez un enfant, mais je ne sais si c'est un garçon ou une fille.

Sam poussa un hurlement, souleva Cassie et l'embrassa tout en tournoyant avec elle.

— Je suis père ! cria-t-il.

La petite fille se rétablit physiquement, mais non moralement. Quand elle apprit la mort de ses parents, elle cessa de manger et au bout de quatre jours, il fallut la nourrir par perfusions. Elle restait sans rien dire, le regard vide.

Sa tante et son oncle vivaient à Tennant Creek et quand l'état physique de la fillette lui permit de quitter l'hôpital, l'oncle — une grande perche — vint à Augusta Springs et contempla l'enfant silencieuse.

— J'en ai déjà huit à moi, dit-il, serrant dans sa bouche un cure-dents. Je ne sais pas comment je vais en nourrir une autre.

Mais il se pencha et l'embrassa sur le front. La fillette eut un pâle sourire et chuchota :

— Bonjour, oncle Jack.

Il la prit dans ses bras et l'emporta dans sa camionnette où Cassie l'empaqueta dans une couverture et lui mit un oreiller sous la tête.

Elle les regarda partir, les larmes aux yeux. Sam, qui s'était arraché à son fils, vit Cassie sur les marches de l'hôpital, essuyant ses larmes. Il voulut aller la réconforter, mais le temps d'arriver à la porte, elle avait disparu.

Une semaine plus tard, elle reçut une lettre au centre de radio des Médecins Volants.

Quand je me suis éveillé ce matin, après vous avoir guidée dans cette opération nocturne d'hématome, je me suis dit : « Cassandra Clarke, mais je la connais. Il ne peut y avoir deux docteurs en Australie qui portent ce nom. » Et la mémoire m'est revenue. Il y a longtemps de cela, docteur, mais j'espère que vous acceptez mes excuses, je ne suis pas fier de la façon dont je vous ai traitée. J'ai craint que vous ne me fassiez une scène et je ne sais jamais comment me comporter dans ces cas-là.

Ma femme et moi avons divorcé, en fin de compte, et je me suis remarié. J'ai un fils de deux ans, qui fait la joie de ma maturité, il a le même âge que ma petite-fille.

Je me suis demandé au fil des années ce que vous deveniez. Maintenant je sais, du moins sur le plan professionnel. Vous avez fait du bon travail l'autre nuit, docteur. Félicitations. Vous avez toujours eu l'étoffe d'un excellent médecin. Si jamais vous passez à Melbourne, venez me voir. Nous prendrons un verre ensemble.

Raymond J. Graham, Docteur en Médecine.

Oui, un verre ensemble, en souvenir du bon vieux temps.

Cassie déchira la lettre et lança les morceaux dans l'air. Le sourire aux lèvres, elle constata que Ray Graham ne comptait plus pour elle.

45

— J'ai l'impression, dit Fiona, que je n'aurai jamais rien d'autre qu'un banal destin de femme.

— Quel mal à cela ? Tu as deux enfants... de beaux enfants, je dois ajouter.

— Ma chère Cassie, tu es de parti pris. Je les adore, je suis mariée au seul homme que j'aie jamais aimé et je suis extraordinairement heureuse. Mais est-ce tout ? Vais-je vivre toute ma vie par procuration, à travers mon mari et mes enfants ?

Cassie considéra son amie tout en buvant un thé glacé sur la véranda de Tookaringa. Elle avait fini les consultations et elle s'apprêtait à rentrer avec Sam dans une demi-heure. Ils ne prolongeaient pas leurs tournées au-delà de la journée, sauf en cas d'absolue nécessité, parce que Olivia voulait que Sam rentre tous les soirs. Cassie soupçonnait qu'ils s'étaient disputés ferme à ce sujet, et Sam s'était à moitié excusé quand il avait demandé à passer le moins de nuits possible au-dehors.

— Tu dois avoir continuellement du travail avec tes enfants et Blake...

— Steven en a aussi, tu sais. Blake est absent la moitié du temps pour agrandir ses terres, pour inspecter ses autres ranches, pour réaliser son rêve. Depuis qu'il s'est acheté cet hélicoptère, je ne le vois plus. Il parle maintenant d'avoir un Cessna. Ce n'est pas que je me sente seule — j'ai plus que mon compte d'occupations. Comprends-moi bien, Cassie. Je les effectue toutes sans déplaisir. J'aime la vie que je mène. Cependant, j'ai l'impression d'avoir perdu une part de moi-même. Je ne fais rien qui soit uniquement pour moi. Il me semble que je suis continuellement en train de contenter les autres, de m'occuper d'eux.

— Je pense, dit Cassie avec un sourire, que cela s'appelle materner. Tu as toujours été ainsi, Fi, même quand tu étais institutrice.

— Si seulement je pouvais encore enseigner. Cela me plaisait tellement. Ou même piloter, bien que cela ne soit pas aussi gratifiant que l'enseignement. J'éprouvais une joie intense à voir des yeux de gosse s'éclairer d'une pensée ou d'une interrogation nouvelle. J'en ai la nostalgie. Et j'ai un tel désir d'aider les aborigènes. Mais je n'en ai ni le temps ni l'énergie. J'ai pourtant grande envie d'ouvrir des écoles avec les missions. J'en rêve.

— Mais regarde ce qui est arrivé à Marian et Anna. Tu les as éduquées, tu leur as fourni les instruments pour s'intégrer au monde de l'homme blanc ; et qu'ont-elles fait, une fois diplômées ? Elles sont revenues dans leur tribu. Je les vois deux fois par an : elles sont là, assises, portant des vêtements déchirés, ayant l'air satisfaites ou faisant semblant de l'être.

Fiona soupira.

— Je sais. C'est, j'imagine, parce qu'on a fait en sorte qu'elles se sentent moins que rien dans notre monde de Blancs.

— Il n'y a pas que cela, objecta Cassie en prenant sur la table à côté d'elle la théière pour se resservir. Nous avons affaire à des comportements ataviques. Ces gens détestent habiter les maisons que nous leur construisons, elles n'ont aucune valeur pour eux. Ils n'ont pas comme nous le sens de la propriété, ils préfèrent vivre sous des branchages, dehors, être en communion avec l'univers. Ils ne peuvent pas comprendre pourquoi nous nous enfermons dans des espaces aussi étroits.

— Et nous n'arrivons pas à comprendre pourquoi ils ne veulent pas de notre confort.

— Ajoutons qu'on ne leur laisse pas les libertés dont nous jouissons. Ainsi, la loi interdit de leur vendre de l'alcool.

— Es-tu contre cette mesure ? demanda Fiona en passant la main dans ses cheveux récemment coupés.

— En fait, sur l'alcool, je ne sais pas trop quoi penser. Mais, moi, j'en bois et je crois au droit de chacun d'avoir le choix, même si cela le détruit. Nous traitons les aborigènes comme des enfants un peu attardés, des irresponsables. Que certains semblent avoir une tendance à s'enivrer pour rechercher l'oubli ne signifie pas que nous devions le leur interdire. C'est aussi le cas de nombreux Blancs. Pour ma part, je crois que c'est physique plutôt que psychologique. Je ne dis pas que les gens ne boivent pas quand ils ont le cafard, ce qui ne fait qu'aggraver leur état, et je suis contre le mal que fait l'alcool. Pourtant, je suis pour la liberté de choix. Je voterais pour leur accorder le droit de boire s'ils le demandaient.

— Il reste une question : pourquoi les aborigènes voudraient-ils venir dans nos villes où ils sont ridiculisés, méprisés, rejetés ?

— Alors pourquoi veux-tu les éduquer ?

— Pour changer l'ordre social. Un jour viendra, Cassie, où certains d'entre eux montreront aux sceptiques qu'ils ont une intelligence, qu'ils peuvent accomplir les mêmes tâches que nous.

— Mais le veulent-ils ?

— Quelque déplaisir que nous en ressentions, nous comme eux, ils doivent évoluer ou mourir. Et je veux trouver un moyen de les aider dans cette évolution.

Cassie se leva.

— Tu es un professeur-né, Fiona. Tu penses que l'éducation peut sauver le monde.

Fiona sourit.

— Je regrette de ne pas te voir davantage. Deux fois par mois, ce n'est pas assez. Tu me manques et j'envie ta nouvelle amie, Romla. Pas seulement parce que vous vous voyez constamment, elle te ressemble, elle se donne une tâche qui remplit sa vie.

— Son mari l'aide. Ils mènent l'affaire ensemble, tu sais.

— A qui veux-tu en conter ? C'est elle qui mène la barque. Je suis allée en ville et j'ai vu ce qu'elle a fait. Cet hôtel est devenu tout à fait élégant. Et ses blanquettes de veau à l'aneth ! C'est vraiment épatant ! On n'a jamais rien vu de semblable dans la région.

— Je n'arrive pas à croire qu'un tel projet réussisse à Augusta Springs.

— Eh bien, donne-leur ta bénédiction.

— Elle a fait venir un chef de San Francisco. Tu t'imagines ? Elle a doté chaque chambre d'une décoration différente. Roger et elle ont une pièce dans une aile, et les enfants ont deux chambres pour eux dans le hall. Romla a trouvé son bonheur et elle dit qu'elle ne cuisine plus jamais. Naturellement, c'est le bar qui leur rapporte de l'argent.

— C'est toujours comme ça. Mais tout ce que fait son mari, c'est tenir le bar. Et à ce qu'il me semble, il est en train de boire les bénéfices.

— Ce n'est pas dans son intérêt. L'hôtel n'est pas à eux. Ils n'en sont que les gérants.

— En tout cas, c'est son projet à elle, et je lui envie cette réalisation. Je ne lui envie pas son mari. Mais son fils est irrésistible.

Cassie profitait davantage de ses visites à Fiona quand Blake était absent. Plusieurs fois, quand il s'était mis dans la tête de ne plus utiliser sa prothèse, Fiona avait l'appelée et Cassie était venue combattre sa décision. Il avait fini par y renoncer. Mais ces rencontres avaient ébranlé Cassie..

Fiona et elle s'étreignirent puis elles descendirent les marches de la véranda et se dirigèrent vers l'avion stationné au fond du terrain, derrière les dépendances. Cassie avait sa tenue de brousse habituelle : pantalon de bonne coupe en gabardine, chemise de coton, fichu noué autour du cou pour absorber la transpiration, bottes à talons hauts et son Stetson.

Fiona était elle aussi en pantalon, mais elle portait un corsage de soie moulant et des sandales. Même en pantalon, elle avait une allure très féminine. Il faut dire que c'était un pantalon très chic, et certainement coûteux.

— Il n'y a pas une femme dans la brousse qui soit aussi élégante que toi.

— Blake aime me voir habillée de cette façon. J'en ai pris l'habitude, même quand il n'est pas là. Mais je dois reconnaître que lorsqu'il n'est pas là, je ne me change pas toujours pour dîner.

Cassie pensa qu'il y avait une autre raison à la mise toujours soignée de Fiona : elle avait deux nurses pour s'occuper des enfants. Cassie comprenait pourquoi Blake était fier d'elle.

Sam remontait l'allée dans leur direction. Il cria :

— Je viens de parler avec Horrie. Urgence !

— Je suis prête.

Cassie se pencha pour embrasser Fiona sur la joue.

— Ambrose Pulham a été tué.

Cassie se souvint d'avoir vu plus d'une fois Sylvia Pulham, un coquard à l'œil, quand elle faisait chez eux une brève halte dans ses tournées, à l'époque où Sylvia était enceinte. Leurs cinq gosses paraissaient tous pétrifiés quand leur père était près d'eux. La dernière fois qu'on les avait appelés, ce n'était pas à cause d'une grossesse de Sylvia, mais parce que le petit dernier était tombé de la chaise haute et souffrait d'une fracture du nez et d'une commotion. Ils avaient dû le transporter à l'hôpital et les enfants avaient tous poussé des cris quand leur mère était montée dans l'avion avec le bébé de huit mois. Cassie n'avait jamais cru à cette chute.

Quand elle en avait parlé à Chris, il lui avait dit, tenant le même discours fataliste qu'elle lui avait entendu plusieurs années auparavant : « Nous ne pouvons rien faire, Cassie. Nous ne pouvons pas nous ingérer dans la vie des familles. » Mais il avait ajouté : « Mon Dieu, il y a autant d'assassinats dans cette région qu'à la guerre. »

Quand Cassie avait essayé de parler à Sylvia, elle avait répété sans désemparer que le bébé était tombé. Quant à ses coquards, elle se les était faits en se cognant dans une porte — n'était-ce pas idiot ? — ou en tombant la nuit dans la grange. Qu'elle était maladroite ! Non, les enfants n'avaient pas peur de leur père. C'était seulement leur manque d'habitude des étrangers qui les rendait timides quand Cassie était là.

Et voilà que Dan, l'aîné, avait tué son père.

Le crépuscule était pourpre et rose quand l'avion atterrit chez les Pulham, cahotant sur le sol rocheux. Pulham n'avait jamais veillé au bon état du terrain. Aucune voiture ne vint les accueillir et Sam porta le sac de médecin de Cassie pour faire à pied les huit cents mètres qui les séparaient de la maison.

— C'est toujours le même paysage, les mêmes bruits, dit Cassie en écoutant le meuglement des vaches et le piaillement des oiseaux s'installant pour la nuit dans les branches.

— Pensiez-vous que tout serait mort ?

— Je crois.

Sylvia les attendait, debout sur la véranda, entourant de son bras un poteau. Elle portait un tablier propre par-dessus sa robe et tenait sur son œil un morceau de viande crue saignante. Elle ouvrit la porte-moustiquaire et désigna d'un signe de tête l'autre côté du salon :

— Il est là.

Elle ne les suivit pas dans la chambre.

Ambrose Pulham avait reçu la balle en pleine tête — un unique coup de feu à bout portant l'avait décapité. Son corps gisait en travers du lit, sa tête avait été projetée sur le chevet. Sa femme debout dans la cuisine devant le fourneau, la joue gauche enflée et tournant au violet, faisait frire du bacon et des pommes de terre.

— Les gosses sont en train de ramasser des œufs. Ils seront là dans une minute. Vous dînez avec nous ?

Sam s'assit sur une chaise, mais Cassie resta sur le seuil, décontenancée par l'attitude de Sylvia. Celle-ci prit une grande tasse et la remplit de thé.

— Du sucre ? dit-elle, regardant Sam.

— Non merci.

Elle plaça la tasse sur la table en face de lui.

— Qu'est-il arrivé ?

Cassie se força à poser la question, avec l'impression qu'ils vivaient un mauvais rêve.

— Je vais vous raconter, dit une voix d'enfant.

C'était Dan, qui arrivait par la porte de derrière, portant un panier d'œufs, suivi de son plus jeune frère. Personne ne semblait bouleversé.

— Je l'ai tué.

Il tendit le panier à sa mère et se tourna vers Sam.

— Lavez-vous les mains, ordonna Sylvia.

Les enfants se bousculèrent autour de l'évier.

— Vous nous racontez ce qui s'est passé ? demanda Sam. Nous devons en informer la police à Augusta Springs.

— Papa m'a dit de nettoyer le fusil, le fusil de chasse dans la chambre, là, et puis il m'a dit de le charger, déclara Dan. Le coup est parti au moment où...

Il eut un air désemparé et Sylvia, regardant son fils, continua à sa place.

— ... au moment où il le chargeait. Il ne savait pas ce qu'était la gâchette.

Sam lança un coup d'œil à Cassie. Un garçon de quatorze ans de l'Intérieur, ignorer le fonctionnement d'une gâchette ?

Sam se renversa sur sa chaise, en faisant basculer les pieds de devant.

— Essayons plutôt d'invoquer la légitime défense.

La cuillère que tenait Sylvia claqua sur le sol.

— Laissez-moi d'abord donner leur repas aux enfants et nous irons au salon pendant qu'ils mangent.

— Moi aussi, maman, revendiqua Dan.

Elle acquiesça.

Quand ils furent tous les quatre assis au salon, Sylvia demanda :

— Ainsi, vous ne pensez pas que la police croira ce que je vous ai dit ?

— Pas une minute, répondit Sam.

Cassie s'assit au bout du canapé. Elle avait envie de prendre dans ses bras à la fois la mère et le fils. Sylvia se tourna vers elle.

— Vous le saviez, n'est-ce pas ? Quand il a fallu hospitaliser le bébé, vous saviez qu'il n'était pas tombé de sa chaise ?

Cassie fit signe que oui.

— Je le soupçonnais. Tout comme je me doutais que vous ne vous étiez pas fait vous-même ces ecchymoses aux yeux que je vous ai si souvent vues au cours des années.

Sylvia dit à Dan :

— Enlève ta chemise. Montre-leur ton dos.

Son dos était zébré de balafres blanches saillantes, quelques-unes de ces cicatrices remontant à des années. Du sang suintait encore d'une estafilade.

— Oh ! Mon Dieu ! chuchota Cassie. Je vais te mettre un antiseptique là-dessus.

— Il n'était violent que quand il buvait, dit Sylvia, sur un ton d'excuse. Nous cachions son alcool ou le jetions dans l'évier. Il était furieux, mais ne nous touchait pas. Il ne le faisait que lorsqu'il était ivre.

— Depuis combien de temps cela durait-il ?

Sylvia haussa les épaules.

— Cela arrivait chaque fois qu'il buvait.

— Il battait maman jusqu'au sang, intervint Dan, dont la voix se brisait. Et puis il la violait.

Sylvia lui décocha un regard.

— Sais-tu ce que ce mot signifie ?

— Maman, je ne suis pas stupide. Je savais ce qu'il te faisait, quand tu pleurais et criais. Je voyais le sang sur les draps, le matin. Je t'ai entendue gémir comme un chiot. Je devais quitter la maison, ces nuits-là. J'allais dormir dans la grange.

Sylvia se leva du canapé et vint vers son fils, s'agenouilla près de lui et attira sa tête contre elle.

— Oh ! mon fils, je croyais que tu ne le savais pas.

Il arracha sa tête de son étreinte.

— Maman, tu ne l'as jamais arrêté, même quand il me battait, pas même aujourd'hui quand il s'en est pris à Susie. Tu ne l'as jamais, jamais arrêté !

Sylvia se mit à pleurer. Dan se tourna vers Sam.

— Elle s'est mise à pleurer après le déjeuner, et je me suis dit : « Je ne vais pas le laisser recommencer. Je vais l'en empêcher, tout simplement. » La nuit dernière, toute la nuit, je l'ai entendue pleurer, crier : « Non, pour l'amour de Dieu, non ! » Je suis allé dans la grange, mais je n'ai pas pu dormir, tant je tremblais, et je me suis juré de ne plus laisser passer cela. Aussi, quand j'ai entendu ses cris, j'ai décroché le fusil du mur, j'ai ouvert la porte de la chambre, et j'ai vu que ce n'était pas maman qu'il frappait avec une ceinture, mais Susie.

Susie n'avait que six ans.

— Peu importe ce qu'on va me faire. Mais je l'ai tué et je suis content.

Sylvia sanglotait éperdument.

— Je suis contente, moi aussi.

Puis elle s'adressa à Sam.

— Ils ne vont pas le mettre en prison, n'est-ce pas ? Il n'a pas encore seize ans. Ils ne le mettront tout de même pas en prison ?

— Non, si je peux l'empêcher, mais je crois, mon garçon, qu'il vaut mieux revoir ce récit. Il faut dire que ton père était en train de nettoyer le fusil. Et que chacun des gosses soit prêt à le dire sous serment. La police n'a aucun moyen de prouver le contraire. Ils n'auront même pas envie de le faire. Je leur raconterai, à notre retour en ville, qu'il s'est tué lui-même en nettoyant son fusil. Ça arrive constamment. Je vais chercher un sac pour mettre le cadavre et nous le ramènerons avec nous. Peut-être que personne ne viendra vous poser de questions. (Il regarda Cassie.) Êtes-vous d'accord ?

— Bien sûr !

Et elle pensa avec chaleur : Sam, vous êtes merveilleux.

— On ne peut mettre en prison un jeune garçon, n'est-ce pas ? répéta Sylvia. J'ai besoin de lui pour nous aider à faire marcher notre affaire. Il est maintenant mon seul homme.

Ce n'était pas un homme, se dit Cassie. Ce n'était qu'un petit garçon. Un petit garçon qui garderait à jamais ces cicatrices, et pas seulement celles de son dos.

Sam apporta le sac pour le corps et ils remontèrent la fermeture Éclair sur Ambrose Pulham.

— Vous voulez que je vous envoie quelqu'un pour rester auprès de vous quelques jours ? demanda Cassie.

Sylvia secoua la tête.

— Non, nous n'avons besoin de personne.

Sam prit Cassie à part.

— Vous voulez passer la nuit ici ou rentrer ? Le terrain d'aviation est éclairé, maintenant, rappelez-vous.

— Laissons-les entre eux.

Sam hissa le cadavre dans l'avion. Il faisait nuit. Les étoiles clignotaient dans le velours du ciel.

— Fait-il froid, ou bien cela vient-il de moi ?

— Il fait frisquet.

Le pied sur le marchepied, il s'apprêtait à pénétrer dans l'avion quand, jetant un regard derrière lui, il aperçut la jeune femme immobile, les yeux levés vers le ciel. Il redescendit.

Cassie, à sa grande surprise, s'entendit pleurer, sangloter doucement à petit bruit. Les bras de Sam vinrent l'encercler et la serrer sur sa poitrine. Il sentait bon.

— Que vont-ils devenir ?

— Peut-être vont-ils commencer à vivre, suggéra-t-il en tirant de sa poche un mouchoir qu'il lui tendit.

QUATRIÈME PARTIE

1948 — 1950

46

En 1948, Cassie mit au monde les fils de quatre des filles Martin. Avec les deux autres qu'elle avait accouchées l'année précédente, toutes les Martin étaient mères.

C'était la quatrième année de sécheresse. De nombreux propriétaires de ranch avaient perdu toutes leurs bêtes et quitté leur exploitation pour venir dans les villes, prenant n'importe quel travail pour nourrir et loger leur famille en attendant de retourner sur leur terre.

Chris accoucha Olivia de son second bébé, une fille, et Fiona donna le jour, avec l'aide de Cassie, à son troisième enfant, en quatre ans, une seconde fille. Cassie ne savait pas que Sam avait suggéré de donner son nom à leur fille, disant à Olivia :

— Nous pouvons l'appeler Sandy.

— Attends que je sois morte, lui avait répondu Olivia.

Par contre, Blake avait été d'accord avec Fiona pour appeler leur fille Sandra. C'est ainsi que la fille de Sam avait reçu le prénom de Samantha et que celle de Fiona avait été baptisée Cassandra.

Augusta Springs était devenue une ville de plus de trois mille habitants qui s'était dotée d'une église méthodiste, de deux autres instituteurs et d'une vie sociale dont Romla avait été la grande instigatrice, elle était maintenant un véritable chef du protocole. Elle patronnait des thés, réunions distinguées agrémentées d'un buffet de sandwiches au concombre et d'un quatuor à cordes. Les femmes se retrouvaient pour déjeuner dans l'élégante salle à manger des *Palmiers Royaux*. Et tandis que chez *Addie's* les clients affluaient comme jamais, ce furent les dîners aux chandelles avec escalopes de veau, poulet cordon-bleu, agneau au curry et bœuf Strogonoff qui firent la renommée de la table de Romla. C'était cher et de bon ton. Les serveuses portaient un uniforme gris perle, dont le profond décolleté mettait en valeur leur poitrine — qu'elles avaient toutes opulente — et que la coupe serrée moulait à merveille.

— Chacune de vos serveuses a l'air de sortir d'un film, dit Cassie à Romla. Où diable les trouvez-vous ?

Romla se contenta de sourire.

Elle avait engagé un maître pâtissier préposé à la confection de desserts exquis. On n'avait jamais rien connu de tel à Augusta Springs. Romla se refusait à présenter la moindre friture. Elle était cependant assez avisée pour maintenir les steaks au menu. Ses repas étaient des merveilles de présentation et de gastronomie.

La salle à manger, ornée d'un tapis vert foncé, faisait alterner des nuances d'un mauve pâle et foncé, et s'éclairait de lampes roses qui avantageaient tous les clients. Même au petit déjeuner, sans éclairage, les gens semblaient avoir meilleure mine là que dehors, sous la brutale lumière du soleil.

Romla donna des réceptions. Elle accueillit un bal dans le hall de l'hôtel pendant la semaine des courses et fournit les repas et les buffets de nombreuses fêtes. Elle entreprit de se procurer de l'argent pour les Médecins Volants, constamment démunis, en organisant des gymkhanas, des bals costumés, des pique-niques, des randonnées à dos de chameau, des excursions dans les montagnes qui se terminaient par des soupers au clair de lune. Elle créa de la gaieté à Augusta Springs, ainsi qu'une vie nocturne, ce qui développa chez les dames de la ville le sens des rapports sociaux.

Mais elle avait une épine au pied : son mari.

Se plaignant du manque de divertissements à Augusta Springs, il inventa les siens. Il ne se passait pas une soirée où ne se déroulât une grande partie de poker, au fond du bar des *Palmiers Royaux*. Trois ou quatre nuits par semaine, on pouvait rencontrer à la table de jeu les personnages les plus riches de la ville. On y trouvait le juge chaque fois qu'il était à Augusta Springs, des hommes comme le père de James Teakle, et le vieux Stanley, propriétaire de l'un des plus grands ranches, s'arrangeait pour venir au moins deux ou trois fois par semaine assister aux parties qui s'y tenaient en permanence. Les enchères étaient bien trop élevées pour la plupart des bourses et ceux qui ne pouvaient suivre jouaient aux fléchettes chez *Addie's*. Les clients du bar des *Palmiers Royaux* ne se contentaient pas d'un seul verre — c'étaient de grands buveurs qui avaient les moyens de satisfaire leur vice. Le seul joueur constamment présent était Roger, le seul pourtant qui ne pouvait miser de grosses sommes.

— L'unique rapport de notre établissement, c'est le bar, expliqua Romla à Cassie. Quant au reste, il faudra environ deux ans pour que cela soit rentable, m'a-t-on dit. Pour l'instant, nous dépendons du bar. Dieu merci, il rapporte de l'argent, et la nourriture est incluse dans notre salaire. Heureusement, car nous n'avons pas un sou devant nous.

Cassie ne cacha pas son étonnement à Chris :

— C'est incompréhensible. C'est toujours plein à craquer. Le restaurant fonctionne continuellement.

— C'est peut-être que Roger boit les bénéfices, dit Chris. Je sais bien qu'il n'a jamais l'air ivre, mais ça revient quand même cher de boire à longueur de temps et de jouer de l'argent.

Cassie et Chris dînaient deux fois par semaine à l'hôtel, non seulement parce qu'ils trouvaient la nourriture divine, mais aussi parce que cela leur donnait l'occasion de voir Romla et Terry. La plupart du temps, Roger était au bar, Chris et Cassie passaient donc la soirée avec Romla. Le lundi soir, le restaurant marchait au ralenti et Romla en confiait la gestion au maître d'hôtel pour venir avec Terry dîner chez Cassie et Chris. Et le samedi après-midi, quand elle n'était pas prise par une urgence, Cassie emmenait Terry au cinéma ou faisait avec lui une partie de dominos ou bien encore l'emmenait flâner avec elle le long de la rivière asséchée.

Mais de plus en plus souvent Terry passait le dimanche avec Jim Teakle. Jim s'arrangeait pour venir en ville plus fréquemment et Chris et lui se lièrent d'amitié, ce qui étonna Cassie mais ravit Chris qui se remit au tir au pigeon d'argile, ce qui l'occupa le samedi matin avec Jim. Pour commencer, ils emmenèrent Terry en promenade et lui apprirent à tirer. Puis Jim décida que les garçons devaient tous savoir camper. Il acheta à Terry un sac de couchage et, le week-end, il l'entraînait dans la brousse et lui montrait comment faire des galettes de pain, du café fort et lire les traces laissées sur le sable. Chris les accompagnait souvent.

— C'est un gars sensationnel, disait-il. Je ne me souviens pas d'avoir eu auparavant un véritable ami. Pas depuis l'école, c'est sûr.

Jim Teakle n'était pas seulement un grand ami, Romla le considérait comme un galant homme, « qualité que je n'ai pas rencontrée depuis longtemps », reconnaissait-elle.

Il se mit à participer aux dîners du lundi, que Roger y fût ou non et, ordinairement, Roger prétendait ne pouvoir quitter le bar. Quand il venait, c'était de toute évidence parce que Romla insistait ; immédiatement après le repas, il se dépêchait de retourner à l'hôtel, sans se donner la peine de cacher son impatience devant la conversation et les rires qui régnaient chez Cassie.

Celle-ci put affirmer qu'avec le temps Romla insistait de moins en moins, car il cessa complètement de venir, et c'est ainsi que le petit groupe des habitués du lundi soir ne fut plus constitué que de Cassie, Chris, Romla et Jim Teakle. Jim se chargeait même de préparer le dîner dans la cuisine de Cassie quand une tournée de visites ou une urgence la mettait en retard. Terry avait une adoration pour Jim qui le traitait en adulte, lui posant des questions et attendant ses réponses, comme quelque chose d'important.

— C'est gentil de sa part de jouer le rôle de père, dit un lundi soir Romla en s'asseyant sur un tabouret tandis que Cassie pelait des pommes de terre. Roger semble avoir renoncé à cette tâche. C'est à peine s'il s'adresse à Pam quand elle est en vacances à la maison. Il ignore complètement les enfants.

— Les enfants seulement ? demanda Cassie, en salant l'eau des pommes de terre.

Romla resta silencieuse une minute, puis les larmes lui vinrent aux yeux.

— Non, moi aussi. Il se comporte même comme si je n'existais pas. Nous ne prenons jamais un repas ensemble. Il se couche trop tard pour partager mon petit déjeuner. Cassie, je crois qu'il a tous les jours la gueule de bois, même s'il n'a jamais l'air ivre. Il ne vit et ne respire que par ce satané bar.

— Vous regrettez de vous être lancée dans cette affaire ?

Romla refoula ses larmes.

— Non. C'était sans doute fini entre nous avant même notre arrivée ici et je suis en train de mettre cela sur le compte du bar. De la boisson. De n'importe quoi d'autre que nous deux. Savez-vous que nous avons moins d'argent ici que nous n'en avions à Townsville, avec son simple salaire de policier ?

Romla éclata en sanglots.

— Nous touchons chacun un chèque de la direction, Roger pour le bar, moi pour l'hôtel et le restaurant. J'endosse toujours le mien et je le donne à Roger pour qu'il le dépose à la banque. Et, Cassie, oh ! Cassie, je viens de découvrir que nous n'avons rien — pas un sou — sur notre compte.

— Mon Dieu ! Où cela est-il passé ?

Romla s'essuya les yeux.

— Il a tout bu et joué.

— Avez-vous envisagé de vous séparer ?

Romla redressa la tête d'un coup, fixa Cassie, puis se remit à pleurer.

— Oh, Cassie ! J'y pense tout le temps. Cette nuit, je lui ai présenté un ultimatum : arrête de jouer et de boire, ou bien adieu.

Cassie se mit à écosser des pois, en regardant Romla, assise à l'autre bout de la pièce.

— Vous avez peur, n'est-ce pas ? Pourquoi ?

— Personne dans ma famille n'a jamais divorcé, dit-elle en cherchant un Kleenex qu'elle trouva sur le haut de la glacière. Voilà des années que lui et moi nous ne parlons même plus, cela fait au moins un an que nous ne nous sommes pas couchés en même temps ; non pas que j'aie envie qu'il me touche, mais c'est symbolique, je crois, de ce qu'il est advenu de notre mariage. Pensez-vous qu'il a quelqu'un d'autre dans sa vie ?

— S'il boit, cela peut expliquer une quantité de choses ; quelle qu'en soit la raison, ça ne tourne pas rond dans votre ménage.

— Depuis le début, renifla Romla, ça ne tourne pas rond, mais si je divorce, Chris aura honte de moi. Et les gosses ? Les enfants ne doivent pas grandir dans un foyer brisé.

— Brisé ? Mais ne l'est-il pas à présent ? Il ignore les enfants. Tout ce qui l'intéresse se trouve dans ce bar des *Palmiers Royaux.*

— Avant de venir ici, quand il rentrait à la maison après son travail, il mettait les pieds sur un tabouret, s'adossait au canapé et fermait les yeux. Nous n'avons jamais rien fait ensemble. Cela a été le mariage le plus ennuyeux que je puisse imaginer, mais on ne divorce pas pour cause d'ennui.

— Depuis combien de temps êtes-vous mariés ?

Cassie lança les pois dans une casserole d'eau bouillante et prit dans la glacière laitue, tomates et poivron vert.

— Dix-huit ans.

— Dix-huit ans d'ennui ? Et maintenant tout ce pour quoi vous avez travaillé est à l'eau. Vos efforts ne vous ont rien rapporté, pas le moindre argent ?

Romla secoua la tête.

— Pas un centime.

— C'est, je pense, ce qu'entendait cet écrivain, peu importe son nom, quand il disait que la plupart des gens vivent des vies de calme désespérance. Quel âge avez-vous ?

— Trente-six ans. J'ai peur en partie parce que je crois être amoureuse de Jim. Il est pour mes gosses le type de père que Roger n'a jamais été. Quand Pam est à la maison, Jim s'intéresse plus à elle que son père. Mais il ne m'a jamais fait d'avances, il ne m'a jamais embrassée, jamais touchée sauf quand nous avons dansé ensemble.

— Vous savez très bien que chaque fois qu'il y a un bal, Jim s'arrange pour être en ville et ne danse qu'avec vous. Certes, deux ou trois danses, apparemment par politesse, mais...

— Je sais. (Romla esquissa un sourire à travers ses larmes.) Et je me suis demandé si je ne me faisais pas des idées. Lorsque nous dansons, il ne me dit rien de vraiment intime, et ne me tient jamais serrée... mais il est si gentil, Cassie ! Il est réfléchi, et Terry l'adore.

— Il s'entend bien avec Chris aussi.

— J'y pense sans cesse, nuit après nuit, et je me dis même que si je divorçais, il ne ferait peut-être rien.

— Ne divorcez pas pour prendre un autre mari, conseilla Cassie, secouant la salade et y ajoutant des oignons et de l'huile. Divorcez pour vous-même. Et pour les enfants. Puis, si quelque chose se passe entre Jim et vous, ainsi soit-il.

Romla se leva du tabouret et se mit à marcher dans la cuisine. On entendait rire dans le séjour.

— J'ai été élevée dans la conviction que quand on se mariait, c'était pour la vie. Si je venais à divorcer et que Chris me jugeait immorale, je ne pourrais le supporter.

Cassie vint mettre son bras autour de Romla.

— Personne n'est vraiment favorable au divorce. Mais vivre, comme vous le faites, dans cette sorte de désespoir, ce n'est pas vivre. Donc l'opinion de Chris ne doit pas compter. Il ne cessera pas de vous aimer, il ne désapprouvera pas. Il sera désolé, mais il sera de votre côté. Il n'y a certainement pas eu d'élans de sympathie entre lui et Roger.

— C'est drôle. Ni mon frère ni moi n'avons pu supporter le conjoint de l'autre.

— Si Chris avait eu le courage de divorcer d'Isabel, il n'aurait pas souffert pendant une si grande partie de son existence. Réfléchissez. Je déteste vous voir aussi malheureuse que Chris l'était avec Isabel.

— Oh ! je le savais. J'ai toujours su qu'il était malheureux avec elle. Et il ne m'en a jamais rien dit.

Cassie confia l'argenterie à Romla.

— Allez mettre le couvert et dites à tout le monde d'être prêt dans dix minutes.

Plus tard cette nuit-là, au moment où ils se déshabillaient, Cassie demanda à Chris :

— Cela te ferait-il quelque chose si Romla quittait Roger et divorçait ?

Chris lui lança un regard perçant.

— Est-ce un vœu que tu formules ?

— Elle est terriblement malheureuse, et depuis longtemps. Elle vient de découvrir qu'il a perdu au jeu — ou bu — tout leur argent.

— Le fils de garce ! Je m'en doutais.

Il enfila son pyjama.

— Tu n'as pas répondu à ma question.

— Je serais ravi. Si elle a besoin de mon soutien, elle l'a.

— Parle-lui.

Une fois au lit, Chris se pencha pour poser sa main sur la poitrine de Cassie.

— Embrasse-moi là, dit-elle, à l'endroit où est ta main.

Sous ce baiser, elle murmura :

— Oh, mon Dieu ! Chris, continue, ne t'arrête surtout pas.

C'était une sensation des plus agréables. Elle cambra le dos.

Avant de s'endormir, elle chuchota :

— J'aimerais que la vie reste exactement comme cela. N'oublie pas de mettre la sonnerie.

Chris prit le réveil pour le régler.

— Jamais rien ne reste exactement semblable, dit-il.

Dans la matinée, Romla vint avertir Cassie.

— Roger est parti. Embarqué avec ses bagages dans le bus de huit heures. J'ai l'impression qu'il doit beaucoup d'argent à ses partenaires au poker.

— Qu'allez-vous faire ?

— En tout premier lieu, je vais payer ses dettes jusqu'au dernier centime pour pouvoir circuler en ville la tête haute.

Dans le milieu de l'après-midi, au retour de visites médicales dans le sud, Sam demanda à Cassie :

— La guerre a-t-elle changé votre vie ?

Elle réfléchit à sa question. Si la guerre n'avait pas éclaté, Blake n'y serait pas allé. Elle n'aurait pas eu à avorter. Elle serait maintenant Mme Blake Thompson. Elle n'aurait pas rencontré Romla. Elle ne partagerait pas le lit de Chris.

— Naturellement, répondit-elle en regardant un grand troupeau de moutons sur la terre rouge qui s'étendait sous l'avion.

— Les événements n'ont pas pris la tournure que je pensais, dit-il. Je croyais que vous alliez épouser Blake. Car, avant mon départ, vous étiez partie avec lui passer une quinzaine de jours dans le Nord.

— Je croyais que vous alliez épouser Claire, l'infirmière.
— Cela aurait pu se faire si vous aviez épousé Blake.
Elle se demanda quel était le rapport entre les deux faits.
Le silence dura dix minutes. Un point argenté, au loin, étincelait au soleil. Un autre avion.
— Vous arrive-t-il de vous sentir seule, Doc ?
Elle avait appris qu'entre lui et Olivia ce n'était pas idyllique, qu'elle se plaignait sans cesse de la chaleur et des mouches, de la sécheresse et de l'humidité. Elle aimait les bals. Tous les mâles disponibles voulaient danser avec cette blonde d'aspect fragile, à l'air de petite fille modèle avec ses robes pastel à dentelles, qui, souriante, les regardait de ses grands yeux bleus en faisant comme si elle trouvait de l'intérêt à tous leurs propos. Et en fait, elle en trouvait, car ils lui disaient combien elle était jolie, quelle chance Sam avait et, bigre, comme elle dansait bien.
— Harry et Samantha ne sont-ils pas un réconfort ?
— Si, bien sûr. Je donnerais ma vie pour eux. Mon cœur bat plus vite quand ils viennent s'asseoir sur mes genoux, quand je les prends dans mes bras, que je leur lis des histoires pour les endormir, quand je réponds à leurs questions. Quand je les regarde, j'ai l'impression quand mon cœur va éclater, que je suis immortel et que rien d'autre ne peut avoir d'importance.
Après un nouveau silence, Sam reprit :
— Je suis peut-être simplement en train de me demander ce qu'est le bonheur. Vous ne semblez pas malheureuse. Avez-vous un secret ?
Elle réfléchit une minute.
— Je ne suis pas sûre, moi non plus, de savoir ce qu'est le bonheur ; mais vous avez raison, je ne suis pas malheureuse.
— Mais ne vous sentez-vous pas seule ?
— La solitude ? Je n'ai pas le temps d'y penser. J'en ai fait l'expérience, mais maintenant, non, je ne crois pas.
Chose curieuse, elle pensait d'ordinaire qu'elle transportait partout une solitude intérieure.
— La solitude existe même au milieu des autres — je l'ai découvert.
Elle se tourna pour lui faire face et vit son regard posé sur elle.
— Vous savez, avant la guerre, tout était amusant, mais maintenant...
Le cœur de Cassie battit d'anxiété.
— Vous voulez abandonner ? abandonner votre travail ? abandonner les Médecins Volants ?

— Non ! (Il avait presque crié.) Ce n'est pas cela. C'est que... Oh ! oubliez ce que je vous ai dit, Doc. Je suis désolé d'avoir abordé ce sujet. Parlons d'autre chose.

Cassie se sentait démunie, elle cherchait des paroles de réconfort, mais elle ne savait pas vraiment à quoi il faisait allusion. Elle avait envie de lui toucher le bras.

Sam demanda :

— Et la maison de Blake et Fiona ? En avez-vous jamais vu une semblable ?

— Jamais. Dix chambres avec chacune sa salle de bains. Toute en longueur, sur un seul plan. Fiona dit que dès l'arrivée du mobilier, ils feront une fête. Peut-être à l'occasion du réveillon du jour de l'an. Elle avait rencontré Blake à Tookaringa à un réveillon du jour de l'an, celui de 1939. Il y avait presque dix ans.

— Steven va être bien seul avec cette nichée qui s'éloigne de trois kilomètres. Je me demande pourquoi Blake a construit cette maison. Il y avait bien assez de place pour eux tous dans la grande.

Cassie haussa les épaules.

— Une nouvelle gageure. Cela lui fait du bien. Il est né et a été élevé dans cette demeure, sans doute a-t-il besoin de changement.

— Vingt pièces ! Qui a besoin de tout cela ?

— Ce n'est pas un besoin, c'est un désir. Il veut une maison de rêve.

— Steven se remariera peut-être, maintenant qu'il est seul.

— Dure succession que celle de Jennifer.

— Il y a presque sept ans qu'elle est morte.

Quand ils rentrèrent à Augusta Springs, Horrie les attendait à l'aéroport, ce qu'il n'avait jamais encore fait. Dès que Cassie fut descendue de l'avion, il la prit par le bras. Il avait les traits tirés.

— Cassie, il y a eu un accident. Allez tout de suite à l'hôpital.

— Chris ou Mel ne peuvent-ils s'en occuper ? (Mel était le nouvel associé de Chris.)

Le visage de Horrie était blême.

— C'est Chris qui...

Elle sentit la main de Sam sur son coude.

— Que voulez-vous dire, c'est Chris ?

— Il est grièvement blessé, Cassie. C'est Romla qui a appelé. Accident de voiture. Elle vous demande d'urgence. Ma camionnette vous attend.

Chris ? Un accident de voiture ? Elle frissonna en montant dans la camionnette de Horrie.

Sam se pencha à la portière.

— Je vous suis immédiatement.

Horrie lui raconta ce qui s'était passé en filant à toute vitesse.

— Il était chez le vieux Curtin, où il passe à peine une voiture par semaine. Un gros camion-citerne est arrivé, roulant à toute allure, et l'a heurté sur le côté.

— Pour l'amour du ciel, Horrie, pourquoi n'avez-vous pas appelé l'avion ?

— C'est arrivé il y a moins de deux heures, Cassie. Vous étiez sur le chemin du retour. Vous n'aviez aucun moyen de venir plus vite. J'ai préféré vous l'apprendre de vive voix plutôt que par radio.

— Vous avez bien fait.

— Le Dr Delano s'est précipité avec une ambulance dès qu'on a été avertis.

— Je me demande combien de temps il est resté là avant qu'on ne le trouve.

Son esprit ne saisissait pas bien la situation. Elle donnait l'impression de parler d'un patient X ou Y, mais certainement pas de son mari.

— Le conducteur du camion nous a prévenus de la ville la plus proche. Il est ensuite retourné sur le lieu de l'accident pour attendre l'arrivée de l'ambulance.

— Savez-vous quel est le degré de gravité de son état ?

Il secoua la tête.

— Romla a seulement dit « grave ».

Cinq minutes plus tard, ils fonçaient dans le parking de l'hôpital et Cassie montait les marches quatre à quatre. Romla était debout dans le hall.

— Il n'a pas repris conscience après l'anesthésie, Cassie. Le Dr Delano... tenez, le voici.

Le Dr Delano, un Irlandais de petite taille, maigre, à l'air angélique, venait vers le petit groupe. Il secouait la tête et Cassie comprit aussitôt que Chris était mourant.

— Vous pouvez aller le voir, lui dit-il, l'entourant de son bras. Il ne lui reste plus beaucoup de temps. Je suis désolé, Cassie.

Romla fondit en larmes.

— Oh, Chris !

— Venez, dit Cassie, ne restez pas là.

Elles entrèrent dans la chambre, fortement imprégnée de

désinfectant. Chris avait les yeux fermés, mais Cassie pouvait percevoir son faible souffle au léger soulèvement de sa poitrine couverte de bandages. Une longue entaille descendait de son oreille gauche à sa joue. Cassie s'empara de sa main glacée. Ses paupières se soulevèrent.

— Dieu soit loué ! murmura-t-il d'une voix si basse qu'elle dut se pencher pour entendre. Je voulais que tu sois là. J'ai attendu jusqu'à ton arrivée.

Elle se pencha encore pour l'embrasser.

— J'ai passé avec toi les années les plus heureuses de ma vie.

Cassie eut l'impression qu'une main lui étreignait le cœur.

— Moi aussi.

— Il ne faut pas que tu te sentes coupable, jamais. (Il continuait à parler, bien que, elle s'en rendait compte, il perdît son sang. Elle croyait même le sentir couler de sa main.) Je sais pourquoi tu m'as épousé. Je sais que tu ne m'as jamais aimé...

— Ce n'est pas vrai !

— ... comme je t'aime, mais tu ne dois pas te sentir coupable. Tu m'as rendu plus heureux que je ne l'avais jamais été. Un amour comme celui que j'ai éprouvé pour toi vaut toute une vie. C'est beaucoup plus important d'aimer que d'être aimé.

De l'autre côté du lit, Romla prit son autre main et il tourna les yeux pour voir qui c'était.

— Chris, mon chéri, bien sûr que Cassie t'aime comme je t'aime. Tu es le plus charmant, le plus merveilleux... Oh ! mon chéri, je t'ai aimé plus que tout être au monde, en dehors de mes enfants.

Un pâle sourire passa sur le visage de Chris.

— Je dois à vous deux, murmura-t-il, tout le bonheur que j'ai connu.

Ses yeux se fermèrent, il s'en était allé. Son corps était là, étendu sous les draps blancs et froids et sa main gauche serrait le bout de la couverture, mais il avait cessé de respirer. Chris Adams avait cessé d'exister.

Cassie le regardait et se disait que jamais plus elle ne le verrait nettoyer ses lunettes avec sa cravate, que jamais plus elle ne discuterait avec lui, que jamais... jamais plus elle ne ferait rien avec lui. Elle entendit les sanglots de Romla et se tourna vers elle pour la serrer dans ses bras. Elle aperçut, par-dessus son épaule, Sam, debout à l'entrée, qui la regardait au moment où, l'œil sec, elle étreignait la seule femme qui eût jamais vraiment aimé Chris.

47

Ce qui fit que Cassie se sentit coupable dans les mois qui suivirent la mort de Chris fut le peu de changements dans sa vie. Son travail était le centre de sa vie, tel qu'il l'avait toujours été. Comme avant, elle dînait plusieurs fois par semaine à l'hôtel avec Romla ; et, comme avant, Terry, Romla et Jim continuaient à se retrouver chez elle chaque lundi soir. S'il y eut un changement, ce fut le rapprochement qui se fit entre elle et Romla. Celle-ci demanda le divorce, ce qui lui enleva un poids considérable.

— Vous savez, dit-elle, chacun de ces hommes, le juge, le père de Jim et le vieux Stanley, tous ont nié que Roger eût des dettes envers eux. Ils ont toujours été charmants avec moi, et je sais qu'ils ont menti. Je les aime tous, et jamais ils n'auront à payer leur boisson à l'hôtel, tant que j'y serai.

Terry venait le samedi soir chez Cassie quand Romla était occupée à l'hôtel et ils allaient dîner ensemble chez *Addie's* avant d'aller au cinéma. Après les repas cérémonieux des *Palmiers Royaux*, *Addie's* paraissait un lieu excitant à Terry. Il y passait en général la nuit et après le brunch du dimanche matin, Jim arrivait pour l'emmener à l'église.

Cassie ne prenait presque jamais seule ses repas. Elle n'avait pas même à rentrer dans une maison vide car, deux semaines après l'enterrement de Chris, Sam lui fit cadeau d'un chiot, une boule de fourrure noire et blanche qui conquit immédiatement le cœur de la jeune femme.

Elle passait des heures à jouer avec le chien et chaque fois qu'elle débouchait en voiture dans l'allée, tout le pâté de maisons résonnait des aboiements de Bree qui agitait la queue de joie. A la fin de la troisième semaine, il dormait à ses côtés, et elle s'entraîna à se lever deux fois la nuit pour le faire sortir. A l'âge de trois mois, il était dressé. Néanmoins, il manquait à Cassie la chaleur du corps de l'homme à laquelle elle était habituée.

Un dimanche matin, Sam surgit avec un rouleau de fil de fer ; il appela et entra sans frapper.

— Je peux avoir une tasse de café ?

Cassie et Terry venaient de terminer leur petit déjeuner.

— Je suis venu faire une clôture pour Bree. Vous ne devez pas laisser le chien enfermé dans la maison pendant vos absences. La semaine dernière, je lui ai fait une niche; aujourd'hui, je vais l'entourer d'une clôture.

A ce moment Jim apparut, en costume sombre et cravate rouge vif à motifs cachemire. Quand il sut ce que Sam allait faire, il dit à Terry :

— Ce fil de fer me paraît peu maniable. Je pense que nous pourrions nous passer d'église pour une fois et aider Sam, tu ne crois pas ?

Sur un signe de tête enthousiaste de Terry, Jim ajouta :

— Attends-moi, je vais me changer.

Sam le remercia d'un sourire.

— Voilà qui est très gentil de votre part. Cassie va me divertir pendant ce temps.

— Je peux emmener promener Bree ? demanda Terry.

Connaissant déjà la réponse, il était allé prendre la laisse et le collier accrochés à un clou planté au dos de la porte de la cuisine. Cassie remarqua que Sam avait fini par l'appeler par son prénom. Quand il se fut adossé à une chaise de cuisine, elle lui servit son café et lui dit :

— Vous semblez avoir remplacé Chris dans l'affection de Jim.

— Un type bien, répondit-il tout en buvant son café à petites gorgées. Je me demande quand Romla et lui vont se décider à se marier.

— J'apprécie votre gentillesse, Sam. Tout ce que vous faites pour moi depuis que Chris...

— Je ferais plus encore, si je le pouvais, Cassie. Mais tout le monde dans la ville semble vous rechercher. Je parie que vous n'avez pas fait un repas seule depuis... oui, depuis.

C'était vrai. Les soirs où elle ne dînait pas à l'hôtel, il y avait presque toujours quelqu'un pour l'inviter. Et s'ils rentraient tard d'une urgence ou d'une série de visites prolongée, Betty avait toujours quelque chose de prêt. Il ne se passait pas de week-end sans que fût déposé sur son seuil un gâteau ou une tourte.

Don McLeod était venu d'Alice Springs pour officier lors du service funèbre et il s'arrangeait pour écrire à Cassie des lettres chaleureuses, réconfortantes — une par semaine, avec un post-scriptum de Margaret qui attendait leur deuxième enfant.

— Vous irez à la fête des Thompson ? demanda Sam.

— Je me demande si je dois, si tôt après...

— Blake a demandé si nous viendrions de mercredi à dimanche. Il a suggéré que nous fassions notre mercredi habituel de consultations. Il y aura vraisemblablement des accidents avec toutes ces courses et toutes ces soirées dansantes prévues, probablement quelques bagarres. Il pense que cela justifie que nous restions sur place quelques jours. Comme Liv ne veut aller nulle part sans les gosses, Fiona m'a dit de les amener pour jouer avec les siens. Il va y avoir des familles entières.

— Dans ce cas d'accord, si on a besoin de moi comme docteur...

— Aucune règle ne vous interdit de danser et de vous amuser.

— Que penseront les gens ?

— Hé, Doc, ce qui compte, ce n'est pas tant ce qu'ils pensent que ce que vous avez envie de faire, vous. Il est absurde que deux personnes de la même famille meurent.

Cassie posa la main sur la sienne.

— Sam, vous êtes un roc. Merci de vous montrer un si bon ami. Pourquoi ne venez-vous pas, Liv et vous, à nos soirées du lundi, avec Romla et Jim ? On s'y amuse bien.

Il secoua la tête.

— Ça ne plairait pas à Liv, Cassie. Elle trouve que je passe suffisamment de temps avec vous. J'ai attendu qu'elle aille à l'église pour venir faire cette clôture.

Liv devait être ce genre d'épouse qui considérait les autres femmes comme une menace, pensa Cassie. Il n'y avait certainement entre elle et Sam qu'une grande camaraderie. Il ne l'avait jamais embrassée, jamais regardée en tant que femme. Elle n'avait jamais ressenti pour lui autre chose que respect et admiration. Au cours de ces dernières années, depuis son retour de la guerre, leur amitié avait grandi au point qu'elle était maintenant un des soutiens de sa vie.

— C'est curieux, je n'avais pas réalisé cela.

— Réalisé quoi ? demanda Sam, se levant pour se verser une autre tasse de café.

— Oh ! rien.

Vu d'avion, on aurait dit qu'une ville entière avait surgi dans la nuit. Des centaines de tentes étaient dressées sur le plateau, à dix kilomètres au nord de la nouvelle maison de Blake, dans le centre du domaine de Tookaringa, ou du moins de la ferme. Blake possédait une étendue de terre qui allait de Tookaringa jusqu'à Adélaïde, sinon directement, du moins sur un trajet que pouvait suivre le bétail sans jamais passer sur la propriété d'autrui. Selon la rumeur qui était parvenue aux oreilles de Cassie, Blake était devenu l'un des plus grands propriétaires fonciers d'Australie. Pendant la sécheresse, il avait pu acheter à bas prix, tout comme il l'avait prédit. Il avait décidé non seulement de pendre la crémaillère, mais d'inaugurer des attractions dont il espérait faire un événement annuel : soirées dansantes, pique-niques et courses qui attireraient les possesseurs de chevaux de toute la région. Le prix valait le déplacement. Chaque ranch dans un rayon de neuf cent soixante kilomètres était venu et avait créé son propre village de tentes.

— Cela va être quelque chose, dit Sam en désignant du doigt la ville provisoire en plein bourgeonnement. Regardez, l'aménagement de cette piste de courses avec ces tribunes n'a pas dû être bon marché, on peut le parier à coup sûr.

Derrière lui, Olivia s'étonna à voix haute :

— Ils ont dépensé tout cet argent pour quelque chose qui ne va servir qu'une fois par an ?

— Eh bien, n'est-ce pas ce que font les bergers au moment de la tonte des bêtes ? répliqua Sam, qui semblait vouloir excuser cette extravagance. Ils installent des lits pour les tondeurs, et ils ne servent jamais qu'une fois par an.

Mais la tonte était nécessaire à l'élevage des moutons. Tandis que toute cette installation semblait avoir pour but unique de faire sensation.

— Il faut espérer qu'aucune urgence réelle ne nous appellera ailleurs, dit Sam en se posant sur le terrain d'aviation. Cette fête me semble être tout à fait ce dont j'ai besoin.

La voix d'Olivia s'éleva derrière Cassie.

— J'espère que mes robes conviendront.

— Vous êtes toujours ravissante, dit Cassie.

— Mais je ne suis jamais allée à une réception de l'Intérieur.

— Personne n'est jamais allé à quelque chose de ce genre.

Cassie prit son sac de médecin et sa valise. Elle se demandait s'ils allaient être hébergés dans l'ancienne maison avec Steven ou si on leur donnerait des chambres dans la nouvelle résidence. Deux habitations aussi immenses sur la même propriété et de surcroît éloignées l'une de l'autre !

Il y avait déjà quatre avions, tous quatre des Cessna monomoteur, et deux hélicoptères. De plus en plus, les ranches de l'Intérieur achetaient des aéroplanes. Le monde rapetissait.

Cassie et Sam avaient suivi la construction de la nouvelle maison pendant près d'un an, mais Fiona ne les avait pas laissés entrer les deux derniers mois. Pas avant que ce soit meublé.

— Je veux que vous soyez époustouflés, leur avait-elle dit.

Époustouflés était peu dire.

Sur une petite élévation de terrain au milieu des pelouses descendant jusqu'à l'étroite rivière qui n'était jamais asséchée s'étalait la nouvelle ferme, toute en longueur. Le gazon était parsemé de jeunes palmiers minces, encore attachés à des tuteurs qui empêchaient le vent de les renverser. Des oies et des cygnes nageaient dans une retenue de la rivière et deux chiens couraient dans l'herbe suivis d'un poney attelé à une charrette transportant six enfants. Une jeune femme marchait près de la voiture, la nurse, sans doute, ou peut-être la nouvelle gouvernante, maintenant que les deux aînés étaient d'âge scolaire.

Des rires flottaient dans l'air et Cassie remarqua l'éclat des yeux d'Olivia.

— Bonté divine ! Je ne savais pas qu'il pouvait y avoir des gens menant ce train de vie, dit-elle d'une voix remplie d'admiration.

— Je ne sais pas s'il y en a eu avant les Thompson, dit Sam qui souleva Samantha et la hissa sur ses épaules en se dirigeant vers la maison. Venez, je prendrai les bagages plus tard.

Fiona, en pantalon de toile marine et corsage de soie blanche, descendit rapidement les marches de la véranda.

— Je vous attendais. (Elle serra Cassie dans ses bras.) Je suis impatiente de tout vous montrer. Nous allons avoir un merveilleux week-end.

Elle se haussa pour embrasser Sam sur la joue, puis se tourna pour saluer Olivia, passant un bras autour de ses épaules, et adressa un sourire aux enfants.

— Liv, je suis contente que vous vous soyez décidée à venir. Nous avons beaucoup de personnel pour s'occuper des enfants. Ne pensez qu'à votre plaisir, nous n'aurons pas le moindre souci.

Elle les conduisit à l'intérieur.

— Vous êtes tous dans l'aile occidentale, à l'opposé de la nôtre. Vous et les enfants, dit-elle à Olivia, vous avez des chambres contiguës, mais Linda peut prendre soin des gosses, elle les fera dîner, jouera avec eux, veillera à ce qu'ils se couchent à l'heure, qu'ils prennent leur bain, et tout et tout.

— Seigneur ! s'exclama Olivia en extase.

Sam sourit.

— Tu vois ? Je te l'avais dit.

— C'est extraordinaire, reprit Olivia, les yeux brillants.

Cassie se mit à espérer qu'il n'y aurait pas autant de complications qu'elle le craignait. Olivia, pour l'instant, semblait heureuse.

Fiona passa son bras sous celui de Cassie et l'entraîna.

— Viens avec moi faire le tour du propriétaire.

— C'est somptueux, dit Cassie, qui trouvait cela vraiment trop moderne à son goût.

La salle de séjour devait bien avoir près de quatre cents mètres carrés. Elle était jonchée de tapis persans et le mobilier était capitonné d'étoffe blanche. On aurait dit une création présentée dans un magazine de décoration, songeait Cassie. Tout était parfait, même les coussins qui semblaient avoir été jetés au hasard. Elle ne pouvait imaginer Fiona et les gosses vivant dans un tel endroit. Rien ne rappelait le tempérament chaleureux de Fiona dans ce salon, qui, aux yeux de Cassie, avait un aspect trop aseptisé pour les Thompson. Naturellement, tous les meubles de l'autre maison avaient été choisis par Jennifer. Pourtant, la première habitation de Fiona restait pour Cassie la plus charmante où elle eût jamais vécu et elle avait toujours déploré de ne pas posséder le goût de Fiona. Mais elle savait que Blake avait fait venir des décorateurs de Sydney.

L'étonnante cuisine avait le même caractère et le même style hôtellerie de luxe que le living, mais il y avait quelques notes chaudes : des pots de cuivre suspendus par des chaînes également en cuivre à des poutres de bois foncé traversant le plafond. Elle était assez spacieuse pour permettre à une demi-douzaine de personnes de s'y affairer et donnait sur une cour intérieure remplie non seulement de ficus et d'orangers, mais aussi d'oiseaux chantant sur leur perchoir. D'énormes lotus roses et jaunes flottaient sur un bassin en forme de poisson. Le haut de la cour était couvert d'un filet pour enfermer les oiseaux.

— Très impressionnant, murmura Cassie.

— N'est-ce pas ? dit Fiona en prenant le bras de son amie. Cassie, je n'ai jamais rêvé que je vivrais un jour dans un pareil endroit.

— La vieille maison me manquerait.

— Elle va me manquer, c'est sûr, mais c'est le rêve de Blake. Toutefois, je m'inquiète pour Steven. Il va devoir passer d'une atmosphère bruyante à la solitude.

— Ce ne sera pas la solitude. Les dortoirs sont toujours là-bas ; ainsi que le bureau avec les comptables...

— Tu sais bien ce que je veux dire. Plus de soirées animées. Personne à qui parler. J'aime cet homme. Je ne pourrais pas le supporter comme mari — il se veut tellement viril, il a un tel besoin de dominer — mais comme beau-père et ami, je l'aime. Je le vois plus que mon mari.

— La séparation est peut-être ce qui maintient la stabilité des mariages.

Fiona se mit à rire.

— Bon, si c'est cela, j'accepte. Ça marche, quoique Blake n'ait jamais l'air satisfait. Il lui faut toujours de nouveaux mondes à conquérir. Je crois qu'il est né avec une âme insatiable.

Elle dirigeait Cassie dans l'un des couloirs menant aux chambres.

— Chaque aile comporte cinq chambres. Naturellement, nous occupons toutes celles de notre aile. Ici, c'est notre chambre.

Elle parut à Cassie aussi grande que deux des siennes réunies, elle offrait un contraste de couleurs émeraude et blanche.

Fiona se tourna vers Cassie.

— Je ne sais si j'ai contrarié Blake. Je lui ai dit la nuit dernière que je ne veux plus d'enfants. Trois, c'est assez. Il y a d'autres choses que j'ai envie de faire dans la vie.

Cassie la regarda.

Quelle sorte de réponse était-elle censée faire ?

— Je veux que ces enfants aborigènes aient une chance de recevoir une éducation, continua Fiona. Je veux que des centaines de gosses de l'Intérieur aient une autre éducation que celle que peuvent leur donner leurs parents. Pour les miens, aucun problème assurément ; ils ont pour mère une institutrice, une mère qui a également un million d'autres choses à faire. Cependant la perspective de voir mes enfants entièrement instruits par notre gouvernante ne m'enchanterait guère. Elle est assez bonne dans certains domaines, mais pas dans tous. Et il n'existe pas de plan commun d'éducation. Tout repose sur les connaissances de la gouvernante et ses capacités pédagogiques et... j'ai une idée derrière la tête, je t'en parlerai plus tard. J'ai entendu parler de quelques nouveautés intéressantes pratiquées à l'école d'Alice Springs. (Elle serra la main de Cassie.) Est-ce que tu vas bien ? Tu en as l'air, mais je veux savoir. Tu vas réellement bien ?

— Je vais bien. Mieux que je ne devrais. Je me sens un peu coupable de ne pas être terrassée par le chagrin. J'avais beaucoup d'affection pour lui, tu sais.

Mais à ses propres oreilles, ces mots avaient une résonance péjorative. *Avoir beaucoup d'affection pour son mari.*

— Tu es si brave, ma chérie, et si forte. Maintenant, je vais envoyer Henry à l'avion pour prendre vos bagages. Tu peux donner des consultations dehors, à l'arrière. J'ai tout préparé pour toi, sous le platane. Je pense que ce sera beaucoup plus pratique de t'installer sur la véranda de la vieille maison, comme autrefois. Mais, pour cette fois...

— C'est sûr. Cela ira très bien.

— Attends d'avoir tout vu. Là où on a construit la piste de courses, Blake a fait bâtir une grande salle à manger avec trois équipes de cuisiniers pour la semaine. Il y en aura, pense Blake, qui n'auront pas le temps de dormir. Le bar a une provision de plus de six mille bouteilles de bière, champagne, rhum, tout ce que tu veux.

— Six mille bouteilles ? Vous allez avoir une soûlographie.

— Le nombre est prévu pour quatre jours et demi et il y aura ici plus d'un millier de participants. Certains ont commencé à arriver mardi, ont dressé des tentes, installé des jeux, mis en train le groupe électrogène et se sont assuré qu'il y a assez de bois et d'eau. C'est vraiment très excitant, tous ces gens qui viennent de si loin pour une fête d'une semaine.

— Tu sais bien que les Australiens sont prêts à parcourir n'importe quelle distance pour assister à une course. Eh bien, viens, le plus tôt j'aurai fait mon travail, le plus vite je pourrai me détendre et m'amuser.

Ce furent des consultations de routine, à l'exception d'une main écrasée. Une femme aborigène qui, visiblement, souffrait mais restait stoïque, posa sa main sur la table et regarda Cassie.

— Comment cela s'est-il produit ? demanda Cassie en examinant le doigt.

La femme ne répondit pas.

— Une bagarre au gourdin ? demanda Cassie.

Dans cette sorte de bagarres, les vilaines blessures étaient courantes. Elle avait eu affaire à une bonne douzaine de cas de cet ordre au fil des années.

La femme acquiesça.

Les deux dernières phalanges de l'index étaient broyées. Après un examen attentif, Cassie se tourna vers l'aborigène.

— Je vais devoir vous amputer.

Cassie crut, à son regard vide, qu'elle ne comprenait pas.

— Voyez, ici à la deuxième articulation, le doigt est tellement écrasé qu'il ne fonctionne plus et ne peut que vous faire mal. Il va pendre et vous gêner. Il vaut mieux l'amputer.

La femme acquiesça de nouveau.

— Attendez une minute, lui dit Cassie.

Elle avait besoin de Sam pour instiller l'éther. Il était encore dans la maison à boire un verre avec Olivia et Fiona.

— Je savais que j'aurais dû me sauver, grimaça-t-il, aller au village de tentes. (Il se tourna vers Olivia.) Hé, chérie ? Tu veux voir ? Tu me demandes toujours ce que nous faisons.

— Vous aussi ? demanda-t-elle à Fiona.

— J'ai vu cela une demi-douzaine de fois, répondit-elle. Ça me suffit. Les amputations ne m'excitent pas.

Olivia interrogea Sam :

— Je vais être malade ?

Il haussa les épaules.

— J'ai failli l'être la première fois.

— Alors non, merci. Je vais rester ici.

— Il n'en aura pas pour longtemps, lui assura Cassie.

Quand elle revint avec Sam, la femme était toujours assise là, sa main sur la table.

— Transportons-la sur cette couchette et vous pourrez administrer l'éther, juste un peu. Cela sera vite fait. Je préférerais utiliser de la novocaïne, mais je pense qu'il est mieux pour elle d'être inconsciente.

Sam fit un signe d'approbation.

Cassie sectionna le doigt au niveau de la deuxième articulation en laissant une bande de la peau solide de l'intérieur qu'elle rabattit sur le moignon avant de le suturer.

— Un travail propre, dit Sam.

— Oui, n'est-ce pas ? (Elle regarda la femme et réalisa qu'elle n'avait pas cessé une minute d'être consciente.) Vous pouvez aller retrouver Olivia. Je vous rejoins dans un instant.

— Je vais attendre, dit Sam. Fiona dit que Blake et Steven vont arriver pour dîner. Nous n'irons à la piste de courses que demain.

Quand ils retournèrent à la maison, Blake et Steven étaient là.

Blake prit Sam par l'épaule et lui dit quelque chose que Cassie ne put entendre. Elle alla embrasser Steven qui la serra fort dans ses bras.

— Cassie, vous embellissez de jour en jour, dit-il en lui rendant son baiser.

— Oui, n'est-ce pas ? reprit Blake, près d'elle.

Il la prit par la taille et lui demanda à voix basse :

— Ça va ? Je veux dire : allez-vous réellement bien ?

Très consciente de la pression de sa main, elle répondit :

— Je vais bien.

Elle avait appris au fil des années à le saluer comme un ami. Elle ne laissait plus son cœur réagir quand elle le voyait ou entendait sa voix. Mais cela lui demandait de la concentration, c'était un acte de volonté.

— Après cette semaine, poursuivit-elle, vous serez, j'imagine, une célébrité dans le pays avec cette impressionnante demeure, et les courses. Il paraît qu'on a amené des chevaux de mille cinq cents kilomètres à la ronde.

Il sourit, les dominant tous de sa haute taille, sauf son père.

— C'est ce que j'escomptais. Nous offrons un prix qui s'est avéré irrésistible. Mais venez ! Fiona vous a-t-elle fait faire le tour du propriétaire ?

— Oui, et je suis éblouie.

— Eh bien, alors, ouvrons le bar, et commençons à nous divertir. Nous attendrons demain pour nous joindre à la foule. Le départ des courses a lieu dans l'après-midi et, le soir, on danse. Aussi resterons-nous également à dîner. Cela va être une journée remplie.

— Comment dois-je m'habiller ? demanda Olivia.

— Demain soir, contentez-vous d'une tenue gentille, répondit Fiona. Pour la soirée de samedi, toutes les femmes revêtiront leurs plus belles robes de bal. Il y aura deux fêtes, dont l'une ici.

La première course se déroula le jeudi à une heure trente. Les bookmakers communiquaient les cotes, protégés du soleil par des parasols de couleur gaie. Les festivités avaient attiré bon nombre de femmes dont beaucoup portaient un pantalon, un jean, un Stetson, tout comme les hommes. La guerre avait changé beaucoup de choses.

La tribune était pleine à craquer, et la foule était plus bruyante qu'aucune autre, trouva Cassie. La première course fut celle des gardiens de bestiaux, ouverte à tous. Les tondeurs de moutons qui pensaient avoir de bons chevaux y participèrent en foule. La dernière course de la journée fut celle des gardiens de bestiaux aborigènes, la plus intéressante de toutes. Ces bouviers semblaient ne tenir aucun compte de leur sécurité et faisaient, dangereusement serrés, des tours de piste tumultueux.

En fin d'après-midi, on courut pour la Coupe de Tookaringa, nouvellement créée, dans un déchaînement d'acclamations.

La salle à manger, un immense espace de dix mètres sur dix-huit, avec une cuisine au bout, servait à toute heure. Fiona et Blake avaient dressé une tente d'habillage pour leurs invités, à côté des autres tentes bien alignées que chaque ranch avait apportées. Cette nuit-là, Cassie dansa avec la moitié des invités, estima-t-elle, mais pas avec Blake, et même Sam ne se précipita pas vers elle quand l'orchestre joua des rythmes rapides, qui semblaient être passés de mode. Le jitterbug était en voie de disparition. Tant mieux, pensa-t-elle, je ne suis plus aussi leste.

Au cours de la soirée, elle fut appelée pour soigner deux tondeurs de moutons qui s'étaient battus après avoir trop bu. L'un des deux avait besoin de points de suture. Une autre fois, elle eut à s'occuper d'un homme qui, suite à une bagarre, avait une sérieuse blessure à la jambe.

— Il doit aller à l'hôpital, dit-elle. Le plus proche est celui de Yancanna. Allez chercher Sam.

— Eh bien, dit celui-ci en mettant pleins gaz pour décoller. Au moins, vous n'avez pas à vous sentir coupable d'être ici à vous amuser. Vous voyez, je savais que le travail serait de la partie.

Ils s'envolèrent pour Yancanna et furent de retour avant la fin du bal. Au moment de l'atterrissage, la pleine lune se leva exactement à l'extrémité de la piste bien éclairée. Ils restèrent ainsi une minute à la contempler.

— Vous savez, dit Sam, nous sommes peut-être, de tous les êtres vivants, ceux qui ont le plus de chance.

— Vous m'avez pourtant semblé manifester des signes de mécontentement.

Ou même de tristesse, pensa-t-elle.

— Pas en ce moment, dit-il d'une voix douce. En ce moment même, j'ai tout ce que je pourrais désirer.

Il se tourna pour la regarder.

48

Le lendemain, les corrals regorgeaient de chevaux et de bœufs. Après le triage du bétail, ce fut un rodéo à dos de taureau.

Tout cela fut fort divertissant.

Le dîner terminé, ils allèrent se changer pour la soirée dansante du vendredi. Le plafond de la salle à manger était décoré de banderoles en papier crépon de toutes les couleurs. Une extrémité de la pièce avait été transformée en podium où jouait en orchestre.

Cassie dit à Sam :

— Nous connaissons presque tout le monde ici.

Sam inspecta les alentours et acquiesça.

— Cela signifie que nous connaissons presque tout le monde dans un rayon de huit cents kilomètres.

Elle se mit à rire.

— C'est assez impressionnant, n'est-ce pas ?

Ils étaient debout devant la tente, attendant Fiona et Olivia qui finissaient de s'habiller.

— Olivia semble bien s'amuser, dit Cassie.

— Dieu merci, ouais, elle prend du bon temps. Je ne lui ai pas donné grand-chose de ce qu'elle attendait de la vie, en l'amenant à Augusta Springs. Elle aurait préféré une grande ville.

— Comme le mari de Romla, je suppose. Il y a des gens qui trouvent que l'on s'ennuie dans l'Intérieur. Est-ce là le problème d'Olivia ?

— Cassie, je ne sais pas ce qu'elle aime. Les grandes forêts et les prairies lui manquent, ainsi que sa famille et l'animation d'une grande ville. Ou peut-être n'est-ce que l'Angleterre ? Elle voudrait que nous y retournions.

Voyant le regard consterné de Cassie, il ajouta :

— Pas question de partir, Doc. Pour moi, en tout cas. Mais

c'est ce qu'elle aimerait. Ou alors un mari ayant un travail régulier, qui passe les week-ends à la maison et rentre dîner chaque soir.

Elle fit un geste pour lui toucher le bras, mais leurs mains se rencontrèrent et il retint la sienne un instant, jusqu'au moment où Fiona émergea de la tente, entraînée par Olivia. Sam laissa retomber sa main.

— Quelqu'un a vu Blake ? demanda Fiona.

— Je l'ai vu ainsi que Steven, il y a deux minutes, chacun allant de son côté, répondit Sam.

Cette nuit-là, il n'y eut ni bottes, ni Stetson, ni jeans. Les hommes portaient des pantalons bien repassés, des chemises à col ouvert, et les femmes étaient en jupes et talons hauts. Les gens n'avaient pas mis leurs plus beaux atours — réservés pour le lendemain soir — mais paraissaient simplement endimanchés, les femmes exhibant boucles d'oreilles en perles ou en faux diamants.

Le son d'un violon flottait dans l'air tandis que la foule revenait lentement à la salle à manger.

— Regardez toutes ces étoiles, dit Fiona. Je ne les tiens jamais pour des choses allant de soi.

— Pour vous rien ne va de soi, Fiona, dit Sam. Vous continuez à vous émouvoir de tout comme un enfant.

— Je veux prendre cela comme un compliment.

— C'est bien comme cela que je l'entends, répliqua-t-il.

Sam appréciait d'être entouré par trois des plus jolies femmes de l'assistance.

Blake attendait à l'entrée de la salle de danse. Il était plus beau que jamais, pensa Cassie, avec sa chemise bleue assortie à ses yeux, ses boucles blondes coupées court, son visage carré à la peau rugueuse et tannée par la vie au soleil. On remarquait à peine le handicap de sa main gauche, estima-t-elle.

Il lui sourit.

— La première danse est pour moi, dit-il.

Elle n'avait pas dansé avec lui depuis des années. Pas depuis la fin de l'année 1939, quand il avait roulé douze heures d'affilée pour venir au bal du samedi soir d'Augusta Springs. Elle n'avait pas dansé avec lui depuis un peu plus de neuf ans.

L'orchestre commença par un vieil air sirupeux, *Stardust*. Il la prit par la main et l'attira à lui. Elle sentait son long corps proche du sien, elle sentait qu'il la rapprochait de lui.

— Je me souviens de la première fois où nous avons dansé ensemble, murmura-t-il dans ses cheveux.

— Au réveillon du jour de l'an 1938.

— Ainsi, vous en avez gardé le souvenir, vous aussi ?
Il l'écarta pour pouvoir lire dans ses yeux.
— Naturellement, c'est un souvenir inoubliable.
— En effet. C'était avant que le monde bascule, avant que nous ne perdions notre innocence, avant que nous ne sachions quelles épreuves nous allions subir. Je n'ai jamais oublié ces deux semaines que nous avons passées ensemble, Cassie. Vous arrive-t-il d'y penser ?
— Non, jamais.
Il la serra davantage.
— Vous mentez. J'ai été un lâche, Cassie. Vous m'avez fait terriblement peur. Jamais je n'avais éprouvé de tels sentiments. Je n'ai pas osé vous écrire, bien que j'aie dû griffonner une douzaine de lettres. Je les ai toutes déchirées.
Elle le regarda.
— Pourquoi me racontez-vous cela maintenant ?
— Parce que je vous ai regardée, hier, comme je l'ai fait si souvent toutes ces années, et j'ai voulu que vous sachiez. Je vous ai fuie, Cassie. Je ne sais ce qui serait arrivé s'il n'y avait pas eu la guerre.
Cassie s'arrêta de danser.
— Blake, vous ne devez pas parler ainsi.
Elle se dégagea de ses bras et sortit de la piste de danse. Son cœur battait follement. Où diable voulait-il en venir ?
Mac Hamilton lui saisit la main.
— Venez, Cassie. Je n'ai pas eu la possibilité de danser avec vous la nuit dernière. Je ne vais pas encore laisser passer l'occasion cette soirée.
Une heure plus tard, Steven surgit devant elle.
— J'espérais que vous ne disparaîtriez pas avant que je n'aie une chance de danser avec vous.
— Vous m'avez laissé tomber hier, lui dit-elle avec un sourire qu'il lui rendit.
— Dites donc, docteur Clarke, je jurerais que vous êtes en train de flirter avec moi.
Tandis qu'ils prenaient place sur la piste, elle lui demanda :
— Comment vivez-vous votre solitude ?
— Dans le plus grand calme. Un calme terrifiant.
Il se mit à fredonner l'air qu'on jouait.

Le soir suivant, tandis que des centaines de personnes dansaient dans la salle à manger au son d'un orchestre de vingt musiciens, soixante invités de choix, propriétaires et gérants de ranch, ainsi que les amis proches, dînaient dans la nouvelle demeure. Une petite formation était venue de Sydney en avion et on avait installé des tables sous les lanternes japonaises accrochées aux palmiers. L'immense salle de séjour avait été transformée en piste de danse pour la nuit. Toutes les femmes avaient passé des semaines dans les magasins à chercher la robe qui convenait à la fête la plus sensationnelle jamais organisée dans cette partie du monde.

Personne n'était en mesure de rivaliser avec Fiona. Elle était allée à Sydney en avion avec Blake et celui-ci avait expliqué à un grand couturier de la ville ce qu'il voulait exactement, avec des chaussures teintes pour s'accorder à l'ensemble de sa toilette. Elle était vêtue d'une robe de satin écarlate d'une élégante simplicité avec un décolleté que Cassie aurait été gênée de porter. A ses oreilles et autour de son cou étincelaient des diamants. Dans aucun ranch de l'Intérieur on n'avait jamais vu chose pareille.

Quand Cassie avait décidé de venir, elle avait trouvé dans un coin de sa penderie un sari indien qu'elle n'avait jamais mis, en gaze soyeuse vert émeraude pailletée d'or. Personne n'a jamais rien porté de ce genre en Australie, se dit-elle, souriant de l'effet qu'il produirait. Il en produisit, mais sans comparaison avec la tenue de Fiona.

— Vous et Fiona faites sensation, remarqua au cours du dîner Steven, qui était assis à sa droite. Vous avez changé, Cassie.

— C'est-à-dire ?

— Oh ! la première fois que vous êtes venue ici, vous n'étiez pas à prendre avec des pincettes. Rigide, raisonnable, sans le moindre brin de fantaisie.

— Et maintenant ?

Il fut ébloui par son sourire.

— Eh bien, c'est peut-être parce que vous n'avez plus rien à prouver. Nous savons tous quel bon médecin vous êtes. Et le mariage vous a adoucie. Votre côté féminin apparaît. Vous avez fait du bien à Chris, il est devenu un autre homme. Vous lui avez donné une nouvelle vigueur, comme j'imagine que vous le feriez pour n'importe quel homme.

— Steven, c'est agréable à entendre. J'ai plaisir à être une femme.

Le trio s'était remis à jouer et la musique traversait la pelouse.

— Venez, allons danser, dit-il en se levant et lui tendant la main.

Elle la prit et ils remontèrent vers la maison.

Ils avaient à peine commencé à danser qu'un autre cavalier l'enleva. Une douzaine de danseurs se succédèrent avant que Blake n'apparût soudain près d'elle.

— C'est mon tour. Si je ne m'interpose pas, je n'aurai jamais une chance. Ou bien vous vous échapperez pour une nouvelle urgence.

Il l'enlaça et elle éprouva la même sensation que la nuit précédente. Comme si elle s'était bercée d'illusions toutes ces années, en refusant d'admettre que faire l'amour avec Chris ne lui produisait pas le même effet que d'être dans les bras de Blake.

— Vous êtes belle, murmura-t-il.

— Je dois avoir un air exotique dans ce costume indien, dit-elle avec un désir désespéré qu'il garde ses distances en même temps qu'une envie folle de son contact.

Ils dansèrent pendant plusieurs minutes en silence, puis il demanda :

— Tu te souviens de Kakadu ?

Son cœur se figea — elle s'efforça de respirer — puis il se remit à battre. Mais ce n'était pas le sien. C'était celui de Blake qu'elle sentait palpiter contre son sein droit.

— Il y a si longtemps. Oubliez cela.

— Le peux-tu, *toi* ?

Elle s'arrêta de danser, le regarda et le quitta. Elle n'avait pas fait un mètre que Sam lui prit la main.

— Hé, je crois que les seules fois où j'ai dansé avec vous, c'était un jitterbug. Venez, Doc, essayons une vraie danse.

N'importe quoi, pensa-t-elle, pour échapper à Blake.

Il ne la tenait pas serrée, comme Blake. Elle se trouvait à l'aise dans ses bras et ils glissèrent sur le plancher.

— Vous êtes, de tous les cavaliers, le plus facile à suivre. C'est un véritable plaisir.

— C'est un plaisir partagé, Doc, tout à fait réciproque.

— Olivia s'amuse certainement. Regardez-la !

— Vous êtes formidable dans cette toilette, dit-il en l'amenant plus près de lui.

Elle n'avait pas à réfléchir quand elle dansait avec Sam. Son corps était à l'unisson de celui de Sam. Steven l'enleva avant la fin de l'air et lui déclara :

— Vous êtes restée trop longtemps absente de ma vie.

Mais quand commença le morceau suivant, Blake fut de nouveau à côté d'elle.

— C'est mon tour, papa, tu n'as pas le droit de la monopoliser.

Dès qu'elle fut dans ses bras, Blake l'avertit :

— Si tu veux m'échapper, Cassandra, tu auras fort à faire. Alors, te rappelles-tu Kakadu ? Je me le suis demandé.

— Blake, que cherchez-vous à faire ?

— Seulement me rappeler, chuchota sa voix dans ses cheveux. Me rappeler un moment capital de ma vie, me rappeler comment c'était... d'être étendu à la belle étoile, de faire l'amour. Te rappelles-tu cette danse aborigène ? Mon Dieu, ce fut certainement la nuit la plus érotique de toute mon existence. (Il recula la tête pour la regarder.) Elle l'a été pour toi aussi, n'est-ce pas ?

Tout s'estompa. Il n'y avait plus personne d'autre dans la pièce. Seulement les bras de Blake autour d'elle, ses paroles.

— Oh ! Blake ! Je t'ai tant aimé ! J'ai cru mourir quand tu es parti.

Il la serra davantage, la pressant contre lui.

— Tu n'as pas aimé Chris, n'est-ce pas ? Tu n'as pas pu l'aimer après ce que nous avons vécu, pas cet âne guindé ?

Cassie se dégagea. Il y avait une époque où elle aurait été d'accord avec lui, mais elle avait découvert bien d'autres choses en Chris.

— Tu t'es marié avant moi, souviens-toi. N'en parlons plus.

— Je ne peux pas oublier.

— Ne sois pas stupide, lança-t-elle. Comment pourrait-on oublier quelque chose de pareil ? N'en parlons plus.

Il l'enlaça.

— Je pense souvent à toi, dit-il tandis qu'ils se mettaient en mouvement au rythme de la musique.

— Ne recommence plus, lui intima-t-elle, le corps rigide. Fiona est ma meilleure amie.

— C'est la mienne aussi, reprit-il à voix basse. Cela n'a rien à voir avec nos souvenirs.

— Mets-les dans une boîte quelque part et n'y touche plus. Tu m'as brisé le cœur une fois et je n'ai pas l'intention de souffrir à nouveau.

Il s'arrêta au milieu de la piste et la fixa.

— Qu'est-ce que j'ai fait ?

Puis voyant les autres les regarder, il se remit à danser.

— Ça suffit, Blake. Ne va pas plus loin. S'il te plaît, arrêtons. Je ne veux plus danser avec toi.

— Cassie, je...

Mais elle s'enfuit, s'efforçant de sourire à ceux qu'elle rencontrait en passant entre les groupes de danseurs. Elle poussa la porte-moustiquaire et alla jusqu'à la pelouse où des invités étaient encore assis sous les lanternes balancées par la brise. Elle continua, traversa le large espace planté d'arbres pour descendre vers l'étang.

Appuyée contre un des gros gommiers surplombant la rivière, elle s'appliqua à ralentir sa respiration.

— Ainsi, nous sommes trois maintenant.

La voix de Sam se fit entendre dans l'obscurité. Quand il émergea de sous l'arbre, elle ne put voir que sa silhouette.

— Vous êtes trois ?

Glissant ses mains dans ses poches, Sam s'adossa contre le grand arbre, son visage dans l'ombre.

— Ouais, Blake, l'ancien, et moi.

Puis il se retourna et, passant entre les arbres, s'éloigna dans la nuit.

Cassie scruta l'espace, mais Sam avait disparu. Il n'avait pu dire ce qu'elle croyait l'avoir entendu dire.

Blake, l'ancien et... et moi ?

49

La sécheresse avait duré si longtemps que les gens appelaient l'Intérieur « le bol de poussière ».

Sam se plaignait quotidiennement des tempêtes de sable.

Cassie et lui faisaient une tournée de visites de deux jours à Kypunda et au-delà. Ils avaient passé la nuit à Burnham Hill, puis mis le cap après le petit déjeuner sur le ranch de la Lagune, appartenant aux Oliver, à cinquante-six kilomètres plus vers l'ouest.

— Visibilité illimitée, constata Sam, ravi. La poussière a dû se fixer. Je n'en aperçois pas même un grain. Ça va aller tout seul ce matin.

Cassie regarda par la vitre. Il y avait des mois qu'on n'avait pas vu ce ciel bleu électrique. Sous son éclat, les ailes argentées de l'avion lançaient des éclairs aveuglants. Au-dessous d'eux, de grandes crevasses sillonnaient la terre desséchée. Tout le monde souffrait de difficultés financières. Certains ranches étaient abandonnés. D'autres étaient sans bétail. Le paysage était jonché des carcasses et des os blanchis de millions de moutons et de milliers de bovins. Ces derniers étaient moins touchés que les ovins, car leur élevage se pratiquait plus loin au nord, sous les tropiques, où la sécheresse n'était pas aussi terrible qu'au centre du continent.

Au ranch de la Lagune, Cassie examina Mme Oliver enceinte de six mois et fit à ses deux jeunes enfants des piqûres de rappel. Sam et elle burent ensuite le café avec les Oliver, dégustant les beignets que le cuisinier venait de faire.

Puis Sam demanda :

— Prête ?

Les Oliver accompagnèrent Cassie et Sam à la Land Rover, dans laquelle Fred les conduisit au terrain d'aviation, distant d'un kilomètre et demi. Pendant le trajet, Cassie, qui était à l'arrière, vit Sam, assis devant avec Fred, se dresser sur son siège, les yeux tournés vers l'ouest. Cassie se tourna pour voir ce qu'il regardait. Un gigantesque nuage sombre se dessinait dans le ciel.

— Merde, s'écria Sam. C'est un tourbillon de poussière.

Il se rassit et dit à Fred :

— J'aurais besoin d'une hache et de cordes. Il va falloir arrimer l'avion au sol.

Fred le regarda, fit demi-tour et fonça vers le hangar. Les deux hommes s'y précipitèrent et revinrent deux minutes après, jetant sur le siège à côté de Cassie cordes, outils, carpettes et vieilles couvertures, et la Land Rover reprit la direction de la piste d'envol.

— Doc, vous ne pouvez pas nous aider. Vous n'avez qu'à rester assise dans la voiture.

Elle observa Sam et Fred qui travaillaient comme des fous, fixant des pieux dans le sol et y attachant l'avion jusqu'à épuisement de la corde. Elle entendit Sam hurler :

— Il faut couvrir les arrivées d'air, sinon la poussière va les boucher complètement.

Elle vit à l'expression de Fred que celui-ci n'avait aucune idée de l'endroit où se trouvaient les arrivées d'air. Sam saisit les carpettes, les couvertures et tout le reste, et les coinça dans les entrées d'air. Puis il recula et considéra l'avion au moment où la première rafale le frappait furieusement.

— Montez dans l'avion, vous et Fred !

Il sauta dans la Land Rover et l'amena en face du nez de l'appareil, tira le frein et se précipita dans l'avion, claquant la porte derrière lui.

— C'est pour briser la force du vent, expliqua-t-il, hors d'haleine. C'est tout ce que je peux faire.

A onze heures du matin, tout devint noir, aussi obscur qu'à minuit. Ils entendaient le vent se ruer, ils percevaient et ressentaient sa puissance. Dans l'obscurité, la voix anxieuse de Fred murmura :

— Par le Christ, j'espère que les gosses sont rentrés.

Au bout d'une heure et demie, vint le crépuscule, mais l'avion basculait toujours en arrière et en avant. Par la vitre de devant, Cassie constata avec surprise que la Land Rover n'avait pas été renversée.

Finalement, la tempête s'apaisa. Sam s'écria :

— Mon Dieu ! regardez tout ce sable !

Des dunes avaient ensablé l'appareil.

Fred dit :

— Je vais revenir vous aider, mais d'abord, il faut que j'aille voir si Laura et les enfants sont sains et saufs.

— Bien sûr, approuva Sam en lui mettant une main sur le bras.

Il ouvrit la porte et s'apprêtait à sauter quand il se mit à rire.

— Vous avez vu ? C'est un toboggan de sable. Il n'y a qu'à se laisser rouler jusqu'en bas.

Ce qu'il fit en gloussant et poussant des cris comme un gamin.

— Fred, en revenant, rapportez deux pelles, voulez-vous ?

Fred s'approcha pour aider Cassie.

— Venez, vous pouvez m'accompagner à la maison et y attendre que Sam et moi dégagions l'avion et la Land Rover.

Laura allait bien, elle pleura de soulagement quand elle vit Fred et Cassie crapahuter dans le sable.

— Oh, Dieu merci ! cria-t-elle. Je craignais que le vent ne vous ait emportés.

Tout était couvert de sable graveleux, chaises, tapis, fourneau, glacière, dessus de cheminée, rebords de fenêtres, cadres des tableaux, et même les dessus-de-lit.

Deux heures plus tard, quand ils eurent libéré l'avion et la Land Rover, et déblayé le terrain pour décoller en toute sécurité, Sam appela Horrie qui lui donna des instructions.

— Retournez à Burnham Downs. Un accident s'est produit à cause de la tempête. Nous avons été épargnés ici.

Il faisait presque nuit quand ils arrivèrent à Burnham Downs.

Le contremaître avait été projeté contre un arbre par la tempête et il avait la jambe gauche et le bras cassés. On l'avait transporté à la maison, et Cassie pensa qu'il avait dû souffrir le martyre. Il était étendu sur le plancher au milieu du salon, le visage couleur de cendre. Les arêtes que formaient sa jambe et son bras étaient tellement contre nature qu'on en avait la nausée.

Cassie s'agenouilla et prit son poignet pour lui tâter le pouls.

— Vos doigts sont-ils encore sensibles ? demanda-t-elle.

Homer secoua la tête, les yeux emplis de souffrance.

— Cela va vous faire mal, dit Cassie, mais je dois redresser votre bras.

Elle tira le membre vers le bas avec une violente saccade qui le remit en place. Homer laissa échapper un gémissement, puis il se tint tranquille.

— Désolée, dit Cassie avec douceur. Maintenant, je dois faire la même chose avec votre jambe, mais cela ne sera pas aussi rapide.

Elle leva les yeux vers Sam.

— J'aurais dû m'en douter. Donnez-moi mon sac, voulez-vous ?

Elle en sortit un flacon de liquide clair et une seringue hypodermique.

— Faites bouillir cela cinq minutes, demanda-t-elle à Dan Elliot.

Elle abaissa son regard sur Homer.

— Dans quelques minutes vous ne sentirez plus rien, promit-elle, en lui passant sa main fraîche sur le front.

Plus tard, alors qu'Homer, la jambe redressée, était encore sans connaissance, Dan chercha quelques planches que Sam et lui scièrent aux dimensions réclamées par Cassie.

— Elles serviront d'attelles jusqu'à l'arrivée à l'hôpital.

Elle les plaça de chaque côté du bras blessé et enveloppa le tout d'une bande. Elle fit de même pour la jambe.

— On dirait un sandwich, observa Dan, incapable de retenir un sourire.

Nancy vint annoncer que le dîner était prêt et qu'elle comptait bien qu'ils passeraient la nuit chez eux. Ils n'avaient guère le choix.

Quand Sam appela Horrie dans la matinée, celui-ci lui annonça :

— Pour une fois qu'il pleut, il pleut à verse.

— Quelles sont les nouvelles ?

— Un avion est manquant au terrain d'Oodnadatta. Ils demandent toute l'aide possible.

— Mon Dieu, c'est passablement loin !

— Nous n'avons pas d'urgences, et ils demandent à tous les avions dans un secteur de neuf cents kilomètres de venir aider aux recherches. Vous vous rappelez le Kookaburra ? Il était venu des avions de tout le pays pour le rechercher.

— Cela fait presque vingt ans, et on ne l'a toujours pas retrouvé.

— Je sais. Mais on ne peut dire que c'est faute d'avoir cherché.

— D'accord. Quelle est leur fréquence ?

Horrie la lui indiqua et Sam vint informer Cassie de leur mission du jour. La première pensée de la jeune femme fut pour Homer, mais Sam la rassura :

— Gardez-le endormi. Il n'y a rien que l'hôpital puisse faire pour lui si ce n'est de lui permettre de se reposer, n'est-ce pas ?

— Dans ce cas, pourquoi ne le laissez-vous pas ici ? proposa Nancy. Je prendrai soin de lui pendant que vous allez à Oodna.

— Je préférerais qu'il soit à l'hôpital, je pourrais le surveiller pour éviter d'éventuelles complications.

— Si vous allez au sud, vous pourriez du moins le laisser ici, et vous arrêter sur le chemin du retour pour le reprendre. Vous aurez besoin de faire le plein de carburant, pourquoi pas ici ?

Les yeux de Cassie et de Sam se rencontrèrent, et elle acquiesça.

— D'accord, dit Sam. Merci, Nancy.

Quand ils atteignirent l'aire de recherche autour de Oodnadatta, l'opérateur radio dit à Sam :

— On vous a assigné un espace aérien précis. Vous allez faire des parcours de cinquante-cinq kilomètres, à des intervalles de un kilomètre. Quelqu'un a-t-il des jumelles auprès de vous ?

Sam les tendit à Cassie en lui disant d'un ton irrité :

— D'après eux, le petit Cessna en question aurait dépassé sa destination. Impossible avec le vent contraire. Je penserais plutôt qu'il a dû être déporté.

Cependant, il suivit les instructions pendant deux heures, puis appela à la radio.

— Demande la permission d'élargir le champ à deux kilomètres pour couvrir plus de terrain.

L'opérateur répondit :

— Laissez-moi consulter le responsable.

Deux minutes après, la voix de l'homme se fit à nouveau entendre, parcourant une distance d'un millier de kilomètres.

— Permission refusée.

— Merde, grogna Sam. C'est une perte de temps et de carburant, que de procéder ainsi.

Ils continuèrent leur parcours, avançant et revenant, Cassie scrutant l'espace dans la lumière aveuglante du soleil. Le pays était uniformément brun, zébré de crevasses, sans aucun signe de vie, ni d'avion.

A cinq heures, l'opérateur annonça qu'on cessait les recherches. On avait trouvé l'avion à trois cent soixante-dix kilomètres à l'est de la zone explorée par Sam et Cassie. Le pilote et le passager étaient tous deux sains et saufs, mais l'appareil était en miettes.

— Il faut remettre du carburant. Il n'y en a plus assez pour rentrer à Burnham Downs. Je vais devoir atterrir et utiliser les containers.

Le terrain était assez plat pour atterrir sans difficulté. Tout en se posant sur la terre rouge et dure, Sam suggéra :

— Si nous mangions un morceau ?

Nancy Elliot leur avait préparé des sandwiches au rosbif.

— Brave femme, dit Cassie en les tirant du sac de papier. Nous avons même une salade de pommes de terre avec des pickles.

Sam remplit le réservoir de l'avion avec les containers et s'allongea. C'était bon d'être à l'air libre. Le ciel prenait une teinte lavande à l'ouest et des doigts d'or entouraient le soleil couchant.

— Nous ne pouvons atterrir à Burnham Downs dans la nuit, dit Cassie.

Sam l'approuva, tout en mordant dans son sandwich.

— Je vais avertir Horrie. Nous avons deux possibilités : ou retourner à Augusta Springs dont le terrain est éclairé, et revenir chercher le lendemain notre patient à Burnham Downs, ou passer la nuit ici, économiser du carburant et dormir à la belle étoile.

Ils gardèrent le silence une minute, tout en mastiquant. Cassie vit la première étoile du soir apparaître à l'horizon, vers l'est. Elle se sentait en paix avec le monde.

— Comme vous voulez.

— Comme je veux, moi ?

Il se mit à rire.

— Ça m'est égal.

— Avons-nous assez de café pour le petit déjeuner ?

— Oui, si nous ne buvons ce soir que de l'eau.

Ils finirent leur repas en silence. Après un moment, Sam se leva.

— Je vais appeler Horrie. Il se demande probablement où nous sommes.

Cassie resta assise dans l'obscurité grandissante, contemplant, à l'occident, le ciel qui s'empourprait et passait du rouge sang au noir. On n'entendait pas le moindre bruit.

Sam et elle n'avaient rien dit de personnel depuis le soir de la fête. Ni l'un ni l'autre n'avait jamais fait allusion à la phrase : *Maintenant, nous sommes trois.*

Elle n'avait pas même osé se demander ce qu'il avait voulu dire. Depuis des années, elle se sentait en sécurité avec Sam. Mais il était marié, il était son ami, son collègue. Elle ne voulait pas de bouleversement dans son travail — ou dans sa vie.

Il resta un long moment dans l'avion. Quand il sortit, il avait sous le bras des couvertures qu'il étala près de l'appareil.

— Trouveriez-vous plus sécurisant de dormir à l'intérieur ?

— Plus sécurisant, peut-être, mais loin d'être aussi excitant. Il y a des années que je n'ai pas dormi à la belle étoile.

— Nous l'avons fait lors de notre première urgence, vous rappelez-vous ? Le gars à la vessie éclatée ? Vous l'avez opéré dehors, dans la brousse.

— J'avais un sentiment de total dépaysement. C'était la première nuit où j'entendais ces chants du bétail. Cela reste pour moi une des scènes les plus magiques, même après l'avoir vécue une demi-douzaine de fois.

Il s'assit près d'elle, le dos appuyé au pneu de l'avion.

— Nous n'imaginions pas alors, n'est-ce pas, que dix ans après nous travaillerions encore ensemble.

— Je pensais que vous aviez quelque chose contre moi et que cela allait être une dure bataille entre nous.

— Moi aussi. Vous étiez raide comme la justice. Plus homme que femme. Vous portiez des pantalons d'homme, vous juriez, vous étiez terre à terre, et je vous trouvais pisse-froid.

— Je porte toujours un pantalon.

— Ouais, et vous jurez toujours, mais vous n'êtes plus aussi rigide.

— Non ?

— Non.

La fraîcheur et l'air nocturne firent frissonner Cassie.

— Je ne vous considérais même pas comme une femme en ce temps-là.

— Si. Mais vous estimiez qu'une femme n'avait pas le droit d'être docteur. Vous désapprouviez.

— Peut-être, convint-il, les yeux fixés sur la nuit d'encre.

Les étoiles semblaient assez proches pour qu'on les touche. Au bout d'un moment, il lui demanda :

— Chris vous manque-t-il ?

Cassie se pelotonna pour ne pas avoir froid.

— Parfois.

Après un nouveau silence, il reprit :

— Je me suis souvent posé cette question, qui ne me regarde pas ; vous n'êtes pas obligée de me répondre. L'aimiez-vous, Doc ?

Cassie plongeait son regard dans l'obscurité. Les étoiles semblaient saupoudrer le ciel jusqu'à l'horizon.

— Je n'ai jamais vraiment été attirée par lui. Il n'y avait aucune magie, aucune électricité. Et il y avait une quantité de choses en lui qui ne m'ont jamais plu. Mais je crois, oui, que je me suis mise à l'aimer.

Sam se taisait.

— Je me suis habituée à lui. Peut-être trop. Ce qui ne me plaisait pas en lui — sa rigidité et son étroitesse d'esprit — m'irritait. Mais c'était un très bon mari. Je crois qu'il s'est même pris d'affection pour les jeunes aborigènes adoptées par Fiona. Elles lui ont peut-être appris quelque chose. Il s'est rendu compte qu'Anna était intelligente. Savez-vous ? Elle a pris contact avec Fiona il y a deux semaines pour reprendre sa scolarité après toutes ces années.

— Vraiment ?

L'aboiement d'un dingo se fit entendre au loin au moment où la lune prenait tout son éclat, ciselant d'argent le paysage.

— Je ne savais pas, jusqu'à sa mort, que j'aimais Chris. C'est cela qui est triste.

Après un moment, Sam dit :

— Il est tant de choses que nous apprenons trop tard. Du moins, avez-vous rendu Chris heureux. C'était un autre homme que celui que je connaissais avant la guerre.

Ils gardèrent longtemps le silence. Puis Sam se leva, leur confectionna avec les couvertures des sacs de couchage, qu'il installa à un mètre l'un de l'autre, et s'étendit sur le sien.

— J'ai été soufflé quand j'ai lu votre lettre m'informant de votre mariage avec lui. J'aurais toujours cru que même si vous vous étiez retrouvés tous les deux sur une île déserte, vous ne vous seriez pas rapprochés. J'étais sûr que ce serait vous et Blake.

— Si vous l'aviez parié avec moi, vous n'auriez pas gagné. J'aurais été de votre avis.

Elle se glissa dans son sac dont elle apprécia la chaleur. Mettant les mains sous la tête, elle contempla le ciel au-dessus d'elle.

— C'est magique, n'est-ce pas ?

Sam se tourna sur un coude et appuya son menton sur sa main en la regardant.

— Quoi ?

— Le ciel. La nuit. Le désert. Notre présence ici.

Il réprima un violent désir de lui prendre la main. Elle avait envie de s'endormir là, dehors, si loin du reste du monde, dans le sentiment de chaleur et de sécurité que lui donnait Sam. Elle sombra dans le sommeil et rêva qu'il lui posait la question : « Si vous n'étiez pas amoureuse de lui, pourquoi l'avez-vous épousé ? » et qu'elle répondait : « Qui sait ? Savez-vous pourquoi vous vous êtes marié ? »

D'une voix lointaine, qu'elle pouvait à peine entendre, il murmura :

— Parce que vous avez épousé Chris.

Quand elle s'éveilla avant l'aube, elle regarda Sam encore endormi, et, restant allongée, elle se demanda si cela avait réellement été un rêve.

50

— Depuis qu'en volant avec toi j'ai vu ces enfants qui avaient besoin d'instruction, j'en reste obsédée, dit Fiona. A présent, je suis décidée à consacrer du temps à ce problème. J'ai passé des années à chercher ce qu'on pouvait faire pour éduquer ces gosses de l'Intérieur, et maintenant, je pense avoir trouvé, mais il faut que les Médecins Volants coopèrent. Ils le font à Alice Springs.

— Coopèrent à quoi ? demanda Cassie.

Fiona était pour la première fois venue en ville dans leur Cessna.

— A l'éducation par la radio. (Son enthousiasme se lisait dans ses yeux brillants.) Je suis allée à Alice et j'ai parlé aux gens là-bas. Oh, Cassie ! C'est incroyable. Ils amènent le monde à ces ranches isolés de l'Intérieur, aux enfants qui ne connaissent rien au-delà de leurs clôtures. Un professeur peut leur raconter des histoires, lire des livres, enseigner l'arithmétique, éveiller leur imagination ! Tout un monde nouveau peut s'ouvrir à eux, mes propres enfants y compris, bien sûr !

Cassie sourit à son amie. Il y avait longtemps qu'elle ne l'avait pas vue dans cet état.

— Je croyais que l'enseignement par correspondance était obligatoire.

— Certes, admit Fiona avec un grand geste de la main, et je ne critique pas cette méthode, mais elle laisse beaucoup à désirer, si on ne la complète pas. L'enfant travaille seul, à moins que Maman ne l'aide et parfois Maman n'a pas les connaissances nécessaires, ou pas le temps. L'enfant essaye d'apprendre à lire, à additionner, soustraire, il remplit des feuilles et les adresse à un être abstrait qui corrige les copies et les renvoie. Mais mon système, la radio, oh ! Cassie, les mettrait en relation avec un professeur et d'autres enfants. Leur vie aurait autant d'éclat et de variété que leur imagination. Ils auraient des contacts avec d'autres enfants, ils entendraient d'autres histoires, d'autres voix !

Cassie se pencha en avant.

— Je me suis toujours demandé comment, dans l'enseignement par correspondance, les élèves qui ont des questions à poser peuvent obtenir des réponses valables.

Fiona tapa des mains.

— Et voilà ! J'ai parlé à Graham Pitt, le directeur des Médecins Volants à Alice. C'est un remarquable technicien radio. Il me dit que cela peut se faire avec une transmission prolongée. On aurait besoin d'un nouvel équipement, mais peut-être Romla pourrait-elle organiser une collecte de fonds, elle qui excelle à ce genre de choses.

— Quand tu auras fini, je t'apprendrai quelque chose à son sujet.

Fiona ne paraissait pas avoir entendu.

— Évidemment, cela suppose toute une remise en question pédagogique pour certains professeurs, continua-t-elle.

— Une vraie gageure, dirais-je, déclara Cassie en se levant pour aller refaire du thé.

Elle en avait trouvé une autre sorte, à la mûre, sur les rayons de Teakle et Robbins. Fiona l'adorait.

— Tu veux te lancer dans cet enseignement ?

— Ne crois pas que je n'en serais pas ravie, mais ce n'est pas possible. Blake ne me laissera pas faire. J'ai dû le rassurer, lui promettre que mon engagement dans cette affaire n'interférera pas avec notre vie familiale, les soins aux enfants, les repas en commun. Comprends-moi bien, il est très intéressé par le rôle, même minime, que je pourrais jouer pour élever le niveau d'instruction dans ce pays. Mais tout ce que je peux espérer, c'est jeter les bases de cette entreprise. Partout à Alice, ils l'appellent l'École de l'Air. Cassie, je pense qu'il est possible d'avoir une telle école radiophonique dans chacun des centres des Médecins Volants. Tu te rends compte de ce que cela change pour ces enfants ?

— Bon, tu veux que je voie si la section d'Augusta Springs est prête à sponsoriser ton projet ?

— Pas vraiment. Je peux m'en occuper. Ce que je veux, c'est être sûre d'avoir la parole à la prochaine réunion du conseil d'administration, or tu y assistes toujours.

— Je peux le réunir, ou demander à Steven de s'en charger. Il est revenu au conseil comme président, après une absence de huit ans.

Fiona acquiesça.

— Je suis contente qu'il ait repris cette occupation. Les gosses l'avaient fait revivre, et maintenant qu'il est de nouveau seul, il se bouge, grâce à Dieu. Ce que je lui souhaite, c'est de trouver une brave femme. (Fiona se mit à rire.) Sinon brave, du moins séduisante. Ça ne se trouve pas tous les jours. Il a une telle énergie ! Jennifer pouvait rivaliser avec lui, me semble-t-il, bien que je ne l'aie rencontrée que deux fois. Il lui arrive de se disputer avec Blake, qui n'a pas toujours le dernier mot.

Cassie, qui avait laissé infuser le thé, resservit Fiona.

— Comment comptes-tu t'y prendre ?

Fiona se leva et se mit à marcher de long en large en agitant les mains.

— Eh bien, je pense que nous pourrions choisir un professeur, puis nous rendre à Alice pour parler aux gens de là-bas. A l'origine, c'est une femme, Adélaïde Miethke, qui a conçu ce projet et y a travaillé. J'aimerais aller à Adélaïde — oui, c'est drôle, hein, Adélaïde d'Adélaïde — et parler avec elle ou bien elle pourrait venir à Alice, ou même ici.

« Tu sais, Cassie, la nuit, au lit, quand Blake est endormi, je reste éveillée à penser à ce projet. Il faudrait établir différents niveaux : pour les plus jeunes, des histoires et des comptines ; pour ceux qui sont un peu plus âgés, l'arithmétique, la langue, l'orthographe ; pour les grands, les sciences sociales et l'instruction civique relative à notre pays... puis plus tard, au monde.

— Et la musique ? Peux-tu l'envisager au programme ?

— M. Pitt dit que oui. Les élèves peuvent chanter ensemble, entendre de la musique, échanger leurs impressions. Ce sera merveilleux.

Cassie pensait que c'était déjà merveilleux, rien qu'à voir ce qui se passait en Fiona. Non qu'elle eût pu faire douter de son bonheur depuis son mariage avec Blake, mais maintenant elle faisait à Cassie l'impression d'une fleur s'épanouissant dans le désert. Son enthousiasme était contagieux, et il gagna Cassie.

— Bon, dit Fiona en riant, je vais descendre de ma tribune. Je suis venue en ville pour connaître tes réactions à mon projet.

— Je pense qu'il est magnifique. Nous ferons tout notre possible pour le soutenir. Horrie aussi, j'en suis sûre.

— Tant mieux, nous aurons besoin de lui. Il faudra ajouter une pièce au bungalow de radio.

— Ce sera une bonne chose. Nous devenons trop importants par rapport aux moyens dont nous disposons. Il nous faut un matériel plus sophistiqué et un personnel plus nombreux au centre. Horrie ne peut faire face à tout cela, maintenant que nous fonctionnons vingt-quatre heures sur vingt-quatre. Nous avons les séances d'échanges radio et il doit envoyer des télégrammes. C'est beaucoup trop de travail pour une seule personne, même si Betty le relaie. Mais elle a beaucoup à faire avec les enfants. Et tu sais ? (Cassie se mit à rire.) Elle a fini par prendre les choses en mains ; figure-toi qu'elle est en train d'ajouter une véranda à ce bungalow, toute seule ! Elle dit qu'elle étouffe à en être malade l'été ; et elle construit la véranda entière en partant de zéro !

Fiona se tordit de rire.

— Elle a attendu seulement... combien ? environ neuf ans qu'il tienne sa promesse ?

— Elle est intelligente. Au lieu de se mettre en fureur contre lui pour son incurie, elle a décidé qu'ils n'avaient pas les mêmes priorités et que si elle voulait cette véranda, il lui faudrait prendre le taureau par les cornes.

— Cela pourrait nous servir de leçon. Bien. Qu'allais-tu me dire au sujet de Romla ?

Cassie se pencha.

— Jim Teakle s'est enfin déclaré !

— Il est temps !

— Tu sais quoi ? Il ne l'avait jamais embrassée jusqu'à cette année ! Après toutes ces années où il a été son cavalier au bal, où il l'a emmenée pique-niquer avec les gosses, après tous ces dîners du lundi chez nous... j'aurais trouvé normal qu'ils soient au moins allés jusque-là. Il a fondé une association de scouts pour y faire entrer Terry. Bien sûr, Terry est maintenant interne à Adélaïde, mais à chaque congé, Jim se comporte avec lui comme si c'était son fils, il l'emmène à la chasse, et il lui consacre du temps comme les papas sont supposés le faire.

— Et Roger ? A-t-elle des nouvelles de lui ?

Cassie secoua la tête.

— Pas souvent. Il envoie aux gosses des cadeaux pour leur anniversaire et à Noël, mais il ne prend jamais la peine de venir les voir. Il est à Brisbane et les enfants font leur scolarité à Adélaïde. Pam est en faculté, où elle fait des études d'ingénieur.

Fiona s'assit.

— C'est pour quand le grand jour ?

Cassie haussa les épaules.

— Bientôt, je crois. Romla dit que cela va être la noce de l'année. Sa première n'a été qu'une petite chose, et elle affirme que celle-ci va être un événement. Elle ne conçoit pas qu'une femme se marie sans trousseau. Elle est consternée de ne pas trouver de lingerie fantaisie.

— Sexy, tu veux dire ?

— Exact. Aussi a-t-elle décidé d'ouvrir une boutique de lingerie à Augusta Springs. Tu t'imagines !

— Si c'était sa seule affaire, elle se ruinerait. Les femmes, par ici, n'ont pas d'argent pour ce genre d'achats. En outre, tu vois une femme habitant un ranch allant au lit dans une tenue suggestive ? Romla va faire faillite.

— Je sais, reconnut Cassie. Mais je suppose qu'elle a les moyens. *Les Palmiers Royaux* sont une telle réussite que les propriétaires l'ont prise comme associée, sans aucun investissement de sa part. Ils vont même agrandir le bâtiment.

— Ainsi le vingtième siècle est en train d'arriver jusqu'à cette partie du monde. Mais maintenant qu'elle se marie, ne va-t-elle pas s'arrêter de travailler à l'hôtel ?

Cassie observait Fiona.

— Pourquoi ? Cela lui plaît.

Fiona leva les bras au ciel dans un geste d'impuissance.

— C'est seulement que travailler quand on est mariée...

— Mais, Fi, son travail la passionne. Tu suggères qu'elle l'abandonne et qu'elle se satisfasse du ménage et de la cuisine ?

Fiona sembla perplexe une minute.

— Eh bien, nous l'avons toujours fait.

Cassie sourit.

— Voilà qui est nouveau. Je ne t'ai jamais connue passionnée de ménage et de lessive.

— C'est le genre de travail qu'on exécute par amour, non par plaisir.

— Où est-il écrit que les femmes ne prendraient pas plaisir à travailler ?

Fiona avait l'air confus.

— C'est que... oh, Cassie ! Si j'insistais pour enseigner à l'École de l'Air, ça ficherait un coup à Blake. Il ne me le permettrait pas.

— Il ne te le permettrait pas ? (La voix de Cassie se cassa.) Fiona, tu n'es plus une enfant !

— Je sais, je sais. Mais, après tout, ma tâche à moi, c'est d'assurer la bonne marche de notre foyer.

— C'est une belle tâche, si c'est ce que tu veux. Mais Romla en est à un autre stade de sa vie. Ne pouvons-nous être chacune différentes ?

— Tu en parles à ton aise. Tu es seule, sans avoir la responsabilité ni d'un mari, ni d'enfants, ni d'une grande maison avec des domestiques. Oh ! ma chérie, je suis désolée. Je ne voulais pas dire... tu sais.

Cassie fit un signe de la main.

— Je suppose que parfois tu m'envies, et de mon côté, il m'arrive de t'envier. Mais revenons au projet que tu souhaites présenter aux Médecins Volants. Le Service s'est amplifié. Il comprend actuellement un total de huit centres dans la région et emploie douze médecins. Le conseil d'administration va se réunir à Sydney la semaine prochaine, et j'ai l'intention d'y aller. Steven doit y aller aussi, et je lui parlerai de ton École de l'Air, bien que, à mon avis, tu puisses aussi planter quelques jalons.

— C'est ce que j'ai déjà fait. Ce n'est pas Steven que je dois convaincre, ce sont les autres.

— J'imagine que c'est une question d'argent. Je vais mettre Romla sur l'affaire, bien qu'elle soit sans doute très occupée par ses projets matrimoniaux.

— Contente-toi de lui en toucher un mot et attends qu'elle soit revenue de sa lune de miel pour l'assaillir avec notre problème d'argent. Nous avons à faire un travail de préparation, qui nous prendra bien un an.

— Fi, pourquoi ne viens-tu pas en ville plus souvent ? J'aime me retrouver seule avec toi...

— Maintenant que j'ai ce projet en train, je pourrai peut-être faire deux vols par mois. C'est un luxe pour nous d'avoir aujourd'hui deux avions, si l'on compte l'hélicoptère. Mais je pense que le meilleur moment pour m'absenter est sans doute quand Blake est absent lui aussi. Il aime m'avoir auprès de lui lorsqu'il est à la maison.

Fiona se renversa sur sa chaise.

— Ne songes-tu pas à te remarier ? Tu as toute la vie devant toi. Tu n'as que trente-sept ans, tu es encore jeune.

— Ce n'est pas que je me sente tellement vieille ; mais quant à me marier ? Je n'y pense pas.

— Je me sens à la fleur de l'âge. Tu l'es aussi, Cassie. Partage ce temps avec un homme qui soit merveilleux. N'as-tu pas envie d'avoir des enfants ?

— Si, s'ils étaient aussi beaux que les tiens.

Elle ne put s'empêcher de se demander si ceux qu'elle aurait eus avec Blake auraient ressemblé à ceux de Fiona.

— Tu n'es pas trop âgée pour avoir des enfants, si tu en as envie. Mon désir à moi est de dépasser l'âge des grossesses. Je n'en veux plus. Trois, c'est assez. Je suis sûre que tu peux avoir n'importe quel homme de ton choix. Nous allons te chercher un mari, un père pour tes futurs enfants.

— Ne me fais pas cela, Fi. De plus, je connais tout le monde dans la région. Il n'y a aucun homme qui me plaise.

— Aucun ?

— Aucun qui soit disponible.

Elle pourrait peut-être déménager, s'installer ailleurs. Ouvrir son cabinet. Faire de nouvelles rencontres. Commencer une nouvelle vie. Après tout, elle était restée dix ans à Augusta Springs.

Elle verrait, à Sydney, la semaine prochaine.

51

— J'attendais ce voyage avec impatience, dit Steven en s'installant dans le siège voisin de celui de Cassie. Je ne vous vois jamais assez.

La perspective souriait également à Cassie.

— Cela fait combien de temps, demanda-t-il en attachant sa ceinture, que vous n'avez quitté Augusta Springs ?

Depuis presque onze ans qu'elle était là, elle n'était partie que rarement. Kakadu avec Blake. Townsville. Un mois à Adélaïde pour apprendre à piloter. L'enterrement de son père à Sydney, trois ans auparavant.

— Trois ans.

— Cela fait plus longtemps en ce qui me concerne. Blake parcourt tout le pays en avion, mais je ne suis pas pressé d'aller plus loin que Tookaringa. Ou du moins pas beaucoup plus loin qu'Augusta Springs.

L'hôtesse vint lui proposer de le débarrasser de son Stetson. Il sourit.

— J'ai déjà l'impression d'être en vacances. Avant que je n'oublie, je dois vous raconter — Fiona m'a bien recommandé de le faire — l'histoire tout à fait extraordinaire qui nous est arrivée la semaine dernière.

Cassie regardait autour d'elle. Quelle différence entre ce gros avion de ligne et l'appareil qu'elle utilisait d'habitude !

— La première fois que je suis venue à Augusta Springs, remarqua-t-elle, j'ai mis trois jours et demi. Maintenant, il ne faut que quelques heures.

Steven fit un signe d'approbation, manifestement prêt à commencer son récit.

— Eh bien, Fiona et moi étions assis sur la véranda, mercredi dernier. Ou était-ce jeudi ? Peu importe. Nous étions chez moi, en train de boire de la limonade. Il était environ quatre heures. Nous apercevons, à pied sur la route, une femme en robe longue portant un sac de voyage. Nous continuons de parler, tout en regardant ce personnage se rapprocher et en nous demandant si ce n'est pas un mirage. Des vagues de chaleur miroitantes émanaient de la terre — vous connaissez le phénomène. Et il y avait lieu de s'interroger sur la réalité de cette scène. Personne ne fait cette route à pied. Assez vite, nous arrêtons de parler et concentrons notre attention sur ce qui a tout l'air d'une apparition. Vêtue d'une toilette de style victorien, elle s'abritait sous une ombrelle grise de la même couleur que sa robe. Elle portait un corsage blanc garni de dentelles, à col montant, et un grand chapeau à la mode des années 1850, attaché sous le menton. Je m'attendais à ce qu'elle entonne une chanson (il rit), à la façon sans doute de Betty Grable dans un de ses films.

Ils étaient maintenant en plein ciel et l'hôtesse vint prendre leur commande.

— Quand nous avons été sûrs qu'elle se dirigeait vers nous, vers la véranda, nous avons échangé un regard et, descendant les marches, nous sommes allés à sa rencontre. Ses cheveux remontés sous son chapeau étaient blonds, et ses yeux du bleu le plus intense que j'aie jamais vu. Elle offrait un aspect bien étrange dans ces vêtements qui devaient être en vogue il y a plus de cinquante ans.

Cassie se demandait s'il n'était pas en train d'inventer, mais il était si enthousiaste et faisait un tableau si précis qu'elle ne put que le croire.

— Quel âge avait-elle ?

Steven leva les sourcils.

— Je dirais la quarantaine.

« Elle nous salua et sortit du poignet de sa veste à longues manches un mouchoir pour essuyer la sueur sur son front. Elle demanda à Fiona si elle était Mme Thompson. Fiona acquiesça et lui proposa de la limonade. Elle apprécia vivement son offre, prit son sac et nous suivit jusqu'à la véranda. Nous sommes restés là, assis comme si nous prenions le thé dans un roman victorien. De sa voix douce, qu'on ne percevait qu'en tendant l'oreille, elle se présenta : Lucy Martin, récemment arrivée d'Angleterre.

« Quelle histoire extraordinaire, Cassie ! Elle avait étudié les cartes, dit-elle, et repéré les villages aborigènes : il y en a trois sur la partie nord de notre propriété. Ils ont toujours été là, à trente-deux kilomètres de distance, dans une sorte de triangle. Elle voulait notre autorisation pour aller y dresser une tente et y vivre. Son but est d'instruire les aborigènes, imaginez-vous ?

— C'est ce que Fiona essaye de faire depuis des années, répondit Cassie.

Steven en convint.

— Elle avait appris, Dieu sait où, que Fiona s'intéressait au problème. C'était une des raisons qui lui avaient fait choisir notre terre. Elle avait été fascinée par les aborigènes au cours de ses études universitaires d'archéologie. Elle avait travaillé, économisé et enseigné pendant toutes ces années pour venir vivre parmi ceux qu'elle appelait les indigènes et étudier leurs mœurs, voyez-vous ! C'est le but qu'elle s'est fixé depuis l'âge de dix-neuf ans, assure-t-elle, malgré un détour par la vie conjugale. Son mari est mort il y a deux ans.

— Comment est-elle arrivée chez vous ?

— Elle a pris le bus. Vous savez, il passe maintenant sur la route principale à douze ou treize kilomètres de la maison. Elle a fait le reste à pied.

L'hôtesse leur apporta leurs boissons.

— Alors, qu'a dit Fiona ?

— Vous connaissez Fi. Elle s'est seulement levée pour serrer la femme dans ses bras. J'ai conseillé à ma bru de la conduire là-bas en Land Rover, mais elle a trouvé plus judicieux de l'emmener en hélicoptère. Pour ma part, je ne suis pas encore conquis par ces merveilles modernes. Je lui ai posé quelques questions pratiques : où s'approvisionnerait-elle ? Comment allait-elle se nourrir ? Elle a répondu qu'elle mangerait quand et comme les « indigènes » le font. Elle avait laissé sa tente derrière un arbre près de l'arrêt de bus, la trouvant trop lourde et trop difficile à transporter jusque chez nous.

— Et s'est-elle expliquée sur sa tenue ?

— Fi l'a interrogée à ce sujet. Voici ce qu'elle a dit : « Commençant une vie nouvelle, j'ai décidé de m'habiller comme j'en ai envie, or j'ai toujours eu des affinités avec l'ère victorienne. Je me suis donc fait faire deux tenues à la mode de cette époque, et je m'y sens très à l'aise, je vous assure, malgré la chaleur. » Fiona, bien sûr, était en short.

Cassie se mit à rire.

— A votre avis, comment les aborigènes vont-ils se comporter avec elle ?

Steven plissa la bouche et les yeux.

— Qui sait ? Elle n'a pas voulu de notre aide. Elle veut commencer sa nouvelle vie comme elle en a rêvé. Nous l'avons quand même convaincue de rester deux jours à la maison et Fiona lui a donné quelques livres avant de l'amener dans le secteur nord-ouest de notre domaine dont les seuls habitants sont des aborigènes. Nous y faisons paître le bétail une fois tous les deux ou trois ans, guère plus.

— L'avez-vous trouvée sympathique ?

— Elle est excentrique, mais n'est-ce pas précisément ce qui rend si intéressant ce bout de la planète ? Combien de gens convenables, normaux, bien adaptés, connaissez-vous ici ?

— C'est vrai, acquiesça Cassie. La plupart sont quelque peu désaxés ; sinon, ils habiteraient les villes, ou bien les endroits où la vie est plus facile, c'est sûr. John Flynn m'a dit une fois que l'Intérieur est plein de deux sortes d'individus : ceux qui fuient et ceux qui cherchent quelque chose.

— Peut-être. J'espère que vous me laisserez vous offrir boissons et repas pour cette grande aventure qu'est notre premier voyage ensemble à Sydney. J'y compte bien. En attendant, je vais faire un petit somme.

Il ferma brusquement les yeux et s'endormit tout aussitôt.

Cassie regarda par le hublot et sourit en repensant à l'histoire qu'il venait de raconter : l'apparition d'une femme, comme un mirage, au milieu de ce vaste continent presque désert, en vêtements démodés de plus de cinquante ans.

Outre le grand plaisir de renouer des liens avec John Flynn, Cassie était excitée à l'idée de ce colloque de trois jours. Un docteur et un conseiller représentaient chaque centre, et les participants discutèrent sur les moyens de trouver des fonds et de nouvelles techniques pour accroître l'efficacité du service. L'on débattit aussi pour définir une politique nationale qui laisserait une autonomie à chaque section.

Cassie et la conseillère de l'Australie du Sud étaient les deux seules femmes présentes. Toutefois, à la différence de ce qu'avait connu Cassie à l'École de Médecine et à l'Internat, elle était traitée avec respect par ses pairs. Elle exerçait ses fonctions de médecin depuis plus longtemps qu'aucun des autres docteurs, excepté Allan Vickers, qui était déjà une légende.

Elle fut contente de voir Don McLeod, qui lui expliqua :

— John m'a demandé de venir mettre mon grain de sel. Bien que je ne sois plus pasteur itinérant, je m'arrange pour faire un tour dans les sections de temps en temps, histoire d'aider les trois pasteurs de la brousse. Celle d'Alice, bien sûr, a une position centrale, bien qu'éloignée de plus de mille six cents kilomètres de toute agglomération. C'est aussi la seule du Nord, pour l'instant. Darwin a son propre service d'ambulances. Naturellement, vous vous rendez parfois dans ce territoire, je sais, pour les urgences. Il semble peu probable que nous ayons jamais une population assez importante pour constituer un État.

— Je ne suis pas de votre avis. Regardez comme les gens de l'Australie du Sud et du Queensland émigrent dans la brousse. Je pense que le territoire va se remplir. Certainement, dans une vingtaine d'années, il sera assez peuplé pour former un État.

Don secoua la tête et leva la main pour arrêter Cassie.

— Le manque d'eau empêchera sans aucun doute l'expansion démographique. Par ailleurs l'humidité sur la route de Darwin, à Kakadu et à Arnhem Land, peut être atroce pendant des mois. Elle peut mettre les gens dans un état proche du coma de janvier à mars, durant toute la saison des pluies.

— C'est ce que j'ai entendu dire. Eh bien, je suis émue de voir que vous êtes encore des nôtres. Vous ne m'en aviez pas informée dans vos lettres. Comment va votre famille foisonnante ?

Il n'écrivait plus toutes les semaines, mais il trouvait moyen de griffonner un mot au moins une fois par mois, toutefois sans jamais lui donner de détails sur sa vie personnelle.

— Elle va foisonner encore davantage. (Il sourit.) Le numéro quatre est en route.

— Bonté divine, voilà qui ne me rajeunit pas !

Don la prit par l'épaule et l'embrassa sur la joue.

— Vous voulez que je vous trouve un mari ? demanda-t-il, ne la taquinant qu'à demi.

— Non, merci. Je suis parfaitement heureuse comme je suis.

Mais elle avait conscience d'une certaine insatisfaction et se rappelait qu'elle avait l'intention d'explorer Sydney pour voir si la ville lui plaisait assez pour lui faire quitter Augusta Springs.

Elle lui plut. En fait, elle retomba amoureuse de Sydney, se souvenant que, où qu'elle fût — San Francisco, Londres, Washington —, elle avait toujours considéré la maison de ses grands-parents à Sydney comme son véritable foyer. La vieille ferme dominait le port et elle dit à Steven qu'elle voulait aller la voir.

Ils ne se contentèrent pas de regarder de l'extérieur la propriété, fraîchement repeinte, et aussi charmante que dans le souvenir de Cassie, ils frappèrent à la porte. La jeune femme expliqua aux propriétaires qu'elle avait passé une bonne partie de sa jeunesse dans cette maison et demanda la permission de la revoir. Ils lui offrirent le thé ainsi qu'à Steven.

Tous deux, accompagnés de Don, prirent le ferry traversant le port et passèrent un après-midi au zoo. Le lendemain du dernier jour de la conférence, Cassie reprit le ferry avec Steven, pour se rendre cette fois à Manly où ils se promenèrent sur la plage.

— Et si nous nous débauchions un peu ? proposa Steven.

Cassie suggéra d'aller faire un tour dans une boîte de nuit de King's Cross.

Là elle demanda :

— Croyez-vous vraiment que ce sont des prostituées ?

Deux jeunes femmes en jupes courtes et serrées, appuyées à un poteau électrique, souriaient aux passants.

— Oui, je le crois. Je ne savais pas que les gentilles dames étaient au courant de ce genre de choses.

Elle le regarda.

— Vous plaisantez ? Pensez-vous que parce que nous sommes des femmes, nous ne savons pas ce que sont les bas-fonds ?

Le night-club n'était pas un lieu de perversion, mais on y trouvait plus de bruit, plus de couleurs, plus de gens en tenue provocante qu'on en avait jamais vu à Augusta Springs. Cassie et Steven dansèrent au son d'un orchestre qui jouait si fort qu'ils ne purent soutenir une conversation. Alors, ils burent un scotch avec des glaçons et passèrent leur temps à rire.

Devant la chambre d'hôtel de Cassie, Steven lui dit :

— Rendez-vous pour le petit déjeuner, avant le décollage de l'avion. A sept heures, en bas, au restaurant.

Quand elle arriva le lendemain matin, il lui dit :

— Je ne me souviens pas de m'être autant amusé. Je n'ai pas fermé l'œil de la nuit, Cassie. Pourquoi ne m'épousez-vous pas ? Nous pourrions avoir une vie merveilleuse ensemble. Je crois que je suis tombé amoureux de vous peu à peu, au fil des années. Auprès de vous, je me sens revivre. Venez habiter Tookaringa avec moi.

Cassie resta interloquée.

— Steven, ne détruisons pas une aussi belle et parfaite amitié. J'ai beaucoup d'affection pour vous. Vous êtes un de mes plus chers amis, quelqu'un sur qui je peux compter et dont je me soucie beaucoup. Je ne suis pas amoureuse de vous, mais j'ai besoin de vous dans ma vie. Je ne peux l'imaginer sans Steven Thompson.

— Je redoutais cette réponse. Je sais, je sais, j'ai vingt-cinq ans de plus que vous. Je pensais seulement... maintenant que Chris est mort, eh bien, que vous pourriez...

— Je ne pourrais pas non plus me satisfaire de vivre à Tookaringa. Je m'y sentirais prisonnière et vous ne pourriez supporter une femme qui aurait encore envie de travailler, qui serait toujours sur le départ, qui ne prendrait aucun intérêt à tenir une maison.

Son sourire était nuancé de regret.

— D'accord, vous avez raison. J'avais pensé que peut-être vous étiez prête maintenant à vous fixer.

— Je ne crois pas que j'y serai jamais prête.

Elle se rappela comment Jennifer avait cessé de peindre quand il avait craint qu'elle ne devienne plus célèbre que lui.

Quand l'avion descendit sur Augusta Springs, Cassie réalisa qu'elle avait oublié de se poser la question : si oui ou non elle aimerait s'installer à Sydney.

Elle se dit que c'était là une réponse en soi.

52

— Sa façon de vociférer contre moi, la semaine dernière ! de faire comme s'il ne me connaissait pas, de jeter la soupe que j'avais préparée en travers de la pièce ! Je ne vais certainement pas accepter cela, renoncer, à cause de ses frissons, à prendre cet avion ! dit Olivia.

— Il a le paludisme, Liv, dit Cassie. Ce genre de maladie provoque des comportements bizarres.

— Je le vois bien. Il était comme ivre. Il chantait des bribes de chansons, puis fondait en larmes. Il a proféré des jurons que je n'avais jamais entendus dans sa bouche.

Cassie opina de la tête.

— C'est caractéristique. Les gens atteints de paludisme ne présentent aucun symptôme pendant plusieurs heures, puis ils se mettent à transpirer et à trembler de fièvre. Ils ont alors le délire, des hallucinations...

— Oui, il voyait des choses qui n'existaient pas.

— Souvent, ils frappent ceux qui les soignent.

— Eh bien, qu'il ne s'avise pas de cela avec moi.

Entourée de valises, Olivia enfila ses gants blancs et fit un signe à ses deux enfants.

Je m'en retourne là où l'on met des gants pour sortir. Je m'en vais là où il y a beaucoup d'herbe, des arbres qui perdent leurs feuilles en hiver, où le brouillard court sur la bruyère... déclara-t-elle d'une voix stridente. On ne meurt pas de paludisme, n'est-ce pas ?

— D'ordinaire, non.

— Je ne sais pas pourquoi il a éprouvé le besoin de l'attraper juste maintenant. Rien que pour me faire rester ? Je pense que cela lui est bien égal. Vous êtes toujours en déplacement dans votre fichu avion. C'était déjà assez pénible auparavant, mais depuis que Qantas a quitté la région et que Sam est employé directement par les Médecins Volants, on croirait qu'il s'agit de son avion personnel.

— Ça l'est.

C'était un beau Drover trimoteur Mark I qui, comparé à l'ancien appareil, volait comme dans un rêve, malgré ses défauts. Il était aussi proche que possible de l'avion idéal pour médecins volants. Muni d'un compas-radio, il était également équipé d'une écoute automatique le reliant au lieu de destination et de moyens sophistiqués de contrôle de la vitesse de décrochage. Toutefois il manquait de stabilité et risquait de dériver à la moindre inattention. On ne pouvait lire un journal ou rédiger des notes dans la crainte que l'avion ne fasse demi-tour et ne rentre à sa base. Il était trop lourd par rapport à la petitesse des moteurs, mais au moins ceux-ci ne consommaient pas trop de carburant.

A part cette nécessité d'une surveillance permanente, il faisait la joie de Sam et de Cassie, surtout après ce qu'ils avaient enduré avec le vieil appareil.

— Si c'est aussi important pour vous, c'est parce que vous n'avez rien d'autre. Pas de mari, pas d'enfants, personne. Mais ce n'est pas le cas de Sam. Je lui conseille de revenir à Qantas et de s'engager comme pilote de long-courrier, ce qui nous permettrait de vivre dans une banlieue de Sydney, d'aller au concert, au cinéma, et offrirait aux gosses autre chose que la vue des chevaux et du sable, et que cette fichue atmosphère de province.

Au cours des années, Cassie avait entendu d'autres personnes — toujours des femmes — tenir ces propos. Elle n'arrivait pas à comprendre. Elle avait vécu dans trois des cités les plus raffinées du monde, et pourtant c'était dans celle-ci que sa vie, estimait-elle, avait pris tout son sens. Dans une petite ville, chacun est au courant de vos faits et gestes, mais on s'intéresse à vous. Augusta Springs pour Cassie n'était pas seulement le cœur du continent, c'était le cœur de son existence.

Olivia s'arrêta d'arpenter la pièce et regarda Cassie.

— Parlez-moi du paludisme, dit-elle tout en lançant un coup d'œil à sa montre.

— La maladie a pour origine une multitude de parasites unicellulaires transmis d'une personne à une autre par les moustiques anophèles.

Olivia eut l'air impatientée.

— Voulez-vous me traduire cela dans une langue que je puisse comprendre ?

— Eh bien, le paludisme a représenté, à lui seul, le plus

grand fléau de la guerre. Des hommes non immunisés sont venus en zone tropicale, et des milliers d'entre eux ont été contaminés par la maladie.

— Oui, mais comment Sam l'a-t-il attrapé ?

— Je n'en ai pas la moindre idée, mais nous nous rendons souvent dans les régions tropicales. L'affection est endémique chez les aborigènes. Ils vaquent à leurs occupations quotidiennes sans difficulté apparente, malgré le grand nombre de parasites en circulation dans le sang. Ils n'ont pas beaucoup d'énergie, mais ils passent ainsi toute leur vie, sans avoir conscience d'être infectés. Ce que nous prenons parfois pour de la paresse n'est que l'effet du paludisme. Mais comme les Blancs ne sont pas immunisés, il suffit d'un très petit nombre de parasites dans leur sang pour les rendre gravement malades.

Olivia fit la grimace.

— Quelques-unes de ces toutes petites choses se promènent dans le sang de Sam ? C'est contagieux ?

— Non. Vous ne pouvez l'attraper que par une piqûre de moustique. Au début aucun symptôme n'apparaît. Vous vous souvenez quand Sam se plaignait toujours d'avoir mal à la tête ? Eh bien, c'est peut-être qu'il avait été piqué, une semaine ou un mois auparavant, par un moustique. Nous sommes maintenant dans la phase déclarée de la maladie, qui présente les caractéristiques suivantes : états de paroxysme, froid soudain, suivi de forte fièvre et de halètement, puis accès de transpiration accompagnée d'une chute de la température, hallucinations...

— Et après, c'est fini ?

— Pas forcément. Les mêmes symptômes peuvent réapparaître quand un nombre plus important de plasmodies est libéré dans le sang, tous les deux ou trois jours. Je vais l'hospitaliser pour qu'il ait des soins vingt-quatre heures sur vingt-quatre. Il va transpirer, les infirmières devront changer ses draps plusieurs fois par jour. Il faudra probablement l'immobiliser pour l'empêcher de se faire du mal.

— Pourquoi Sam ? Pourquoi maintenant ?

Cassie, n'en croyant pas ses oreilles, fixa la femme de Sam.

Liv alluma une cigarette et souffla sa fumée dans le visage de Cassie.

— Où est ce taxi ? Les enfants, allez attendre sur la véranda et appelez-moi quand vous verrez le taxi tourner le coin de la rue. C'est bien Sam. Tomber malade et m'obliger à prendre le taxi !

Cassie s'était préparée à lui en dire plus sur le mal qui minait son mari, mais visiblement cela ne l'intéressait pas.

— Ainsi, il aura probablement des crises répétées ? demanda Liv. Et cela toute sa vie ?

— S'il s'agit d'une forme particulièrement dangereuse — il y a quatre formes d'infections chez les humains — le foie rejette d'un seul coup tous les parasites, et il n'y a qu'une seule crise, mais très grave.

— Mais comment savez-vous de quelle forme il s'agit ?

Cassie avait l'impression qu'elle n'écoutait même pas.

— Nous ne le savons pas. Mais sans traitement, les accès peuvent se reproduire pendant des années et des années. Naturellement, le patient élabore peu à peu des défenses et les attaques deviennent moins fréquentes, mais cela peut durer une quarantaine d'années, avec des crises de deux à trois jours, chaque fois.

— Oh ! c'est terrible !

Pour vous ou pour Sam ? eut envie de dire Cassie.

— Bon, que peut-on faire ?

Cassie haussa les épaules.

— Administrer de la quinine, bien que je ne sois pas sûre que cela donne des résultats appréciables. Peut-être momentanément, mais ce n'est pas un traitement de fond. Chez les enfants, une forte fièvre affecte parfois le cerveau, provoquant perte de connaissance et convulsions. Les chercheurs travaillent à découvrir des médications plus efficaces, mais jusqu'à maintenant, on n'a rien trouvé de mieux que la quinine ou l'atabrine.

— Eh bien, ces deux derniers jours n'ont pas été drôles, avec ses gémissements et mes préparatifs de départ.

Les enfants s'écrièrent :

— M'man, voilà le taxi !

Tout en émoi, Liv et les deux enfants se mirent à traîner les valises hors de la véranda. Le chauffeur ouvrit la porte-moustiquaire et dit :

— Venez, laissez-moi faire.

Olivia ne retourna pas même à la chambre pour dire au revoir à Sam. Quand Cassie entra le voir, il était étendu les yeux fermés, le front emperlé de sueur.

Elle s'assit à l'extrémité du lit et il ouvrit les yeux.

— Je vais vous emmener à l'hôpital, Sam.

— Il le faut ?

Elle l'entendait difficilement.

Elle acquiesça.

— Vous aurez besoin de soins permanents pendant quelques jours.

Les trois semaines suivantes, Sam connut par alternance des périodes de quarante-huit heures où il transpirait et frissonnait et des périodes de faiblesse d'égale durée, conséquentes à ces crises. Les attaques survenaient avec une précision d'horloge et elles lui firent perdre quinze kilos. Cassie restait tous les soirs assise à côté de lui.

Quand les attaques eurent disparu, il était si faible qu'il pouvait à peine tenir debout. Mais il demanda :

— Quand puis-je sortir ?

— Je vous laisserais partir maintenant si Liv était là pour prendre soin de vous.

Il la regarda.

— Bon, dit-elle avec un sourire. Pensez-vous que la ville va jaser ? Je vous emmène chez moi. Mais lorsque je serai en tournée, vous devez me promettre de ne rien faire, de n'aller nulle part.

Il sourit à son tour, faiblement.

— C'est probablement la meilleure proposition qu'on puisse me faire. Je l'apprécie vivement, Doc. Je vais devenir dingue, ici. De plus, vous êtes meilleure cuisinière que Liv.

— Il va falloir que je vous fasse grossir. Vous êtes tout en os, comme lorsque je vous ai connu.

— Bah, vous non plus, je crois, vous n'étiez pas en grande forme.

La compagnie de Sam manquait à Cassie dans ses visites. Par chance, il n'y eut pas une seule urgence qu'elle ne pût mener à bien toute seule. Et elle réalisa qu'elle était impatiente et ravie de rentrer chez elle le soir. Pour la première fois depuis la mort de Chris, elle trouvait plaisir à composer des menus, et même à recourir parfois à des livres de cuisine pour préparer un plat spécial.

Sam s'intéressait à chaque détail de sa journée. Il voulait s'informer sur toutes les maladies, savoir comment allaient les gens dans chaque ranch, se sentant réconforté par leur sollicitude à son égard.

Il lui rappela la nécessité d'opérer des contrôles quotidiens sur l'avion, bien qu'ils eussent désormais un préposé à la maintenance, tout ce que le pilote avait à faire étant de voler.

Étendu sur la chaise longue de la véranda chez Cassie, il recevait sa cour l'après-midi ; la population entière d'Augusta

Springs, semblait-il, venait le voir à un moment ou à un autre de la semaine. Parfois, Cassie n'avait pas de cuisine à faire et elle éprouvait de la déception quand elle trouvait soupières de potage, pâtés, gâteaux et coupes de fleurs déposés pour Sam.

— Je me sens comme un pacha, disait-il joyeusement.

Peu à peu, il retrouva son poids comme son énergie, mais les progrès étaient lents. Même quand il paraissait complètement rétabli, il se rendait compte qu'il n'avait pas la force d'accomplir la moitié de ce qu'il faisait auparavant.

Ils savourèrent tous les deux les longues soirées sur la véranda.

C'était seulement après neuf heures, quand tous les visiteurs s'étaient retirés, qu'ils commençaient à s'entretenir des sujets qu'ils n'avaient jamais abordés pendant toutes leurs années de collaboration.

— Vous savez ce qui m'a le plus étonné à propos de la guerre ? demanda-t-il un soir.

Cassie, la nuque contre le coussin, les yeux fermés, secoua la tête.

— Non, bien sûr que non.

— Vous.

Elle ouvrit les yeux pour les tourner vers sa silhouette dans l'obscurité.

— Qu'ai-je à voir avec la guerre ?

— Je me suis surpris à penser à vous, ce à quoi je ne m'attendais pas. Bon sang, je ne pensais pas à vous en tant que femme, en ce temps-là, mais vous me manquiez.

— Oh ! dit-elle, avec un sentiment de satisfaction. C'est seulement notre routine qui vous manquait. Nous avions fini par bien nous entendre. Moi non plus, je n'ai jamais pensé à vous en tant qu'homme. Enfin, pas de cette manière, vous voyez ce que je veux dire.

Alors pourquoi, à présent, s'intéressait-elle à lui de cette manière-là ? s'interrogea-t-elle.

Sam se taisait. Il se leva et sortit. Il s'assit sur les marches et regarda le ciel.

— Venez donc voir ces étoiles. Jamais la Croix du Sud n'a été aussi distincte.

Cassie ne bougea pas. Elle avait le pressentiment que quelque chose allait changer, et elle ne voulait pas de changement dans sa relation avec Sam.

— Sam, vous êtes une des rares constantes de ma vie.

Il continuait à contempler le ciel.

— Cela veut dire que vous ne pouvez pas venir regarder les étoiles ?

— Vous vous sentez seul depuis le départ de Liv.

Il soupira.

— Cassie, je me suis senti plus seul en vivant avec Liv que lorsque j'étais célibataire.

— Pourquoi l'avez-vous épousée ?

— Pour une raison stupide. Je vous l'ai déjà dit. Elle était la première fille que j'ai rencontrée après votre lettre m'informant de votre mariage avec Chris.

— Vous pensiez que j'allais épouser Blake quand vous êtes parti ?

— Exact. (Il resta un moment immobile.) Et à ce moment-là, ça ne me dérangeait pas. Ça n'a commencé à me faire mal qu'à mon arrivée en Angleterre, mais je me suis résigné. J'ai été idiot de ne pas comprendre mes sentiments à votre égard, mais votre sacrée compétence, votre côté bagarreur et votre sérieux m'ont décontenancé. Il m'a fallu partir à la guerre pour commencer à voir clair en moi. Je me suis donné des claques, mais alors, je n'aurais jamais pu rivaliser avec quelqu'un de la trempe de Blake, de toute façon. Je n'étais pas prêt pour quelqu'un comme vous. J'étais jeune et croyais que l'important chez une fille c'était sa beauté et sa douceur. Vous étiez jolie, mais certainement pas douce. Quand j'ai reçu votre lettre m'apprenant que vous aviez épousé non pas Blake, mais Chris, savez-vous ce que j'ai fait ? (Il rit.) J'ai donné un coup de poing dans une vitre. J'ai cassé le carreau et me suis presque cassé la main. Quel gâchis !

Cassie avait le regard fixé sur la masse sombre que formait Sam dans la nuit.

— Non, murmura-t-elle. Non, vous ne me l'avez jamais dit.

— C'est fini, c'est du passé. Je n'étais pas prêt de toute façon. Je croyais encore qu'une femme devait rester à la maison, faire la cuisine, avoir des enfants et être d'accord avec tout ce que je pensais.

— Eh bien, n'est-ce pas exactement ce qu'a fait Liv ?

— Bien sûr que si. Sauf accepter ce pays que j'adore. Et je m'ennuie à en perdre la tête en sa compagnie. Elle n'éprouve pas le moindre intérêt pour les gens que nous voyons dans la brousse. Elle ne s'intéresse pas à notre travail. Elle ne se sent pas concernée par les urgences, choses que vous et moi jugeons passionnantes et gratifiantes. Non, Cassie, ce n'est pas parce que Liv n'est pas là que je me sens seul. Ce n'est pas ce qui ne va pas chez moi.

Cassie se leva et franchit la porte-moustiquaire pour venir s'asseoir à côté de Sam.

— Je suis désolée, Sam. Vous êtes déprimé, aussi, à cause de vos problèmes de santé. Vous savez qu'il n'y a personne dont le bonheur me soit plus cher. Vous êtes devenu mon meilleur ami.

Il lui pressa la main.

— Bizarre, n'est-ce pas, les cours que prennent nos existences. Si vous pouviez refaire la vôtre, qu'y changeriez-vous ?

Cassie soupira et réfléchit un moment.

— Je ne serais pas partie à Kakadu avec Blake, il y a des années.

— Ah ! ainsi, vous avez eu le cœur brisé. Je me suis demandé qui avait dit au revoir à qui.

— Il n'y a pas eu d'au revoir.

— Ainsi son union avec Fiona a été un choc pour vous ?

Elle fit un signe d'assentiment.

— Fiona n'a jamais su qu'elle avait épousé l'homme que j'aimais.

— Vous parlez au passé ?

— Ne croyez-vous pas que l'amour doit être partagé, faute de quoi il tourne au masochisme ? Blake et moi n'avons rien partagé depuis si longtemps que parfois je m'étonne même de parler avec lui.

Soudain Sam se tourna vers elle et elle pouvait voir briller le blanc de ses yeux dans la nuit.

— C'est donc cela ? (Il se frappa le front.) Et pendant tout ce temps, je croyais... Cassie, vous avez épousé Chris quand vous avez su que Fiona avait épousé Blake. C'est exact, n'est-ce pas ?

— Cela m'a semblé la seule chose à faire.

— Oh ! Cassie, chère Cassie, je n'avais pas imaginé vos souffrances. (Il passa un bras autour de ses épaules et l'attira à lui.) Alors, vous non plus n'avez pas connu le véritable amour ?

— Mon Dieu, nous avons l'air de personnages de tragédie. Mais je ne suis pas malheureuse, Sam.

— Je souhaiterais en dire autant. Je me sens pris au piège. Je sais ce que je veux et ne peux l'atteindre. Croyez-vous à ces fariboles ? Le Devoir. L'Honneur.

— Je ne sais pas à quoi je crois. Je pense que l'on ne doit pas faire de mal à quelqu'un, si l'on peut l'éviter ; pourtant, il n'est pas juste non plus de se sacrifier pour le bonheur d'un autre. Vous pensez à Liv, n'est-ce pas ? Et aux enfants ?

— Naturellement.

Ils étaient assis scrutant l'obscurité, le bras le Sam autour des épaules de Cassie. Au bout d'un moment, Cassie dit :

— En cette minute précise, Sam, je suis heureuse.

— Moi aussi. Mais je vais vous dire, je crois que je vais rentrer chez moi.

Elle se redressa.

— A cette heure ? Sam, il est presque minuit. Attendez demain, au moins.

Il se leva.

— Non, je pars maintenant, à l'instant. Je vais marcher — je ne veux même pas que vous me raccompagniez en voiture. Accordez-moi trois jours d'indépendance et j'espère pouvoir revoler. Ça me démange.

— C'est une sottise.

— Qu'il ne soit jamais dit que je n'ai pas fait un tas de sottises dans ma vie. Le dîner était bon, Cassie. Et j'apprécie votre hospitalité, mais il est temps que je parte.

Tandis qu'elle le regardait descendre l'allée et se fondre dans le noir, elle réalisa qu'il ne l'avait pas une seule fois appelée Doc ce soir. Debout sur les marches, elle frissonna, trouvant soudain la nuit fraîche. Elle continua à fixer les ténèbres longtemps après le départ de Sam. Pour la première fois depuis longtemps, un sentiment de solitude l'envahit. Elle fut surprise de sentir une larme couler sur sa joue.

53

Elle ne put dormir. Plus exactement, elle n'eut pas de peine à s'endormir, mais elle se réveilla à deux heures du matin et s'agita dans son lit jusqu'à quatre heures et plus. Sam.

Depuis des années qu'elle le connaissait, elle considérait sa présence comme allant de soi. Combien d'années maintenant ? Dix ? Non, onze. Son absence avait duré six ans, mais il était de retour depuis quatre ans, et elle l'avait vu dès lors presque tous les jours.

Leur entente au travail était parfaite. Il leur suffisait d'échanger un regard pour savoir ce que l'autre allait faire, ce dont il avait besoin. Maintenant que Cassie savait piloter, elle pouvait, en observant le temps, le terrain survolé, ou les nuages à l'horizon, prévoir les manœuvres de Sam. Non qu'elle eût fait, à sa place, les mêmes, mais elle devinait ses intentions.

Sam la faisait rire, la réconfortait. Il la maintenait en contact avec la communauté. Tandis qu'elle pansait des blessures ou donnait des consultations, il bavardait avec les gens et s'enquérait des événements. C'est lui qui lui fit part du succès de l'École de l'Air, lui qui ramassait le courrier et apportait les textes des leçons destinés aux enfants de l'Intérieur, dont ils discutaient parfois avec eux. Il en réunissait souvent autour de lui et Cassie l'entendait raconter avec des gestes vifs le dernier film qu'il avait vu. Un an auparavant, il avait acheté une vieille guitare et appris tout seul à en jouer. Il la gardait dans l'avion et quand des gosses se massaient autour de lui, il sortait l'instrument et leur chantait des chansons dont il leur enseignait les paroles. Au bout de quelques mois, les enfants chantaient avec lui, l'attendant quand l'avion arrivait pour les visites médicales.

— Liv ne peut pas supporter que je chante, dit-il un jour à Cassie. Aussi dois-je me rabattre sur un auditoire qui est bien obligé de m'écouter.

Il ne se produirait jamais dans un night-club, mais Cassie

lui trouvait une jolie voix et elle aimait l'entendre chanter. Il suffisait qu'il se mette à gratter un peu la guitare en fredonnant pour qu'elle se détende.

Il avait demandé à Cassie de lui montrer comment faire les vaccinations et il la soulageait de cette tâche pendant qu'elle donnait des soins qu'elle était seule à pouvoir administrer. Il était toujours à l'affût de services à rendre aux gens des ranches : leur procurer gouvernantes, apprentis, cuisiniers, comptables et, récemment, pilotes, bien que la plupart des exploitants et propriétaires de ranch apprissent à faire voler leur monomoteur ou leur hélicoptère. Blake avait lancé cette révolution dans la région.

Sam faisait partie de la vie quotidienne de Cassie, aussi indispensable que le fait de respirer. Mais à deux heures du matin, elle réalisa qu'elle ne l'avait jamais vraiment regardé. Elle n'était jamais allée au cinéma avec lui. Elle n'avait jamais dîné avec lui et sa femme. Elle avait partagé de nombreux repas avec Sam avant la guerre, mais elle ne pouvait se souvenir d'aucun dîner avec lui et Liv, en dehors de la grande pendaison de crémaillère à Tookaringa.

Il lui avait dit : « Je l'ai épousée parce que vous avez épousé Chris. » Mais il n'y avait jamais eu un soupçon de quoi que ce soit entre eux, en tout cas pas dans la période précédant la guerre. Et maintenant, bien sûr... bien sûr quoi ? Eh bien, pour commencer, il était marié. Puis elle se sentait tellement à l'aise avec lui, il était tellement intégré à sa vie que cette proximité excluait tout courant électrique entre eux. Mais il n'y en avait guère eu avec Chris, et cela avait marché. Sinon merveilleusement, du moins convenablement.

A quoi songeait-elle ? Sam, tout d'un coup, était seul et il était resté presque un mois chez elle, dans sa chambre. Ils avaient alors passé bien des soirées ensemble, à parler, partager des impressions. Or depuis des années, ils passaient toutes leurs journées ensemble, et cela n'avait pas fait de différence.

Ou bien si ? N'était-ce pas en partie ce qui rendait si merveilleux son travail et sa vie ? Avait-elle été aussi heureuse de voler avec Warren, ou même Fiona ? Certainement pas quand elle pilotait seule. Non, c'était Sam. Sam faisait la différence.

Elle s'extirpa du lit à six heures et demie. Elle venait de prendre sa douche lorsque le téléphone sonna. C'était Sam.

— Écoutez, je veux piloter aujourd'hui. Si je me sens trop fatigué, vous pourrez me relayer. Je suis resté trop longtemps interdit de vol !

Assise près de lui dans le cockpit, elle se dit qu'elle n'avait jamais remarqué les pulsations d'une veine à sa tempe ; jamais observé ses mains longues, fines, expertes sur le volant.

— Que regardez-vous ? lui demanda-t-il en souriant.

— Vous.

Il se mit à rire.

— Vous le faites chaque jour depuis des années.

Elle secoua la tête.

— Je ne le crois pas.

— J'en suis sûr.

— Eh bien, vous paraissez différent.

— Comment cela ?

Cassie ferma les yeux, se demandant si les moustaches chatouillaient. Ils étaient tous deux en short et elle pensa qu'il avait de bien jolies jambes. Comment ne s'en était-elle pas encore aperçue ? Elle l'entendit fredonner et se tourna vers lui.

— Vous êtes content de vous retrouver en plein ciel ?

— Oui, je le suis. J'ai l'impression que je pourrais voler sans cet appareil. Cela fait longtemps que je ne me suis pas senti aussi bien. Des années peut-être.

Puis il entonna *Un soir enchanté.* Cassie ne put s'empêcher de rire.

Le challenge du jour était un aborigène colossal affligé d'un mal de dents. Cassie l'appuya le dos contre un arbre, et se mit à tirer sur la dent infectée. Mais chaque fois qu'elle tirait, la tête de l'homme avançait avec la dent. Malgré ses efforts, elle n'avait aucune prise.

Sam alla chercher trois autres hommes et le quatuor maintint l'énorme gaillard pendant que Cassie extrayait la dent. Ce fut après coup un sujet d'hilarité.

On les avisa qu'ils disposaient désormais d'une spécialiste d'hygiène dentaire à Armbruster, petite localité du nord, où ils se rendaient depuis peu pour donner des consultations. C'était un minuscule hameau qu'ils n'avaient visité que deux fois. Il possédait une école comportant six niveaux, avec seulement dix-sept élèves. Si l'avion pouvait apporter des instruments dentaires, la dentiste se mettrait au service des élèves et de quiconque nécessiterait ses soins. Aussi firent-ils un détour de trois cent vingt kilomètres.

Armbruster se déployait le long d'une rivière coulant paresseusement sous de grands arbres. C'était pour Cassie le hameau le plus idyllique qu'elle eût jamais vu dans cette partie du monde. Les berges étaient bordées de rochers striés et de toutes les couleurs. Les enfants pataugeaient dans l'eau, et les femmes lavaient leur linge sur les pierres. L'agglomération n'avait qu'une seule route non goudronnée, et deux douzaines de maisons. Elles paraissaient toutes semblables, à l'exception des fleurs, différentes, poussant dans leurs jardins. Les arrière-cours étaient parsemées de bananiers, papayers, manguiers, pamplemoussiers, et derrière les maisons s'étendaient des champs de coton. Il y avait un magasin général, tenu par un homme édenté. Bien que ce ne fût pas une succursale de Teakle et Robbins, le commerçant prétendait acheter le gros de sa marchandise chez Jim Teakle. Un autre habitant était propriétaire du poste d'essence qui consistait en une unique pompe située dans la cour voisine du magasin. De l'autre côté se trouvait l'inévitable pub présent dans le moindre hameau australien.

— Elle sera là à midi, les informa Terrence Quirk, le propriétaire du pub, faisant allusion à la dentiste. Elle est partie à cheval à une vingtaine de kilomètres de la ville.

Il les invita à venir boire « une goutte de thé » en attendant. Ils n'étaient pas plus tôt servis que Cassie, levant les yeux, aperçut, debout sur le seuil, la plus belle femme qu'elle eût jamais vue : toute menue, elle avait de longs cheveux noirs, portait un jean, une grande chemise d'homme, un Stetson, et des bottes à hauts talons qui devaient la grandir jusqu'à un mètre cinquante-sept. Sa peau olivâtre faisait ressortir la forme de ses yeux en amande.

— C'est elle, dit Quirk.

La beauté orientale s'avança vers Sam et Cassie et tendit la main.

— Je suis Tina O'Keefe.

Elle souriait et la blancheur de ses dents faisait un contraste éblouissant avec l'or de son teint.

Elle s'assit et commanda un café.

— C'est gentil de faire un si long détour pour m'apporter le matériel.

Elle ramassa la boîte d'instruments dentaires et jeta un coup d'œil à l'intérieur. Son anglais était impeccable. Cassie ne savait à quoi elle aurait dû s'attendre.

— Vous êtes nouvellement arrivée ici ? demanda Sam.

— En quelque sorte. J'ai été élevée à Darwin.

Quand elle vit l'air étonné de Cassie, elle se mit à rire :

— Je vois. Vous oubliez qu'il y a une population chinoise en Australie, n'est-ce pas ? Mon arrière-grand-père est venu ici avec la ruée vers l'or, au milieu des années 80. Aussi je représente la quatrième génération australienne.

— Tina, ce n'est pas un nom oriental ?

— Non, répondit-elle en buvant son café. Mais mon mari avait du mal à prononcer mon nom chinois. Nous avons adopté le compromis de Tina.

— O'Keefe, dit Sam. Êtes-vous mariée à Irish O'Keefe ?

— Depuis près d'un an. Vous le connaissez ?

— J'ai fait des vols avec lui pendant la guerre. Je m'appelle Sam Vernon.

Le visage de Tina s'éclaira.

— Je sais qui vous êtes. A vous deux, vous avez gagné la guerre !

— C'est bien nous, reprit Sam avec un sourire. Je n'ai jamais rencontré d'homme aussi audacieux.

— Il dit la même chose de vous. Dommage qu'il ne soit pas là, je vous inviterais à dîner.

— Où est-il ?

— Eh bien, nous gagnons difficilement notre vie. Il rassemble les troupeaux, mais il est en ce moment de l'autre côté, dans le Kimberley. Il accepte le travail à mesure qu'il se présente. Il est resté ici près d'un mois et il ne rentrera probablement pas avant trois ou quatre semaines.

— Il vous laisse toute seule ? demanda Cassie.

— Il le faut. C'est ça ou renoncer à notre projet de ranch, bien que l'élevage du bétail connaisse une passe difficile. Il a mis sur pied une véritable entreprise. Il a son propre hélicoptère et en plus, il engage deux autres pilotes avec leurs hélicoptères, trois rabatteurs de taureaux...

— Qu'est-ce qu'un rabatteur de taureaux ? interrompit Cassie.

Tina la regarda.

— Vous ignorez tous les deux comment se passe le rassemblement des troupeaux par avion ?

— J'en ai entendu parler, dit Sam.

— Je vais vous expliquer, dit Tina d'un ton enthousiaste, les yeux brillants. Irish est le meilleur de la profession.

— Il était assurément le meilleur copilote que j'aie eu, convint Sam.

— Tout ranch important a beaucoup de bétail errant...

— Ce sont des bêtes qui courent de tous côtés, sauvages, non marquées, dit Sam à l'intention de Cassie.

Tina poursuivit :

— Pour qu'un ranch soit convenablement réapprovisionné en bestiaux, il faut rassembler toutes ces bêtes errantes qu'on fait sortir des creux et des canyons, et les empêcher de vagabonder. Elles ne se laissent approcher par aucun humain, aussi

Irish mobilise-t-il ses hommes... il a deux pilotes, trois rabatteurs de taureaux avec leur équipement, une poignée de bouviers, un cuisinier, et un mécanicien en cas de pannes, qui, au demeurant, surviennent presque toujours.

— Cela fait une quantité d'hommes et de machines.

— Vous l'avez dit. Les rabatteurs de taureaux conduisent des camions munis d'arceaux de sécurité, de gros pare-chocs, qui peuvent faire dévier un taureau et le poursuivre n'importe où. Les taureaux ne peuvent leur échapper. De toute façon, on fait une reconnaissance aérienne pour repérer les grandes hordes de bétail et on détermine vers quoi il se dirige, vers l'eau par exemple. Puis Irish envoie ses bouviers et les camions dans l'aire prévue et les pilotes y font accourir le troupeau. Il faut un peu plus d'un jour pour monter un parc de rassemblement. C'est assez important, cela ressemble à un parc à bestiaux ordinaire, avec des enclos et des rampes pour charger le bétail dans les camions. Les hommes dressent deux grands murs de toile de jute d'environ huit cents sur six cents mètres pour y garder les animaux. La toile n'est pas très résistante, elle oscille au vent ; et en y exerçant une forte poussée, les bêtes passeraient facilement au travers. Mais de toute manière, elles n'essaient même pas.

« Toujours est-il que c'est tout un art de les déloger, où qu'elles soient, et de les pousser dans cet entonnoir. Il faut procéder en douceur pour ne pas les effrayer. Parfois un bouvier doit sauter d'un hélicoptère et traîner un taureau par la queue après lui avoir lié ensemble les deux pattes arrière.

Cassie, qui vivait depuis plus de dix ans à l'Intérieur, n'avait jamais entendu parler de cette manière de rassembler le bétail.

— Cela semble dangereux.

Tina sourit.

— Les hommes adorent cela, du moins ceux qu'attire ce genre de vie. Ils ne voudraient pas d'un autre métier. Les heures sont longues et dures, mais la paye est bonne. L'opération demande le sixième de temps que prenait le rassemblement sans avions ni hélicoptères. De plus, elle nécessite moins de personnel.

— Que vont devenir les aborigènes privés de leurs tâches ?

— Quand on a des machines pour faire les travaux que faisaient les hommes, cela coûte moins cher, mais il y a des hommes qui y perdent, dit Sam. Le soi-disant progrès n'amène pas toujours un meilleur niveau de vie général.

— Ainsi vous restez chez vous pendant qu'il travaille au-dehors ? demanda Cassie.

— C'est tout récent, répondit Tina en souriant. J'étais la cuisinière chinoise que Irish avait embauchée. J'ai travaillé avec l'unité de rassemblement pendant deux ans. Nous nous sommes mariés six semaines après notre rencontre. Cela devint alors *notre* unité et je participais au rassemblement en même temps que je cuisinais. Mais notre but était d'avoir notre propre ranch et d'élever notre propre bétail. Nous avons fait assez d'économies pour acheter de la terre, mais Irish doit encore travailler pour payer le troupeau que nous voulons, ainsi que les frais d'entretien. Je reste à la maison, j'élève des bêtes, je construis notre affaire. Il n'est absent que la moitié de l'année.

— Vous vivez seule la moitié de l'année ?

— Voilà pourquoi je vous ai fait apporter ces instruments. En fait, j'ai suivi un cours de chirurgie dentaire à Darwin et j'ai exercé pendant presque une année — c'était si ennuyeux que j'ai compris qu'il me fallait une vie plus intéressante. Mais ici, en attendant Irish, j'ai besoin d'être entourée, alors j'ai pensé que je pourrais m'occuper de leurs problèmes dentaires. Je soignerai les enfants de l'école gratuitement — je considère cela comme ma contribution à la communauté. Mais si quelqu'un d'autre a besoin d'une extraction ou d'un plombage, ce sera pour moi l'occasion de me faire un petit peu d'argent en plus, de mettre à profit ce que j'ai appris et peut-être de rencontrer tous les gens de la région.

— Un de nos amis pratique le rassemblement de bétail en hélicoptère, dit Cassie. Je me demande s'il connaît vos méthodes.

— Qui ? demanda Tina.

— Blake Thompson.

Les yeux de Sam se rétrécirent en regardant Cassie.

— Oh ! Nous avons un contrat avec Tookaringa. Enfin, pour les deux secteurs nord. Blake se charge des deux autres. Irish lui a appris comment procéder. Nous aimons aller là-bas. Je vais parfois passer trois ou quatre semaines dans chaque secteur. Fiona y vient au moins une fois et nous faisons un grand barbecue. J'aime cette femme.

— Qui ne l'aime pas ? renchérit Sam.

Ils conversèrent avec Tina jusque dans le milieu de l'après-midi. Quand ils partirent, Cassie déclara :

— C'est quelqu'un que j'aimerais mieux connaître.

Tout en mettant pleins gaz, Sam ajouta :

— Vous devriez rencontrer son mari. Il n'y en a pas un sur un million comme Irish.

Cassie ferma les yeux. Elle faisait d'habitude un petit somme quand ils revenaient en fin d'après-midi. Mais la voix de Sam lui fit rouvrir les yeux.

— Vous n'aimeriez pas aller au cinéma ce soir ?

Elle le vit sourire.

— Vous n'avez rien contre une gentille séance platonique de cinéma en compagnie d'un homme marié ?

— En vérité, la manière dont vous présentez cela me laisse à penser qu'il s'agit de quelque chose d'un peu dangereux.

Ses mains restèrent sur le volant, mais ses yeux rencontrèrent ceux de Cassie.

— Doc, il y a un moment qu'on en est au stade dangereux, et vous le savez aussi bien que moi.

54

La dernière fois que, dans son souvenir, Cassie avait été aussi heureuse, c'était lors de son séjour avec Blake à Kakadu, il y avait plus de dix ans. C'était comme si, pendant toutes ces années, elle avait tenu la bride haute à ses émotions et elle réalisa que c'était à dessein. Elle s'était juré de ne plus jamais laisser prise à la douleur qui, invariablement, semblait succéder à la joie.

Mais cette fois, c'était différent. Elle se faisait maintenant peu d'illusions sur la vie. Sam était marié. Leurs relations ne pouvaient mener nulle part. Pourtant elle s'éveillait chaque jour avec un sentiment de joie. Chaque jour elle était de plus en plus impatiente d'aller au bungalow de radio. Celui-ci comprenait maintenant cinq pièces, toutes réservées au service, tandis que Betty et les gosses avaient leur propre maison à côté, complétée par la véranda. La ville se développait et Betty avait des voisins à quelques pas de la station, autrefois isolée.

Cassie vivait plus intensément chaque journée grâce au subtil changement de ses relations avec Sam. Aucun d'eux ne le reconnaissait explicitement, mais quand leurs regards se rencontraient, ils restaient rivés l'un à l'autre. Pendant les vols, ils se regardaient en silence et souriaient.

Sans être invité, mais bien accueilli, Sam apparaissait maintenant aux dîners du lundi où venaient Romla et Jim. Ils faisaient ensuite une partie de cartes ou allaient au cinéma. Quand Cassie et Sam étaient assis l'un près de l'autre dans l'obscurité, leurs bras se touchaient. Un soir, Sam lui prit la main et la garda pendant tout le reste de la séance. Cassie ne put jamais se rappeler le sujet du film, mais elle sentit encore les jours suivants la chaleur du contact de Sam.

Pour la première fois depuis plus de dix ans, elle relégua Blake Thompson au passé. Non pas qu'elle eût un quelconque avenir avec Sam, mais elle avait un présent, ce dont elle lui était reconnaissante. Elle doutait qu'il eût jamais la capacité de l'exciter comme l'avait fait Blake dans leur jeunesse, mais elle savourait chaque moment.

Même la couleur des jours changeait : le ciel était plus bleu, les fleurs plus éclatantes, la terre plus rouge.

Romla lui dit :

— Vous avez surmonté la mort de Chris. Je me suis sentie coupable d'être si heureuse quand je savais ce que vous portiez en vous.

Alors elle annonça à Cassie ce qu'elle portait : un bébé.

Ses yeux brillaient de joie quand elle s'écria :

— A mon âge !

Elle avait deux ans de plus que Cassie.

— Ainsi, vous allez de nouveau être femme au foyer.

Romla se mit à rire.

— Vous me connaissez trop pour le croire. Pourquoi renoncerais-je à des activités que j'aime ? Nous pouvons continuer à habiter notre appartement de l'hôtel. Tous ces vieux schnocks qui se moquaient de ma boutique de lingerie en sont pour leurs frais. Je parierais que quatre-vingt-dix pour cent de mes clients sont des hommes. Enfin, peut-être pas tant. Ils arrivent, timides et embarrassés. Mais maintenant l'Intérieur est envahi de sous-vêtements incroyablement osés et coûteux. Je me demande souvent s'ils les font porter à leurs épouses. Tout ce que je sais, c'est que je ramasse un paquet. Et maintenant que son père est à la retraite, c'est Jim qui dirige Teakle et Robbins. Eh bien, Cassie, Jim et moi avons bâti un empire, et nous continuons à faire des projets. Je n'ai l'intention d'en abandonner aucun. Je peux tous les réaliser, et avoir un bébé aussi.

Un jour de septembre, Sam et Cassie allèrent à Kypunda prendre une gouvernante qui devait être opérée de la vésicule biliaire. Cassie ne put quitter l'hôpital avant dix heures et quand elle sortit dans la nuit printanière, elle trouva Sam qui l'attendait.

— Je savais que vous n'aviez pas votre voiture, et je n'aime pas que vous rentriez seule à pied la nuit.

Elle rit.

— Je le fais depuis des années.

— Je sais. Depuis des années, vous faites beaucoup de choses seule.

— J'aime cela.

Elle glissa son bras sous le sien tout en marchant.

— Je n'ai pas ma voiture parce que je voulais marcher,

avoua-t-il. Nous arrêterons-nous chez *Addie's* pour prendre un verre ?

— Je boirais volontiers une bière.

— Ouais, moi aussi.

Addie's était toujours bondé dans la soirée, le fond de la salle de devant rempli de groupes d'hommes jouant aux fléchettes. Sam et Cassie choisirent une petite table dans un coin obscur.

Quand la serveuse leur apporta leurs bières, Cassie dit :

— J'ai toujours mal au dos après mes interventions. Sans doute la tension. On pourrait penser que je devrais en avoir l'habitude.

— On pourrait penser que devrais avoir l'habitude de vous, également. Pourtant, chaque jour vous êtes nouvelle pour moi, répondit-il sans la regarder, les yeux fixés, au-dessus d'elle, sur les joueurs de fléchettes.

Cassie se demanda — ce n'était pas la première fois — si la moustache chatouillait.

Les yeux de Sam rencontrèrent les siens.

— Je n'ai pas envie que Liv rentre à la maison.

Cassie soupira.

— Moi non plus, mais nous sommes en train de jouer, c'est tout. Et Harry ? Et Samantha ? Vous ne pourriez pas vivre sans eux.

Sam finit sa bière sans répondre.

— Venez. Ce n'était pas une si bonne idée. Sortons d'ici.

Quand ils eurent quitté la rue principale pour prendre le chemin de chez Cassie, Sam prit sa main dans la sienne. Ils ne dirent pas un mot jusqu'à leur arrivée.

— Vous savez, n'est-ce pas, que si nous nous lançons dans quelque chose que nous ne pouvons mener à terme, nous ne serons plus capables de travailler ensemble ?

Cassie s'appuya sur la porte-moustiquaire et leva les yeux vers lui.

— Tout ce que je sais, c'est que j'ai été plus heureuse ces temps-ci que je me rappelle l'avoir été.

Sam se rapprocha de Cassie. Il l'attira à lui et sa bouche s'empara de la sienne. Elle l'entoura de ses bras, goûtant ses lèvres, ressentant son désir. Elle savait qu'il y avait longtemps qu'elle ne s'était sentie aussi vivante, longtemps qu'elle n'avait pas été embrassée et que toutes les fibres de son corps n'en avaient vibré.

— De quoi riez-vous ? murmura-t-il dans son cou.

— De ce que les moustaches ne chatouillent pas.

Elle espérait qu'il ne s'arrêterait pas de l'embrasser. Mais il écarta son visage, laissant ses bras autour de sa taille, et pressant son corps contre le sien.

— J'ai quelques ponts à couper avant de faire ce que je veux, Cassie.

Il s'éloigna dans l'allée en sifflotant et elle resta à scruter l'obscurité après qu'il eut disparu. Elle se demanda si elle s'était jamais sentie plus heureuse.

Deux jours plus tard, alors qu'ils étaient à Stockton Wells, il lui déclara avec un sourire :

— J'ai quelque chose à vous dire.

Elle le regarda, dans l'expectative.

— Non, pas maintenant. Ce soir. Que diriez-vous d'un dîner à l'hôtel ?

— Ça doit être important. Chez *Addie's* ne suffit pas ?

— C'est important. Je ne veux pas que vous preniez cela à la légère. Je veux que vous vous habilliez comme pour une circonstance importante.

Elle se mit à rire.

— Allez-vous m'indiquer comment je dois me comporter ? Dois-je surveiller ma conduite ?

— J'espère bien que non.

A ce moment la voix de Horrie se fit entendre à la radio :

— Une urgence à Tookaringa. Faites un détour et allez-y le plus vite possible. Fiona a fait une chute de cheval.

Il était à peine plus de dix heures du matin.

Sam prit la main de Cassie.

Pendant les deux heures qui suivirent, elle eut le cœur serré d'angoisse. A leur arrivée à Tookaringa, dès l'ouverture de la porte de l'avion, Cassie courut vers la maison. Blake était assis près d'une Fiona toute pâle, étendue sur leur immense lit.

— Mon Dieu, Cassie, dit-il en se levant au moment où elle se précipitait dans la pièce. Elle n'a aucune contusion, mais elle perd conscience par moments. La sangle a lâché et comme la selle glissait, le cheval s'est cabré. Fiona a été jetée à terre et l'animal l'a piétinée.

Cassie s'approcha de Fiona, qui ouvrit les yeux. C'était une hémorragie interne, elle en était sûre. La voix de son amie était à peine audible.

— Cassie, chère Cassie.

Cassie l'embrassa sur le front. Au bout de cinq minutes d'examen, elle sut qu'il ne restait plus à Fiona que peu de temps à vivre.

— Dites-moi si vous pouvez faire quelque chose, dit Blake d'un ton impératif.

Elle le regarda, se sentant impuissante.

— Je ne sais pas, Blake. Je n'ai pas d'appareil à rayons X.

Et même si elle en avait eu un, il n'y aurait probablement rien en à faire.

Elle s'assit près de Fiona, qui rouvrit les yeux et se mit à chuchoter si bas que Cassie dut se pencher pour l'entendre.

— Cassie, ma chérie, mon amie bien-aimée, murmura la blessée en lui prenant la main. Sais-tu ce qui me tracasse le plus ? C'est de laisser les enfants. Qui va s'occuper d'eux ? Qui leur donnera l'affection nécessaire à tout enfant ? (Cassie se les représenta tous : six, cinq et trois ans.) Est-ce que tu t'occuperas d'eux ? Seras-tu une mère pour eux ? (Son regard était implorant.) Il y a aussi Blake. Il ne le sait pas, mais il a aussi besoin de quelqu'un pour s'occuper de lui. Il ne sait même pas où sont ses chaussettes. S'il te plaît, Cassie. Je peux mourir, si tu me promets...

— Fi, tu ne vas pas mourir, mentit Cassie.

Elle espérait qu'elle arriverait à retenir ses larmes.

— Si je meurs, promets-moi. Je t'en prie, Cassie, promets-moi que tu t'occuperas de...

— Naturellement, Fi. Naturellement, je le ferai.

— Tu ne vas pas mourir, insista Blake. Tu sais que je ne peux vivre sans toi.

Fiona fit un grand effort pour bouger la tête de façon à voir Blake.

— Souviens-toi d'embrasser les enfants chaque soir. Et ne confie pas leur éducation à une gouvernante. Charge-t'en, toi avec Cassie. Fais entrer Cassie dans ta vie. Elle élèvera nos enfants comme elle l'aurait fait pour les siens, si elle en avait eu...

La phrase resta en suspens, à jamais inachevée. Fiona soupira, puis après un court râle, cessa de respirer.

Cassie tourna un visage bouleversé vers Blake qui tomba à genoux et fondit en larmes, les bras allongés sur le corps de sa femme morte. Cassie se leva et fit le tour du lit. S'agenouillant près de lui, elle l'entoura de ses bras, mouillant de ses larmes le dos de sa chemise.

Debout sur le seuil, Sam observait la scène.

Cassie et Sam essayèrent tout le reste de la journée de réconforter Blake et les enfants. Blake se décida pour une incinération, et Sam fut d'accord pour ramener le corps aux pompes funèbres d'Augusta Springs où se déroulerait dans une semaine une messe de souvenir. Ce délai donnerait à chacun, dans le voisinage, la possibilité de prévoir un déplacement en ville. Steven prit des dispositions, car Blake était trop accablé par le chagrin pour avoir l'esprit clair.

— Je vais rester ici, dit Steven à Cassie. Je ne veux pas le laisser seul. (Il avait lui aussi les larmes aux yeux.) Je l'aimais comme ma fille, ne cessait-il de répéter.

Cassie avait l'impression qu'une partie d'elle-même lui avait été arrachée, mais ce fut seulement à l'approche du crépuscule, quand Sam et elle, avec le corps de Fiona, furent dans l'avion, qu'elle s'abandonna aux pleurs, de gros sanglots ponctués de hoquets. Ne plus jamais se trouver avec Fiona, ne plus jamais entendre son rire, ne plus jamais sentir ses étreintes, ne plus jamais... jamais.

Le corbillard attendait à l'aéroport, et le corps de Fiona fut emporté avant même leur descente d'avion.

Sam mit son bras autour de Cassie. Les deux voitures étaient là, mais il lui dit :

— Venez, je vais vous conduire chez vous.

— Non. (Elle dégagea son épaule de la main de Sam.) Je veux être seule.

En montant dans sa voiture, elle se souvint qu'il l'avait invitée à dîner dehors.

— Vous vouliez me dire quelque chose ?

— Ça peut attendre.

Il se pencha pour fermer la portière.

Rentrée chez elle, après deux scotches secs, elle alla se coucher et, en s'endormant, elle entendit les chuchotements de Fiona : *Sois une mère pour mes enfants, Cassie.*

55

Le matin suivant, pendant la séance d'appels radio, Cassie dit à Blake que s'il voulait venir la chercher en avion à Augusta Springs, elle irait passer le week-end à Tookaringa, s'occuperait des enfants et ne serait là que pour lui et Steven.

Il accepta son offre.

Sam ne parla guère de toute la journée. Aucune consultation n'était programmée et Cassie résolut les urgences par téléphone. Elle errait comme un zombie, entendant à peine ce qu'on lui disait. Romla essaya de la réconforter en l'invitant à dîner. Mais tout ce que pouvait faire Cassie, c'était pleurer. Fiona n'était plus. La vie de Fiona et celle de Jennifer avaient été fauchées si rapidement par des accidents imprévisibles. C'était dur pour ceux qui restaient de supporter ce choc brutal et d'admettre que tout était fini.

— Que vont devenir ces enfants ? demanda Cassie.

Romla secoua la tête.

— Je ne sais pas, ma chérie. Que deviennent les enfants qui perdent un de leurs parents ? Blake a tout l'argent qu'il faut pour engager de bonnes nourrices et gouvernantes. Ils seront mieux soignés que la plupart des enfants, en pareil cas.

— Les hommes sont pris au dépourvu devant un genou écorché ou un mal de gorge...

— Blake se remariera, j'imagine. Quel âge a-t-il ? A peine la quarantaine ?

— Trente-neuf ans.

Romla prit Cassie par l'épaule et sourit.

— Peut-être vous. Vous êtes tous les deux...

Cassie leva la tête, la foudroyant du regard.

— Comment pouvez-vous parler ainsi, en un tel moment ?

— C'est assez maladroit, reconnut-elle, l'air contrit. Excusez-moi. C'est une idée qui vient de me passer par la tête.

Et Cassie réalisa qu'elle s'était éveillée avec la même idée. *Sois une mère pour mes enfants, Cassie.*

Sinon une mère, du moins une tante affectionnée. Les deux plus jeunes enfants n'avaient pas encore bien compris qu'ils ne reverraient plus jamais leur mère, mais ils étaient tous les trois de caractère difficile.

Blake abandonna ses responsabilités de père, partit tout seul sur son cheval le samedi dès l'aube et ne revint que pour l'heure du dîner. Steven séjournait dans la maison de Blake.

— Je me souviens de ce que j'ai ressenti quand Jennifer est morte. Je croyais que je ne pourrais pas continuer à vivre. Et ma douleur s'est estompée. Mais lui dire que le temps atténue la souffrance ne sert à rien actuellement.

— Non, reconnut Cassie. Laissez-le à son chagrin. Mais qu'allez-vous faire quand il me faudra rentrer dimanche soir ?

— Nous nous arrangerons.

Le dimanche, Blake resta assis sur la véranda et scruta l'espace, ce large panorama qui s'offre de n'importe quel point de cette partie du continent. Mais à quatre heures, quand Cassie annonça qu'elle devait vraiment s'en aller, il se leva et se dirigea vers son Cessna. Et pendant tout le trajet du retour, ils parlèrent de Fiona.

— Vous avez été chic, Cassandra. Je ne peux vous dire à quel point j'apprécie votre présence là-bas... ici. Elle vous aimait plus qu'une sœur, vous savez.

— Oui, je le sais bien.

Blake ne sortit de l'avion à Augusta Springs que pour prendre du carburant. Il ferait nuit quand il rentrerait à Tookaringa, mais le périmètre du terrain d'atterrissage disposait maintenant d'éclairages.

— Vous m'appellerez si je peux vous être d'une quelconque aide ?

Il acquiesça. Ils seraient tous en ville dans trois jours pour les funérailles.

— Prenez vos dispositions pour descendre tous chez moi.

— Vous n'avez pas de place pour nous tous.

— Steven peut sans doute loger chez Sam. Steven et la petite Jenny. Sam a trois chambres. Je vais le lui demander.

Quand elle lui posa la question, Sam répondit : « Bien sûr », mais il avait un regard étrange. Comme si d'une certaine manière tout avait changé dans le monde.

Après le service funèbre, Cassie n'avait d'autre envie que de retourner à Tookaringa, et de s'occuper des deux hommes et des enfants. Mais elle ne put en trouver le temps. A peine la cérémonie terminée, elle et Sam furent appelés dans la partie du sud-ouest la plus reculée de leur territoire, une région où ils n'étaient jamais allés parce qu'il n'y avait pas de ranch à cet endroit.

L'un des conducteurs d'une caravane de chameaux avait été terrassé. Son fils avait fait à dos de chameau les quatre-vingts kilomètres qui les séparaient de la ville la plus proche, à peine un point sur la carte, pour trouver une radio. Il allait les attendre dans la ville car il pouvait difficilement leur indiquer comment repérer la caravane depuis l'avion.

Le pays qu'ils survolaient était plat, nu jusqu'à l'horizon. Rien qu'une étendue de terre uniforme, pas un arbre en vue. Pas même de crevasses dans le sol, rien qu'une surface plane de sable.

Le soleil tapait sur la seule rue de la ville, qui était à plus de quatre cents kilomètres de toute autre agglomération. Pas une âme n'apparut pendant la descente de l'avion, mais quand Sam ouvrit la porte, un Afghan en long pantalon survint et une bouffée d'air chaud les frappa comme une gifle.

Puis Cassie aperçut plusieurs Afghans qui prenaient le soleil à l'extérieur de leurs huttes, tandis qu'un autre faisait le tour de la ville avec un troupeau de chèvres. Sur une dune jouait un groupe d'enfants. Mais derrière, de l'autre côté de la ville, là où il y avait une demi-douzaine de maisons, rien ne bougeait. Une voiture stationnait devant ce qui passait pour un hôtel, mais on se demandait comment le véhicule avait pu arriver là et où il pouvait aller. Il n'y avait pas de routes, sinon couvertes de sable. Des gémissements sortaient d'un petit enclos renfermant des bestiaux. Une éolienne solitaire se dressait immobile et silencieuse.

— Mon père va mal, dit le jeune homme barbu, qui portait un turban et un pantalon comme Cassie n'en avait jamais vu.

Elle avait à peine entendu parler de ces populations venues d'Asie, longtemps auparavant. Elle avait cru qu'on trouvait les caravanes plus au sud. Le jeune homme qu'elle avait devant elle appartenait probablement à la troisième génération de conducteurs de chameaux. Elle comprit pourquoi on avait besoin d'eux dans cette zone déserte où il n'y avait ni route visible ni voie ferrée. Il lui expliqua que son père était brusquement tombé malade et était incapable de continuer la route. Il l'avait installé sous un bosquet d'arbres et lui-même était revenu à dos de chameau en ville où l'agent de police avait appelé les Médecins Volants.

Sortant de derrière une des huttes, arrivait un jeune garçon conduisant trois chameaux. Sam et Cassie se regardèrent. Sam sourit.

— Avez-vous déjà monté un chameau ?

— Je n'en ai même jamais vu un.

Les chameaux approchèrent, les pompons accrochés à leurs selles raffinées s'agitant joyeusement. Leurs pattes arrière semblaient trop minces pour supporter leur corps lourd, ils avançaient doucement, marchant sur la partie antérieure de la plante du pied, avec légèreté et en cadence, trottant avec aisance et grâce, comme s'ils dansaient, leurs flancs oscillant d'un côté à l'autre.

Cassie scruta l'horizon et ne vit rien.

— Ne serait-il pas plus facile de prendre l'avion ?

— Allez, dit Sam, lançons-nous dans une aventure !

— Laissez-moi prendre mon sac.

Ils parcoururent des kilomètres de plaines de cailloux miroitants. Pendant les deux premières heures, d'un horizon à l'autre, le paysage ne présentait aucun signe distinctif. Comment leur jeune guide savait-il où ils allaient, elle n'en avait aucune idée. Le soleil baissait vers l'ouest, c'était le seul repère pour s'orienter. Il n'y avait pas d'herbe, rien que des lits de rivières desséchés qui, même à leur maximum, ne devaient être que des filets d'eau.

— Tout paraît aride et mort, marmonna Cassie, au bout d'une heure.

Sam attira son attention.

— Regardez ! Ne vous sentez-vous pas minuscule ? D'en haut, nous devons ressembler à des fourmis.

— Pourquoi cela a-t-il l'air de vous ravir ?

— Bon sang, regardez ces couleurs ! Le rouge, les jaunes, regardez comme le soleil les met en valeur ! Et regardez là-bas cette végétation vert-de-gris. (Ils contournaient une colline basse.) Comment pouvez-vous dire que c'est mort ? Voyez-vous ces étendues vert olive d'acacias rabougris ?

C'était un pays qui jouait des tours. Les objets, très rares, qui apparaissaient à distance, se détachaient en un puissant relief. Des mirages d'un bleu d'eau dansaient à l'horizon. Vers le nord se dressaient des collines de grès, rubis et bronze, sous les intenses rayons du soleil. Une dune ressemblait à une montagne lointaine, tant l'éclat des cailloux créait un amalgame entre réalité et hallucination. Se trouvait-elle à un ou dix kilomètres ? Le monde n'avait plus que deux dimensions ; rien n'interrompait la ligne de vision, rien ne la soulignait. Rien que le plat, interminable, incommensurable désert.

Le silence qui les envahit était d'une profondeur que Cassie n'avait jamais connue. Toute réflexion qu'elle aurait été tentée de faire devenait hors de propos avant même qu'elle n'ouvrît la bouche.

Le trajet dura trois heures. Cassie était continuellement dans la crainte d'être jetée à terre par les secousses de sa monture. Trois hommes et une caravane de chameaux apparurent au loin, en même temps qu'un autre mirage de palmeraie. Le jeune conducteur les montra du doigt, mais Cassie ne pouvait dire si le groupe était à dix ou vingt kilomètres. Ils ne semblaient guère se rapprocher jusqu'au moment où, soudain, ils furent là. Ce n'était pas un mirage. Il y avait un bosquet de palmiers-dattiers.

— On se croirait au Maroc, dit-elle.

Sam lui sourit.

— Êtes-vous allée au Maroc ?

Force lui fut de rire.

Le patient les attendait, presque inconscient, entouré de trois amis. Tous portaient le même costume que le jeune homme qui les avait guidés à travers le désert.

Il apparut évident qu'aucun d'eux ne permettrait à une femme d'examiner le malade. Celui-ci chuchota quelque chose à l'oreille d'un des hommes qui, regardant Cassie, transmit le message.

— Il mourrait plutôt que de laisser une femme le toucher.

— D'après les symptômes, dit Cassie, il s'agit, à mon avis, d'un calcul rénal. Je crois que vous allez être mes doigts.

Elle indiqua à Sam comment palper et que chercher.

Les Afghans ne voulurent même pas la laisser regarder pendant que Sam s'agenouillait près du patient. Cassie leur tourna le dos et s'adressa à Sam :

— Il a, par vagues, des douleurs, des sortes de crampes et de coliques. Il les ressent probablement dans la région du flanc, au-dessous des côtes et légèrement en arrière, avec une diffusion autour du ventre, dans l'aine et même jusqu'aux testicules. Voyez si c'est exact.

— Que je lui tâte les couilles ? demanda Sam.

Cela fit sourire Cassie, mais aucun des hommes ne s'en aperçut. Elle acquiesça.

— Eh bien, arrangez-vous pour leur expliquer ce que vous faites. Ils ne me laisseront sans doute pas même prononcer le mot.

Ils comprenaient tous l'anglais, aussi savaient-ils ce qu'elle disait. Le malade gémissait.
— Si c'est ce que je pense, c'est vraiment une douleur très aiguë, semblable à celle d'un accouchement particulièrement difficile, et qui est accompagnée de sang dans les urines. Assurez-vous qu'il s'agit bien de cela.
Elle ne se trompait pas.
Cassie soupira.
— La seule chose qui soulagera sa douleur est une injection de morphine, fréquemment renouvelée. Me permettront-ils de lui faire une piqûre ?
Sam et les hommes murmurèrent entre eux.
— Non.
— Eh bien, vous en avez déjà fait. La douleur ne s'arrêtera que si le calcul tombe de l'uretère dans la vessie.
— L'uretère ?
Sam vint à côté d'elle.
— L'uretère va du rein à la vessie. Si le calcul est expulsé de l'uretère, la douleur, qui est analogue à celle d'une crampe musculaire, cessera aussitôt. Et plus tard, il rejettera en urinant un petit calcul semblable à un minuscule caillou.
— Et s'il ne le rejette pas ?
— Il continuera à souffrir atrocement, et il faudra recourir à la chirurgie. La seule chose que nous puissions faire présentement, c'est de le soulager.
Tout en parlant, Cassie s'agenouilla et tira de son sac une fiole de morphine et une seringue. Elle fit signe à Sam.
— Prenez un tampon d'ouate et l'alcool. Frottez-en l'endroit où vous allez faire l'injection.
Elle aurait pu se dispenser de ces indications. Il avait fait des centaines de piqûres au fil des années.
Le soleil commençait à descendre à l'horizon, dardant sur le centre du ciel ses rayons vermeils.
— Et maintenant ? interrogea Sam.
— Je crois que nous allons être obligés de passer la nuit ici. Nous ne pouvons certainement pas retourner à l'avion. Vous irez le chercher, à l'aube, avec le jeune garçon. Vous saurez retrouver l'endroit en avion, pensez-vous ?
Sam sourit, glissa la main dans sa poche de pantalon et en tira une boussole.
— Si je saurai ? Quelle question !
Cassie jeta un coup d'œil autour d'elle.
— C'est assez plat partout pour atterrir, n'est-ce pas ?
— Vous pensez le ramener à l'hôpital ?

— Oui, s'il n'évacue pas le calcul rénal cette nuit.

— Ils ne vous laisseront pas faire une injection de morphine en mon absence. Ils ne vous laisseront pas l'approcher.

— Nous verrons. D'ici demain, s'il souffre encore autant, il saura quel soulagement apporte la morphine, et il me priera de lui en administrer.

— Vous voulez vous risquer à manger comme eux ?

Cassie fit la grimace.

— Pourquoi pas ?

Ils ne le regrettèrent pas. Fèves, couscous, taboulé, yogourt au lait de chèvre, plats exotiques et très savoureux.

— Cela va vous prendre trois heures pour retourner à l'avion, dit Cassie. A combien estimez-vous le temps de vol pour revenir ici ?

— Un peu plus d'une demi-heure.

Dès que le soleil eut disparu, la température baissa et Cassie eut froid. Un des chameliers lui apporta une couverture ouatée.

— Il n'y en a qu'une. Je suis désolé, dit-il.

— Nous nous tiendrons chaud, dit Sam.

Ils s'assirent tout près l'un de l'autre, enveloppés dans la couverture qui sentait le chameau, et regardèrent les étoiles dont le ciel était parsemé.

— Croyez-vous que Fiona est l'une d'elles ?

Sam ne répondit pas.

— Qu'alliez-vous me dire la semaine dernière, le jour où Fiona est morte ?

— Ça n'a pas d'importance pour l'instant.

— Dites-moi quand même ce que c'était. Cela semblait important sur le moment.

— Liv et moi sommes d'accord pour divorcer.

La phrase de Sam resta en suspens entre eux. La nouvelle était aussi extraordinaire que le ciel.

— Oh, Sam ! Mais les enfants ? Comment pouvez-vous vivre sans eux ?

— Nous avons des détails à régler, mais elle s'installe en Angleterre. Je suppose que je les aurai pendant les vacances scolaires. Cela vaut mieux que de les élever dans un tel climat de tension.

— Quel effet cela vous fait-il ?

Elle ne pouvait voir ses yeux.

— C'est moi qui l'ai proposé.

— Comment a-t-elle réagi ?

— Elle voulait me le suggérer. Et vous, quel effet cela vous fait-il ? demanda-t-il.

— Pourquoi avez-vous dit que cela n'a pas d'importance maintenant ?

Il hésita.

— Les choses semblent se présenter autrement qu'il y a une semaine.

Elle savait ce qu'il voulait dire. *Sois une mère pour mes enfants, Cassie.*

Il répéta sa question :

— Quel effet cela vous fait-il ?

— Je ne sais pas. C'est une telle surprise.

— En est-ce une, Cassie ? En est-ce vraiment une ?

Elle se glissa sous la couverture et ferma les yeux.

Était-elle aussi surprise qu'elle le prétendait ?

56

Quelque chose avait changé.

Au moment où Cassie en prit conscience, elle ne put immédiatement préciser quand était survenu le changement et pourquoi.

Le sentiment de plénitude qu'elle avait connu pendant les quelques mois précédant la mort de Fiona s'était évanoui. Mais elle était trop prise par les soins dont elle entourait les gens de Tookaringa pour se rendre compte que son bonheur s'était envolé.

Quand elle s'en aperçut, elle attribua tout naturellement cela à la mort de Fiona. Puis elle réalisa qu'il n'y avait plus entre elle et Sam les échanges de plaisanteries qu'ils avaient toujours eus. Il restait silencieux pendant les vols. Il était aussi coopératif que d'habitude, ses relations avec les divers employés des ranches étaient les mêmes, remplies d'accès de rires. Il continuait à l'assister et elle n'avait jamais à lui demander son aide, il avait l'intuition des moments où elle avait besoin de lui. Toutefois, quand il aurait pu gêner, il savait ne pas être là. Il lisait en elle comme dans un livre. Mais il avait perdu sa joie de vivre. Et l'intimité qui s'était instaurée entre eux avait disparu.

Elle se rendait à Tookaringa dans l'hélicoptère de Blake tous les vendredis en fin d'après-midi et elle prenait contact avec Horrie le samedi matin. La radio restait allumée en permanence à Tookaringa, de façon à capter tout appel d'urgence. Elle jouait avec les enfants, conversait avec Steven et Blake, sortait à cheval avec eux et tâchait d'inventer des moyens de les faire rire. Il n'en existait pas beaucoup. Aucun d'entre eux ne trouvait drôle une vie sans Fiona.

Blake la ramenait en ville le dimanche après-midi. C'était Steven qui disait régulièrement : « Je ne sais ce que nous deviendrions sans vous, Cassie. »

Après toute une semaine de travail et un week-end plein

d'émotions épuisantes, Cassie n'était pas d'humeur à préparer à dîner pour ses invités du lundi soir. Romla dit qu'elle comprenait et invita Cassie à l'hôtel. Mais Cassie ne voulait que manger sur le pouce et se coucher tôt. Un lundi, leur réunion fut annulée, à la fin d'une tournée de visites.

Sam lui proposa :

— Voulez-vous que j'aille chercher des hamburgers ?

Cassie secoua la tête.

— Je veux seulement aller me coucher.

Elle s'endormit avant neuf heures.

Depuis que Cassie passait ses week-ends à Tookaringa, ses rapports avec Sam prenaient un tour plus distant que onze ans auparavant. Quand elle en avait le temps, elle se demandait pourquoi.

Un vendredi, à midi, au retour d'une nuit passée sur place pour une urgence à l'hôpital de la Mission australienne de l'Intérieur de Birdsville, Sam lui dit :

— Vous allez ce soir chez les Thompson ?

— Oui, oui.

Il semblait à Cassie qu'elle n'avait jamais été plus fatiguée que depuis les deux derniers mois qui avaient suivi la mort de Fiona.

Sam fit un signe de tête et ses lèvres se crispèrent en une mince ligne.

— Pourquoi ?

— Oh, pour rien ! Vous n'avez pas passé un seul week-end en ville depuis la mort de Fiona.

— Les enfants ont besoin de moi.

— Ouais, c'est sûr.

— Qu'est-ce que ce ton sous-entend ?

— Rien.

Comme elle avait envie de le croire, elle le crut.

— J'aimerais bien avoir une fois de temps en temps un peu de loisir. J'ai tant à faire que je n'ai pas une minute à moi. Le mardi, je dois me laver les cheveux, le mercredi, c'est mon jour de lessive, le jeudi...

Il leva la main, comme pour balayer ses plaintes.

— Vous ne faites que ce que vous voulez bien faire.

— J'ai dit à Fiona...

— Vous n'avez pas à vous justifier.

— Parce que je me justifie ?

Elle s'arracha à la contemplation des nuages devant eux pour tourner la tête vers Sam.

— Vous pensez peut-être que je vais là-bas pour être avec Blake ?

— Dans le mille !

Elle ne répondit pas, refusant de se laisser entraîner dans une conversation de ce genre un vendredi après-midi, deux heures avant que Blake ne vienne la chercher pour l'emmener à Tookaringa.

Blake. Tout ce temps elle s'était dit qu'elle faisait ce que Fiona l'avait suppliée de faire, d'être la mère de ses enfants — qui étaient aussi ceux de Blake. Elle n'avait pas lâché la bride à ses sentiments quand elle était à Tookaringa ou même quand elle songeait à y aller pour les week-ends. C'était trop tôt après la perte qu'il avait faite. Il n'y avait pas encore de la place dans son cœur pour une autre femme.

Était-ce cela qu'elle espérait ? Le temps était peut-être venu de s'interroger sur ses motivations.

— Vous avez tellement impressionné le cuisinier, lui dit Blake aux approches de Tookaringa, qu'il a décidé de préparer un plat spécial à votre intention.

Cassie rit.

— Je parie que je sais ce que c'est. Il m'a dit que quand il était chef cuisinier dans un restaurant à Perth, sa spécialité était le canard à l'orange.

— Mon Dieu ! s'exclama-t-il, souriant pour la première fois.

— C'est bon de vous voir sourire.

— Eh bien, je crois que je vais m'en sortir. Je me sens revivre.

C'était bien du canard à l'orange. Un délice.

Quand ils eurent fini de dîner, il était neuf heures.

Cassie mit les enfants au lit, les embrassant chacun, et leur promettant un pique-nique pour le lendemain.

— Vous savez ce que je vais faire ? interrogea Steven. Je vais rentrer chez moi. Ce n'est pas, Cassie, que votre compagnie ne me fasse pas grand plaisir, mais il y a longtemps que je n'ai pas été chez moi. Je reviendrai demain pour dîner et pour une excitante partie de cartes. Mais je crois que ce soir je vais dormir dans mon propre lit.

Il laissa Cassie et Blake assis dans la nuit tiède. Au loin, un dingo aboya. Ils restèrent silencieux un moment, puis Blake dit :

— J'étais en train de penser à notre séjour à Kakadu.

— Il y a bien longtemps de cela.

Pourtant elle s'en rappelait chaque minute.

— Personne ne m'a jamais autant épaté. Je ne pouvais penser qu'à toi.

Alors que s'est-il passé ? avait envie de demander Cassie, mais elle le savait.

Blake se leva, se dirigea vers la causeuse de rotin où était assise Cassie et lui prit la main.

— J'ai eu peur de toi.

— Peur de moi ?

— Je n'étais plus maître de moi-même. Je crois que j'ai été content que la guerre éclate pour prendre du recul par rapport à mes sentiments. Pour m'éloigner de toi.

— Tu sembles y avoir très bien réussi.

— Je n'y suis jamais parvenu. Cela n'a été qu'un pur acte de volonté. Chaque fois que tu entrais dans une pièce, chaque fois...

— Assez ! assez ! par respect pour la mémoire de Fiona.

Blake eut l'air dérouté.

— Cela n'a rien à voir avec la mémoire de Fiona. J'ai fait un mariage heureux. Fiona a été une épouse merveilleuse. Mais cela ne m'a pas empêché de te désirer toutes ces années. Te voir épouser quelqu'un comme ce bégueule de Chris... cela m'a brisé le cœur, Cassie.

— Cela t'a brisé le cœur !

Elle se leva et marcha jusqu'au bout de la véranda, regardant au loin dans la nuit.

— Cassie, je n'ai jamais cessé de te désirer.

Elle entendit ses pas, le sentit derrière elle, si près que leurs corps se touchaient. Depuis onze ans elle espérait entendre ces mots. Il lui mit la main sur l'épaule et la força à se retourner.

— Dis-moi que tu as éprouvé la même chose. Dis-moi que pendant toutes ces années tu n'as jamais oublié ces semaines que nous avons partagées, que...

Sa bouche pressait la sienne tandis qu'il l'entourait de ses bras, l'attirant contre lui.

Ses lèvres étaient telles qu'elle s'en souvenait et son étreinte fit remonter les souvenirs. Il couvrit de baisers ses paupières, ses joues, sa gorge.

Elle le repoussa.

— Je ne suis pas préparée pour cela, dit-elle, haletante.

— Pas préparée ? Au bout de onze ans ? Pas prête ? Passerons-nous nos vies à attendre d'être prêts ? Cassie, mes enfants sont prêts pour toi. Steven est prêt pour toi. Je suis prêt pour toi.

Qu'est-ce que cela signifiait ?

— Il me faut du temps. Je ne peux devenir si vite, d'amie de la famille...

— Épouse et mère ? C'est ce que je te demande. Pour l'amour de Dieu, as-tu cru...

— Non, dit-elle, écartant les mains de Blake. Je n'ai rien cru. Simplement, je ne suis pas prête.

Elle était en état de choc.

Il lui prit la main, qu'il tint serrée.

— Bon, accorda-t-il en souriant. Alors, commence à te préparer. Je suppose que c'est trop tôt après la mort de Fiona... mais nous avons besoin de toi, Cassie. Les gosses ont besoin de toi. Nous ne survivons du dimanche soir au vendredi soir suivant que dans l'attente de ton retour dans nos vies. Tu nous aides à nous sentir de nouveau des êtres à part entière.

Elle l'avait compris. Pour quelle autre raison aurait-elle sacrifié tous ses loisirs pour venir ici tous les week-ends ? On avait besoin d'elle, elle le savait. Son cœur avait battu pour Blake pendant plus de dix ans, elle le savait aussi. Pourquoi n'éprouvait-elle pas de bonheur ? Pourquoi ne tressaillait-elle pas de joie ? Pourquoi ?

— Accorde-moi du temps, dit-elle en s'éloignant.

Blake la prit par le bras et l'attira à lui. Il se pencha et l'embrassa encore. Ce fut un lent et long baiser.

— Dieu ! murmura-t-il, je n'ai pas eu de femme depuis plus de deux mois.

Elle s'écarta de lui.

— A demain matin, dit-elle, s'éloignant vivement.

Elle traversa la véranda, puis l'immense séjour, et tourna dans le couloir de l'aile ouest qui menait à sa chambre.

Elle ne comprenait rien à ses sentiments. Elle ne savait même pas ce qu'elle éprouvait.

N'était-elle venue ici chaque week-end depuis la mort de Fiona que dans l'espoir d'entendre cette déclaration ? Alors pourquoi avait-elle trouvé le comportement de Blake choquant plutôt qu'agréable ?

Elle se tourna et se retourna dans son lit. Il lui avait seulement demandé d'être la seconde Mme Blake Thompson, n'est-ce pas ? D'être une mère pour ses enfants. D'être la maîtresse de Tookaringa.

Pas un mot d'amour. Mais la mort de Fiona était trop proche. Il la désirait. Il disait qu'il l'avait toujours désirée. Ce qu'il voulait dire, elle en était sûre, c'est qu'il désirait son corps. *Je n'ai pas eu de femme depuis deux mois !* C'était bien dommage ! Elle n'avait pas eu d'homme depuis des années.

Accepter sa demande supposait une modification totale de son existence. Peut-être était-elle prête pour cela. Elle avait été médecin volant pendant plus de dix ans. Un changement pourrait être une bonne chose. Elle avait envisagé, un moment, de s'en aller à Sydney. Non parce qu'elle n'aimait pas son travail avec les Médecins Volants, ou parce qu'elle n'aimait pas ses patients, qui étaient au contraire devenus partie intégrante de sa vie. Elle avait mis au monde, les sept dernières années, tous les bébés de la région. Elle connaissait tant de malades ! Elle était bien accueillie dans tous les foyers à l'intérieur d'une zone plus vaste que la plupart des pays d'Europe. Ce ne serait pas facile de renoncer à cela. Pourtant elle savait que Blake insisterait. Ce qu'il voulait, c'était quelqu'un pour s'occuper de Tookaringa, quelqu'un pour s'occuper de ses enfants. Il voulait que la maison fonctionne sans problèmes. Il voulait quelqu'un pour converser avec Steven et lui tenir compagnie quand lui, Blake, partait acheter des terres ou rassembler le bétail. Quelqu'un pour lui faire l'amour quand il en avait envie. Il n'avait pas fait l'amour depuis la mort de Fiona et il avait besoin d'un corps de femme.

Et elle était là. Dix ans auparavant, ils avaient vécu deux semaines d'amour fou et il pensait pouvoir retrouver cela. Il pensait sans doute qu'elle renoncerait à sa carrière et accepterait de s'installer dans un rôle de femme traditionnel. Elle devait admettre que, dernièrement, elle avait songé que ce serait agréable, merveilleux même, d'avoir une famille. Si Romla avait un bébé à quarante ans, pourquoi n'en aurait-elle pas un à elle, ou même deux ? Romla continuait non seulement à s'occuper de l'hôtel mais, avec Jim, elle négociait le rachat des parts de ses associés, alors que sa boutique de lingerie aurait suffi à les faire vivre. A eux deux, Jim et Romla étaient en train de se tailler un véritable empire commercial. Cassie n'était pas sûre de vouloir abandonner son métier de médecin pour une vie meilleure. Ce qui serait bien, maintenant que la région développait ses activités, ce serait d'avoir un autre médecin volant avec qui elle alternerait les sorties en avion. L'un pourrait se charger des urgences pendant que l'autre effectuerait les tournées de soins. Ils pourraient être, à tour de rôle, dans les airs. Elle aurait ainsi du temps à passer chez elle, avec sa famille. Une famille ? Elle n'avait jamais voulu avoir d'enfant de Chris. Pourquoi ?

Chris ne suffisait pas à son bonheur, elle l'avait toujours su, et Chris aussi. Elle avait besoin de travailler pour se sentir comblée. Non, il n'avait pu la satisfaire. Blake le pourrait-il ? Elle aimait ses enfants. Elle aimait son père et elle avait cru l'aimer pendant toutes ces années. Alors, pourquoi n'avait-elle pas été émue quand il l'avait prise dans ses bras et embrassée, cette nuit ? Pourquoi le sang ne bouillait-il pas dans ses veines, pourquoi son cœur ne battait-il pas plus vite ? Peut-être qu'aucun homme ne pourrait plus lui faire de pareils effets. Cette sorte de trouble était réservé aux jeunes.

Incapable de dormir, elle alla s'asseoir près de la fenêtre, les bras sur l'appui, les yeux fixés sur le beau clair de lune.

Que s'était-il passé entre elle et Sam ? se demanda-t-elle. Pourquoi avait-il ainsi pris ses distances depuis quelque temps ? Depuis quand ? N'était-ce pas depuis la mort de Fiona ? Elle essaya de faire le point. Pourquoi n'avaient-ils plus d'échanges ? Parce qu'il y avait quelque chose entre lui et Olivia ? Liv revenait-elle, finalement ? Ou était-ce parce qu'elle passait tous ses week-ends à Tookaringa ?

Pourquoi l'image de Sam s'était-elle immédiatement présentée à elle, après la proposition de Blake ? Pourquoi, au lieu d'éprouver de la joie, avait-elle pensé à Sam ? Pourquoi même hésitait-elle à accepter l'offre de Blake ?

C'est drôle, pensa-t-elle, nous croyons bien nous connaître, mais souvent, nous ne nous connaissons pas du tout.

Elle s'éveilla juste avant l'aube. En regardant par la fenêtre, elle remarqua une mince bande rose pâle à l'horizon, mais le ciel, au-dessus, était encore sombre.

« Je sais pourquoi », dit-elle à voix haute. « Blake et moi nous sommes éloignés l'un de l'autre, tandis qu'avec Sam nous nous sommes rapprochés. »

Pendant les quelques semaines qui avaient précédé la mort de Fiona, elle avait cru qu'elle et Sam étaient en train de tomber amoureux l'un de l'autre. Puis il s'était détourné d'elle et elle s'était consacrée aux habitants de Tookaringa. Ou bien était-ce l'ordre inverse ?

Soudain, elle acquit cette certitude : son attitude distante venait de ce qu'il croyait qu'elle et Blake...

Blake voulait qu'elle abandonne sa vie pour en commencer une nouvelle avec lui, ses enfants, son père. Et malgré son affection pour eux tous, elle comprit qu'elle ne voulait pas renoncer à sa vie personnelle, la seule qui lui donnât autant de satisfactions.

Mais elle voulait la partager et passer avec Sam non seulement ses journées de travail mais sa vie entière.

Et lui, où en était-il ? Oserait-elle le lui demander ?

57

On frappa un coup fort à la porte. Blake ouvrit et jeta un coup d'œil dans la chambre.

— Un appel pour toi. Une urgence.

Cassie, sans prendre le temps d'enfiler son peignoir, courut au poste de radio dans le bureau de Blake. La voix de Horrie se fit entendre.

— Sam a déjà décollé. Il vient vous chercher. Il sera là dans peu de temps. Un accouchement à Witham Hill.

— La date prévue n'est pas avant un mois.

— Dites-le au bébé, répondit Horrie.

— Je serai prête.

— Même le dimanche n'est pas un jour sacré pour toi ? demanda Blake.

— Il n'y a pas un seul instant sacré pour un médecin. A moins que chaque instant ne le soit.

Blake sourit.

— Tu as une allure irrésistible. Tu te réveilles tous les matins comme cela ?

Il était déjà habillé et prêt pour la journée.

— J'ai juste le temps de passer mes vêtements et de manger quelque chose.

— Le petit déjeuner est prêt. (Il se pencha pour lui donner un léger baiser.) Mets-toi donc à vivre pour toi-même plutôt que pour tous tes patients. Il est temps.

Peut-être avait-il raison.

Quand ils entendirent les moteurs de l'avion, Cassie saisit, en même temps que son sac de médecin, celui qui contenait ses affaires de nuit et se tourna vers Blake.

— A la même heure, vendredi prochain ? demanda-t-il.

Ils partirent d'un pas rapide vers le champ d'aviation.

— Nous pouvons attendre un peu, par convenance, six mois,

si tu veux, pour les formalités. Cela laissera largement le temps aux Médecins Volants de te trouver un remplaçant. Mais tu peux continuer à venir pour les week-ends.

Était-elle la « remplaçante » de Fiona ? Quelqu'un qui arrivait pour prendre sa place ? pour tout faire marcher parfaitement ? sans interruption ? Y aurait-il quelqu'un de compétent, un docteur au moins, pour la remplacer, elle ? Elle n'aurait su dire si c'étaient les paroles de Blake ou ses propres sentiments qui l'irritaient. Il semblait assuré de son accord. De toute façon, il n'attendait pas de réponse.

Ce qu'elle désirait par-dessus tout, c'était parler avec Sam, essayer de découvrir ce qu'il avait sur le cœur. Elle le connaissait bien, certes, mais ignorait quelles avaient été ses pensées depuis un mois.

Sam n'avait pas coupé les moteurs, il avait mis en place le marchepied et se tenait debout à l'entrée. Il descendit et tendit la main à Blake qui la serra.

Blake cria pour couvrir le ronflement des moteurs :

— Cassie m'a dit que vous vous êtes séparés, Olivia et vous. Désolé de cette nouvelle.

— Ouais. Bon.

Sam monta les marches derrière Cassie et ferma la porte.

— Cela s'est bien passé ? demanda-t-il en se glissant dans le siège du cockpit auprès d'elle.

Elle acquiesça avec un sourire, un sourire qu'il ne vit pas, concentré sur le décollage.

— D'après George, Henny passe un mauvais moment. Naturellement, il y a plusieurs heures de cela, et il est possible qu'elle ait déjà accouché, dit-il.

— Appelons pour savoir, suggéra Cassie.

Henny n'avait pas encore accouché. Par contre, son mari était au bord de la crise de nerfs.

— Mon Dieu, Doc (la voix de George s'étranglait), c'est notre troisième, et je pensais que ce serait plus facile. Il ne se passe rien, et elle souffre terriblement.

Cassie s'adressa à Sam :

— Je vous parie n'importe quoi que c'est un siège — le bébé ne s'est pas encore retourné la tête en bas. Vous auriez dû m'appeler. Blake m'aurait emmenée là-bas, du moins à Augusta Springs pour aller au-devant de vous.

— Vous me servez du café ? Je n'ai pas encore eu ma dose et il est presque dix heures.

Cassie tendit la tasse à Sam et s'en versa une.

— J'éprouve toujours une grande joie à l'idée de mettre au monde un bébé.

Elle regretta aussitôt cette phrase. Sam devait sans doute penser à ses propres enfants, élevés loin de lui à l'autre bout de la planète.

— N'avez-vous jamais voulu avoir d'enfant à vous ? demanda-t-il.

— J'ai commencé dernièrement à penser que ce serait agréable.

— Vous et Chris... vous n'en avez jamais voulu ?

Cassie secoua la tête.

— Je pense que je n'étais pas prête. Ou bien Chris n'était pas l'homme dont je voulais un enfant. C'est une sacrée responsabilité.

Elle continua en le regardant :

— Comment allez-vous supporter de ne plus voir Harry et Samantha, de ne pas les voir grandir ?

Sam garda le silence, buvant son café, notant quelque chose sur le carnet de bord attaché à sa jambe. Elle l'entendit soupirer.

— Croyez-vous que cela ne m'ait pas fait passer des nuits blanches depuis des mois ? Doc, je n'ai pas de réponse. J'aime mes gosses plus que ma propre vie. Dois-je persister dans une union malheureuse pour être avec eux et perdre continuellement mon sang-froid parce que je souffre terriblement ? Les voir grandir dans un tel climat de tension et de colère ? Il faut que je renonce à quelque chose. En fin de compte, j'ai estimé que je ne peux pas continuer à souffrir ainsi, je ne peux pas passer mon existence dans cette détresse.

Cassie jeta un coup d'œil à travers la vitre. Il n'y avait pas un nuage. Elle n'avait jamais entendu Sam livrer ainsi ses sentiments.

— J'imagine que la plupart des gens divorcés ont à affronter cette situation, non ?

Sam haussa les épaules.

Cassie se pencha vers lui et posa une main sur son bras. Levant un sourcil, il lui lança un regard.

— Pourquoi cette conversation ?

— J'ai pensé à vous une partie du week-end. Nous ne nous sommes pas beaucoup parlé dernièrement.

— Ce n'est pas ma faute.

— Si, en partie. Mais c'est aussi parce que je ne vous ai pas demandé où vous en êtes, Olivia et vous. Vous avez été si discret. J'aurais dû essayer de briser votre silence.

Il mit la main gauche sur la sienne, qu'elle avait laissée sur son bras.

— Moi aussi, j'ai pensé à vous une bonne partie du week-end. Mon divorce sera réglé dans trois mois. Il est temps que nous parlions, Cassie.

— Je le pense aussi.

— Mais attendons que le bébé soit né, pour ne pas être interrompus.

Au bout d'une minute, elle dit :

— Blake m'a demandé de l'épouser.

Ils restèrent silencieux. Sam ne tourna pas les yeux vers elle, il continua à regarder droit devant lui. Finalement, il lui demanda :

— Vous allez quitter les Médecins Volants ? Vous installer à Tookaringa ?

— Vous considérez certaines choses comme allant de soi.

— Quoi, par exemple ?

— Mon consentement, par exemple.

Alors il tourna la tête, pour lui faire face, avec un regard intense.

— Vous avez refusé ?

— Je ne veux pas abandonner mon travail. Je suis quelqu'un qui compte pour tous ces gens, et ils comptent pour moi. Je veux tout. Je veux mon travail. Je veux une famille...

— Vraiment ?

— Je veux tout ce que la vie peut offrir. Vous savez, le seul moment où j'ai cru être réellement amoureuse, amoureuse au point que rien d'autre n'existait au monde pour moi, c'était il y a plus de dix ans pendant trois semaines. C'est bien peu en trente-huit ans, non ? Et je suis également en train de découvrir ce que je ne veux pas : être la remplaçante d'une autre. Je veux ce que j'ai maintenant, et tout le reste aussi.

— Ainsi, vous dites non parce que...

— Je n'ai pas dit non.

La lumière s'éteignit dans les yeux de Sam.

— Mais je n'ai pas dit oui.

— A quel diable de jeu jouez-vous, Doc ?

— Je me suis réveillée ce matin en sachant que je devais parler avec vous, Sam. Mais pas en plein vol. Il nous faut un endroit où nous n'aurons à nous concentrer que sur...

— Doc, c'est cela ! (Il posa la main sur la sienne.) C'est drôle, je me suis endormi la nuit dernière en me disant également que nous devions nous parler. J'ai décidé que je n'allais pas me taire une minute de plus.

Il garda sa main sur la sienne pendant tout le trajet jusqu'à Witham Downs. Excepté quand elle lui versa une autre tasse de café.

Le problème était exactement ce qu'avait prédit Cassie. Le bébé d'Henny Poulson se présentait par le siège, les pieds en premier, incapable de pousser. La pauvre femme était en travail depuis plus de huit heures et souffrait terriblement.

— Ne la laissez pas mourir, Doc, supplia son mari.

— Elle ne va pas mourir, le rassura Cassie après l'avoir examinée. Laissez-moi me laver les mains et sortez tous d'ici.

— Avez-vous besoin de moi ? demanda Sam.

— Oui. Distrayez George. Prenez du café et occupez son esprit. Le bébé sera là avant qu'on s'en aperçoive. C'est une chance que nous ne soyons pas arrivés plus tard.

Elle se tourna vers George.

— Avez-vous des couvertures et des draps propres ? Ça va faire des saletés et il vaudrait mieux protéger le matelas autant que nous pouvons.

Après s'être lavé les mains, elle retourna à la chambre. George et elle soulevèrent Henny qui était au supplice et étendirent sous elle couvertures et draps.

— Bien. Sortez tous, ordonna-t-elle.

George ne se fit pas prier.

Cassie avertit la patiente :

— Ça va faire mal. Je dois retourner le bébé pour qu'il sorte. Il est à l'envers et ne peut remuer. Il faut mettre ses jambes et ses bras en alignement pour qu'ils ne s'écartent pas, ce qui empêcherait sa sortie ou vous déchirerait. Je dois le retourner. Je vous ai donné quelque chose pour vous détendre mais j'ai besoin de votre aide.

— Je peux supporter la douleur si je sais que ça va être bientôt fini et que le bébé va bien.

— Le bébé est en bonne forme. Son cœur bat fort mais la situation n'est pas plus agréable pour lui que pour vous.

Elle ne dit pas qu'il y avait toujours un risque de handicap mental pour un enfant naissant par le siège. Elle enfonça son bras droit ganté de caoutchouc dans le vagin de Henny. Si elle avait été à l'hôpital, elle aurait fait une césarienne. L'intervention pouvait se pratiquer sous anesthésie, avec moins de souffrance et moins de danger pour le bébé. Tandis qu'avec cette méthode, si elle donnait trop de sédatif à Henny, l'enfant pouvait lui aussi être anesthésié.

Un des pieds du bébé donnait des coups dans le vagin. Cassie dut lui mettre les jambes droites pour qu'elles puissent passer ensemble. Elle rapprocha les coudes des flancs pour que les mains ne gênent pas la progression. En tirant doucement, elle amena la main et l'avant-bras le long du corps. Parfait, voici que sortaient les pieds.

Comme ils faisaient leur entrée dans le monde, Cassie les tira vers le haut en angle, dégageant doucement le torse et dirigeant les jambes droit vers le plafond. Elle pouvait voir le nez et la bouche encore à l'orifice du vagin.

De sa main libre, elle prit le forceps déposé près de Henny et en enserra la tête du bébé. Tenant les pieds d'une main, elle fit passer la tête sous la symphyse pubienne.

Avant l'arrivée du placenta, Cassie posa le forceps et tira le bébé à elle. Celui-ci, tout moite, émit un cri.

Le placenta glissa au-dehors accompagné d'un écoulement de sang. C'était fini. Elle coupa le cordon ombilical et plaça le nouveau-né dans le creux du bras de Henny qui, trop épuisée pour parler, regarda le bébé.

— C'est une fille, dit Cassie, en rangeant son matériel, une petite fille parfaite.

Sam passa la tête par la porte.

— Étaient-ce des signes de vie que nous avons entendus ?

— Oui, dit Cassie en souriant. Une jolie petite fille. J'ai besoin de quelques serviettes et d'eau. Il me faut aussi des draps propres.

— George peut-il entrer ?

— Il vaudrait mieux le faire attendre le temps de nettoyer un peu. Dites-lui que tout va bien et accordez-moi cinq minutes.

Ce n'est qu'au crépuscule que Cassie put envisager de quitter Witham Downs en toute tranquillité. Ils étaient restés à dîner et elle avait débarrassé la cuisine. Elle avait espéré que Sam voudrait retourner à Augusta Springs et ne pas passer la nuit sur place. Le temps paraissait idéal, sans nuages. Maintenant que le terrain d'aviation était éclairé, il n'y avait aucun danger à rentrer de nuit. Peut-être alors Sam passerait-il chez elle, et ils pourraient parler. Prendre un verre de vin et...

Elle le regarda. Toute la journée, depuis son départ de Tookaringa, elle avait été sensible à sa présence, qui pourtant lui avait paru comme naturelle pendant ces années de vol en sa compagnie. Maintenant, onze ans après leur première rencontre, cinq semaines après qu'il l'eut embrassée, elle faisait attention à lui, partout où il était. Quand il entrait dans une pièce, quand il avait passé la tête à la porte de la cuisine et demandé : « Il vous faut de l'aide ? », quand ils s'étaient assis devant une bière avant le dîner. Rien ne lui échappait : la façon dont ses doigts serraient la bouteille de bière, les rides autour de ses yeux quand il souriait, la résonance de son rire. Elle aimait sa moustache et le mouvement de sa pomme d'Adam quand il avalait. Sa manière de toujours pencher sa chaise en arrière.

Elle aimait son air décontracté, qui ne l'empêchait pas pour autant d'être toujours prêt pour une urgence, toujours à l'écoute des besoins des autres. Elle voulait qu'il l'embrasse encore.

La nuit dernière, les baisers de Blake n'avaient pas rallumé les ardeurs dont elle avait gardé le souvenir. Elle n'avait pas eu les réactions d'autrefois, quand ses lèvres avaient touché les siennes, tant d'années auparavant.

Peut-être Sam ne la ferait-il pas vibrer non plus, mais si Sam la désirait... elle pouvait se contenter de quelque chose de moins incendiaire, s'il le fallait. Toutes ces années où Sam avait été à ses côtés... mais peut-être était-ce une bonne chose. Ni l'un ni l'autre n'aurait commis une action déshonorante. S'il était resté marié, ils auraient eu les mains liées.

Elle perçut sa main sur son épaule, sa voix dans son oreille.

— Prête ?

— A quoi ?

Elle se tourna vers lui en souriant.

Ils ne pouvaient détacher leur regard l'un de l'autre. Un sourire éclaira le visage de Sam.

— A tout.

— Oui, je crois.

— Il est grand temps.

— Oui.

Il restait une heure avant la nuit complète. Sam fredonnait en décollant.

Ils volèrent sans parler. Des traits rose et vermillon striaient l'obscurité grandissante du couchant. Quand Sam lui dit :

— Nous pouvons être de retour dans une heure. Mais j'ai une meilleure idée.

— Quoi que ce soit, pourvu que nous soyons seuls et que nous puissions parler et...

— Et ?

— C'est lundi, demain. Nous n'avons pas de déplacement prévu.

Elle sentit les moteurs ralentir et elle comprit que Sam s'apprêtait à descendre et qu'ils allaient atterrir au milieu de ce que le monde considérait comme un no man's land. Il appela Horrie à la radio et lui annonça qu'ils rentreraient dans la matinée.

Il bénéficia des derniers rayons du soleil pour atterrir.

— Venez, dit-il en lui prenant la main.

Comme ils se dirigeaient vers la porte, il ramassa une couverture.

— Allons parler à la belle étoile.

Mais quand Cassie descendit les marches, il l'entoura de ses bras.

— Avant que vous ne prononciez un mot, je veux vous dire que je vous aime. Non seulement je vous aime, mais je suis amoureux fou de vous. Je ne pouvais être heureux avec Olivia, à cause de nos différences, mais aussi parce qu'elle n'est pas vous. J'ai essayé de me le cacher ces cinq dernières années.

Il approcha sa bouche de la sienne et prit ses lèvres. Elle sut alors que c'était ce vers quoi toute sa vie avait tendu.

Il la regarda et elle pouvait voir son visage malgré la faible clarté de la lune qui se levait.

— Vous ne pouvez pas épouser Blake. Vous l'avez peut-être aimé avant la guerre, mais c'est de moi que vous êtes amoureuse. Je le sais, même si vous l'ignorez.

— Mais je le sais, répliqua-t-elle en s'appuyant contre lui. J'ai senti que je tombais amoureuse de vous avant la mort de Fiona, quand vous étiez en convalescence chez moi. Ce furent des jours de bonheur. Mais depuis, vous sembliez si lointain ce dernier mois...

— Je sais. Et c'est en partie ma faute, parce que j'ai cru que vous aviez renoué avec Blake. Mais la nuit dernière, je me suis dit : je ne vais pas abandonner sans me battre.

— Vous alliez vous battre pour moi ?

Elle se haussa pour l'embrasser encore.

— Avec toutes les forces de mon être.

Il lui prit la main et la conduisit à un bosquet dont il avait gardé le souvenir.

— Viens, femme.

Elle alla s'asseoir près de Sam qui l'attira à lui.

— Cela m'a pris du temps pour le réaliser, dit-elle. Je pensais que nous étions trop à l'aise l'un avec l'autre. C'est sûr qu'avant la guerre nous ne l'étions pas...

— Je l'étais. Seulement, je ne m'en rendais pas compte. Quand je l'ai compris, je me trouvais de l'autre côte de la planète ; c'était trop tard. Je ne suis pas resté une seule nuit, Doc, sans penser à vous. J'ai pensé à vous chaque jour pendant toute mon absence. Bientôt, je serai libre, Cassie. Libre de vous demander...

Elle rit.

— Vous êtes, par certains côtés, bien prude, non ? Vous allez attendre que votre divorce soit effectif pour me demander en mariage ?

— Moi, prude ? C'est juste parce que...

Il la pressa contre lui, caressant sa poitrine.

— Parce que ?

Elle rit en collant sa bouche sur la sienne. Puis elle chuchota :

— N'arrête pas, c'est si bon !

Quand il put parler, il reprit :

— Parce que je ne voulais pas vous compromettre.

Sa main descendit le long de son dos pour la serrer plus étroitement.

— Comment vous sentez-vous de faire l'amour avec un homme marié ?

— Pourquoi ne pas le découvrir ? murmura-t-elle tandis que sa langue parcourait ses lèvres.

Il hésita une minute.

— Je n'ai rien sur moi. Et si vous tombez enceinte ?

— Ce ne serait pas le premier bébé à naître au bout de six mois de mariage. Attendez une minute.

Elle fit glisser son corsage tandis qu'il faisait courir ses mains sur sa chair.

— Oh, mon Dieu ! que c'est bon ! Il n'y a rien d'aussi bon.

— J'ai envie de toi, dit-il, enlevant précipitamment sa chemise.

Elle s'écarta de lui et se mit debout pour ôter son short.

— Ne bouge pas, fit-il au moment où le clair de lune tombait sur elle. Par le Christ, j'ai tant rêvé de ce moment. Je te désire depuis si longtemps, depuis tant d'années.

Il se leva et alla vers elle, l'attirant à nouveau à lui ; sa bouche s'unit à la sienne tandis qu'il l'étendait sur la couverture, leurs corps nus se touchant.

Au milieu de ce que beaucoup appellent la Grande Solitude australienne, le seul bruit perceptible fut le cri de plaisir de Cassie dans la nuit.

Au loin, un éclair de chaleur traversa l'horizon, suivi d'un seul coup de tonnerre.

— Pourquoi diable ris-tu dans un moment comme celui-ci ?

— Je pensais qu'il ne pouvait pas passer d'électricité entre nous.

Il se mit à rire, lui aussi.

Postface

Durant l'été 1988, alors que je faisais des recherches pour mon premier livre sur l'Australie, *The Moon Below,* je suis tombée amoureuse d'un continent — de ses habitants comme de ses paysages. Au cours de ce séjour, j'ai eu deux coups de chance particuliers qui, si je n'en étais pas consciente alors, allaient influer sur ma vie et la rendre plus passionnante.

A Alice Springs, où je ne restai que trente heures lors de ma première visite (deux ans plus tard je devais y rester dix jours), le hasard me fit entrer au centre du Royal Flying Doctor Service (Service Royal des Médecins Volants). Une partie avait été transformée en un musée qui me fascina. Je visionnai une vidéo relatant l'histoire du Service et expliquant le rôle actuel de ce groupe exceptionnel de gens, aux actes héroïques et spectaculaires. Les nobles actions m'ont toujours subjuguée, et tandis que je traversais le nord, passant par Darwin et le parc national de Kakadu, puis parcourais en bus la moitié du pays, découvrant l'Intérieur, je ne cessai de penser aux Médecins Volants.

Mon second coup de chance, dû à un pur hasard, allait avoir des conséquences d'une portée considérable : mes deux filles, Debra et Lisa, et moi, avions pris près de Cairns, sur la magnifique côte nord-est, un train de tourisme pour Kuranda. En face de nous était assis un couple charmant de vacanciers. Simple et décontracté, en jeans et casquette de base-ball, l'homme se joignit à ma fille pour prendre des photos, se penchant avec elle à la fenêtre du train. Nous avons passé ensemble une bonne partie de la journée. Au moment de nous quitter, il me tendit sa carte et je découvris que j'avais affaire à Ray Funnell, maréchal de l'armée de l'air australienne, et à sa femme, Suzanne.

Ils écrivirent aux États-Unis pour avoir un exemplaire de mon premier livre, *East of the Sun,* puis m'envoyèrent une lettre élogieuse. Ainsi commença une correspondance d'où allait naître une solide amitié.

Un an plus tard, ne pouvant me débarrasser de l'idée de faire un livre sur les Médecins Volants, bien que sachant qu'il me serait impossible de m'atteler à la tâche avant deux ans, j'écrivis au maréchal Funnell pour lui demander s'il pensait que je pourrais obtenir l'autorisation de voler avec les Médecins Volants au cas où je retournerais en Australie. Il m'ouvrit des portes dont j'ignorais l'existence. Lors d'un nouveau voyage, au cours de l'été 1990 (l'hiver australien), je fus reçue comme une reine. Les Funnell me firent un accueil chaleureux et amical, et Tony Charlton de Melbourne prit des dispositions pour mon séjour, qui s'avéra inoubliable.

Ce fut le voyage de ma vie. Accompagnant les Médecins Volants dans leurs tournées et leurs urgences, je passai des heures en avion, survolant, sur des milliers de kilomètres, le Pays du Bout du Monde. J'effectuai des vols dans des appareils pressurisés ou non de toutes les tailles, ainsi que dans un hélicoptère. Je voyageai à dos de chameau et en chemin de fer, empruntant de nuit la fameuse ligne Ghan jusqu'à Alice Springs, cœur du continent. Je bénéficiai de la chaleureuse hospitalité de Lois et Lisle Litchfield, dans leur célèbre ranch de Mundowdna, élevage de moutons de 320 000 hectares, près de Maree, en Australie du Sud, où ils me laissèrent participer au rassemblement des bestiaux avant la tonte. Je restai une nuit à Oodnadatta, aujourd'hui une ville aborigène. Non seulement je reçus une hospitalité incroyable, mais je pus vivre la vie des gens de l'Intérieur.

Pendant cette période, je rencontrai un grand nombre de gens intéressants et merveilleux, et en vins à faire la connaissance de l'un des hommes les plus remarquables que j'aie jamais approchés : le révérend Fred McKay. En 1935, sur l'impulsion du révérend John Flynn, fondateur du Service des Médecins Volants, Fred McKay commença la traversée de l'Intérieur, un périple de plusieurs milliers de kilomètres. Ces deux hommes changèrent la face du continent. En 1951, Flynn, qui était mourant, recommanda vivement Fred McKay pour lui succéder. Fred se donna corps et âme à la cause des Médecins Volants, tout en exerçant la fonction de président de l'Assemblée générale de l'Église presbytérienne d'Australie et en contribuant à la formation de l'Église unie.

J'eus la très grande chance de rencontrer Fred McKay et de passer beaucoup de temps avec lui à enregistrer ses récits. Il me proposa généreusement de m'ouvrir les archives des Médecins

Volants à Canberra. Lui et sa femme, Meg, m'offrirent une hospitalité au-delà de toute description, et une amitié, dont je mesure toute la valeur, s'ensuivit. C'est pour moi un privilège d'avoir bénéficié de son soutien et de son enthousiasme pendant que j'écrivais ce livre. Il m'a encouragée à tout moment. Je ne serais pas allée loin sans ses récits, son ouverture, sa coopération, son amitié. Je suis tombée amoureuse, tout d'abord d'un continent, puis d'un homme. Je suis loin d'être la seule à avoir aimé Fred McKay, un homme qui a accompli une œuvre considérable et imposé le respect dans son pays. A maints égards, il a eu une vie exceptionnelle qui a développé en lui une grandeur pleine de simplicité. Il est l'un des trésors nationaux de l'Australie.

Je dois également remercier tout spécialement pour leur coopération et leur aide :

Chris Roff, chef de la section victorienne du RFDS ;

Peter Dosset, chef de la section sud-australienne du RFDS ;

Tony Wade, responsable du centre du RFDS de Port Augusta ;

Le Dr Ashleigh Thomas, du RFDS de Port Augusta ;

Steve Byrnes, responsable du centre du RFDS d'Alice Springs.

Je tiens à remercier Brigid Delano, Mary Ann Miller, et Dorothy Butler pour avoir lu une bonne partie de mon livre au fur et à mesure que je l'écrivais, ainsi que mon éditeur, Ann LaFarge, en particulier, qui m'a encouragée, soutenue et aidée par ses critiques constructives, accroissant ma joie de vivre et d'écrire.

L'histoire du Royal Flying Doctor Service et celle de Qantas sont inextricablement liées. Qantas est le plus vieux service aérien du monde, ainsi que le plus stable. Il a pu démarrer financièrement en procurant au FDS, alors à ses débuts, son premier avion et son premier pilote. L'argent que Qantas gagna avec ce contrat lui donna l'assise nécessaire pour devenir le géant qu'il est aujourd'hui. Et les avions et pilotes qualifiés de Qantas (pendant plusieurs années Qantas fournit avions et pilotes) permirent au FDS de se lancer.

Tous les faits médicaux du roman s'inspirent de cas réels traités par le RFDS au cours des années. La mort du pilote et de sa femme dans l'accident d'avion se fonde sur un accident similaire où le pilote Timory O'Leary et sa femme furent tués.

Le Royal Flying Doctor Service est, encore aujourd'hui, largement dépendant des dons individuels. Il n'y a personne en

Australie qui soit trop isolé ou trop pauvre pour bénéficier de soins. Personne sur cette île-continent n'est à plus de quatre heures (au grand maximum) de vol d'une compétence médicale ; je ne parle pas, bien sûr, des citadins, qui sont, quant à eux, dans la nécessité de trouver une salle des urgences et de faire la queue.

J'ai lu des dizaines de livres sur l'Australie et le Royal Flying Doctor Service. Les ouvrages que j'ai particulièrement appréciés sont : *The Great Australian Loneliness* et *Flying Doctor Calling,* de Ernestine Hill ; *The Wandering Years,* de Arthur Affleck ; *The Flying Doctor Story, 1928-79,* de Michael Page ; *A Mantle of Safety : The Flying Doctor Service,* de Jane F. Karley ; *End of a Beginning,* de Margaret Ford ; *Innamincka,* de Elizabeth Burchill ; *Don't Take Your Love to Town,* de Ruby Langford ; *The Drovers,* de Keith Willey ; *I, the Aboriginal,* de Douglas Lockwood et Ainslee Roberts ; *10 000 Hours,* de Harry Moss ; *Flynn of the Inland,* de W. Scott McPheats ; *North and Aloft* et *Western Wings of Care,* de Timophy O'Leary ; *Sugarbird Lady,* de Robin Miller ; *Australia's Pearl Harbor,* de Douglas Lockwood ; *Where Strange Paths Go Down,* de M. Duncan-Kemp ; *Fred McKay,* de Mazie McKenzie ; *Billarooby,* de Jim Anderson ; *Outback Heroes* et *Hear the Train Blow,* de Patsy Adams Smith ; *Cattle King,* de Ion Idriess ; et *Kings in Grass Castles* et *Sons in the Saddle,* de Mary Durack.

Achevé d'imprimer en août 1995
sur presse CAMERON
dans les ateliers de BCI
à Saint-Amand-Montrond (Cher)

N° d'Edit. : 165742. - N° d'Imp. : 1/2022.
Dépôt légal : août 1995.

Imprimé en France